国家卫生健康委员会"十三五"规划教材

全国高等学历继续教育规划教材

供临床、预防、口腔、护理、检验、影像等专业用

全科医学概论

第4版

主　编　王家骥

副主编　初　炜　何　颖

人民卫生出版社

图书在版编目（CIP）数据

全科医学概论/王家骥主编. —4 版. —北京：
人民卫生出版社,2019
全国高等学历继续教育"十三五"（临床专本共用）
规划教材
ISBN 978-7-117-27168-4

Ⅰ.①全…　Ⅱ.①王…　Ⅲ.①家庭医学-成人高等教
育-教材　Ⅳ.①R499

中国版本图书馆 CIP 数据核字（2018）第 294157 号

人卫智网　www. ipmph. com	医学教育、学术、考试、健康， 购书智慧智能综合服务平台
人卫官网　www. pmph. com	人卫官方资讯发布平台

全科医学概论

第 4 版

主　　编：王家骥
出版发行：人民卫生出版社（中继线 010-59780011）
地　　址：北京市朝阳区潘家园南里 19 号
邮　　编：100021
E - mail：pmph @ pmph. com
购书热线：010-59787592　010-59787584　010-65264830
印　　刷：北京铭成印刷有限公司
经　　销：新华书店
开　　本：850×1168　1/16　印张：18
字　　数：531 千字
版　　次：2000 年 10 月第 1 版　　2019 年 5 月第 4 版
　　　　　2023 年 6 月第 4 版第 3 次印刷（总第 19 次印刷）
标准书号：ISBN 978-7-117-27168-4
定　　价：49. 00 元

打击盗版举报电话:010-59787491　E-mail:WQ @ pmph. com
（凡属印装质量问题请与本社市场营销中心联系退换）

纸质版编者名单

数字负责人　王家骥

编　　者（以姓氏笔画为序）

王家骥（广州医科大学附属第一医院）　　　　　沈　会（大连医科大学附属第一医院）

王　嫘（中国医科大学附属第一医院）　　　　　张升超（深圳市宝安区中心医院）

尹国燕（长治医学院）　　　　　　　　　　　陈　松（海南医学院）

孙　宏（哈尔滨医科大学）　　　　　　　　　周志衡（深圳市福田区慢性病防治院）

李伟明（昆明医科大学）　　　　　　　　　　赵拥军（滨州医学院）

杨秀木（蚌埠医学院）　　　　　　　　　　　唐　杰（广州医科大学）

何　颖（海南医学院）　　　　　　　　　　　裴冬梅（中国医科大学附属盛京医院）

初　炜（大连医科大学）

编写秘书　唐　杰（广州医科大学）

数字秘书　唐　杰（广州医科大学）

在线课程编者名单

在线课程负责人　何　颖

编　　者（按姓氏笔画排序）

王家骥（广州医科大学附属第一医院）　　　　　何　颖（海南医学院）

王　嫘（中国医科大学附属第一医院）　　　　　初　炜（大连医科大学）

尹国燕（长治医学院）　　　　　　　　　　　周志衡（深圳市福田区慢性病防治院）

孙　宏（哈尔滨医科大学）　　　　　　　　　赵拥军（滨州医学院）

李伟明（昆明医科大学）　　　　　　　　　　唐　杰（广州医科大学）

杨秀木（蚌埠医学院）　　　　　　　　　　　裴冬梅（中国医科大学附属盛京医院）

在线课程秘书

唐　杰（广州医科大学）

第四轮修订说明

随着我国医疗卫生体制改革和医学教育改革的深入推进，我国高等学历继续教育迎来了前所未有的发展和机遇。为了全面贯彻党的十九大报告中提到的"健康中国战略""人才强国战略"和中共中央、国务院发布的《"健康中国2030"规划纲要》，深入实施《国家中长期教育改革和发展规划纲要（2010—2020年）》《中共中央国务院关于深化医药卫生体制改革的意见》，落实教育部等六部门联合印发《关于医教协同深化临床医学人才培养改革的意见》等相关文件精神，推进高等学历继续教育的专业课程体系及教材体系的改革和创新，探索高等学历继续教育教材建设新模式，经全国高等学历继续教育规划教材评审委员会、人民卫生出版社共同决定，于2017年3月正式启动本套教材临床医学专业第四轮修订工作，确定修订原则和要求。

为了深入解读《国家教育事业发展"十三五"规划》中"大力发展继续教育"的精神，创新教学课程、教材编写方法，并贯彻教育部印发《高等学历继续教育专业设置管理办法》文件，经评审委员会讨论决定，将"成人学历教育"的名称更替为"高等学历继续教育"，并且就相关联盟的更新和定位、多渠道教学模式、融合教材的具体制作和实施等重要问题进行了探讨并达成共识。

本次修订和编写的特点如下：

1. 坚持国家级规划教材顶层设计、全程规划、全程质控和"三基、五性、三特定"的编写原则。

2. 教材体现了高等学历继续教育的专业培养目标和专业特点。坚持了高等学历继续教育的非零起点性、学历需求性、职业需求性、模式多样性的特点，教材的编写贴近了高等学历继续教育的教学实际，适应了高等学历继续教育的社会需要，满足了高等学历继续教育的岗位胜任力需求，达到了教师好教、学生好学、实践好用的"三好"教材目标。

3. 本轮教材从内容和形式上进行了创新。内容上增加案例及解析，突出临床思维及技能的培养。形式上采用纸数一体的融合编写模式，在传统纸质版教材的基础上配数字化内容，以一书一码的形式展现，包括在线课程、PPT、同步练习、图片等。

4. 整体优化。注意不同教材内容的联系与衔接，避免遗漏、矛盾和不必要的重复。

本次修订全国高等学历继续教育"十三五"规划教材临床医学专业专科起点升本科教材29 种，于 2018 年出版。

第四轮教材目录

序号	教材品种	主编		副主编			
1	人体解剖学（第4版）	黄文华	徐 飞	孙 俊	潘爱华	高洪泉	
2	生物化学（第4版）	孔 英		王 杰	李存保	宋高臣	
3	生理学（第4版）	管茶香	武宇明	林默君	邹 原	薛明明	
4	病原生物学（第4版）	景 涛	吴移谋	肖纯凌	张玉妥	强 华	
5	医学免疫学（第4版）	沈关心	赵富玺	钱中清	宋文刚		
6	病理学（第4版）	陶仪声		申丽娟	张 忠	柳雅玲	
7	病理生理学（第3版）	姜志胜	王万铁	王 雯	商战平		
8	药理学（第2版）	刘克辛		魏敏杰	陈 霞	王垣芳	
9	诊断学（第4版）	周汉建	谷 秀	陈明伟	李 强	粟 军	
10	医学影像学（第4版）	郑可国	王绍武	张雪君	黄建强	邱士军	
11	内科学（第4版）	杨 涛	曲 鹏	沈 洁	焦军东	杨 萍	汤建平 李 岩
12	外科学（第4版）	兰 平	吴德全	李军民	胡三元	赵国庆	
13	妇产科学（第4版）	王建六	漆洪波	刘彩霞	孙丽洲	王沂峰	薛凤霞
14	儿科学（第4版）	薛辛东	赵晓东	周国平	黄东生	岳少杰	
15	神经病学（第4版）	肖 波		秦新月	李国忠		
16	医学心理学与精神病学（第4版）	马存根	朱金富	张丽芳	唐峥华		
17	传染病学（第3版）	李 刚		王 凯	周 智		
18*	医用化学（第3版）	陈莲惠		徐 红	尚京川		
19*	组织学与胚胎学（第3版）	郝立宏		龙双涟	王世鄂		
20*	皮肤性病学（第4版）	邓丹琪		于春水			
21*	预防医学（第4版）	肖 荣		龙鼎新	白亚娜	王建明	王学梅
22*	医学计算机应用（第3版）	胡志敏		时松和	肖 峰		
23*	医学遗传学（第4版）	傅松滨		杨保胜	何永蜀		
24*	循证医学（第3版）	杨克虎		许能锋	李晓枫		
25*	医学文献检索（第3版）	赵玉虹		韩玲革			
26*	卫生法学概论（第4版）	杨淑娟		卫学莉			
27*	临床医学概要（第2版）	闻德亮		刘晓民	刘向玲		
28*	全科医学概论（第4版）	王家骥		初 炜	何 颖		
29*	急诊医学（第4版）	黄子通		刘 志	唐子人	李培武	
30*	医学伦理学	王丽宇		刘俊荣	曹永福	兰礼吉	

注：1. *为临床医学专业专科、专科起点升本科共用教材

2. 本套书部分配有在线课程，激活教材增值服务，通过内附的人卫慕课平台课程链接或二维码免费观看学习

3.《医学伦理学》本轮未修订

评审委员会名单

前　言

全科医学是一门面向个人、家庭与社区的综合性医学学科。作为一门新兴学科，全科医学整合临床医学、预防医学、康复医学以及人文社会科学相关内容于一体，在我国正处于迅速发展阶段。《国务院关于建立全科医生制度的指导意见》(国发〔2011〕23号)、《以全科医生为重点的基层医疗卫生队伍建设规划》(发改社会〔2010〕561号)《国务院办公厅关于改革完善全科医生培养与使用激励机制的意见》(国办发〔2018〕3号)和《关于印发住院医师规范化培训基地(综合医院)全科医学科设置指导标准(试行)的通知》(国卫办科教发〔2018〕21号)等文件的出台，为我国全科医学的人才培养提供了良好的制度环境。

通过医教协同，提升基层医疗卫生机构在岗医生的学历层次，以现代医学技术发展中的新知识和新技能为主要内容，加强全科医学教育，完善标准化、规范化的临床医学教育，提高医学教育质量，是实现《"健康中国2030"规划纲要》提出的加强我国健康人力资源建设的重要途径。我们组织了国内开展全科医学教育的高等医学院校教师，并聘请了部分社区卫生服务专家，围绕当前国内外医疗卫生体制改革以及社区卫生服务内涵建设对高素质防治结合型医学人才的需求，在《全科医学概论》(第3版)的基础上对教材做了进一步更新和修订。

本教材注重理论与实践的紧密结合，充分体现高等学历继续教育的特点，增加了全科医学实践技能训练等内容，突出了全科医学的实用性与应用性，以案例为引导，体现全科医学特色及内涵；同时增加了数字化融合教材内容，扫描每章二维码即可查看。通过本教材的学习，掌握我国社区卫生服务以及基层医疗卫生机构专业技术人员所需的全科医学知识与技能，培养分析及解决基层医疗卫生实际问题的能力。

本教材主要作为高等院校本(专)科继续教育教材，并可作为全科医学培训教材以及基层医疗卫生保健机构专业技术人员的参考书。

在本书编写过程中，得到了全国兄弟院校同道们的热情关心与大力支持。在此表示诚挚的感谢！

全科医学作为一门综合性医学专业学科，在我国起步较晚，目前仍处于"初级阶段"，加之作者水平和经验有限，在教材的内容编写上难免存在疏漏和不足之处。我们真诚地期待专家、学者和师生向我们提出意见和建议，以便修订时完善。

王家骥

2019年4月

目　录

第一章　绪　论

学习目标

掌握	全科医学、全科医疗、全科医生的概念，全科医学主要研究内容，全科医疗的基本原则与特征；全科医生的角色与作用，全科医生应具备的能力，基本医疗卫生服务的概念和原则。
了解	全科医学发展史、全科医学在中国的发展现状、国际全科医学组织。

案例 1-1

　　李先生定居澳大利亚20多年，平时有头痛、发热时常去找他的签约全科医生，并在全科医生的帮助下戒了烟，酒也很少饮用，有空时常进行快步走，近年因膝关节有时疼痛，全科医生建议他改为游泳，今年70岁的他看上去仍然精神矍铄。1个月前李先生夜间出现肚脐以上部位持续疼痛，痛醒后立刻联系他的全科医生，经仔细询问起病情况，了解到前一天晚上与老同学在中餐馆聚会时饮用了较多的酒，吃了多年没吃的红烧肉，带着醉意回到家很快入睡，半夜痛醒。全科医生检查了他的腹部，并做了心电图，排除了心脏疾病，考虑他是急腹症，不能排除急性胰腺炎，立刻为他联系了一家公立医院，接受住院治疗，经转诊医师检查确认李先生患了急性胰腺炎。经治疗5天后李先生顺利出院，继续由全科医生进行健康照顾、调整饮食等。定期随访照顾1个月后李先生完全康复。另外，此全科医生也成了李先生老伴、儿子、儿媳、孙子的家庭医师。

　　思考：此案例中的全科医生与专科医师有哪些区别？

第一节　全科医学

一、全科医学的基本概念

（一）定义

　　全科医学（general practice）又称为家庭医学（family medicine），是一门面向个人、家庭与社区，整合了临床医学、预防医学、康复医学以及人文社会科学相关内容于一体的综合性医学专业学科。其主旨强调以人为中心、以家庭为单位、以社区为范围，以人的整体健康维护和促进为方向，提供综合性、持续性、以预防为先导的基本医疗卫生服务，并将个体与群体的防治结合型医疗卫生健康服务有机地融为一体。

全科医学具有整体医学观和方法论,它将个体保健和社区群体医疗保健融为一体,重视全人照顾,弥补了高度专科化临床医学的不足,实现了医学模式的转变。全科医学服务范围涵盖了所有年龄、性别、各个器官或系统以及各类健康问题或各种常见疾病,是一门广度上宽广的专科,不同于其他深度上精深的临床医学专科。

全科医学/家庭医学作为一门新兴的提供基础医疗卫生保健实践的医学学科,是全科医生/家庭医生为社区所有居民(包括所有家庭不同年龄和性别的居民)提供连续性、综合性、协调性、个体化和人性化的医疗保健服务时所运用的知识、技能和态度。

全科医学自从 20 世纪 60 年代诞生以来,已经得到世界各国尤其是英、美、澳等国的广泛认可,并已逐步发展成为世界各国卫生服务体系中的核心组成部分。但不同的国家由于理解与认识的差异,其定义略有不同。

美国家庭医师协会(AAFP)称其为家庭医学,其定义为:家庭医学是为个人和家庭提供持续、综合、卫生保健服务的医学专业。广义上它是集成了生物、临床和行为科学的专业学科。全科医学的范围包含了各年龄、性别以及各个器官系统和各种疾病。

澳大利亚皇家全科医生协会(RACGP)称其为全科医学,其定义是:全科医学是卫生服务系统的一个组成部分,它整合了现代生物医学、心理学、社会学对健康的理解,向个体、家庭和社区提供最初、连续、综合、协调的医疗卫生保健照顾。

世界家庭医师组织欧洲分会(WONCA Europe)2011 年的定义是:全科医学/家庭医学是一门专业、医学学科,是以证据为基础的、具有特有的教育内容和研究领域的临床实践活动,是面向基层医疗卫生保健的临床专业。同时指出了全科医生应该具有以下 12 个特征能力:①是卫生服务系统的首诊医师,其服务应不受时间、地点、性别、年龄和疾病种类的限制;②能在患者需要时,通过与基层医疗卫生机构其他专业技术人员的协调合作,或与其他专科专家的协作,帮助患者有效利用其他卫生资源;③能以人为中心,面向个人、家庭和社区提供负责式的照顾服务;④能促进或激励患者的自我管理;⑤能运用独特的咨询方法,通过医患之间的有效沟通建立长期的关系;⑥能根据患者的需要,提供长期的连续性服务;⑦能根据各种常见疾病在社区的患病率和发病率做出防治决策;⑧能同时管理患者的急性和慢性疾病;⑨能在早期管理处于未分化阶段的、可能需要紧急干预的疾病;⑩通过适当和有效的干预措施促进居民健康和福祉;⑪能对社区居民的健康承担具体的责任;⑫能从躯体、心理、社会、文化和生存空间等多角度应对健康问题。

全科医学在我国起步较晚,20 世纪 80 年代后期,全科医学和家庭医学的概念由世界家庭医生协会(World Organization of Family Doctors,WONCA)首次引入我国大陆。1997 年,中共中央、国务院发布的《关于卫生改革与发展的决定》提出"加快发展全科医学,培养全科医生"的重要决策,相关部门陆续出台了一系列政策法规。从此,全科医学在我国得到快速发展,步入了一个新的历史时期。

(二)全科医学主要研究内容

1. 通过社区卫生诊断评价个体及社区群体的健康需求,掌握社区人群的总体健康状况、规律及其特征,在此基础上制订有针对性的解决社区人群主要健康问题的计划,以满足个人、家庭和社区人群的身心健康需求。

2. 分析与研究生物、心理、社会、环境等各种因素对社区居民健康、疾病和死亡的影响,发掘并利用各种可利用的家庭与社区卫生资源,预防或减少疾病的发生与发展。

3. 研究如何通过健康教育与健康促进等综合措施动员社区人群积极参与公共卫生与预防保健,提高患者及社区人群的自我保健意识与自我保健能力,提高公民的健康素养及行为干预效果,进一步提高社区居民的健康水平,达到维护和促进健康的目的。

4. 研究社区妇女、儿童、老年人、残疾人等特殊人群的卫生保健需求、特点、方法与技能等,提出合理的、有针对性的卫生保健策略。

5. 研究全科医生的临床工作特点、内容和方法,提高全科医生对社区常见病、多发病和慢性病的诊疗水平,提高开展健康促进、社区预防与保健、临床和社区康复服务的综合素质,提高全科医生对常见疾病的识别能力与鉴别诊断能力。

6. 研究全科医疗服务模式、内容、服务绩效及效益、质量保证体系以及服务管理工作的评估方法、内容、指标体系和标准等。

7. 研究和解决社区常见健康问题所需的知识、技能与态度。

8. 研究全科医学人才的培养、使用、评价、考核与配置等。

二、全科医学的产生与我国全科医学的发展

全科医学具有悠久的发展历史。1844 年,英国 *Lancet* 首次提出通科医疗"General practice,GP"的概念,而从事通科医疗的医生称为通科医生(general practitioners,GPs)。尽管当时医疗水平不高,但他们为社区患者提供周到细致的医疗卫生服务,受到居民的欢迎,在社区享有很高的威望。到 19 世纪末,通科医生一直都占据着西方医学的主导地位。1977 年 WHO 通过了"人人享有卫生保健"的全球卫生目标,1978 年提出"实现该目标的基本途径是初级卫生保健"。要真正实现人人享有卫生保健,首先需要建立"低成本、广覆盖"的医疗保障体系。各国以基层为重点、首诊在基层的医疗卫生改革实践证明,居民 80% 以上的健康问题可以在基层解决。随着全球医学目的的转变,各国疾病谱、健康观念和医学模式的改变,人口老龄化带来的疾病及健康保健负担的急剧加重,长期实施的以患者疾病为中心的纯治疗型被动服务体系难以满足人们日益增高的健康服务需求,日益迫切呼唤全科医学倡导的以保护促进个体及群体健康为中心的防治结合型主动服务模式。全科医学在全球得到快速发展,主要分为以下几个时期:20 世纪 60～70 年代发展早期;20 世纪 70～90 年代发展期;20 世纪 90 年代以后逐步成熟期。

英国作为当今世界上最早发展全科医学的国家之一,其全科医学发展史具有代表性。英国的全科医学从无到建立的过程,经历了以下几个重要事件:1805 年,成立了英国皇家医学会(RSM);1952 年,成立了英国皇家全科医生协会(RCGP);1966 年起,英国正式开始了大规模全科医学职业培训项目。几乎同时,美国和加拿大等发达国家也先后启动了全科医生/家庭医生的专业培训项目。1947 年美国通科医学学会(AAGP)成立。1969 年美国批准家庭医学为一个独立的医学学科,这是全科医学/家庭医学发展史上有里程碑意义的事件。为了更准确地反映基本医疗卫生服务性质的变化,1971 年 AAGP 的名字修改为美国家庭医生学会(AAFP)。到 1995 年,已经有超过 56 个国家建立了全科医学专业培训教育学科,越来越多的全科医生住院培训项目在医学院校、医院和社区诊所中开展,全科医学得到了快速发展和推广。

(一)发展分期及大事记

1. 通科医师时代   18 世纪初至中期,欧洲出现少数经过正规训练且以行医为终身职业的医师。19 世纪初,英国 *Lancet* 首次将具有多种技能的医师命名为通科医师。

2. 专科医疗兴起和通科医疗的衰落   第二次世界大战后,科技的快速发展促进了生物医学研究的进一步深入,医学向技术化、专科化方向突飞猛进,专科医疗成为医学的主导。通科医师受到社会冷落,数量逐渐减少,通科医疗逐渐衰落。

3. 全科医学的产生   20 世纪 50 年代后期,人口老龄化、慢性病和退行性疾病患病率的快速上升导致了疾病谱和死因谱的变化以及医学模式的转变。由于医院的专科越分越细,医师很少能主动走出医院去家庭访视和照护患者,使得医疗服务的方便性、可及性、连续性和综合性受到了极大的挑战。

专科服务越来越显得机械化、单一化和失人性化,高技术的专科服务逐渐显现出局限性和片面性。同时,专科医师越来越细化的专业分工难以综合应对人类天人合一的环境、心理、社会、预防保健、康复、家庭等所需的综合性健康照护问题。能在基层提供全面、综合性医疗保健照护的通科医师又重新为社会所重视,人们开始呼唤通科医疗的回归。

4. 全科医学的发展　20世纪60年代后期,英国、美国、加拿大、澳大利亚等国相继建立了全科医生学会(学院)。20世纪60~70年代,美、加两国又将该学会改名为家庭医师学会,并且将通科医师改称为"家庭医师"(family physician),将他们提供的服务称为"家庭医疗"(family practice),将指导其实践的基础理论知识学科称为"家庭医学"(family medicine)。1969年,美国家庭医疗专科委员会(American Board of Family Practice,ABFP)创立,家庭医学正式成为美国第20个临床医学专科委员会,标志着家庭/全科医疗专业学科的诞生,这是全科医学学科建设的一个里程碑。2005年更名为美国家庭医学专科委员会(the American Board of Family Medicine,ABFM)。随后,美国、英国和加拿大等国建立了相应的全科医学/家庭医学住院医师培训制度,新型的全科医生必须经过3~4年住院医师规范化培训,全科医学在世界范围内蓬勃发展起来。

为与历史上曾有的通科医师加以区别,北美(美国、加拿大等)、日本等多数国家和中国香港特别行政区及中国台湾地区将通科医师改称为"家庭医师",将通科医疗改称为"家庭医疗",进一步强调家庭和个人与健康之间的关系以及全科医疗以家庭为单位的服务特点。而英国和英联邦等国家仍沿用"通科医师"的称谓。

1972年,世界家庭医师组织(World Organization of Family Doctors,WONCA)在澳大利亚墨尔本正式成立,是全世界全科/家庭医师的学术组织,是世界卫生组织(WHO)在社区卫生方面的高级顾问与工作伙伴。1993年11月中华医学会全科医学分会成立,标志着我国全科医学学科的诞生。1994年中华医学会全科医学分会成为其正式团体会员。至今,WONCA已有131个成员组织,遍布全球约120个国家。WHO和WONCA指出,在21世纪,全科医生与专科医师的比例至少应达到1:1,即平均每2000人口应有一名全科医生,以满足社区居民对基层医疗卫生保健的需求。因此,加快发展全科医学,大力培养全科医生已成为各国发展基层医疗保健的重要任务之一。

(二)产生和发展的基础

全科医学的产生与发展不是偶然的,而是特定历史条件下的必然产物,是医学科学和经济社会发展的必然。

1. 人口迅速增长和老龄化进程加快　第二次世界大战后,人民生活水平不断提高,世界人口从1950年的25亿激增到2009年的68亿。卫生服务供需之间出现尖锐的矛盾,并已成为危害公众健康的重要问题。

在世界人口迅速增长的同时,老龄化问题日趋严重并已成为当今全球重大社会问题,诸如营养与保健、福利与保障等。由于老年人患病率高、行动不便、经济来源有限等客观原因,这就要求改变卫生服务模式,使其就近能够得到预防、保健、医疗和康复等一体化的卫生服务。

2. 疾病谱和死因谱变化　20世纪初期,世界各国的疾病谱和死因谱前几位均为传染病、寄生虫病、感染性疾病以及营养不良等,而至20世纪80年代,心脑血管疾病、恶性肿瘤等慢性非传染性疾病以及意外死亡逐步成为前几位死因,由慢性病造成的疾病负担不断增加。各种慢性非传染性疾病的病因和发病机制复杂,病程漫长,常涉及身体的多个器官、系统,且缺乏特异性的治疗手段。对付这类疾病必须改变卫生服务模式,建立基于社区的防治结合型主动服务模式,从改变不良行为生活方式、调整心理压力、消除环境和社会致病因素等方面着手,需要人性化、综合性、持续性的长期基层医疗卫生保健服务,促使社会对全科医生的价值再思考,重新呼唤发展全科医学。

3. 医学模式转变和健康概念扩展　从医学历史看,生物医学模式对现代医学的发展产生过很大的影响,使人们从生物学观点认清了疾病与健康的关系,但该模式导致医师仅注重生理或身体本身的疾病,而忽略了患者是一个具有心理活动的社会人,医师的思维局限于"治病不治人"阶段,仅强调用药物或手术来消除疾病,未能考虑患者是生活在特定的环境下,具有一定的社会关系和心理状态,这些因素可制约人类的生理功能。生物-心理-社会医学模式充分地将人类的疾病与环境、心理、社会等因素之间的相互联系与作用考虑在内,使人们更全面地认识健康与疾病的问题,健康的内涵不再仅局限于"无病"或"无虚弱的状态",而被赋予更多的人文和社会内涵。1948年WHO明确指出:"健康不仅是没有疾病和虚弱,而是身体、精神的健康和社会适应的完好状态"。"医学以促进人类健康为目标"的理念催生了全科医学,并得到飞速发展。

4. 卫生经济学压力和卫生改革的需要 20 世纪 60 年代以来,由于医疗服务的高度专科化和高新技术的过度使用,世界各国普遍面临医疗费用高涨的压力,且卫生资源分布严重不均衡,85% 以上被用于危重患者,仅有少部分用于成本效益好的基层卫生和公共卫生服务。尤其在我国,70% 左右人口在农村,但拥有的卫生资源仅占总数的 20% ;在城市,卫生资源过分向大医院集中,基层医院和社区卫生服务机构人、财、物等卫生资源相当匮乏,迫切需要从卫生服务体系、服务模式等根本问题上深化卫生改革,寻求新的突破。

(三)我国全科医学事业的发展

1. 引入 1986—1988 年间,时任 WONCA 主席 Rajakumar 博士和李仲贤医师(Peter Lee)多次访问北京,建议中国发展全科医学。1989 年首都医学院(1994 年更名为首都医科大学)成立了国内第一个全科医学培训机构——全科医生培训中心,同年 11 月,在众多国际友人帮助下,在北京召开了第一届国际全科医学学术会议,促进了全科医学概念在国内的传播,对我国全科医学的发展起到了重要的推动作用。1993 年11 月,中华医学会全科医学分会在北京正式成立,标志着我国全科医学学科的诞生。

2. 发展 1997 年《中共中央、国务院关于卫生改革与发展的决定》做出要加快发展全科医学,大力培养全科医生,使社区居民都能够拥有自己的全科医生的重要决策。2006 年《国务院关于发展城市社区卫生服务的指导意见》明确提出"加强高等医学院校的全科医学、社区护理学科教育"。同年人事部、原卫生部、教育部等五部委联合颁发的《关于加强城市社区卫生人才队伍建设的指导意见》还指出:"有条件的医学院校要成立全科医学/家庭医学系、社区护理学系,将该类学科纳入学校重点建设学科整体规划之中。""高等医学院校要创造条件积极探索全科医学研究生教育,有条件的高等学校要举办全科医学研究生学位教育。"2011 年 7 月 1 日国务院下发了《关于建立全科医生制度的指导意见》。这些文件为我国新时期全科医学的发展指明了方向。

在各级政府领导和关怀下,全国绝大多数省(市、区)成立了全科医学分会。《中国全科医学》《中华全科医生杂志》《全科医学临床与教育》分别于 1998 年、2002 年和 2003 年创刊。2003 年 WONCA 在北京召开了第 13 届亚太地区会议,同年,中国医师协会全科医学分会成立,全科医生有了自己的服务、协调、自律、维权、监督、管理的行业组织。2000 年、2002 年、2006 年和 2008 年分别在我国澳门特别行政区、昆明、北京和我国台湾地区台北市召开了海峡两岸(中国大陆、中国台湾地区、中国香港特别行政区、中国澳门特别行政区)全科医学学术会议,进一步加强了两岸全科医学与家庭医学界的学术交流。

3. 全科医学教育 我国的全科医学教育培训从 20 世纪 80 年代末开始试点,1999 年首届全国全科医学教育工作会议的召开,标志着我国全科医学教育工作的全面启动。经过十几年的发展,目前已初步建立了适合我国国情的全科医学教育体系,包括高等医药院校在校医学生的全科医学学历教育、规范化培训、转岗培训、继续医学教育等。

在制度建设方面,原卫生部组织并下发了一系列全科医学教育的文件和标准,2000 年原卫生部颁发了《关于发展全科医学教育的意见》《全科医生规范化培训试行办法》和《全科医生规范化培训大纲(试行)》,2010 年国家发展和改革委员会、原卫生部等六部委联合颁布了《以全科医生为重点的基层医疗卫生队伍建设规划》等系列文件,明确提出了我国全科医学教育的发展目标。2011 年 7 月国务院下发的《关于建立全科医生制度的指导意见》全面阐述了要充分认识建立全科医生制度的重要性和必要性;建立全科医生制度的指导思想、基本原则和总体目标;逐步建立统一规范的全科医生培养制度;近期多渠道培养合格的全科医生;改革全科医生执业方式;建立全科医生的激励机制、相关保障措施;积极稳妥地推进全科医生制度建设等。2018 年 1 月,国务院办公厅印发了《关于改革完善全科医生培养与使用激励机制的意见》,就建全适应行业特点的全科医生培养制度和创新全科医生使用激励机制作出重要部署,为我国全科医学的发展提供了政策依据和组织保证。

在组织建设方面,一些省(市)相继成立了以卫生厅(局)或分管厅(局)长为组长的全科医学教育工作领导小组;在网络建设方面,形成了以国家培训中心为龙头,省培训中心为骨干的全科医学培训网络。此外,各省(市)积极开展师资队伍以及临床/社区实践教学基地的建设工作,国家卫生健康委员会和教育部组织专家编写出版了供本(专)科生使用的全科医学相关教材和全科医学培训规划教材,国内一些医药院校相继建立了全科医学学院(系)或研究所,同时正在积极探索适合我国国情的全科医学本科及研究生学历教育,为我国的全科医学教育的探索与发展提供了宝贵的经验。

虽然我国全科医学的发展取得了一定的成绩,但由于我国与发达国家在观念、教育体制以及卫生服务模式等方面存在着很大的差别,全科医学的发展仍面临不少困惑和挑战。随着居民健康保健需求的增加以及我国健康中国战略和医药卫生体制改革的全面推进,迫切需要具备社区综合防治能力的全科医学人才充实到基层医疗卫生服务队伍中去,为全科医学提供了良好的发展机遇和广阔的应用空间。

三、全科医学与相关学科的关系

(一)全科医学与社区医学的关系

全科医学与社区医学有着极为密切的联系。两者均立足于社区,改善和促进社区人群的健康是两者共同的目标,全科医生是执行社区医学任务的骨干和带头人。全科医学与社区医学也有异同点,全科医学属于综合性医学专业学科,其研究内容和目标主要以全科医疗照顾为主,同时将个体和群体的卫生保健融为一体,而社区医学属于社会学及预防医学相融合的二级学科,其研究内容和目标主要以社区人群健康照顾为重心。

(二)全科医学与社会医学的关系

全科医学与社会医学联系紧密。第一,全科医学吸收社会医学的研究成果,以生物-心理-社会医学模式作为认识和解决健康问题的指导思想;第二,全科医生在服务过程中也强调大卫生观,倡导全社会共同参与提高社区居民的健康素养及健康水平;第三,全科医学是基于全人整体照顾及家庭和社区的医疗卫生照顾,重视经济、文化等社会因素对居民健康的影响,全科医疗服务的发展扩大了社会医学的应用范围并丰富了其内涵。

(三)全科医学与社区卫生服务的关系

社区卫生服务是在政府领导、社区参与、上级医疗卫生机构指导下,以基层卫生机构为主体,全科医生为骨干,合理使用社区资源和适宜技术,以人的健康为中心、家庭为单位、社区为范围、需求为导向,以妇女、儿童、老年人、慢性病患者、残疾人等为重点,以解决社区主要卫生问题、满足基本医疗和基本公共卫生服务需求为目的,融预防、医疗、保健、康复、健康教育、计划生育技术服务等为一体的,有效、经济、方便、综合、连续的基层卫生服务。社区卫生服务机构是全科医学的最佳实践场所,全科医学对社区卫生服务的发展具有重要指导作用。同时,社区卫生服务的发展也会进一步丰富全科医学的内涵。近年来,我国将发展社区卫生服务作为实施健康中国战略和深化医药卫生体制改革,有效解决居民"看病难、看病贵"问题的重要举措。为促进我国社区卫生服务的可持续、深入发展,必须大力发展全科医学,培养合格的高素质全科医生。

(四)全科医学与公共卫生的关系

全科医学与公共卫生的联系紧密。全科医学强调以社区人群整体健康维护与促进为方向的长期负责式照顾,以预防为导向、利用各种卫生资源解决居民的主要健康问题,注重提高社区全体居民的参与意识,促进其自我保健意识与能力的提高,将预防、医疗、康复与健康促进有机结合,使个体保健和社区群体保健融为一体。社区卫生服务机构等属于公共卫生公益一类机构组织,是国家公共卫生体系的重要组成部分。

(五)全科医学与中医学的关系

全科医学与中医学有很多相似之处。其一,都强调整体思维观念,认为人与自然、社会环境是相互协调的统一整体,人本身也是一个整体;其二,提倡治未病预防为主的观点;其三,提倡自我养生保健。全科医生学习中医学相关知识,有利于在开展社区卫生服务过程中充分发挥我国传统中医学的特色及优势。中医师是全科医生团队的重要成员。

学习全科医学要善于利用最新循证医学证据和全科医学相关资料,现提供一些常用网站供进一步学习时参考:

世界家庭医师组织网站 http://www.globalfamilydoctor.com/

美国国家医学图书馆 www.nlm.nih.gov/

澳大利亚皇家全科医学学会网站 http://www.racgp.org.au/

医景 http://www.medscape.com/

第二节 全科医疗

一、全科医疗的定义

全科医疗(general practice,GP)是将全科医学理论应用于患者、家庭和社区照顾,为个人、家庭、社区提供一种持续、综合、协调、可及性的基层医疗卫生保健服务,又称家庭医疗(family practice)。全科医疗已成为现阶段世界各国公认的最佳基层医疗服务模式。

二、全科医疗的基本原则与特征

1. 首诊医疗保健 全科/家庭医疗是大多数公众首先接触的卫生保健系统,是整个医疗卫生保健系统的门户和基础,是公众最常利用的医疗卫生保健服务,能够解决居民 80%~90% 的健康问题,也称首诊服务(first contact care)。全科医疗能以相对简便、经济且有效的手段解决社区居民的大多数健康问题,对超出全科医生执业能力范围的,需要及时将患者转诊到上级医疗卫生服务机构或其他专科,因此全科医疗也是医疗保健系统转诊流程的起始环节。全科医疗的首诊服务特征为全科医生有效地管理患者及社区人群的健康问题提供了机会,有利于全科医生发挥健康及医疗费用控制双"守门人"的作用。

2. 个性化照顾 也称为人格化照顾或全人照顾(whole-person care)或以人为中心的照顾(person centered care)。每个人的认知水平、需求以及所处的环境背景等均不相同,即使患同种疾病需要的关怀和支持也不会完全相同。全科医疗需将患者看作有感情和个性特征的人,不仅要重视疾病照顾和减轻疾病痛苦,还要综合考虑患者的服务期望、年龄、性别、种族、遗传、环境、生活习惯等因素对疾病的影响,以及患者在生理、心理和社会等层面的需求。以便有针对地对患者进行个体化、人性化的预防和治疗照顾。

全科医疗十分强调人的感受,尊重人的个性与情感,其健康服务目标不仅仅是寻找有病的器官,更重要的是维护服务对象的整体健康。为达到这一目标,在全科医疗服务过程中,医生必须将服务对象看作一个"整体人",提供全人健康服务(whole-person care)。在充分了解服务对象的基础上,通过全面考虑其生理、心理、社会、文化和生存环境等的需求来选择最适宜的医疗卫生服务,以达到维护健康、提高生活质量的目的。全科医生通过个体化的服务(personalizedcare),有针对性地调动患者的主动性,使之积极参与健康维护和疾病控制的过程,从而获得良好的服务效果。

在全科医疗服务过程中,全科医生还需要对患者做耐心的解释和教育,让患者了解自己的健康问题,充分调动其主观能动性,使个人及家庭成员承担起维持健康的责任,积极参与自身健康的维护和改善过程,建立患者参与健康干预决策与健康管理过程的新型医患关系。

3. 可及性照顾 全科医疗的目标之一是为居民提供方便、及时、可及的健康照顾。具体体现在:①全科医疗机构在地理上接近居民;②全科医疗服务在硬件环境、服务内容、服务时间、服务质量、服务价格等方面都需兼顾社区居民的可及性,使所有社区居民都能享受到相对公平的全科医疗服务。

4. 连续性照顾 连续性照顾是全科医疗区别于其他专科医疗的核心特征之一。全科医疗的连续性照顾主要体现在：①对人的整个生命周期(从出生到死亡的全过程)提供跟踪随访、指导及提供医疗卫生服务；②对人的各个健康阶段(包括健康-疾病-康复)提供照顾，从健康教育与健康促进、危险因素的筛查与控制到疾病的早、中、晚期开展持续性的健康管理；③无论服务对象处于何时何地，全科医疗都负有健康照顾的责任，如在患者出差期间，全科医生可能通过电话咨询等方式对其进行服务和指导。全科医生作为签约患者的责任医师，提供"无缝式"的服务。在将患者转诊到其他专科医师或住院治疗之后，全科医生也应该对签约患者进行跟踪服务，并掌握其诊疗和预后情况，以便在患者出院之后对其进行康复性治疗和随访管理等。

5. 以团队为基础的综合性照顾 全科医疗提供的是"全方位""立体性"的综合性服务(图1-1)，目标是维护和改善个体及群体的健康水平，非单纯治疗疾病。主要表现在：①在服务对象方面，不分年龄、性别和疾患种类；②在服务内容方面，包括治疗、预防、康复、保健、健康教育与健康促进等多个领域；③在服务范围方面，涵盖了个人、家庭和社区；④在服务层次方面，涵盖了生理、心理、社会及环境等多个层面；⑤在解决问题的范围方面，包括临床健康问题的处理以及周期性健康检查、优生优育咨询、计划免疫、心理咨询等预防保健在内的所有健康问题；⑥在服务手段方面，引导患者利用一切能有效解决健康问题的服务方式或卫生资源，具体包括现代医学、传统医学或替代医学等。

图1-1　全科医疗综合性照顾服务模型

要完成以上服务内容仅靠全科医生个人是不可能完成的。通常需要采用团队合作的方式(team work)，团队人员可包括全科医生、社区护师、中医师、临床心理医师、康复治疗师、营养师、药师以及社会工作者或义工以及社区志愿者等。

6. 协调性照顾 全科医疗提供的是全方位、全过程、负责任的基层卫生服务，不仅要尽力为患者解决80%以上的常见健康问题，而且当遇见超出自己或全科医疗机构能力的健康问题时，也应该提供协调性照顾(coordinated care)，帮助联系会诊及转诊等服务。因此，全科医生除了具备合格的医学知识和技能外，还必须有良好的协调服务能力，成为动员各级各类卫生资源服务于患者及其家庭的枢纽。同时，需要了解并掌握社区内外的各种资源，如各级医疗卫生服务机构的分布及诊疗专长、各系统或专科专家或卫生专业技术人员名单及联系方式等，当患者及其家庭需要时，他们可以通过会诊、转诊等方式，及时而方便地给患者提供进一步的专科化的医疗、护理等方面的帮助。对社区内的急症、疑难病和危重患者，全科医生通过会诊、转诊等协调措施，与专科医师积极合作，共同解决患者的问题，从而确保患者获得正确、有效和高质量的医疗卫生服务。因此，全科医生需要积极与社区周围各级各类医疗卫生机构建立协作关系，掌握有关的资源信息，为患者提供准确、适宜的转诊、会诊等协调性服务。必要时可为"特殊"患者联系有效的社区支持，如志愿者队伍、托幼托养机构、护工队伍等社会性组织。

7. 以家庭为单位的照顾 家庭是全科医疗的服务对象和重要服务场所，也是全科医生可利用的资源，这也是很多国家和地区将全科医疗称为家庭医疗的原因之一。全科医生在为居民提供服务的过程中，除了要考虑患者本人的生理、心理等因素之外，还应考虑到家庭因素对健康的影响：①家庭结构与功能会直接或间接影响家庭成员的健康状况，当家庭出现角色冲突、沟通不畅时可导致家庭功能障碍或出现危机，进一步对家庭所有成员的健康产生不良影响；②家庭生活周期所处的不同阶段面临的主要问题不同，如果处理不当，可能会对家庭成员的健康造成较大影响。开展以家庭为单位的照顾，有利于全科医生寻找真正的病因如遗传因素、共同的不良行为生活方式以及环境等，采取正确的干预治疗手段。全科医生应积极主动通过家庭访视、家庭病床、家庭咨询、家庭治疗等方式和手段，积极为患者及其家庭提供医疗卫生保健服务。

8. 以社区为范围的照顾 社区是全科医疗的实施阵地，也是全科医疗存在和发展的基础，因此全科医生应立足社区开展医疗与卫生保健服务。全科医疗服务应以社区居民需求为导向，在全面掌握了社区自然和社会环境、居民健康状况、行为和生活方式等方面特征的基础上有针对性的去解决和处理居民的健康问题。此外,全科医生在对个体的处理和治疗过程中也可发现需要干预和防控的群体性问题。全科医生在服务过程中,应重视社区环境、健康行为等因素对社区居民健康的影响,应将服务范围由狭小的专科临床医疗扩大到社区全人群的健康照顾及健康管理。

9. 以预防为导向的照顾　全科医疗的宗旨是维护和促进社区全体居民的健康水平。以预防为导向的服务模式是全科医疗区别于临床医疗的主要特征之一,一般临床医疗主要提供个体诊断和治疗服务。而全科医疗还关注"未患病"阶段,即在健康向疾病转化的过程中以及疾病的早期就主动提供照顾,全科医疗的服务人群除了患者之外,还包括健康人群和高危人群。因此,全科医生在为患者提供疾病诊疗服务的同时,应更加注重对疾病的预防,即以预防为导向的服务。全科医疗提供的预防服务涵盖了第一、第二、第三级预防。如在慢性病防治过程中,全科医生提供的第一级预防服务包括健康教育、健康促进、计划免疫等;第二级预防服务包括疾病筛查、个案发现、早期诊断等;第三级预防服务包括与专科医疗配合,积极防治并发症,康复训练指导、促进患者早日回归社会等。

10. 患者自我激励和自我管理　在全科医疗日常连续性照顾中应强化对患者的机会性教育,鼓励患者自我激励和管理自己的健康,如通过组建糖尿病等慢性病病友活动之家等措施促进患者主动承担对自身健康的责任,协同全科医生一起促进自身的健康。如慢性病危险因素及自身病情的自我监测、控制和评估,简单了解药物作用及副作用,加强对药物以及医嘱的依从性,掌握行为矫正的基本技能(合理选择食物实现平衡膳食、适时和适量开展体育锻炼的能力、戒烟限酒、减重和缓减压力的技能等),寻求有益的健康知识,做到早期择机就医以及合理利用各种卫生资源,通过随访及咨询不断增强患者的自信心和战胜疾病的勇气与毅力。

11. 循证实践　具有典范性的基层医疗保健和全科医疗服务应基于循证医学实践。全科医疗应尽量提供有循证医学证据的治疗和保健方法。全科医生必须整合不同类型的证据,根据逻辑判断、临床直觉和患者的健康知识背景、家庭和社区情况等做出最佳的决策。

12. 以生物-心理-社会医学模式为理论基础　全科医学是伴随着生物-心理-社会医学模式的确立而发展起来的。生物-心理-社会医学模式不仅是全科医疗的理论基础,也是全科医生全面整体认识和解决患者健康问题的世界观与方法论(图1-2)。

图1-2　生物-心理-社会医学模式对人类健康的系统认识

全科医疗以其特有的整体思维理论来认识健康问题,要求全科医生在处理患者的健康问题时要同时考虑到患者的生理、心理、社会、文化和生存等多方面因素,并要根据患者的情况对以上因素给予适当的权重。应从患者所处的社会、家庭背景及心理状态出发,在全面了解患者临床资料的基础上,综合分析个体-家庭-社区、生物-心理-社会因素对患者的影响,据此做出明确的综合诊断。如慢性非传染性疾病的发生和进展大多是多因多果模式,应综合考虑患者的生物因素(如高血压家族史等)、心理因素(如抑郁、压力大等)和社会因素(如找工作受挫、婚姻失败等)来判断疾病产生的原因。全科医疗制订的治疗和康复方案不仅应包括传统的药物、手术治疗等方式,还应包括饮食、运动、心理指导等,为患者提供全方位的治疗和康复方案,全面提高患者的自我保健意识和能力。

三、全科医疗与其他专科医疗的区别与联系

(一)全科医疗与专科医疗的区别

1. 服务宗旨与责任 专科医疗主要负责疾病产生后的诊治,其工作遵循"科学"模式,强调根除或治愈疾病,也被称为治愈医学(cure medicine)。全科医疗负责健康时期、疾病早期的筛检、多数疾病的早期与中期照顾,乃至经专科诊疗后无法治愈的各种疾病的长期照顾,关注的重点是人而不仅仅是病,无论服务对象有无疾病(disease,生物医学疾病)、病患(illness,有心理症状或不适)或患病(sickness,社会学角度疾病)都要为其提供综合连续性照顾,充分体现了医学的科学性和艺术性,其工作遵循"照顾"模式,故也称为照顾医学(care medicine)(表1-1)。

表1-1 专科医疗与全科医疗在哲学上的区别

类别	专科医疗	全科医疗
模式	"科学"模式	"照顾"模式
价值	科学性	科学性+艺术性+公益性
证据	科研结果	科研结果+顾客体验
方法	还原分析	整体综合(还原基础上)

2. 服务内容与方式 专科医疗处于卫生服务金字塔的顶部,处理的疾病大多为生物医学上的急危重症、疑难病症或需住院诊疗的疾病,常常需依赖高新技术和昂贵的医疗资源进行处理。全科医疗处于金字塔的底层,处理的大多为常见或多发的健康问题,需充分利用社区和家庭卫生资源,以低廉的成本维护社区80%左右居民的健康问题,或需长期连续性实施健康管理的慢性疾患及其导致的功能性问题。其服务方式通过全科医疗服务团队进行全方位长期负责式的健康管理照顾(表1-2)。

表1-2 全科医疗与其他专科医疗的区别

类别	全科医疗	专科医疗
服务人口	较稳定(1:1500~1:2500)	流动性大(1:5万~1:50万)
照顾范畴	宽广(涉及生物-心理-社会多方面),健康"守门人"	窄(某系统/器官/细胞),全科医疗难以处理的疾病
疾患类型	常见健康问题,且未分化疾病为主	危急疑难重症为主
技术/药物	采用适宜技术与基本药物	依靠高新技术以及相对昂贵的药物
服务费用	相对低廉	相对高昂
服务内容	集防治保康教于一体的综合性服务	分科医疗为主的专科服务
接触患者形式	多为首诊	非首诊转诊
对卫生资源的管理	协调各种卫生资源	管理本专科的资源
服务组织形式	依靠全科医生服务团队以社区门诊服务为主,兼顾居家及社区长期协调式照顾	主要依赖医师个人,多数以门急诊和住院服务为主
照顾责任	长期负责式照顾	大多为间断性服务
医患关系	以人为中心,居民主动参与配合,关系密切、平等的伙伴关系	以医师为中心,患者被动服从,联系松散、患者配合医师或垄断式关系
服务模式/宗旨	以保护和促进人群健康为中心的防治结合型主动服务模式	以疾病为中心的以诊疗为主的被动服务模式

（二）全科医疗与专科医疗的联系

全科医疗与专科医疗是一种各司其职、互补互利式关系,主要表现为:

1. **各司其职** 大医院的专科医疗不应再提供基层医疗卫生机构能够处理的一般常见病和多发病的门诊服务,而应将主要精力集中于疑难问题的诊治、住院诊疗和高新医学科技研究以及教育与培训;基层医疗卫生机构的全科医疗则应全力投入社区人群的基本医疗与预防保健服务。

2. **互补互利** 全科医疗和专科医疗间应建立双向转诊以及网络信息共享关系,这种互补互利关系可保证服务对象获得有效、方便、及时与适当的低成本高效益服务;同时,可以加强全科医生和专科医师在信息收集、病情监测、疾病系统管理和行为指导、新技术适宜利用、医学研究等各方面的积极合作与配合,从而全面改善医疗服务质量并提高医疗服务的成本效率。

第三节　全科医生

一、全科医生的基本概念

（一）定义

由于世界各国医疗卫生服务发展状况不同,因此对全科医生的定义也不统一。我国国务院下发的《关于建立全科医生制度的指导意见》(国发〔2011〕23 号)中对全科医生明确定义:全科医生(general practitioner,GP)是综合程度较高的医学人才,主要在基层承担预防保健、常见病、多发病诊疗和转诊、患者康复和慢性病管理、健康管理等一体化服务,被称为居民健康的"守门人"。由于全科医生在提供服务过程中,非常重视"家庭"这一要素,同时为了区别旧时的通科医师,因此美国、加拿大等国也称为家庭医生(family doctor)或家庭医师(family physician)。

美国家庭医师学会对家庭医师的定义是:"家庭医师是经过家庭医疗这种范围宽广的医学专业教育训练的医师。家庭医师具有独特的态度、技能和知识,使其具有资格向家庭内每个成员提供持续性与综合性的医疗照顾、健康维持和预防服务,无论其性别、年龄或健康问题的类型(生物、行为或社会的)。并且他们是社区居民所有健康相关事务的组织者,包括适当地利用专科会诊、卫生服务以及社区资源。"

2000 年 Olesen 等在《英国医学杂志》中把全科医生定义为"全科医生是经过培训的医学专业人员,能在医疗体系的前线,对患者可能有的任何健康问题进行最初的处置并提供照顾。全科医生照顾社区每位居民,无论是否患病以及患病的类型和社会特征,并充分利用社区医疗保健系统中各种可利用的资源使患者得到照护。"

英国皇家全科医生学院(The Royal College of General Practitioners)对全科医生的定义是在患者家里、诊所或医院里向个人和家庭提供人性化、连续性基本医疗卫生服务的医生。他负责为自己的患者陈述的各种问题做出初步的决断,在适当的时候请专科医生会诊。为了共同的目的,他通常与其他全科医生以团队形式一起工作,并得到医疗辅助人员、适宜的行政人员和必要设备的支持。他们为患者提出的诊断由生物、心理、社会几个方面组成,对患者进行教育性、预防性和治疗性的干预以促进患者健康。

世界家庭医生组织(WONCA)将全科医生定义为:对个人、家庭和社区提供优质、方便、经济有效的、一体化的基层医疗保健服务,进行生命、健康与疾病的全过程、全方位负责式管理的医生。其服务涵盖不同的性别、年龄的对象及其所涉及的生理、心理、社会各层面的健康问题;并能在所有与健康相关的事务上,为每个居民当好首诊医生和健康代理人。全科医生是根据以人为本的原则训练而成,旨在促进健康、预防疾病、提供治疗和减轻痛苦。

尽管世界各国因经济发展、文化背景和医疗体制等的不同,全科/家庭医生的概念也存在一定差异,但在定义中均能体现出全科医生的以下特点:①全科医生是社区患者的首诊医生;②全科医生与患者的家庭和社区合作,提供以门诊为主体的医疗卫生保健服务;③全科医生的服务不受时间、地点、性别、年龄和疾病种类的限制;④全科医生是患者及其家庭所有医疗卫生服务的协调者;⑤全科医生是高质量基本医疗卫生服务的最佳提供者与组织者。

（二）角色和任务

1. 角色

（1）对医疗保健系统和保险体系

1）首诊者与守门人:全科医生是居民健康的守门人,也是医保费用控制的守门人。①全科医生是医疗保健系统中的"首诊医师",负责常见健康问题的基本医疗保健和健康管理,包括疾病的干预、早期发现、康复与终末期服务;提供门诊、家庭及部分患者的住院诊疗服务;②对于医疗保险体系而言,全科医生需向医疗保险系统注册,取得"守门人"资格,严格依据各项保险规章及制度、秉持公平公正和成本-效果原则从事医疗保健活动。将大多数患者的健康问题解决在社区,对少数需要专科医疗者提供会诊与双向转诊服务。

当今,全世界各国政府要求医疗卫生既要省钱,又要提高效率。全科医生在社会医药卫生总费用控制中的守门人作用及价值已在全球许多国家得到充分体现:如英国采用加强全科医生的职业技能培训以及操守与诚信服务教育,利用政府主导的市场机制将医疗费用交由社区诊所的全科医生合理使用与控制,费用控制情况与全科医生的实际收益直接相关;制订了全国性的诊疗规范和临床路径,医师必须按照此规范执业行为;节约了医疗卫生资源;医药分开,避免了滥开药、大处方等。其全民健康服务（National Health Service, NHS）为居住在英国的全体居民提供由生到死、全面、免费的医疗服务,其支出占 GDP 比重仅为美国的一半,被称为全世界最经济的医疗体系和英国政府在 20 世纪的最大业绩,较好地解决了人人享有卫生保健服务以及医疗费用增长过快的问题,解决了过度医疗和不合理用药的弊端,尤其值得我国借鉴。

2）团队管理者和教育者:全科医生是全科服务团队中的骨干和领导核心,需负责管理好团队中的人、财、物、信息,协调医护、医患以及社区各方面的关系。需利用各种机会和形式,对服务对象（包括健康人、高危人群和患者）开展科学性和有针对性的健康教育活动,逐步戒除不良的行为与生活方式,促进健康生活方式的形成,并进行教育效果评估。

（2）对患者及家庭

1）临床医师角色:①负责常见病、多发病和诊断明确慢性病的持续性照顾与健康管理;②全科医生首先是一个临床医生,他们需要掌握医学各学科的相关知识与技能,并选择性地掌握和应用这些专科医学知识与技能为患者服务。和其他专科医生一样,全科医生应能运用诊断和治疗技能,做出临床诊断,制定治疗方案。比如蛛网膜下腔出血,全科医生必须掌握该病的主要症状和体征,在他们首诊中能早期诊断和及时转诊。但对于神经外科医生来说,就必须掌握蛛网膜下腔的详细病理诊断技术和手术治疗技能。以上例子表明,全科医生必须掌握社区各种常见疾病的诊断、治疗和健康管理技能,才能负责社区居民常见健康问题的全方位全周期的管理,包括疾病的早期发现、干预、康复与临终关怀等健康服务。总之,全科医生的作用不只是处理患者伤风感冒的一些小问题,而是要管理处理患者所有的临床疾病和家庭社区的各种健康问题。

2）健康管理者及代理人:全科医生负责居民（包括患者、健康人群和亚健康人群）健康的全面监护,通过对个体和群体健康进行全面的监测、分析、评估,早期发现并干预健康危险因素;努力调动个体和群体及整个社区的积极性,有效地利用有限的资源来达到最大的健康效果,并作为患者及其家庭的健康代理人,维护当事人的健康权益。

3）健康咨询者与教育者:全科医生在日常门诊服务、家庭访视、社区义诊等活动过程中,主动对患者以及家属提供与健康和疾病相关的健康咨询服务,针对服务对象的健康问题提供个性化的保健指导,包括合理膳食、适量运动指导、消除不良习惯及行为生活方式等,逐步增强居民的自我保健意识和自我保健能力。

4）患者的朋友及卫生服务协调者：全科医生为辖区居民提供长期负责式的服务，主动为服务对象着想，成为居民的朋友，必要时为其提供协调性服务，包括动用各类医疗保健资源和社会资源，与专科医疗建立有效的双向转诊关系等。

（3）对社会

1）社区/家庭成员：全科医生常常是社区及家庭的成员之一，更容易与社区及家庭成员建立起亲密无间的人际关系，通过主动参与社区和家庭组织的各项健康促进活动，推动和谐健康家庭及社区的建立和维护。

2）社区健康组织与监测者：全科医生通过动员和组织社区各方面的积极因素，协助建立与管理社区健康网络，促进健康促进组织的建立以及公共卫生政策的出台；在服务过程中完善居民健康档案及各类家庭及社区档案资料，开展智能化信息化管理，协助做好疾病监测和卫生统计工作，更有利于做好社区健康促进、疾病预防和健康管理工作。

2. 任务　不同国家对全科医生的任务要求有所不同。我国的全科医生及其所在的社区卫生服务机构承担了基本医疗服务和基本公共卫生服务，全科医生及其团队必须履行基本医疗和基本公共卫生两大职能。在我国，一名合格的全科医生应该能够胜任以下工作：

（1）一般常见病、多发病诊疗和诊断明确的慢性病治疗及健康管理。

（2）急、危、重症患者的院前急救、转诊和出院后健康管理。

（3）社区居民健康档案及社区卫生服务信息系统的建立与管理。

（4）高危人群和常见慢性病的筛查，实施高危人群和重点慢性病病例管理。

（5）家庭出诊、家庭护理、家庭病床等家庭医疗及保健服务。

（6）开展包括妇女、儿童、老年人、残疾人等在内的社区重点人群保健及健康管理。

（7）结合日常诊疗服务普及卫生保健常识，实施重点人群及重点场所健康教育，帮助居民逐步形成有利于维护和增进健康的行为生活方式。

（8）实施精神病社区管理，为社区居民提供心理健康指导。

（9）病后及残疾人的社区康复。

（10）实施社区适宜的中医养生保健及中医药服务。

（11）计划生育技术咨询指导。

（12）实施疫情报告和监测，协助开展常见传染病以及地方病、寄生虫病的预防控制，实施预防接种，协助处置辖区内的突发公共卫生事件等。

在英国，全科医疗服务是大部分居民的首选。自2004年起，接受社区卫生服务的居民中，与全科医疗服务团队签约的居民数已经多于与独立开业的全科医生签约服务的人数。首诊服务的全科专业能为居民提供的主要服务内容如下：一般常见病和多发病的诊疗服务；健康筛检和预防免疫接种；健康促进；健康管理；慢性病管理；转诊前处理；分诊预检；家庭护理与健康访视；电话咨询；家庭健康服务等。

二、全科医生的素质与能力要求

（一）全科医生的素质

全科医生为个人、家庭和社区居民提供优质、方便、经济有效的、一体化的基层医疗保健服务，提供全方位、全周期负责式健康管理，必须具备以下素质：

1. 强烈的人文情感　全科医生必须具有良好的医德、高度的同情心和责任感，在为服务对象解决健康问题的同时，使其获得更多的健康知识、心理知识，并同时获得心理的慰藉和改善，患者可以从其言行中感受到全科医生对人类和社会的热爱以及对健康事业的奉献精神。具有强烈的人文情感是做好一名全科医生的基本前提。

2. 良好的协调管理才能　全科医生应能协调街道办事处或居委会或乡镇村、专科医疗卫生部门、医疗保险等相关部门做好居民或村民的健康照顾。同时进行业务、人事和经济等方面的管理。这要求全科医生必须具有足够的自信心、自控力和决断力,敢于承担责任、控制局面。要有良好的协调意识、合作精神和灵活性,以促进全科医疗工作的有效开展。

3. 执着的科学精神与自我发展能力　科学严谨的工作态度是全科医生应具备的关键素质之一。全科医生应能熟练使用计算机进行文献检索,开展与全科医疗工作相关的科研和教学工作,具备撰写论文的能力。全科医生应该注重学习现代医学科学技术发展中的新理论、新知识、新技术和新方法,实现与时俱进。全科医生应该不断完善自己,提高自身应对各种挑战和困难的能力。

4. 良好的人际沟通能力　全科医生应该具备良好的人际沟通能力,以获得居民的信任以及各相关机构与部门的支持。全科医生应该具备的人际沟通能力具体包括:①人际沟通中常用的语言交流技能和非语言交流技能、教育患者的技巧,与儿童、老年人、癌症患者、临终患者等特殊群体的交流技巧;②与患者家属的交流技巧;③与街道办事处、居委会、上级医疗机构及其他部门和人员的沟通能力等。

(二) 全科医生的能力要求

全科医生应具备与其他临床专科医生不同的能力,这些能力是随着专业培训及工作实践逐渐形成,并且随着职业生涯的发展而逐渐得到巩固和提高。一般而言,全科医生应具备以下能力:

1. 以人为中心的服务能力　以健康为中心,能熟练运用全科医学的基本原则,了解人类健康的需求和就医背景,维护患者的权益,为取得最佳的健康结局、满足患者多样化的需求而提供连续的、全面的、可及的、综合的整体卫生保健服务。

2. 系统思维与循证执业能力　从以人为中心的服务观出发,全科医生必须树立整体医学观,掌握整体性的系统思维方法,在实践中能应用循证医学整合各临床专科的知识和技术以及行为科学、社会科学等方面的最新科学研究成果指导自己的工作实践。

3. 首诊医生应具备的能力　作为卫生保健服务的首诊医生,要求全科医生具备较全面的业务技能,不仅要掌握就诊患者中80%～90%的常见病症的处理干预能力,而且,对临床少见且可能威胁患者生命的问题具有及时识别的能力,能将患者恰当转诊,保证患者的安全。

4. 疾病预防和人群健康管理能力　具有基本的公共卫生与人群健康管理观念和能力,能够有针对性地开展临床预防与社区的疾病预防工作,能够有效开展健康促进、健康教育和健康管理工作。

5. 信息管理能力　能够科学、有效、及时、客观地收集有关的医学信息和证据并指导医疗卫生实践,开展信息的记录、储存、分析、报告、交流工作。学会学习,参与数据、信息、知识全程管理和更新。能够熟练使用信息和网络技术管理患者电子档案。

6. 良好的协调和沟通能力　不论是在照顾个体患者的过程中还是在社区人群健康教育、健康促进、疾病干预工作中,都需要与患者、患者家庭成员、社区志愿者、社区管理者、专科医生、各级各类相关专家、卫生行政管理人员进行沟通,进行疾病干预和管理协调工作。在团队管理和卫生资源协调过程中,更需要良好的沟通能力。

7. 良好的应变能力　全科医生身在社区,需要很强的独立工作能力。全科医疗服务对象难以预测与多变,每位患者可能面临不同的健康问题或不同症状,尽管大多数属常见健康问题,但同一问题也会因人而异,甚至有可能碰到较罕见的、复杂的或难以处理的问题,所以全科医生应有良好的人格与心理素质,并能迅速、合理、有效地处理各种健康问题。

8. 必要的管理才能　全科医生是患者的临床决策者,团队的管理者,应承担起服务的计划、组织、协调、控制等管理职能,能持久有效地进行服务质量改进。

三、全科医生与专科医师的区别

全科医生与专科医师的区别(表1-3)

表1-3 全科医生与其他专科医师的区别

对比项目	全科医生	专科医师
培训内容	临床、预防、康复以及人文等相关知识、技能与态度	相应的专科诊疗知识与技能深度训练
服务范围	宽(生物-心理-社会)	窄(某系统/器官/细胞)
疾患类型	常见健康问题(多数处于早期未分化阶段)、隐蔽且多发的慢性病为主	疑难或罕见问题(多数已分化)
服务技术	基本技术和情感交流技巧,不昂贵	高新技术,昂贵
服务方法	综合	分科
服务责任	持续性	间断性
服务态度	以健康为中心,全面健康管理 以人为中心,患者共同参与	以疾病为中心,救死扶伤 以医师为中心,患者被动服从
医患关系	相对固定	不固定
服务地点	社区为主	医院为主
服务内容	防治保康计教"六位一体"	医疗为主
思维及处理策略	从问题出发,不仅缓解症状或治愈疾病,更着重预防干预、满足患者需求,充分利用家庭及社会资源	从疾病出发,确定疾病种类、缓解症状或治愈疾病

四、全科医生培养

(一)职业前教育及职业化教育

在全科医学发展程度高的国家与地区,都已经建立起了规范的全科医生培养体系。在美国、德国和英国及澳大利亚等国要成为一名合格的全科医生,从高中算起一般要经历长达10年以上的学习和培训时间。

以美国为例,美国学生高中毕业后要先完成4年本科学习,才能报考医学院校。医学院为4年制。如要做家庭医生,还要再经过为期3年的住院医师培训,并需通过美国家庭医师专业委员会(ABFM)的考核才能得到该委员会的认证书,获得家庭医师行医执照。该证书有效期7年,每7年需重新考一次,一直到退休为止。同时每年都要进修学习,积累一定的学分,维持行医执照。

美国家庭医师学会(AAFP)要求各个住院医师训练单位在能力、服务态度、知识范畴、技能和实施几方面针对家庭医学学科范畴执行严格的训练标准。在3年家庭医学住院医师训练期间要进行几乎所有其他专业的训练,通常包括:大内科、内科专科,包括心血管、消化、呼吸、传染病、神经内科、内分泌科等;普外科及其他外科专科,如骨科、运动医学、泌尿科、耳鼻喉科、眼科、创伤、外科门诊等;儿科,包括新生儿、婴幼儿、学龄期及青少年健康等;妇产科,妇女健康;精神病,心理学;其他专业,包括急诊医学、重症监护等。

近年来我国的全科医学得到了迅速发展,原卫生部2000年1月31日发布了《关于发展全科医学教育的意见》,提出"……发展全科医学教育,培养从事社区卫生服务工作的全科医生等有关专业卫生技术和管理人员,是改革卫生服务体系,发展社区卫生服务的需要;是满足人民群众日益增长的卫生服务需求,是提高人民健康水平的需要;是建立基本医疗保障制度的需要;是改革医学教育,适应卫生工作发展的需要。"

国务院2011年7月1日发布了《国务院关于建立全科医生制度的指导意见》,全文共分8个部分:充分认识建立全科医生制度的重要性和必要性;建立全科医生制度的指导思想、基本原则和总体目标;逐步建立统一规范的全科医生培养制度;近期多渠道培养合格的全科医生;改革全科医生执业方式;建立全科医生的激励机制、相关保障措施;积极稳妥地推进全科医生制度建设。

1. 逐步建立统一规范的全科医生培养制度　将全科医生培养逐步规范为"5+3"模式,即先接受5年的临床医学(含中医学)本科教育,再接受3年的全科医生规范化培养。3年的全科医生规范化培养实行"毕业后住院医师规范化培训"和"临床医学专业学位研究生教育"相结合的方式。在过渡期内,可采取"3+2"即3年临床医学专科教育+2年助理全科医生培训,以及基层在岗执业医师或助理医师进行1~2年的转岗培训等多渠道培养合格的全科医生。

2. 统一全科医生规范化培养方法和内容　全科医生规范化培养以提高临床和公共卫生实践能力为主,在国家认定的全科医生规范化培养基地进行,实行导师制和学分制管理。参加培养人员在培养基地临床各科及公共卫生、社区实践平台逐科(平台)轮转。在临床培养基地规定科室轮转培训时间原则上不少于2年,并需安排一定时间在基层实践基地和专业公共卫生机构进行服务实践。经培养基地按照国家标准组织考核,达到病种、病例数和临床基本能力、基本公共卫生实践能力及职业素质等要求并取得规定学分者,可取得全科医生规范化培养合格证书。

3. 统一全科医生的执业准入条件　在全科医生规范化培养阶段,参加培养人员在导师指导下可从事医学诊查、疾病调查、医学处置等临床工作和参加医院值班,并可按规定参加国家执业医师资格考试。注册全科医生必须经过3年全科医生规范化培养取得合格证书,并通过国家执业医师资格考试取得医师资格。

4. 统一全科医学专业学位授予标准　具有5年制临床医学本科及以上学历者参加全科医生规范化培养合格后,符合国家学位要求的授予临床医学(全科方向)相应专业硕士学位。

5. 改革临床医学(全科方向)专业学位研究生教育　新招收的临床医学专业学位研究生(全科方向)要按照全科医生规范化培养的要求进行培养。要适应全科医生岗位胜任力需求,进一步加强全科医学学科与实践能力建设,逐步扩大全科方向的临床医学专业学位研究生招生规模。

并指出要规范参加全科医生规范化培养人员管理,完善临床医学基础教育,加强全科医生的继续教育,大力开展基层在岗医师转岗培训,强化定向培养全科医生的技能培训。提升基层在岗医师的学历层次,鼓励2级以上的医院医师到基层服务。

(二)持续职业发展(CPD)

取得全科医生执业资格之后,仍需要参加继续医学教育(continuing medical education,CME),很多国家将此称为持续职业发展。对于全科医生而言,继续医学教育是被动的,主要侧重于全科医学相关知识和技能的培训;而持续职业发展是主动的,内容扩展到多学科领域,包括管理科学、社会科学和个人技能等更广泛的范畴。全科医生的持续职业发展是实现终生学习(lifelong learning)的过程,它是全科医学人才队伍建设的一个重要组成部分,应通过各种主动参与式持续职业发展活动,来促进知识、技能、态度、行为和才智的发展,不断提高全科医学服务的质量和安全。

（王家骧）

学习小结

1. 全科医学是一门面向个人、家庭与社区,整合了临床医学、预防医学、康复医学以及人文社会科学相关内容于一体的综合性医学专业学科。全科医学是一门具有整体医学观和方法论,强调以人为中心、以家庭为单位、以社区为基础,提供连续、综合、以预防为导向全方位全周期健康服务的基层医疗保健学科。

2. 全科医疗是全科医生应用全科医学的理论和方法为患者、家庭和社区提供卫生保健服务的实践活动。其特征和原则是:①首诊医疗保健;②个性化照顾;③可及性照顾;④连续性照顾;⑤以团队为基础的综合性照顾;⑥协调性服务;⑦以家庭为单位的照顾;⑧以社区为基础的照顾;⑨以预防为导向的照顾;⑩患者自我激励和自我管理;⑪循证实践;⑫以生物-心理-社会医学模式为理论基础。

3. 全科医生是综合程度较高的医学人才，主要在基层承担预防保健、常见病多发病诊疗和转诊、患者康复和慢性病管理、健康管理等一体化服务，被称为居民健康以及医保费用控制的"守门人"。

1. 全科医学的定义是什么？

2. 全科医疗的特征和原则有哪些？

3. 全科医生的角色和任务有哪些？

4. 全科医生在我国医疗卫生保健系统中起什么作用？

5. 在中国要成为一名全科医生需要哪些条件和素质？

6. 全科医学的发展如何与国际和国情相结合？

第二章　以人为中心的健康服务

　　以人为中心的健康服务又称以人为中心的健康照顾(person-centered care)，是全科医学和全科医疗的基本特征之一。实施以人为中心的健康服务是全科医学的基本原则和要求。作为基层医疗卫生服务模式，以人为中心的健康服务与以生物医学模式为指导、以疾病为中心(disease-centered care)的专科医疗服务模式相比，无论是在服务理念、内容、形式及服务效果上，都有一定的区别。以人为中心的健康服务要求医生遵循生物-心理-社会医学模式，坚持系统论、整体论的基本要求，在尊重和理解服务对象(患者、健康人及亚健康人等)的基础上去正确认识和评价服务对象的健康问题，全科医生要与服务对象及其家属共同协商制定处理方案，动员并充分利用各种资源为服务对象提供综合性、连续性、整体性、可及性、协调性以及个体化、人性化的健康照顾服务。为了实现服务目的，全科医生除具备一定的医德素养、人文素养和精湛的医术外，还必须具备"以人为中心的健康服务"的相关知识与技能。

第一节　以人为中心的整体健康照顾

案例 2-1

　　张某，农民，男性，现年49岁，一个月前因结肠癌晚期去世。半年前，张某某因车祸腿部发生骨折，住进当地某所医院的骨外科病房。病房的主治医生善于诊治骨伤疾病，骨科医疗技术水平较高，在当地小有名气，对患者也十分热情。该医生为患者腿部骨折进行了手术，手术很成功，3个月后患者"痊愈"出院。出院后两周，患者突然出现肠道便血，排血量较多。随后到附近医院就诊，经结肠镜诊断为结肠癌晚期，已失去手术机会。

　　问题：1. 从上述案例中，医生可以获得哪些启示与教训？

　　2. "以疾病为中心的服务"模式存在哪些不足？

在人类与疾病做斗争的漫长历史中,医生对服务对象(包括患者、健康人及亚健康人)的医疗服务逐渐形成了两种不同的模式,即以疾病为中心的服务模式和以人为中心的服务模式。这两种服务模式在服务的对象、目的、理念、方式和内容上都有很大区别。两种服务模式各有优缺点,在维护服务对象健康过程中两者应相互补充,共同发挥作用。随着人们对医疗卫生服务需求的不断增长和医学模式的转变,以疾病为中心的服务模式越来越多的暴露出其不足和缺陷,这些不足与缺陷可由以人为中心的服务模式所弥补。

一、以疾病为中心的服务模式

以疾病为中心的服务模式是在生物医学模式的影响和指导下建立起来的,在医学发展历史上曾经占据过主导地位。这种服务模式着重于认识和分析特定疾病的病理问题,着重于以疾病为中心来解释患者的健康问题,并且依赖于高度技术化的诊断和治疗手段去处理患者生理上的症状和体征,而对患者心理、社会功能及情感需要方面的问题关注不够,忽略了患者的心理和社会方面的需求,是一种典型的"只见疾病,不见患者"的不完善的服务模式。另外,以疾病为中心的服务模式忽略了患者的预防和保健服务,也忽略了对健康人、亚健康人的健康管理服务,缺少健康服务上的综合性与整体性。因此,以疾病为中心的服务模式在服务对象、服务目的、服务理念、服务方式和服务内容等方面都存在一定的局限性。

当然,以疾病为中心的服务模式也具有其他服务模式所不具备的优势,在医学发展历史上曾起到过重要的积极作用,并且在今后也必将会更加发挥出自身的优势,这种模式的主要优势在于:

1. 接受生物医学模式的指导,以解除痛苦、挽救生命为目标,以处理疾病症状和体征为主要服务内容,服务目的比较单纯,服务对象仅限于患者。

2. 处理疾病问题时采用的主导方法是基于科学还原论的高新技术方法,诊断和治疗手段简单、直观、有效,易于理解和掌握。

3. 对疾病的处理结果可以得到有效科学方法的鉴证和确认。

4. 该模式发展起来了各种高度技术化的诊断和治疗技术,这些高度技术化的诊疗手段使许多急危重症得到了有效救治,使许多濒临死亡的生命"起死回生"。

5. 进入 21 世纪,在生物医学模式指导下,人类基因组计划成功得以实施,蛋白质组学、细胞工程学、再生医学等学科快速发展起来并成为 21 世纪生物医学的中心内容,给医学带来了革命性的冲击。

但是随着医学模式的转变,人们也发现以疾病为中心的服务模式存在一些重要缺陷。这些缺陷主要表现在:①只注重疾病,忽略了健康服务的整体性和系统性,对患者的健康服务只局限于处理生理方面的症状和体征为主,忽略了心理和社会功能方面问题的处理,更忽略了生物、心理、社会三方面"三合为一"的整体性及系统性处理,难以满足患者的多样化需求;②以疾病为中心的服务模式忽略了对健康人群和亚健康人群的照顾。因此,以疾病为中心的服务模式存在缺陷性,不能完全适合于现代社会人群需求的照顾,其缺陷可由"以人为中心的服务模式"所弥补。

二、以人为中心的服务模式

以人为中心的服务模式又称为"以人为中心的照顾模式""整人照顾"或"全人照顾",是一种重视人胜于重视疾病的健康服务模式。

进入 21 世纪以来,在生物-心理-社会医学模式指导下,人们对以人为中心的服务模式的认识和需求不断增长,该模式也因此逐渐占据了主导地位,成为医疗卫生服务不可或缺的重要组成部分。该模式遵循整体论、系统论的指导,将人看作是一个既具有生理属性又具有社会属性的"完整的"整体人,以"整体人"或人群的健康问题作为健康服务的目标,从生理、心理、社会三方面去完整的认识和处理人的健康问题。该模式将患者看作是有个性、有情感的"生物-心理-社会"三位一体的人,而不仅仅是疾病的载体,从而为健康人或患者提供一种全面的、整体的、综合的有效服务。其服务对象不仅限于患者,也包括亚健康人及健康人,服务内容不仅限于疾病的预防、治疗和康复,还包括保健、健康教育、计划生育技术指导等内容,并将这些内容有机地融为一体。

以人为中心的服务模式,其服务目的不仅仅是为了要寻找出有病的器官,更重要的是维护服务对象的生理、心理和社会三方面的整体健康,并提高其生命质量、防止早死及延长寿命。为实现上述目的,全科医生必须从人的整体性出发,全面考虑其生理、心理、社会需求并加以"整体"解决,必须将服务对象视为重要的合作伙伴,以人格化、高度情感化的服务调动服务对象的主动性,使之积极参与其自身健康维护和疾病控制的过程,只有这样,才能满足服务对象生理、心理和社会等三方面的需求,才能取得良好的服务效果。

第二节　以人为中心的健康服务原则

案例 2-2

张某,男,32 岁,未婚,中学教师,大学本科毕业,近日去一家社区卫生服务机构就诊,主诉是头晕、疲劳、睡眠不好。测血压 160/110mmHg,患者有高血压史已半年多。一年前患过肺结核。一个月前所带高中毕业班参加高考,升学率在全校排名倒数第一,受到学校点名批评,张某感觉压力很大。20 天前,相处两年多的女朋友提出要分手,现在他正处于失恋的痛苦中;半月前,母亲突然患脑溢血去世,对张某刺激很大。张某是北方人,喜食咸食,并且烟瘾很大,每天吸烟近 3 包;父亲有高血压史。

问题:作为全科医生应如何照顾、帮助这位患者?

"以人为中心的健康服务"是全科医学的主要内容,也是全科医疗的主要特点之一。为服务对象提供"以人为中心的健康服务"既是生物-心理-社会医学模式的要求,也是人们健康需求不断增长的必然结果。

一、生物-心理-社会医学模式下的健康概念与健康观

健康观是指人们对健康的看法,是医学模式的核心体现。在不同医学模式指导下,人们对健康的认识和看法是不一样的,从而会得出对健康的不同理解。人们对健康的认识随着医学科学技术的发展和医学模式的变化而不断更新、完善和深入。20 世纪之前,受生物医学模式的影响,人们把健康简单地认为是"没有疾病",是"一个机体或有机体的部分处于安宁状态,它的特征是机体有正常的功能,以及没有疾病",疾病则是"失去健康"。显然,人们对健康的这种认识是很不全面的。健康的这一概念没有全面地揭示出健康的真正含义,它忽略了健康的整体性和系统性,忽略了疾病与健康之间的过渡状态以及人们的情感情绪和社会需要,因此这一概念是片面的、不完善的。

进入 21 世纪,医学模式已经由传统的生物医学模式转变为现代医学模式,即生物-心理-社会医学模式。在生物-心理-社会医学模式指导下,人们对健康有了更加全面和深刻的认识与理解。1946 年世界卫生组织(WHO)提出了健康的新概念,即"健康不仅仅是指没有疾病或虚弱,而是包括生理、心理和社会方面的完好状态。"这一概念从生物、心理、社会三方面去界定健康,避免了在健康问题上将生理、心理与社会分离。这一健康概念不是孤立地从生理方面去考虑健康问题,而是将生理、心理、社会三方面融为一体,综合认识健康的本质。

生物-心理-社会医学模式下的健康概念反映了人类疾病谱和死因谱的改变,反映了人们健康需求的普遍提高,反映了医学科学认识论的进步和方法论的综合;它强调了健康的生理、心理、社会三方面的综合性、系统性、完整性及动态性,展现了医学发展的社会化趋势。生物-心理-社会医学模式下的健康概念揭示了医学的目的和使命不仅仅是诊断和治疗疾病,而且还包括预防疾病、增进健康、延长寿命和提高生命

质量。

新的健康概念体现了当代医学科学的科学性和先进性。医务工作人员尤其是全科医生应认真学习和掌握新的健康概念,深刻理解健康的本质含义,在防治疾病、维护健康的过程中,更加注重生理、心理和社会三方面的整体性、综合性服务。全科医生在认识健康问题时不但要从服务对象的个体出发,还要考虑到整个人群、家庭、社区及社会;不仅要从生理方面考察服务对象的健康问题,还要认识到心理、社会因素对健康的影响;不仅要做好疾病的临床诊断、治疗和康复工作,更要做好疾病的预防、健康促进及人的心理慰藉工作,并将预防、医疗、保健、康复、健康教育等项工作有机地整合起来。

二、全科医生在"以人为中心的健康服务"中的作用

全科医学提供的服务是"以人为中心的健康照顾"的服务,全科医生在"以人为中心的健康照顾"中起着非常重要的作用。在以往生物医学模式的指导下,传统的专科医生在为患者服务时,所提供的服务内容是有限的,仅包括疾病的诊断、治疗或康复等几个方面,并不能有效提供"全人整体性照顾"。而全科医生除了在疾病的诊断、治疗、康复及预防等方面发挥重要作用以外,还能够发挥以下两方面作用:

(一)坚持"以人为本"观念,充分认识、理解和尊重服务对象

全科医生的服务对象包括患者、健康人及亚健康人。无论是患者还是健康人,都是具有高级生命的人,是完整的不可分割的"整体人",他们既具有生理属性,又具有社会属性,既具有生理活动又具有心理活动,还从事一定的社会活动。由此不难理解,患者和健康人都是生理、心理和社会三方面的统一整合体,而不是生理、心理和社会三方面特性的简单相加。他们不是一个"生化反应的容器",更不是一架"会说话的机器",是一个个活生生的"人"。他们与医生一样有需要,有情感,有尊严和权利。他们的生命是宝贵而且神圣的。全科医生在服务过程中应当充分认识和理解自己的服务对象的这些本质属性,对他们的生理特点、心理状况及社会功能等都要做到了如指掌,只有如此才能实现"以人为中心的健康照顾"的目的,才能满足服务对象的健康需求,才能全面提高全科医疗服务质量。

(二)把服务对象的健康需要或需求、价值观念及主观能动性等有机地结合到临床照顾活动中去

全科医生在全科医疗中应主动探究疾患或其他健康问题对患者或健康人的影响,要了解疾患和患者的具体情景、所处的环境以及就医背景等因素之间的相互关系、相互作用及其规律;要认识并帮助服务对象决定健康或疾患对他意味着什么,帮助服务对象科学选择最优处理方案;通过科学决策,在充分发挥服务对象及其家属在健康干预决策中的作用及尊重服务对象意愿的前提下,帮助服务对象列出和优选设定最佳健康目标,并帮助他们最大限度实现健康目标。

三、以人为中心的健康服务的基本原则

(一)既关注人也关注疾病

以疾病为中心的健康服务只关注疾病,忽略了对服务对象——整体人的关注,而以人为中心的健康服务则是既关注疾病也关注服务对象——即人本身。后者将服务对象看作是有个性、有感情的、完整的"整体的"人,而不仅仅是把服务对象或患者视作疾病的载体或一个"生化容器"。以人为中心健康服务的目的绝不仅仅限于寻找出有病的器官或病灶,更重要的是维护服务对象的整体健康,延长服务对象的寿命并提高其生命质量。因此,全科医生在全科医疗实践中首先要关心、了解、尊重和理解服务对象,向服务对象提供人文关怀,不仅要用"科学"的方法去诊断和治疗疾病,同时还要用"艺术"的方法了解服务对象的心理状态和健康价值观,了解服务对象对疾病的感受及疾病对服务对象的影响。事实上,处理服务对象的心理和社会问题,往往比处理客观的疾病更加复杂和困难。全科医生与服务对象之间存在持续性服务的关系,这有利于其运用"生物-心理-社会"的系统、整体的方法来处理服务对象的健康问题。

（二）理解患者的角色和行为

希波克拉底曾经说过"了解你的患者是什么样的人，比了解他们患了什么样的病更重要"，古希腊医学之父的这句名言依然是当今医疗卫生工作者应该遵循的原则和信条。加拿大著名家庭医学教授 Ian R. McWhinney 也曾指出："以患者为中心的方法之基本点，是医生要进入患者的世界，并用患者的眼光看待其疾患。而传统的以医生为中心的方法则是医生试图把患者的疾患拿到医生们自己的世界中来，并以他们自己的病理学参照框架去解释患者的疾患。"我国传统医学自古以来也一直强调"治病、救人、济世"的行医理念。因此，以人为中心的健康服务要求医生们要从心理学、社会学和人类学（medical anthropology）等方面加深对患者角色的认识与理解，主动探究并明确患者就诊的真正原因，要深刻体会患者的感受，关注患者的患病行为、就医行为和遵医行为并适时加以指导和帮助，要以患者的健康需求和服务需求为导向，营造温馨、安全的就医环境，尽可能满足患者的各种期望。

（三）提供个体化服务

服务对象需要个体化的整体性服务，以个人为中心的健康服务便体现了个体化整体服务的原则和特点，能够满足服务对象个体化整体服务的需求。全科医生除根据服务对象的需要和特点提供个体化服务之外，还要帮助服务对象协调利用好预防、保健、康复及各种专科服务。

全科医疗实践中，全科医生为服务对象提供的个体化服务包括以下七个方面：①强调对服务对象生理、心理、社会三方面的整体性服务，这种整体性服务又称全人照顾（whole person care），而不仅仅是对疾病的诊断和治疗；②针对服务对象的个体特征、个人背景、健康问题的性质、主要需求和次要需求等具体情况，选择相应的服务内容与方式，区分各种服务的先后次序，并遵循循证医学的要求和原则，为服务对象选择最佳诊疗方案；③针对服务对象的个体化特征，对服务对象施以不同的治疗措施，可能"同病异治"，也可能"异病同治"；④针对不同类型服务对象的人格特征和心理特点，注重启发和调动服务对象的主观能动性，激发服务对象与疾病作斗争的勇气和潜能，树立康复信心，让患者形成良好的行为生活方式和遵医行为；⑤针对服务对象健康问题的原因及其转归特征，对服务对象及其家庭成员进行针对性的健康教育；⑥注重正确区分和处理服务对象的暂时利益与长远利益、局部利益和根本利益、个体利益和公众利益之间的关系；⑦全科医生并不一定能够治愈所有的疾病，也并不一定能够解决服务对象所有的生理、心理和社会问题，但能给服务对象提供心理上、精神上的抚慰和照料；最好的医生是能够把有健康问题的人转变为能够解决自身问题的人，这是全科医生为服务对象提供的个体化服务的最重要体现。

（四）尊重患者的权利

患者的权利是指患者接受医疗服务时享有的权利，主要包括生命健康权、人格尊严权、人身自由权、病情及临床决策知情权、索赔权、要求惩戒权等。我国现阶段患者享有以下基本权利：①患者享有人格和尊严得到尊重的权利；②患者享有必要的医疗和护理权利；③患者有参与医疗和对疾病认知的权利；④患者享有自主决策和知情同意的权利；⑤患者享有拒绝治疗和实验的权利；⑥患者享有医疗隐私权和保密权；⑦患者享有免除一定社会责任（如服兵役、上学、高空作业、坑道作业等）和休息的权利；⑧患者享有获得社会支持、帮助和各种社会福利的权利；⑨患者享有监督自己医疗权利实现和对医疗机构批评建议的权利；⑩患者享有对医疗事故所造成的损害获得赔偿的权利，包括请求鉴定、请求调解、提起法律诉讼等。

尊重并保障患者的权利，是全科医生及其医疗机构应尽的责任和法定义务，也是以人为中心的健康照顾的基本要求。全科医生不仅要学习和掌握患者权利的相关知识，提高自己的人文素养，还应当熟悉并切实遵守相关法律法规。我国现阶段颁布的有关患者权利的主要法律法规有：《中华人民共和国执业医师法》《医疗机构管理条例实施细则》《医疗事故处理条例》《中华人民共和国母婴保健法》《中华人民共和国药品管理法》《中华人民共和国传染病防治法》《医疗器械监督管理条例》《突发公共卫生事件应急条例》等。例如，我国《医疗事故处理条例》中，便规定了患者享有病案资料复印权、共同封存与启封权、共同委托鉴定权、申请再鉴定权、随机抽取专家权、申请回避权、陈述与答辩权、请求调解和处理权、请求赔偿权等各项具体权利。

（五）构建与发展稳定和谐的患者参与式医患关系

构建与发展稳定的患者参与式医患关系既是全科医学的核心问题，也是疾病防治和慢性病管理工作的基础条件。不能构建或不能巩固发展稳定的患者参与式的医患关系，也就失去了以人为中心的健康照顾的中心和优势，这种照顾也就不复存在了。为此，必须设法通过建立不同的机制，去巩固并发展这样的医患关系。在保持这种平等的伙伴式医患关系中，全科医生要与患者实现信息共享，及时互通有关诊治疾病和预防疾病的信息，并加强对患者的有关健康知识和行为干预的教育。其次，还要努力提高居民自我管理、自我保健的意识和能力，帮助患者和其家庭成员一道营造良好的家庭健康环境，充分有效地利用其家庭和社区资源，使他们积极、主动地参与到预防和治疗疾病的行列中来。

（六）以服务对象的需求为导向，注重服务对象的安全，强调服务的健康结局

以人为中心的健康服务总是以服务对象的需求为导向，注重服务对象的安全，不但追求服务的过程质量，更强调通过服务所达到的服务对象的整体健康结局（outcome）。满足服务对象的需求和评价卫生服务绩效的落脚点最终均在于服务对象的整体健康结局是否理想。这就要求全科医疗中的各种服务必须都要与服务对象的整体健康结局这一总体目标紧密联系起来，力求公平、及时、经济、有效地利用各种资源维护居民健康，减少临床危险事件的发生，预防过早死亡，提高生命质量，使服务对象及其家庭满意。

（七）以人为中心的健康服务中对服务对象的评价

对服务对象进行全面评价是以人为中心健康服务的基本要求、基本内容和重要指导原则。对服务对象的全面评价包括对服务对象健康状况的评价、社区评价、社会评价和整体评价几个方面。

1. 服务对象健康状况的评价　又包括生物医学评价、心理社会评价和家庭评价等。

生物医学评价主要是指对服务对象的健康问题尤其是躯体性问题进行诊断和鉴别诊断。在以人为中心的健康服务中，为服务对象做出生物医学的评价并着手解决服务对象的躯体问题是全科医生的首要任务。全科医疗实践证明，绝大多数到全科医生这里来就诊的患者都是因为某种躯体问题，例如发热、咳嗽、腹泻、血压较高或外伤等等。治愈患者的疾病或解决患者的躯体性问题是全科医生为患者提供以人为中心健康服务的基本前提。即使一个躯体症状看上去很有可能是由"心理因素"引起的，全科医生的首要任务还是要先排除这一症状的躯体性原因。有时医生可能并没有发现患者躯体问题的证据，但也不要盲目地否认患者的主观感受和体验，因为患者的主观感受和体验并不一定与其所患的疾病有特异性的联系。不同的人对同一种疾病可以有着不同的主观感受和体验，可以表现出不同的症状。临床实践中常会见到有些患者表现有很严重的症状，但却找不到严重疾病的病理证据，可是这些患者的体验和痛苦却是真实的，并非假装的，医生有责任去帮助患者摆脱这种痛苦。如果医生盲目否认患者症状和体验的真实性，就会使患者产生不被接纳、不受尊重、不被信任的感觉，从而产生紧张感、不信任感和不安全感，有时还会引发患者严重的焦虑，明显增加患者的痛苦。

心理社会评价主要评价服务对象是否存在心理问题，评价服务对象的心理问题属于精神疾病还是属于心理障碍，评价心理障碍是源自躯体还是心理社会因素等。

家庭评价主要是筛查、发现家庭问题，分析认识影响服务对象健康的家庭因素等。

2. 社区评价　主要评价工作和生活的社区环境中是否存在影响服务对象健康的因素，如职业因素、饮用水源、环境污染、家庭装修等。

3. 社会评价　主要评价影响服务对象健康的社会因素，如经济状况、受教育程度、人际关系等。

4. 整体评价　主要评价服务对象健康问题的真正原因是什么？真正的问题是什么？真正的患者是谁？等等。

第三节 以人为中心的应诊过程

一、全科医生接诊中的四项主要任务

全科医疗是一种以门诊服务为主的服务模式,全科医生在门诊服务中应诊的任务与专科医疗有所区别。具体说来,全科医生在接诊中的主要任务有以下四项:

(一)确认和处理现患问题

这是全科医生应诊中的首要任务。现患问题主要是指患者近期以来所感觉到的身体不适或怀疑患上了某种疾病。现患问题一般是患者前来就医的主要原因。全科医生在接诊中要正确分析、认识和处理患者的现患问题,这是门诊服务的核心任务。全科医生在确认和处理患者的现患问题时,不仅要靠生物医学知识去认识、诊断患者的疾病性质和严重程度,而且还要从心理、社会等多角度和多层面去解剖、分析患者的就诊原因及就医背景,以充分体现"以人为中心的健康服务"特点,具体说来要做好以下几方面工作:

1. 了解患者是一种什么样的人 全科医生在面对患者时,应首先了解患者是一个什么样的人,要熟悉他们的背景资料,如患者的社会背景、社区背景、家庭背景、个人背景等,只有深入全面地了解了患者的有关背景资料,才能了解和熟悉前来就医的患者整体状况,才能与患者建立起一种朋友式的和谐医患关系。全科医生在患者来就诊时可先浏览一下患者的健康档案,以了解患者是一种什么样的人。

2. 了解患者的就医背景 患者都是在一定的背景下前来就医的,只有了解患者的就医背景,才能真正理解患者的主诉和现患问题的性质,才能发现产生这些问题的真正原因,才能找到真正的问题和真正的患者。

需要了解的就医背景主要有:①患者为什么前来就诊,为什么在这一特定时刻来就诊。患者有了疾患并不一定都去就医,患者是否就医受疾病的性质和严重程度、个人的类型与价值观念、家庭和社会背景、家庭资源及卫生服务模式等多种因素的影响和制约。对于这些影响患者就医取向的诸多因素,医生都应有所了解;②患者有哪些需要。人的需要是分层次的,按照马斯洛的需要层次理论,人的需要按由低级到高级可分为5个层次,即生理需要、安全需要、归属和爱的需要、自尊的需要、自我实现的需要。患者同样也存在这5个方面的需要。全科医生要善于发现和理解患者不同层次的需要,并针对性地采取各种措施和方法给予适宜的最大限度的满足;③患者期望医生为他做些什么? 了解了患者的需要以后,医生就可以在尊重患者意愿的基础上了解患者要求医生为他做些什么。患者前来就诊总是带着对医生的期望而来的,他们总是希望医生能最大程度满足他们的需要。是需要治疗还是需要预防和保健,抑或是需要对患者进行健康教育? 这些决策均需由医生与患者及其家属共同协商来做出。可采用开放式问诊方法了解患者的就医背景。

开放式问诊不同于封闭式问诊。在医疗实践中接诊患者时,如果医生把注意力集中于所假设的疾病上时,就会采用封闭式的问诊方式,例如医生会问如下一些问题:你感到头痛吗? 夜里咳嗽吗? 是否有腹痛等。医生在采用封闭式问诊方式询问患者的问题时,常集中于患者所患的疾病上,常有明确的询问对象和目的,患者的回答也只能是选择式的和封闭式的,而非开放式的,如上所述医生所问的问题,患者的回答只能是"痛"或"不痛""咳嗽"或"不咳嗽""有"或"没有"等,患者缺少充分回忆和倾诉疾患的机会。封闭式问诊方式有时会给患者带来一些误导,使者把对疾病的回忆仅仅局限在医生感兴趣的问题上,从而会漏掉一些重要的其他线索,并且,封闭式问诊也忽略了患者的主观情感需要和需求。

"以人为中心的健康服务"不提倡这种存有缺陷的封闭式问诊方式,主张医生要用开放式问诊。所谓开放式问诊就是要求医生要把注意力集中完整地了解患者。所谓完整的了解患者是指既要了解患者所患

的疾病,也要了解患者的心理、社会及就医背景等各方面情况,并把患者以生理、心理、社会功能三方面合而为一的"整体人"来看待。开放式问诊是一种对患者的开放式引导,医生要用耐心去倾听患者的诉说,不宜轻易打断患者的陈述,从患者的诉说中搜寻出蛛丝马迹,发现线索,找出问题所在。开放式的引导往往没有明确的询问目标和对象,只是提出一个话题作为引子,让患者自己去感觉和体会,表达自己的意见和看法,并加以充分发挥。开放式问诊在时间允许的情况下,医生并不去打断患者的诉说和思路,而是让患者围绕疾患充分地去想象和倾诉,当然有时也可给予适当的引导,以避免患者的诉说离题太远或占用时间过多。

开放式问诊常用于以下几种情况:①了解患者疾患或问题的产生过程。例如,医生可以问:"您能告诉我问题是怎样发生的吗?"。②了解疾患或问题所涉及的范围。医生可以这样问:"您觉得这个问题可能会与哪些因素有关系呢?"。③了解患者的健康观、价值观及疾病因果观等思想观念。譬如医生有时会问:"您觉得这个问题很严重吗?""您觉得这个问题是怎么一回事呢?"等。④了解患者的需要、需求及对医生的期望。这时医生可以问"您希望我能为您做点什么?""您最迫切需要解决的问题是什么?"。

3. 分析现患问题的性质与程度 全科医生在充分了解患者及其就医背景的基础上,就可以分析确定患者的现患问题的性质了。全科医生要从系统论、整体论的角度去分析认识患者的现患问题,即从患者的生物、心理和社会全方位考虑判断现患问题。患者的现患问题主要根据生物医学、医学心理学、社会医学及社会学等知识去判断认定。具体说来,全科医生确认患者现患问题时的思维方式应以生物-心理-社会医学模式为指导(图2-1)。

图 2-1 全科医生确认现患问题的思维模式

4. 处理现患问题 全科医生在生物-心理-社会医学模式指导下确认了现患问题的性质及有关心理社会背景之后,要针对患者的具体情况和现患问题的特性制订科学合理的处理方案和干预计划。现患问题的处理同样要遵循生物-心理-社会医学模式指导,要从系统论、整体论角度出发,去完整地处理现患问题。所以全科医生所制订的现患问题处理方案既包括生物医学疾病方面的治疗、预防措施,也包括了心理抚慰、社会功能矫治与康复等措施。为实施"全人照顾",全科医生制定处理方案时应注意在以下几方面加强与患者的沟通:①向患者详细解释说明病情,并向患者表示同情,对患者的痛苦表示理解,并给予心理抚慰;②向患者解释所制订的处理方案和措施,征求患者对处理方案的意见和看法,并对患者的意见和看法表示尊重;③就处理方案与患者交换意见,加强沟通,必要时作深入细致的解释说服工作,最终与患者达成共识,并根据具体情况及患者的态度适当调整处理方案;④启发患者的主观能动性,争取患者的自主性,鼓励患者承担起健康自我管理的责任,让患者充分参与处理方案的制定、修改与实施过程。

由于全科医生对现患问题的处理是整体性的、系统性的,并不是单纯从疾病角度出发,没有忽略患者的心理需求和社会功能方面的照顾,所以在确认和处理现患问题时,患者的顺从性、遵医率及对全科医生的信任度和满意度都是非常高的。

（二）对服务对象进行连续性管理

"以人为中心的健康服务"强调连续性管理。所谓连续性管理是指在时间上的不间断性管理,甚至是对服务对象从生到死整个生命过程的管理。管理的任务既包括对现患问题的管理,也包括对人的心理、社会各方面的管理,其中以对现患问题的管理为重点。

在确认现患问题并制定实施处理方案之后,全科医生应对现患问题实施连续性管理。连续性管理的主要内涵主要体现在:一是对患者不良行为生活方式的管理,尤其是对与现患问题关系密切的不良行为生活方式的管理,例如,现患问题以原发性高血压病为主的患者,全科医生在完成及时的高血压诊断治疗的同时,应教育劝解患者及其家人控制或减少对食盐的摄入等等;二是患者心理状态的管理,不良心理状态是构成现患问题的重要因素,也是长期连续性管理的主要内容,例如原发性高血压患者,在进行管理时,应教育患者保持愉快、轻松、和谐的心态;三是注重社会功能方面的长期管理,例如因现患问题引起的患者的休工、休学、社会或家庭角色功能的缺失等方面的管理。

有些现患问题尤其是慢性疾病,并非一次短暂的诊治或处理就能解决所有的问题,需要长期的、连续性的管理。这种连续性的管理可以覆盖患者的各个生活时期,也可以贯穿于患者的一生。

(三)提供预防性照顾

"以人为中心的健康服务"注重提供预防性照顾。"预防为主"是医疗卫生服务的重要指导方针,也是人类与疾病做斗争的明智策略。全科医生在诊治疾病、为患者提供服务的各个环节都应体现"预防为主"策略。尤其是一些慢性病,如高血压、心脑血管疾病、恶性肿瘤及意外伤害等疾病,其预防的意义更为重大,预防效果也更为理想。全科医生应发挥自身预防性照顾方面的优势,将疾病的预防贯穿渗透到健康照顾的整个过程。

(四)改善患者求医、遵医行为

全科医生对服务对象现患问题的处理、连续性管理及预防性照顾,都是在患者适当求医、遵医的基础上实施并产生效果的。如果医生为患者制订了科学合理的处理实施方案,但由于患者求医和遵医行为不当,不能与医生协调配合,那么医生与患者对健康的共同期望同样会成为泡影。因此,"以人为中心的健康服务"对于患者的求医行为、遵医行为格外关注,全科医生应想方设法提高患者的遵医率,纠正其不良求医行为,以保证医疗服务的质量。

常见的影响患者求医行为及遵医行为的因素主要有:患者的思想意识、价值观,尤其是健康观、健康因果观等;患者的心理状态,如对疾病格外敏感;患者的经济条件与经济能力;当地医疗服务资源的多少、服务模式与水平;对医生的信任感等等。

二、应诊过程

以人为中心的健康服务模式,其应诊过程主要包括全面收集患者"三维"(即生物、心理、社会三方面)资料、临床判断与评价、医患双方协同制订处置计划、利用各种资源提供服务等四个环节。以下主要介绍如何全面收集患者生物、心理、社会三方面的"三维"资料。

(一)患者的背景资料

背景资料主要包括患者的个人背景、家庭背景和社会背景三方面。只有全面收集患者的背景资料,才能了解患者是什么样的人,才能正确把握和理解患者主诉症状和问题的性质,才能找到问题产生的真正原因,从而从根本上采取措施解决患者的问题。

1. 个人背景 主要包括生理、心理和社会三方面。生理背景包括患者的性别、年龄、疾病与健康状况等,这些背景资料可通过询问病史、体格检查、实验室检查及特殊检查等获得。生理背景资料的收集无论是对全科医生还是专科医生都是重要的,医生可以根据这些资料科学准确地判断患者的生理和病理状况。一般而言,全科医生更加注意患者生理背景资料的宽度、广度及其相互联系和影响,而专科医生则较关注于资料的精深度。心理背景是指患者的心理状态与特征,主要包括气质与性格、需要与动机、情绪与压力等方面。社会背景是指患者社会层面上的相关状况,其资料包括患者的社会环境如经济、文化、宗教、风俗习惯、人际关系等方面。

2、家庭背景　主要包括家庭结构、家庭功能、家庭资源、家庭压力事件及家庭危机等方面。家庭是影响患者健康状况、疾病产生与转归的重要因素,家庭因素如家庭结构、家庭关系、家庭资源等均会对患者的健康产生不同程度的影响。例如,一位患原发性高血压的老大娘,可因儿媳性格乖戾不孝而致长期婆媳不和,由于婆媳矛盾,其精神可能长期处于紧张、焦虑甚至愤懑状态,如仅靠口服降压药物治疗高血压的效果会大受影响,血压难以降至正常水平。欲取得理想降压效果,除服降压药物外,医护人员尚需做儿媳的思想疏导工作,改变其暴戾性情,缓解婆媳矛盾,改善婆媳关系,消除精神紧张。可见,有时真正的患者或病因也许并非就是目前的就诊者或其表现出来的原因。

3. 社会及社区背景　是指患者所居住生存的社会及社区环境背景。社会背景包括社会政治制度、经济文化水平、社会支持网络、社会保障制度、人际关系、社会价值观念、风俗习惯、宗教信仰等;社区背景是社会背景的缩影,包括患者所居住社区的环境状况、文化习俗、健康意识及健康资源状况、社区服务网络及管理制度等。

（二）患者的健康与非健康问题

以人为中心的照顾模式要求医生要以问题为目标,关注并切实处理患者的问题,而非仅仅治疗疾病。患者的问题复杂多样,但大体上可归纳为健康问题和非健康问题两大类。健康问题属于医学范畴,确认并处理健康问题是医生应尽的职责;非健康问题不属于医学范畴,有些非健康问题处理起来难度也许较大,并非医护人员及医疗机构的力量之所能及,况且,非健康问题的确认与处理也许并非医生应尽职责,但因其与健康问题密切相关,医生也应该加以重视并动用各种资源尽力加以解决。

为了清楚、准确的认识、理解并描述患者的问题,医生应学习和掌握疾病、病患和患病这三个词语的不同含义。疾病(disease)是一个属于医学范畴的术语,指可以判明的人体生物学上的异常情况,这种生物学异常可以通过体格检查、实验室检查或其他检查而得以确认。疾患(illness)是指患者有病的感觉,是患者对患病的认识与体验;患者通过自我感觉和判断,认为自己患了病,可能确实有病,也可能仅仅是患者心理或社会方面的失调,因此,医生还需要将疾患置于患者个人的生活、家庭、社区和社会背景中来加以考虑。患病(sickness)是指人所处的一种社会地位和境况,指他人(或社会)认为或知晓此人现处于不健康状态下;"患病"状态下,个体可能确实有病,也可能是假装有病。疾病、病患、患病这三种情况可以同时出现在同一个体身上,也可以单独存在或交替出现。

全科医生要用以下三种"眼光"来分析处理疾病、病患和患病问题。首先,要以"显微镜"的微观眼光检查发现个体器官组织水平上可能存在的病灶;其次,用"肉眼"观察目前的患者,了解患者患病的体验与感觉;最后用"望远镜"的宏观眼光观察分析患者的家庭、社区与社会背景,以了解其"患病"状况。如此,全科医生就会树立起"立体式"或"全方位"的思维方式,并将这种思维方式紧密地与患者的需求联系在一起,运用到全科医疗卫生服务中去。例如,一位40多岁的男性患者因为"头痛头晕"前来就诊,接诊这位患者时,全科医生一方面要询问病史,为患者做体格检查、必要的实验室检查以及特殊检查以判断"头痛头晕"的生物学原因,另一方面,还要了解患者对"头痛头晕"的感觉和体验,要问清楚患者有什么担心和忧虑,患者也许一直在考虑"我为什么头痛""我会得了严重疾病吗""我会得了脑炎或高血压病吗""我必须住院吗""我需要手术吗"等问题,这些问题都是患者的主观感觉与体验,医生应当让患者充分将这些感觉和体验表达出来,给患者一个提出问题、诉说问题的机会;此外,医生还应询问该患者的家庭、社区与社会情况,了解患者的家庭成员、同事、朋友及邻居等对患者"头痛头晕"状况的态度,特别是应考虑到"患者的家庭经济状况如何""他有什么家人来照顾他""他的家人对他的健康状况会有什么担心"等问题,然后有针对性地为患者提供所需要的健康照顾。

（三）患者的患病体验

患病体验(illness experience)是指患者所经历疾患的主观感受,包括不适、痛苦、功能障碍等,特别是罹患重病后可能会有力不从心、恐惧焦虑、孤独依赖、恋生怕死或厌世轻生等主观感觉。大多数患者会受到患病体验的困扰,造成生活质量下降。患者的患病体验虽带有主观性和经验色彩,但一般健康人是难以体验到的。对医生来说,疾患也许仅是一种医学概念而已,而对于患者而言,疾患则是一种深刻的、痛苦的甚至是难以忍受的体验。全科医生应及时了解并关注患者的患病体验,给予患者有效的心理抚慰和处理。

患者的患病体验是很复杂的,虽然带有一定的普遍性,但也带有一定的特殊性,常因人、因病、因时而异。一般来说,患病体验主要表现为患者躯体与精神、心理与社会两个方面的体验。

1. 躯体与精神方面的患病体验　患者常有生理上的感觉如不适、疼痛、生理功能障碍等;心理上的患病体验常有心情紧张、焦虑、恐惧、失落、烦躁、易怒、性格变化等。这种生理上与心理上的感觉往往互为因果、相互影响,交织在一起。患病体验并非一定与疾患的严重性呈正比,个体对症状与不适的反应(阈值)及耐受力有所不同,故患病体验的体现程度也有差别。因此,当未发现生理和躯体问题的证据时便盲目否认患者的疾患与痛苦的存在显然是不合适的。例如心源性疾病可以引起躯体症状;某些严重疾病可以使患者丧失理智而出现暴躁易怒表现;某些恶性肿瘤或老年退行性疾病可使患者产生被抛弃感或孤独、与世隔绝感;而性病、艾滋病、癫痫等疾病会使患者有羞耻感等等,当遇到这些情况时,医生不应一味责怪抱怨他们,而应充分理解同情他们,给予他们更多的关心、爱护和充分的心理抚慰,采取各种措施化解他们的不安与痛苦。

2. 心理与社会方面的患病体验　疾患不仅表现为个体心理状态的变化,也会对患者所承担的家庭与社会角色产生影响。例如,许多人患病后常常会考虑"患病后我还能重新回去工作吗""我的病会传染给家人吗""乳腺癌切除术后我丈夫还会爱我吗"等许多问题,这些问题都会给患者带来心理上的紧张与焦虑,甚至影响到家庭和社会角色的功能。在某些特殊情况下,疾病会给患者带来严重后果,例如骨折对于在办公室工作的人来说可能算不了什么,但对于一名职业运动员来说,则危害巨大,他的职业运动生涯可能会因此而终结。因此,医生了解"疾患对患者意味着什么"是十分重要的。

(四)患者的行为及其健康信念模式

全科医生在以人为中心的健康照顾中,需要详细了解和掌握患者的行为及其健康信念模式。

患者的行为包括患病行为、就医行为及遵医行为等,这些行为的产生大多与患者的健康信念模式密切相关。

患者的患病行为(illness behavior)分为广义与狭义两种。广义的患病行为是指患者患病后表现出的与疾病有关的所有行为;狭义的患病行为是指患者在就医过程中向医生诉说问题的同时,所表现出的对自身健康状况、医学解释及医疗服务的态度与行为。患者的患病行为与患者的个性特征、生活与文化背景、健康信念模式、疾病因果观、占主导地位的需要层次和生活目的等因素密切相关。例如,一个经济状况较差的人患了癌症,往往表现为不愿意接受费用昂贵的治疗,甚至表现为不愿接受任何治疗;一个经济状况好又享受公费医疗的中年知识分子患了癌症,则意味着其宏伟的人生计划受到重挫,患者可能会希望在剩下的有限时间里最大限度地体现自己的人生价值,因而,患者可能会积极配合治疗,同时对工作还会表现出极大的欲望和热情。

当然,疾患对患者生活的影响是多方面的,这些影响主要包括:①造成了经济拮据;②正常的活动被限制;③搅乱了生活规律;④威胁机体的完整性;⑤威胁个人的生命;⑥导致某一种或几种关系的破裂(如恋爱关系、婚姻关系、工作关系等);⑦导致生活意义的丧失;⑧打断了正在执行的某些重要计划。

健康信念模式是指人们对自己健康的价值观念,反映了人们对自身健康的关心程度。这一模式有两层含义:一是个人对疾病威胁的感受,包括疾病对个人危害的性质与程度,以及个人被疾病侵袭危害的可能性(易感性);二是对疾病防治和保健行为所带来利益的认识。健康信念模式(图2-2)的基本理论假设是当认定某一特定疾病对某人威胁很大,而采取就医行为所产生的效益很高时,则此人就可能就医,以获得适当的预防或治疗照顾;反之,则可能不会就医。健康信念模式受个体背景因素的影响,如个体的生理、心理、社会背景等因素,也受到外界提示因素的影响,这些外界提示因素可来自医生、传媒、亲友等。

图2-2　健康信念模式图

健康信念模式关系到患者就医行为的价值与可能性,全科医生应积极主动地了解患者的健康信念模式。要了解患者对自身健康的关心程度,搞清楚患者对相关疾病的严重性和易感性等问题的认识是否正确及认识程度;通过问诊、医患交流等手段了解患者对就医的效益有何考虑,其就医行为是否正确? 患者的上述这些认识和想法不仅影响其就医遵医行为,还会影响疾病的转归与预后。总之,只有了解患者的健康信念,才能从中发现可能存在的问题并予以引导与纠正,帮助患者改变其健康信念模式,从而使患者产生正确的健康行为,减少和杜绝那些因健康信念模式不正确而导致的"过度就医""过少就医"及"不遵医行为"等不健康行为。

（五）患者对医生的期望

患者到诊所、医院或其他医疗机构就诊,必定抱有一定的期望和目的。了解患者对医生的期望,满足患者就医目的,这也是"以人为中心的健康照顾"的基本要求。患者就医的原因、目的和期望主要体现在以下七个方面:

1. 躯体方面的不适超过了能够忍受的限度　对疾病引起的不适、疼痛或某些能力的丧失达到了无法忍受的程度,迫使患者去寻求医生的帮助。这种情况大多数发生在罹患急性或严重的躯体性疾病的患者身上,此时,尽快解除痛苦、挽救生命即是患者的最大需要。

2. 心理方面的焦虑达到了极限　患者对疾病引起的不适、疼痛或某些能力的丧失尚能忍受,但对症状、体征和疾病的意义产生了误解,引起严重的心理焦虑反应,迫使其寻求医生帮助从而就医就诊。患者有时会直接提出自己所焦虑担忧的问题,希望得到医生的解释、帮助和安慰。有些情况下则是患者会过分强调甚至夸大其痛苦的体验及症状体征,但是缺乏相应的客观证据,这也间接反映了患者心理方面的严重焦虑。

3. 出现了信号行为　患者自认为一些信息和征象与某些疾病有关,例如患者出现了症状或体征,希望与医生一起讨论或做出诊断。出现信号行为时,患者是否就医,既取决于患者的医疗知识,也取决于患者所秉持的健康信念模式,同时与医疗卫生服务的获得是否方便、及时等因素有关。

4. 出于管理方面的原因　如因就业前体检、开具病假条或医疗证明以及提供民事纠纷的有关医疗信息等原因而就医。

5. 机会性就医　患者因为其他原因到诊所或医院接触到了医生,顺便提及自己的一些症状和体征,称为机会性就医。例如母亲带自己的孩子到诊所看病,借机向医生诉说自己的症状与体征等。机会性就医往往可以发现一些早期的病征。

6. 周期性健康检查或预防、保健

7. 随访 患者应全科医生的预约而就诊,或是出院或手术后的随访,多数为慢性病患者。

患者就诊时对医生的期望可分为以下两大类:

(1) 共同的期望:这是大多数患者所怀抱的期望,主要有①对医生品德和服务态度的期望;②对医生医疗技术水平的期望;③对医生服务技巧、同情心、人文关怀能力的期望;④对就诊结果的期望。

(2) 特殊的期望:是指患者带有个性特征的期望,或在特定背景、特殊情况下的患者期望。例如,患者证明自己健康无病或延长病休时间的期望、欲利用某些特定卫生资源的期望、对某些医生或医疗机构的特殊要求等均属此类。

美国著名人本主义心理学家马斯洛(Abraham H. Maslow)在他的需要层次理论中指出,人的需要呈金字塔形,由低到高分为5个层次,分别是生理需要、安全需要、社交需要(包括情感归属及爱的需要)、自尊的需要、自我实现的需要等。低层次的需要是人的基本需要,满足后再逐渐产生更高一级的需要。患者在生理和安全等低层次需要达到满足后,还会产生哪些需要与患者对自己的定位及所处的情景等因素有关。患者就诊时对医生的期望与患者的需要层次有关,全科医生应该深入分析不同患者的不同需要,并正确地、适时地加以引导和满足。

(六)客观、准确、完整、及时地收集病史并了解患者相关背景资料

询问病史是发现患者的问题,收集患者主诉、症状、体征及相关背景资料的主要手段。询问病史时,除询问主诉、现病史、既往史、家族史、遗传史、职业史之外,全科医疗中为更详尽地了解把握患者存在的问题,还应特别注意以下两点:

1. 用心倾听,并适时予以确认和反馈 全科医生接诊患者询问病史时,应当用心倾听患者的诉说。聆听患者的主诉是医生给予患者的良好的最初印象,便于进一步建立和谐的医患关系,同时医生只有聆听患者的诉说,才能从中发现问题,找出患者就诊就医之症结和原因所在。另外,诉说对患者来说也是一种求助性行为,具有使患者精神放松和治疗的作用。如果医生不在意患者的诉说,表现出不耐烦情绪,甚至无故打断或终止其诉说,不仅会影响到对患者病情的深入了解,也会使患者对医生产生不满情绪,从而影响和谐医患关系的建立。

2. 开放式引导 临床工作中有两种问诊方式,即封闭式问诊和开放式问诊。封闭式问诊往往有明确的目的和对象,医生常把注意力集中于预先假设的疾病上,围绕患者的主诉进行询问,去寻找证明该种疾病存在的依据。封闭式问诊易受先入为主的影响而诱导患者,使患者的陈述涉及面较窄,仅局限于医生感兴趣的问题或主诉上,因而有可能遗漏一些重要的线索,同时,这种问诊方式还忽略了对患者生理、心理、社会各方面的主观需要的询问和了解。因此,为了客观、准确、全面、详尽地采集患者病史和背景资料,全科医生接诊时应该先用开放式问诊,运用开放式引导的方法,让患者敞开心扉尽情诉说,医生耐心倾听,从患者的诉说中发现蛛丝马迹,寻找问题所在,待患者将问题诉说清楚并将问题集中于某几种假说之后,医生再适当地运用封闭式问诊逐步地加以判断和鉴别。

(七)全科医生对患者心理、社会背景资料的收集

全科医生收集患者的心理、社会背景资料,主要借助于开放式问诊方式获得。开放式问诊有时很琐碎,患者阐述的内容很多很杂,医生怎样从中选择并记录下有价值的线索,则成为全科医生问诊时的一个重要问题。Stuart 和 Lieber-man 于 1986 年提出了 BATHE 和 SOAP(to BATHE)两种开放式问诊及记录格式。

1. BATHE 问诊方式 这是一种适宜于全科医生的开放式问诊,其格式如下:

B(background):背景。即了解患者的就医背景、心理状况和社会因素等。医生最常问的问题是:"最近你的自我感觉怎么样？""最近家里情况怎么样？""最近家里有什么事吗？""从你觉得不舒服到现在,你的生活有所变化吗？"等等。

A(affect):情感。即询问了解患者的情绪、情感及其变化。医生常问的问题有："你觉得家庭生活如何？""对家庭生活有何感受？""最近工作、学习情况怎样？"等。

T(trouble):烦恼。即主要了解现患问题对患者带来的影响。医生常提的问题是："你最近的烦恼有哪些？""您最忧虑的是什么？""您觉得这些问题对您意味着什么？"等等。

H(handling):处理。为了了解患者的自我管理能力。医生会经常问以下问题："您打算如何处理这个问题？""您是怎样处理这一问题的？""您的家人在处理这一问题时给了您怎样的支持？""您的同事给了您哪些帮助？"等等。

E(empathy):换位体验。即移情,是对患者的痛苦和不幸表示理解和同情,从而使患者感觉到医生对他的理解、支持和关心。医生常常对患者表示真心同情和理解："是的,您可真不容易啊！""是的,换了谁都会这样！""是的,要那样做的确很难。"等等。

BATHE问诊的语言很朴素,但正是通过这些朴实无华的问诊语言,医生可以很快了解患者的背景、问题产生的原因,并通过问诊给患者提供心灵上的抚慰和支持。BATHE问诊使患者能充分敞开心扉,深入医患交流,可使医疗服务更为有效。

2. SOAP(to BATHE)问诊方式　这种问诊方式主要用来缓解患者的心理压力和社会压力,最终也能达到BATHE问诊的目的。BATHE问诊和SOAP(to BATHE)问诊常结合使用,使问诊能更体现以人为中心的照顾模式的优点。

S(support):支持。是指医生把患者的问题尽量普通化、正常化,以免引起患者的过分恐惧或对解决问题丧失信心。医生常会对患者说："其实您这病也算不了什么大病。""好多人都会遇到像您这样的麻烦。""您打算从何处入手来处理这一问题呢？"等等。

O(objectivity):客观。指医生科学地、客观地看待患者的问题,医生须保持适当的职业界限和自控,鼓励患者认清问题的现实性,引导患者客观地对待现实问题,并充分了解他们对问题的担忧,最终医生要给予患者克服解决问题的希望。医生常会说道："不要紧,我们一起想办法,问题总会解决的！""别担心,办法总会有的！""最糟糕的结果又能会是什么呢？请相信我。"等等。

A(acceptance):接受。是指鼓励患者接受现患问题和其他现实,对这些现患问题或其他问题不做出判断,但医生要帮助患者树立起对自身、对家人的乐观态度。医生常说的话是："对自己不要太苛刻,你已经做得够好的了！""这我们完全可以理解！""没什么大不了的,办法总比困难多。"等等。

P(present focus):关注现在。即鼓励患者关注眼前,不要一味悲叹过去,也不要担心将来,要做好现在应该做的每一件事。医生常会说道："如果坚持,会有收获的！""如果换个方式,结果会不会更好些呢？"等等。

三、全科医生应诊中的医患关系及医患交流

(一)医患关系及其本质

医患关系是指医疗活动中所形成的患者和医者两者之间的人际关系。医疗活动中,患者在沮丧、病痛或危急中呼吁帮助,他人则怀着关切的心情想要来帮助患者,这种想要帮助患者的人便成为了"医者"(healer)。患者求助和医者提供帮助的愿望促成了这种医患关系的建立和发展。医患关系的本质也是一种人际关系,但这种人际关系具有特殊性,即在医患关系中医者与患者双方都是主体。医患关系是医疗活动中最基本也是最重要的人际关系。

(二)医患关系的模式与特点

美国学者萨斯(Szase)和荷伦德(Hollendel)提出了医患关系的四种不同模式,即主动-被动模式、指导-

合作模式、共同参与模式、医患关系的"信托"模式。这四种模式是依据医疗过程中实际医疗措施的决策与执行中医生和患者各自主动性的大小而确定的。

1. 主动-被动模式　在这种模式中,医生处于主动或支配地位,患者完全是被动的。一般地说,对于昏迷、手术、婴幼儿或精神患者适用于这一模式。由于患者没有主动性,完全听由医务人员的处置,医务人员必须具备高度的责任感、高尚的道德和高超的技术水平,否则会对患者产生不必要的伤害。

2. 指导-合作模式　该模式中的患者有一定自我意识要求,需要医生给予帮助,并愿意合作。患者常常把医生置于权威性位置,医生也自觉或不自觉地在医疗活动过程中使用自己的权威,发挥出指导作用。这是目前我国某些医疗机构较为常见的一种医患关系模式。主要适用于对疾病了解较少的急性病患者和外科手术恢复期患者等。

3. 共同参与模式　该模式以医患双方平等为基础,医生和患者双方都怀有防治疾病、维护健康的共同愿望,医患双方相互支持,相互配合,共同与疾病做斗争。这种模式中,医患之间相互依存,相互尊重,作用是双向的,对诊疗方法和结果双方都感到满意,是值得提倡的一种医患关系模式。该模式适用于一些慢性疾病的诊疗,如高血压病、冠心病、糖尿病等与生活方式有关的疾病,也适用于与家庭、社会问题相关的健康问题的患者。

4. 医患关系的"信托"模式　这是一种较为理想的医患关系。该模式要求医患双方相互理解、互相尊重、相互支持。所谓"信托"是指在医患双方自愿建立起来的一种类似契约的关系,在这种契约精神约束下,医患双方要尊重彼此拥有的权利,并且医者要给予患者较多的决定权。在这种模式中,患者"信任"医生,并将自己的健康与生命"托付"给了医生,因此称之为"信托"模型。医患之间的信任是建立"信托"模式的基本前提。全科医疗中适宜于建立医患关系的"信托"模型,这是由全科医疗的性质和特点所决定的。

(三)医患关系的影响因素

影响医患关系的因素主要有以下几个方面:

1. 医务人员方面的因素　主要包括医务人员的价值趋向、道德水平、心理状态、职业志向以及对社会及患者的责任感;医务人员对服务对象的人文关怀程度、服务能力等等。

2. 患者方面的因素　主要包括患者的道德价值观、健康素养、文化修养、社会地位与自尊程度;患者的人格特征、个人品质与交际能力;患者对疾病的认知状况、主观意愿、就医目的、对医疗服务的要求和参与能力;患者的心理状态、患病体验与就医经验;治疗的结果与满意度等。

3. 医疗卫生机构管理和制度方面的因素　主要包括医疗机构的服务理念、服务与管理程序,医疗机构收费的合理性与监督机制等。

综上所述,要建立良好的医患关系,必须首先从医疗卫生机构的管理和提高医务人员自身素质入手,培养其积极向上的人格、稳定的情绪和良好的心境。另外,医务人员要及时发现自己的不良情绪,随时进行疏导和矫治。尊重和理解患者是医患能否沟通的关键,医生应该认识到自己和患者是平等的,自己比对方多的仅仅是专业知识和技能。医务人员必须掌握与患者心理沟通的方法。医务人员应该了解患者的心理需求,有针对性地做好心理疏导工作,同时正确引导患者及其家属对医疗卫生机构的诊疗和护理等卫生服务的期望水平。

(四)建立良好医患关系的基本途径

1. 建立医患关系应遵循的医学伦理学原则

(1)有利于患者原则:有利于患者是医学伦理的基本原则。有利于患者原则主要包括两层含义:一是不伤害患者,不伤害患者的真正意义不在于消除任何医疗伤害如肌肉注射、静脉点滴或各种手术等所引起的程度不等的躯体不适,而在于培养医务人员的责任心,使医务人员牢固树立以患者为中心的理念与意识,不能人为地制造对患者的伤害。二是为患者谋利益,即满足患者正当的心理需求和社会需求。

(2)尊重患者自主权原则:患者的自主权是指患者在接受医疗卫生服务过程中,就有关自己的健康问题或疾病做出的合乎理性的决定以及采取的负责的行动。全科医生应当充分尊重患者及其家庭成员的自主性决定,如患者自主选择医护人员,或自主选择就诊医疗卫生机构等。医方尊重患者自主权,并不意味着放弃或者减轻医方道德责任,也不意味着医方完全遵从或听命于患者的任何不合理意愿和要求。当患者昏迷或病情十分危急,需要立即进行处置或抢救时,患者本人没有能力行使自主权时,其自主权可由医方或家属代由行使;或患者患有对他人和社会产生危害的疾病而又有不合理的要求和行为时,其自主权不应得到满足。

(3) 知情同意原则:知情同意是指医务人员在采取医疗、预防、保健、康复等相关行为之前,必须征得自主性服务对象的知晓和同意。如果患者缺乏自主性或足够的认识与理解能力,则需征得其家属的知晓和同意。知情是前提与条件,同意则是结论和目的。"知情"应当满足于如下伦理条件:医务人员提供信息的动机和目的完全是为了患者的利益;医务人员提供了让患者做出决定的足够信息;医务人员应向患者做出必要的解释和说明。遵循知情同意原则可充分发挥患者的主观能动性,使其积极参与卫生服务的全过程,有利于建立平等和谐的医患关系,并能减少或避免医疗纠纷。

(4) 公正原则:公正原则的含义包括两方面:即平等对待患者和合理分配卫生服务资源。平等对待患者是指医务人员对不同的患者应一视同仁,满足每位患者的正当愿望与合理要求,因为医患双方及每位患者在人格尊严上是平等的,没有高低贵贱之分,每位公民都享有生命健康权和基本的医疗保障权。合理分配卫生服务资源包括宏观分配上的公正和微观分配上的公正两个方面,前者指各级政府及行政部门对卫生服务资源进行合理配置,后者则指对卫生服务资源具体内容的分配,如住院床位的分配,卫生稀有资源的分配等。

(5) 保密原则:保守秘密既是卫生服务工作中非常重要的一项原则,又是一种医疗保护措施,可使患者免受某些不良医疗信息的刺激与伤害,有益于患者的身心健康。保密原则的具体内容可包括:①保守患者的秘密,包括患者的个人隐私、生理缺陷等;②对患者保守秘密,即不宜直接透露给患者某些不良甚至有可能导致新的伤害的信息,如恶性的诊断、预后等医疗信息;③保守与国家利益密切相关的医疗与科研工作秘密;④其他需要保密的情况等等。

2. 医患沟通是建立和巩固和谐医患关系的重要途径　医患沟通是指医患双方在医疗卫生服务活动中所进行的以患者健康问题为主要内容的人际交流。医患沟通所交流的内容不仅限于患者的健康问题信息,也包含医患双方之间思想、愿望、要求等方面的交流,还包括医患双方之间情感的传递。良好的医患沟通有助于医疗行为的顺利进行,是开展一切医疗服务活动的基础与保障。良好的医患沟通离不开沟通技巧,而语言又是医患沟通所依赖的重要手段和工具,在语言沟通中医生需要注意以下几个方面。

(1) 营造良好的沟通氛围:良好的沟通氛围包括适宜的沟通地点、和谐的沟通气氛、充足的沟通时间等等。沟通地点应选择室内,可选择诊室、家中或室内工作场所等,所选场所应宽敞明亮,整洁舒适,气温适宜,避免患者产生局促感;医护人员应仪表整洁,态度和蔼可亲,面带微笑,主动与患者打招呼;要给患者留有充足的交谈时间。交谈中应尽量避免闲杂人员进出,医护人员也不宜频频接听电话或分心做其他无关事情,这些都会令患者感到隐私权被侵害或不被重视。

(2) 认真倾听:认真倾听也是一项重要的沟通技巧。交谈时集中注意力耐心倾听患者的谈话,对患者诉说的内容和表达方式保持敏锐的观察力,与患者保持适度的目光接触,对患者谈话及时做出适当的面部表情反应,都能够消除患者的戒备心理、不安全感,拉近医患双方的距离,提高语言交谈效果。

(3) 把握或引导交谈方向:在医患语言交流中,医生是主导者。交谈时,全科医生要提前调阅患者健康档案,做好充分准备。全科医生要了解患者需要什么,想说什么,有什么话想说而没有说出来等等,要及时鼓励患者敞开心扉尽情诉说。开放式问诊是全科医生的主要问诊交谈方式,但限于交谈时间关系,交谈时医生还要善于把握或引导交谈的方向,使交谈过程既自然流畅,又不至于离题太远。

(4) 及时澄清问题,注意交谈信息的准确性:交谈时患者因种种原因或顾虑,对有些问题会一带而过,其至故意隐瞒；也可能会因文化程度较低，不能准确清楚地说明病情，以致重要的问题被遗漏或简略叙述。医生应当明察秋毫，及时地注意到并紧紧抓住这些迹象，要求患者做进一步说明和解释。有疑问时不应轻易放过，要及时对疑问深入交谈探讨并加以澄清。如果患者由于种种原因拒绝提供真实情况，就不要勉强，可等到建立起良好和谐的医患关系，双方取得更进一步的信任之后再就该问题进行交流。但如果属于诊断治疗中所必需的重要资料和信息，则应向患者说明这些资料对诊治疾病的重要意义与作用，帮助其消除顾虑，获取患者积极合作的态度。

（5）非语言交流：除语言交流之外，医生的面部表情、眼神、手势、身体姿势和仪表等也是医患交流的重要形式。具体说来，医患交流时医生应面带微笑，应与患者保持一定的目光接触，表示在关心和关注患者，不会忽略或遗漏患者表现出的非语言信息，但不宜长时间注视患者，或长时间紧盯患者身体某一部位，以免使患者感到紧张与局促不安。医生的目光应安详、坦然、柔和，既有很强的洞察力，又不宜"目光炯炯"。总之，医生的面部表情、眼神、手势、身体姿势等都应保持适度，体现出庄重、自然、亲切、理性的魅力。医生的仪表应整洁大方，忌邋遢、怪异发型、奇装异服等，不宜有纹身。

（赵拥军）

<hr>

学习小结

1. 以人为中心的健康服务　是指遵循整体论、系统论的指导，将人看作是一个既具有生理属性又具有社会属性的"完整的"整体人，以"整体人"或人群的健康问题作为健康服务的目标，从生理、心理、社会三方面去完整地认识和处理人的健康问题。以人为中心的健康服务是全科医疗的重要特征之一，全科医生在以人为中心的健康服务中起着非常重要的作用。

2. 以人为中心的健康服务的基本原则　包括：既关注人也关注疾病，理解患者的角色和行为，提供个体化服务，尊重患者的权利，构建与发展稳定和谐的患者参与式医患关系，以服务对象的需求为导向，注重服务对象的安全，强调服务的健康结局，以人为中心对服务对象的健康进行评价等。

3. 全科医生接诊时要完成四项主要任务　即确认和处理现患问题、对服务对象进行连续性管理、提供预防性照顾、改善患者的就医、遵医行为。以人为中心健康服务模式的应诊过程主要包括四个环节：全面收集患者"三维"（即生物、心理、社会三方面）资料、临床判断与评价、医患双方协同制订处置计划、利用各种资源提供服务等。收集患者的"三维"资料有封闭式问诊和开放式问诊等两种问诊方式。

4. 建立良好和谐的医患关系　是提供以人为中心健康服务的保障和基本条件，而医患沟通则是建立良好医患关系的重要途径，掌握并熟练运用沟通技巧对全科医生来说是至关重要的。

<hr>

复习思考题

1. 什么是"以人为中心的健康服务"？

2. 全科医生如何才能为居民提供"以人为中心的健康服务"？

3. 全科医生应诊中的主要任务有哪些？

4. 以人为中心的健康服务的"开放式问诊"与"封闭式问诊"有何异同？

5. 以人为中心的健康服务的能力要求包括哪些方面？

第三章　以家庭为单位的健康服务

案例 3-1

张某,男,66 岁,退休,患高血压病 13 余年,服用"硝苯地平缓释片"血压控制在 130/80mmHg。近日血压升高至 150～176/100～118mmHg。专科医师调节用药半月难以控制。全科医生详细了解患者背景及绘制家系图,发现该患者个性刚强、好面子。近半年与妻子在家里存款的使用上出现分歧,他私下拿钱去炒股亏了一些钱,成天闷闷不乐。远渡异乡 7 年的正在攻读博士的儿子(31 岁)和儿媳好不容易怀孕四个月却胎死腹中。全科医生经过安排家访,协调了患者家人给予心理支持和安慰,并短期服用抗焦虑药物(喜普妙),选择抗交感神经的降压药"美托洛尔 50mg/d,血压随即控制在 120/80mmHg。此外,从家系图中发现 8 个兄妹中有 6 个是高血压,其母也死于高血压脑溢血,其儿子也发现有早期高血压。

思考:全科医生与专科医生在处理健康问题方面的差别?

第一节　概述

家庭是个人主要的生活背景和场所,是影响个人健康的重要因素,也是维护个人健康的有效资源。以家庭为单位的照顾是全科医学的基本原则之一。将医疗保健服务引入家庭,提供完整的家庭保健服务已成为现代医学的一个新观念,是全科医学产生与发展的重要基础。家庭保健的理论与技术是全科医学的核心内容。全科医生要提供以家庭为单位的健康照顾,就必须用系统论、整体论来全面地了解家庭的基本特征以及个人健康与家庭功能之间的相互关系。全科医生除了考察家庭本身的一些特性外,还必须考察家庭所在社区、社会背景及其相互之间的影响、相互之间的作用,更应该考察家庭中的每一个成员及其对家庭的作用。

Doberty 和 Baird(1987)描写了全科医生在不同水平上提供的家庭服务:第一种水平即在为个人提供医疗保健服务时,给予家庭最起码的关心。第二种水平即向家庭人员提供有关医疗信息和咨询,与家庭人员采取合作的态度,向他们提供充分的医疗信息与可供选择的处理方案等,听取并回答他们所关心的问题,指导家庭对患者的疾患做出适当的反应,帮助患者获得康复。上述两种水平的服务,全科医生无须使用特别的家庭服务的理论与技术。第三种水平即在充分理解疾病对家庭和家庭成员身心影响的基础上,向他们提供同情和支持。如与家庭成员一起讨论所面临的紧张事件和家庭成员对疾患的情感反应,帮助家庭寻求和利用有效的资源,以维持家庭的正常功能。第四种水平即评价和干预——家庭咨询。全面评价家庭背景对健康和疾患的影响,评价家庭功能的状况,找出导致家庭危机的根源,与家庭一起讨论应付家庭危机的策略,帮助家庭成员改变角色行为和交往方式,扩大对资源的联络和利用,以便更有效地应付紧张事件。第五种水平即家庭治疗。把家庭看成一个完整的系统,把有严重功能障碍的家庭看成一个需要综合性治疗的"患者",运用家庭治疗的原理和方法,提供专业性的家庭治疗服务。通常只将第三、四种水平的家庭保健服务纳入全科医生的专业训练范围。第五种水平通常由职业家庭治疗师或受过家庭治疗训练的全科医生来完成,这时"患者"的症状是以家庭功能障碍的直接结果而存在的。

全科医生应该了解家庭系统理论,掌握基本的家庭照顾技能。Epstein 等提出了全科医生应该掌握的家庭有关的基本技能如下:①家庭结构与家庭功能;②家庭沟通的方式;③观察家庭如何运作的技能;④与患者及其家庭建立与保持关系的能力;⑤为家庭成员的身心健康和社会功能的发展提供适宜环境的能力。

一、家庭的定义、类型、结构和功能

(一)家庭的定义

家庭的定义随着社会结构与功能的不断变化而变化。目前,我国实施计划生育政策,独生子女家庭将成为中国的主要家庭形式。在评价中国家庭的基本特征时,必须考虑其历史与现实背景因素。

家庭作为社会活动基本单位的地位始终未变,但是至今没有一个家庭的定义能包含当代社会中存在的所有家庭形式。传统上根据家庭的结构和特征,人们将家庭定义为:在同一处居住的,靠血缘、婚姻或收养关系联系在一起的,两个或更多的人所组成的单位。根据我国婚姻制度和"婚姻法"的有关规定,家庭的定义是:一对成年男女,由于相互恋爱,自愿组合在一起生儿育女。这个概念适合我国大多数家庭,但不包括单亲家庭、独身或独居家庭、同性恋家庭等。随着社会结构和功能的发展变化,家庭的定义和观念也随之发生变化。1997 年 Murray 和 Zentner 提出:家庭是通过血缘、婚姻、收养关系联系在一起的,或通过相互的协定而生活在一起的两个或更多的人组成的一个社会系统,家庭成员通常共同分享义务、职责、种族繁衍、友爱及归属感。Smilkstein(1980 年)将家庭定义:"能提供社会支持,在其成员遭遇躯体或情感危机时,能向其寻求帮助的一些亲密者所组成的团体。"

家庭是一种极为普遍的社会现象,存在于任何民族、国家和阶层,是人们在其中生活得最长久的社会组织,是构成社会的基本单位,也是社会制度的缩影。家庭制度是家庭生活中的社会关系与活动的规范体系,它规定了家庭组成方式、家庭成员的地位、权利、义务和角色行为。家庭的本质有 3 个层次:社会关系、物质关系和人口的生产关系。家庭关系基本上是一种终生关系。从家庭的发展历史来看,关系健全的家庭应包含 8 种家庭关系。①婚姻关系:传统的家庭都是由成年男女通过合法的婚姻而建立的,姻缘是联结家庭的中心纽带。②血缘关系:血缘关系是最古老的家庭关系,原始社会的氏族家庭就是一种血缘家庭,家庭总是以血缘关系而延续、扩展。③亲缘关系:家庭以姻缘关系、血缘关系为基础而发展亲缘关系,大家庭中的亲缘关系最为集中和复杂,庞大的亲缘关系也提供了丰富的家庭内部资源。养子、养女、继父、继母、干爹、干妈、岳父、岳母、公公、婆婆等都是以亲缘关系为纽带而联结的家庭关系。④感情关系:婚姻、家庭必须以感情为基础,有位伟人说过:"没有感情的婚姻是不道德的婚姻。"婚姻、家庭一旦失去了感情色彩,便失去了灵魂和其应有的作用。家庭是一个避风港,而只有充满温馨和爱心的家庭才能成为避风港。

⑤伴侣关系:夫妻双方既是性生活配偶,又是生活中的伴侣。家庭中的伴侣关系是以感情、爱情为基础的,因此实际上是一种爱的伴侣。⑥经济关系:家庭经济是社会经济积累与消费的重要形式,个人消费总是以家庭为单位的,家庭是社会最基本的经济消费团体。⑦人口生产关系:人口生产是家庭独一无二的功能,任何其他的社会团体都不能承担这一功能。⑧社会化关系:家庭承担着培养合格的社会成员的责任,因此存在着榜样与模仿、教育与被教育、影响与被影响的关系。实际上,社会上存在着大量关系不健全的家庭,如单身家庭、单亲家庭、同居家庭、同性恋家庭等。关系不健全的家庭往往存在更多的问题。

(二)家庭类型

家庭是父母子女彼此相依、共同生活的场所,成员之间在情感及身体上有共同的承诺,它比其他社会团体更重视和爱护感情关系。从家庭的成员及相互关系来看,家庭主要包括以下几种类型:

1. **核心家庭(nuclear families)** 核心家庭是由父母及其未婚子女包括养子女组成的家庭,包括没有子女的丁克家庭。特征是规模小、人数少、结构简单、关系单纯,便于做出决定,也便于迁移,但同时可利用的家庭内外资源也少,一旦出现危机,因得到家庭内、外的支持较少而易导致家庭解体,对医护人员依赖性较强。是现代社会中比较理想和主要的类型。据统计核心家庭占我国城市家庭的80%,可以说它是现代社会中比较理想和主要的家庭类型。

2. **联合家庭(allied families)** 联合家庭,又称复合家庭,是父母与已婚子女组成的家庭,其家庭在同代水平上具有两对或两对以上夫妇。其特点是规模大、人数多、结构复杂、关系繁多,难以做统一的决定。但可利用的家庭内外资源较多,遇到危机时,有利于提高适应能力。家庭成员对医护人员的依赖性不强。

3. **主干家庭(trunk families)** 主干家庭是父母与已婚子女组成的家庭,其家庭在垂直的上下代中有两对或两对以上夫妇。其特点是介于核心家庭与复合家庭之间。其中由父母、一对已婚子女及第三代人组成的家庭形式较多见。

4. **其他类型家庭** 包括单亲家庭(single-parent families)、重组家庭(step families)、同居家庭、同性恋家庭、抚养家庭、隔代家庭、多个成人组成的家庭等。这些家庭虽然不具备传统的家庭形式,但却实行家庭的功能,具有家庭的主要特征。当前在全世界,这些家庭类型有明显上升的趋势。

(三)家庭的结构

家庭结构(family structure)是指家庭内在的构成和运作机制。家庭结构充分地反映家庭成员之间的相互作用及相互关系,其主要表现在以下六个方面:家庭界限、家庭角色、权力结构、家庭气氛与生活空间、交往类型、家庭价值观。其中任何一方面受到影响,其他方面也会相应发生变化。

1. **家庭的界限** 家庭界限相当于细胞膜,是指家庭成员对外活动的共同准则。例如,中国有句俗话说:家丑不外扬,大多数家庭都不允许其成员在外人面前谈论家庭的隐私;有客人时,夫妻避免吵架;夫妻双方必须遵守爱情和性生活专一与排他的原则等。家庭借助于家庭界限来维持它的稳定性。但是家庭要真正维持其稳定性,使家庭成员得到发展,还必须具有一定的开放性。不同的家庭之间,其界限的通透性有很大的差异。

家庭界限过分通透时,家庭过于对外开放,家庭形式十分散漫,缺乏有效的防御机制,家庭成员之间的关系十分淡薄,家庭的外部资源丰富,而家庭的内部资源不足。当家庭中某一成员患病时,大多数情况下得不到家庭的有效支持,患者常过分依赖于医生的帮助和家庭外资源的支持。

家庭的界限极其不通透时,家庭与外界隔离,缺乏正常的社会交往和信息交流,家庭成员的独立性往往被剥夺而过分依赖于权力中心,被迫参与家庭活动,家庭成员难以得到正常发展。家庭内部资源丰富,而家庭外部资源缺乏。当家庭中某一成员患病时,能得到家庭的有效支持,家庭能做出适当的反应,但患者及家庭与医生之间的合作较为困难,不易建立信任感。这种家庭在开始阶段问题较少,随着家境的变迁,子女陆续长大成人,家庭矛盾冲突会越来越多,且常伴有家庭成员的身心障碍和行为问题。

2. **家庭角色** 家庭角色是家庭成员在家庭中的特定身份,代表着他在家庭中应执行的职能,反映他在家庭中的相对位置以及与其他成员之间的相互关系。每个家庭成员通常在不同的时间、空间里同时扮演着多种不同的角色,如妻子、母亲、媳妇等。角色赋予家庭成员在家庭和社会中一定的权利和责任,如传统观念中母亲的角色是照顾、教育子女,做家务等。随着社会文化、特定的家庭教育等因素的变化家庭角色也在不断变化。

(1) 角色学习:包括学习角色的责任、义务、权利和学习角色的态度与情感。角色学习常因周围环境的积极反应而得以强化和巩固,也会因周围环境的消极反应而对其进行否定或修饰。角色学习是无止境的,需要不断适应角色的转变,如你现在是一个儿子,要学习做儿子的一套行为;到了学校里,你是学生,必须遵守做学生的行为规范;成年结婚后,成了妻子的丈夫、孩子的父亲,就应该学习如何做合格的丈夫和父亲。

(2) 角色期待:是指社会或家庭期望在其中扮演某个角色或占有某种地位的人能够表现出来的一组特殊行为,是社会结构与角色行为之间的桥梁。例如,社会和家庭期望一家之主的父亲这一角色,能参加工作,挣钱养家糊口,维持家庭在社会上的声誉和地位,教育子女,计划家庭生活,必要时做出明智的决定。一旦个体认知并认同了某种角色期待,这种角色期待就会成为个人实现角色的内部动力。在这种情况下,角色成功的可能性更大。

(3) 角色认识:是根据一个人所表现出来的行为(言语、表情、姿态)来认识他(她)的地位或身份,包括对角色规范的认知、对所扮演的角色的认知和关于角色扮演是否恰当的判断。我们常常将扮演某个角色的人的言行与我们所认同的这一角色的行为规范进行比较,然后判断这个人是军人、农民、学生、教授还是其他什么身份。同时,评价这个人的言行是否合格。

(4) 角色冲突:是指因角色期望的矛盾而使个体在角色扮演上左右为难的现象。这可能是由不同的人对一种角色产生相互矛盾的角色期待所引起的,例如父亲希望儿子静心读书,少结交朋友,而母亲却希望儿子广交朋友,培养广泛的兴趣、爱好。也可能由一人同时身兼几个角色时引起的冲突,例如婆媳吵架时,作为儿子和丈夫的男人夹在中间不知所措。也可能由新、旧角色更替引起的冲突。例如父亲年老退休后,儿子成了主要的养家糊口的人。

3. 家庭权力结构　家庭权力结构是一个家庭成员影响、控制和支配其他成员现存的和潜在的能力,它反映了谁是家庭的决策者,即谁是一家之主。家庭权力结构反映了谁是家庭的决策者以及做出决策时家庭成员之间相互作用的方式。常见的家庭权力结构有四种类型:

(1) 传统权威型:权力来源于家庭所在的社会文化传统,是约定俗成的。例如在男性主导社会里,父亲通常是一家之主,家庭其他成员把父亲视为权威人物,而不考虑他的社会地位、职业、收入、健康、能力等。

(2) 情况权威型:是指权力属于负责供养家庭、掌握经济大权的人。如父亲下岗由母亲赚钱供养家庭,权力自然由父亲转移到母亲,母亲被认为是这种家庭的权威人物。

(3) 分享权威型:家庭成员分享权力,共同协商决定家庭事务,是现代社会所推崇的类型,这种家庭又称民主家庭。

(4) 情感权威型:在家庭感情生活中起决定作用的人被视为权威人物,其他的家庭成员因对他的感情而承认其权威。如中国的"妻管严"家庭即为此种类型。

家庭权力结构并非一成不变,它随家庭生活周期及社会的变迁而改变。家庭权力结构是全科医生进行家庭评估、家庭干预的重要参考资料。只有了解了家庭的决策者,与之协商,才能有效地提供建议,实施干预。

4. 家庭气氛与生活空间　家庭气氛主要指感情气氛,主要是通过家庭成员之间的交往表现出来的,如说话的语气、表情、动作、交往的频度和深度、交往的内容和形式等。家庭的感情气氛决定于家庭成员间相爱的程度、个人的表现风格、表达能力和个性以及家庭养成的交往习惯等。生活空间包括居住面积和空间及空间在家庭成员之间的分配。

5. 家庭沟通类型　家庭成员间的交往方式是家庭成员间交换信息、沟通感情和调控行为的手段,也是维持家庭正常功能的重要途径。交往过程是通过发送者、信息和接受者这一传递轴完成的,问题可能出现于这一系统的任何一个部分,例如发送者没有清楚地表达出信息,这个信息可能是模棱两可的,或者接受者没有听清楚或没有理解这个信息或对信息产生了误解。Epstein 等描述了家庭中三种水平的交往方式:

(1)根据沟通的内容是否与情感有关,分为情感性沟通与机械性沟通。沟通内容与感情有关,则称为情感性沟通,如"我爱你!"。沟通内容仅为传递信息或与居家活动有关,则称之为机械性沟通,如"把盐拿过来"。家庭成员之间的交往以感情交往为主,旨在满足感情需要为目的。

(2)根据沟通时表达信息的清晰程度,分为清晰性沟通与模糊性沟通。前者的表达是清楚、明白、坦率,如"我很想你"。后者的表达是掩饰的、模棱两可、混淆不清的,如"你不在的时候时间过得很慢"。

(3)根据沟通时信息是否直接指向接受者,分为直接沟通与间接沟通。直接沟通必须清楚地表明所指的接受者,如"我不喜欢你"。间接沟通没有针对某个接受者,而是泛指一些人,而深层的含义是针对某个人,如"我不喜欢不把别人放在眼里的人",又称掩饰性和替代性沟通。

6. 家庭的价值观　家庭价值观是家庭判断是非的标准、对事物价值所持的态度或信念,受传统观念、社会伦理道德和法律规范以及教育水平、社会地位、经济状况等因素的影响。了解了家庭的价值观,特别是健康观,社区医护人员才能确认健康问题在家庭中受重视的程度,制订出切实可行的干预计划,有效地解决健康问题。

(四)家庭的功能

家庭的功能是指家庭对人类的功用和效能,或者是家庭对人类生存和社会发展所起的作用,具有多样性、独立性并随着社会的发展而变化,但其最基本的功能始终是满足家庭成员各方面的需要、保持家庭的完整性、实现社会对家庭的期望。现代家庭的主要功能有以下几个方面:

1. 满足感情需要　家庭成员以血缘和姻缘为纽带在一起生活,通过成员之间的相互关怀和良好的沟通满足情感的需要。对于每个家庭成员,各种心理态度的形成、个性的发展、感情的表达或宣泄、品德和情操的养成、爱的培植和表现等都离不开生长和生活的家庭。

2. 性生活调节的功能　家庭是保证合法的、被社会承认的性生活的前提。家庭在保证夫妻正常性生活的同时,又借助法律、道德和习俗的力量来限制家庭之外的各种性行为。

3. 生育的功能　从性爱的要求到两性结合组成家庭,再到生儿育女,已成为自然的家庭行为链条。家庭生育子女、传宗接代是家庭自产生以来所特有的功能。

4. 抚养和赡养功能　抚养是指家庭成员之间的相互供养、帮助和救援,这体现了家庭成员相互间应尽的家庭责任和义务。赡养是指子女对家中长辈的供养和照顾,体现了下一代人对上一代人应尽的家庭责任和义务。

5. 经济的功能　家庭是一个自给自足的自然经济单元,也是社会最基本的消费单位。家庭必须为其成员提供充足的物质资源,如金钱、生活用品、居住空间等。只有具备充足的经济资源,才能满足家庭成员的生理需要和医疗保健、健康促进的需要。

6. 社会化功能　家庭具有把其成员培养成合格的社会成员的社会化功能。每个家庭都在日常生活中向其成员传授社会生活和家庭生活以及促进家庭健康的知识和技能,引导他们学习社会行为规范,树立生活目标,并学会恰如其分地扮演各种社会角色。家庭社会化是个人完成社会化过程的基础,家庭也是完成社会化任务的最合适的场所。

二、家庭对健康的影响

家庭是个人健康和疾病发生、发展的最重要的背景,全科医生应为个人以及家庭成员提供医疗保健服务,但全科医生总是在家庭的背景上来观察和处理个人及家庭问题。家庭与健康的关系是密切而复杂的,家庭对健康和疾病的影响是多种因素共同作用的结果。家庭可以通过遗传、环境、感情、支持、社会化等途径来影响个人的健康,个人的疾患也可以影响家庭的各方面功能。

(一)家庭对健康和疾病的影响

1. 遗传和先天的影响　许多先天性疾病是通过基因而继承下来的,如血友病、地中海贫血、G-6-PD 缺乏症、白化病等。一些疾病是由母亲在怀孕期间受到各种因素的影响而产生的。母亲怀孕期间易受到家庭的影响,家庭影响因素通过母亲的情绪——神经内分泌轴而影响胎儿的生长和发育。

2. 家庭对儿童发育及社会化的影响　家庭是人们生活得最长久、也最重要的自然环境和社会环境,个人心身发育的最重要阶段(0~20岁)大多是在家庭内完成的。儿童躯体和行为方面的异常与家庭异常有密切的关系。例如,父母亲情的长期剥夺与三种精神问题有关:自杀、抑郁和社会病理人格障碍。3 个月至 4 岁这段时间是儿童心身发育的关键时期,父母亲对儿童的影响也最深刻,全科医生应该劝告家长尽可能避免在此期间与孩子长期分离,当分离不可避免时,应采取一些必要的措施,尽量减少儿童心灵上的创伤。在这一时期,父母的行为对儿童人格的形成有很大的影响。

3. 家庭对疾病传播的影响　疾病在家庭中的传播多见于感染和神经质。家庭成员居住在一起,接触比较紧密,接触机会比较多,因此凡是通过接触、空气和水传播的疾病都可以在家庭成员之间传播。

4. 家庭对成年人发病率和死亡率的影响　对于成年人的大部分疾病来说,丧偶、离婚和独居者的死亡率均比结婚者高得多,鳏夫尤其如此。有严重家庭问题的男性产生心绞痛的概率比那些家庭问题较少的人高出 3 倍;在有较高焦虑水平的男性中,能得到他们妻子更多支持和爱的人产生心绞痛的危险性明显低于那些得不到妻子支持和爱的人。

5. 家庭对疾病恢复的影响　家庭的支持对各种疾病尤其是慢性疾病和残疾的治疗和康复有很大的影响。在功能良好的家庭中有慢性疾患的儿童比功能不良家庭中的儿童生活得更愉快,有更好的食欲,这对疾病的康复大有益处。家庭也常常影响慢性病患者对医嘱的顺从性,如在糖尿病患者的饮食控制中,家人的合作与监督是最关键的因素;脑卒中瘫痪患者的康复,更与家人的支持程度密切相关。

6. 家庭对求医行为、生活习惯和行为方式的影响　家庭成员的健康信念往往相互影响,一个家庭成员的求医行为受另一个家庭成员或整个家庭的影响。家庭的支持也常影响家庭成员求医的频度,某一家庭成员频繁就医或过分依赖于医生和护士往往表示家庭有严重的功能障碍。家庭中的成员具有相似的生活习惯和行为方式,一些不良的生活习惯和行为方式也常成为家庭成员的“通病”,明显影响家庭成员的健康。

7. 家庭环境对健康的影响　家庭环境中比较重要的因素是拥挤程度等。过分拥挤所引起的家庭成员的心身障碍远比对疾病传播的影响重要得多。过分拥挤可使家庭成员产生压抑感和沉闷感,使家庭成员之间的活动和交往无法保持适当的界限和距离,也常常使原有的矛盾激化且不易解决;另外,家庭与邻居的关系、住房的牢固程度、社区环境的卫生和治安情况等都将影响家庭成员的心身健康。

(二)常见的与健康有关的家庭事件

1. 家庭冲突　任何家庭都有可能发生家庭冲突。家庭如何应付和解决冲突的方式反映了家庭的功能状态。全科医生面对的身体症状、行为与心理问题有时正是家庭冲突的表象和线索。

2. 离婚事件　离婚可引起极大的悲伤或产生愤怒、自我否认等。而孩子是最易受离婚事件影响的成员。1/2 以上的孩子产生忧虑的情绪并可持续多年,对低龄儿童易产生畏缩心理而出现生活问题、学习问题和情感问题。年龄稍大的孩子可能会直接卷入监护权之争而出现人格等方面的问题。

3. 严重疾病与伤残　严重疾病与伤残对家庭生活有重大影响,对家庭成员来说主要是如何改变各自的行为表现与角色以应付变化,然而这种调整与变化可能会引起家人的心身疲惫和疾患。

4. 丧失亲人　丧失亲人是严重的感情创伤性事件,对身心两方面都可能造成极大影响。

5. 贫困　贫困家庭的发病率与死亡率均较高。在一些贫困地区,由于医疗设施的落后,交通不便、过分拥挤、无安全饮用水、卫生意识与卫生条件差等因素的影响,使一些疾病的发病率与死亡率明显增加。

6. 移民或家庭远距离迁移 移民或家庭远距离迁移是家庭重大事件,对家庭成员的身心都可能造成影响。随着我国改革开放及城填化的不断深入,家庭迁移变得更为普遍。

7. 失业 失业意味着失去收入和社会地位的改变及自信心的丢失,家庭收入的主要来源人的失业对个人和家庭的打击更大。

第二节 家庭生活周期

案例 3-2

李某夫妇的独生儿子已进入高三阶段,十几年来,该家庭的一切家庭生活都是以儿子为中心的。他们的全科医生及时提醒这对中年夫妇要尽量发展自己的社交和活动兴趣,夫妇接受了医生的建议,一年后儿子考入远方的一所大学,夫妇俩很快适应了只有夫妇二人的新生活。

思考:家庭生活周期对健康的影响有哪些?

家庭和个体一样,有其产生、发展和消亡的过程。大多数家庭都将经历一定的生活周期,面对一些共同的、可以预测的家庭问题。这种家庭遵循社会与自然的规律所经历的产生、发展与消亡的过程,称为家庭生活周期(family life cycle)。

(一)家庭生活周期

家庭生活周期通常经历恋爱、结婚、怀孕、抚养孩子、孩子成年离家、空巢、退休、独居、死亡等阶段。有学者根据家庭结构分为:新婚期、成员增加期、成员扩展期、独立期、退休与死亡期等 5 个阶段。Duvall(1957)根据家庭的功能将家庭生活周期分为 8 个阶段(表 3-1):新婚期、第一个孩子出生、有学龄前儿童、有学龄儿童、有青少年、孩子离家创业、父母独处(空巢期)和退休。在一些特殊的场合,家庭并不经历生活周期的所有阶段,可在任何一个阶段开始或结束,如离婚和再婚,这种家庭往往存在更多的问题。

表3-1 家庭生活周期及重要的家庭问题

阶段	时间	定　义	家庭问题
新婚	2 年	男女结合	1. 性生活协调 2. 计划生育 3. 双方互相适应及沟通 4. 面对现实的困难 5. 适应新的亲戚关系
第一个孩子出生	2 年 6 个月	最大孩子介于 0～30 个月	1. 父母角色的适应 2. 经济问题 3. 生活节律 4. 照顾幼儿的压力 5. 母亲的产后恢复
有学龄前儿童	3 年 6 个月	最大孩子介于 30 个月到 6 岁	儿童的心身发展问题
有学龄儿童	7 年	最大孩子介于 6～13 岁	儿童的心身发展,上学问题,性教育问题,青春期卫生
有青少年	17 年	最大孩子介于 13～30 岁	青少年的教育与沟通(代沟问题)、社会化,青少年的性教育及与异性的交往、恋爱
孩子离家创业	8 年	最大孩子离家至最小孩子离家	父母与子女的关系改为成人与成人的关系,父母感到孤独,女主人应发展个人社交及兴趣
父母独处(空巢期)	15 年	所有孩子离家至家长退休	恢复仅有夫妻两人的生活,女主人特别孤寂难过,计划退休后的生活,在精神和物质上给孩子们支持,重新适应婚姻关系,与孩子的沟通问题,维持上下代的亲戚关系
退休	10～15 年	退休—死亡	经济及生活的依赖性高,老年的各种疾病,衰老和面对死亡(适应丧偶的悲伤)

（二）根据家庭生活周期预测家庭问题

每一个家庭在不同的生活时期都会面临一些共同的问题,尤其是在生活周期的转折阶段,可能会出现一些适应困难或家庭问题,由于以上问题是可以预测的,因此,家庭可以事先采取预防措施或作好应付准备,以免陷入危机状态。全科医生预测家庭问题的条件是:①掌握有关家庭动力学的知识;②有丰富的家庭生活和家庭保健经验;③了解家庭生活周期及其转变;④了解家庭的结构和功能状态;⑤了解家庭的内外资源;⑥了解家庭的生活事件。全科医生可以通过提醒或警告处于某一阶段或情景中的个人或家庭将可能遇到什么生活事件,使他们了解自己即将面临还没有意识到的问题,并在提前应付或解决问题方面提供必要的指导,以便维护个人和家庭的健康。

（三）根据家庭生活周期提供预防性的家庭保健服务

1. 新婚时期　新婚时期的预防保健应该从婚前检查开始,首先是性生活知识、计划生育指导和遗传性疾病的咨询与教育,还应该介绍家庭与健康的关系,引导他们进入家庭保健系统。婚姻问题是这一阶段心理问题的重心,但不能只考虑到夫妻两方面,必须把他们原来的家庭与人际关系甚至社会因素考虑在内,以便帮助新婚家庭平安地度过这段既甜蜜又充满危机的时期。

2. 第一个孩子出生　新生儿的预防保健服务包括以下几个方面:①预防接种;②详细的体检:及早发现可以治疗的先天性疾病,观察其病程发展情况;③观察心身发育情况:是否有异常或迟缓的现象;④营养评估:询问母亲的喂养方法,婴儿进食情况,纠正错误的饮食习惯;⑤预防意外伤害的发生;⑥维护心理的正常发育:各种感官刺激是婴儿认知发展所必需的动力。母亲的预防保健主要是产后的身体恢复与照顾、让母亲学会处理婴儿的生活与健康问题,减轻母亲的焦虑,以及婆媳关系、夫妻关系的重新适应,提醒母亲不要只注意孩子而冷落了丈夫。

3. 学龄前儿童期　防止意外伤害与感染是这个时期儿童的重点问题。处理上应以一级预防为主,保证家庭环境的安全、营养的均衡调配和良好饮食及行为习惯的建立。监测和促进生长发育、语言学习与智力开发是这个时期儿童的关键性工作。这一时期也是人格发展的重要阶段。因此,父母的思想、性格和行为对这个时期的儿童具有重要意义,应提醒父母为儿童提供一个好的榜样和环境。

4. 学龄儿童期　学龄儿童开始离开父母亲的怀抱,与家庭之外的环境、个人接触,开始学习与适应社会规范、道德观念,与别人沟通,建立父母、家人之外的人际关系,由生硬而渐渐成熟。另外,在认知能力上大有进步,自我中心的成分减少,对现实的知觉增加,自主能力逐渐形成,自尊心已明显形成。同时要引导学习,建立良好的健康行为,减少意外事故的发生。

5. 青少年期　由于青少年的认知能力已发展成熟,具有独立思考、判断的能力,但他们的认知能力仍具有自我中心的色彩,比较执着于理想状态,难以在理想与现实中取得协调,因而造成与家庭或社会产生冲突的矛盾。父母的教养态度与青少年的发展和适应也有很大的关系。权威型与放纵型的父母容易教养出人格有缺陷的青少年,适权型的父母培养出具有自信、自律、独立与负责人格的青少年。全科医生除了在性知识方面提供必要的教育与咨询外,还应注意体格发育的个体差异和所产生的心理障碍。

6. 子女离家期　子女离开家庭后,家庭结构和家庭关系均发生较大变化。子女的离开可使父母产生失落、无奈、无所依靠的感觉,严重时可演变成各种心身疾病。全科医生必须让父母了解"分离"是不可避免的,要协助家庭调整生活的重心及夫妻关系,帮助处理因不良适应而产生的心理症状。

7. 空巢期　随着年龄的增长,老化的过程开始感觉到,中年人大多开始注意身体状况的变化,如体力的减退、食量减少、睡眠时间与性质发生改变、视力听力减退、反应缓慢、记忆力衰退、性功能减退,女性停经等。全科医生应该为处于此期的中年人提供周期性健康检查,特别注意一些与年龄有关的疾病,如心血管疾病、关节炎、骨质疏松、前列腺肥大等。以达到早期发现、早期诊断和早期治疗的目的。

8. 退休期　退休、祖父母的角色、疾病、依赖、失落与孤独是这一阶段的主要问题。面对各种潜在的失望时,维持自我的完整性以及老年人常见疾病的防治是这一阶段的主要内容。

第三节　家庭资源与家庭危机

一、家庭资源

家庭及个人在发展过程中总会遇到各种困难及各种压力,情况严重时可能会导致家庭危机。这时就需要动员家庭所有成员在物质上和精神上予以支持,以维持家庭的基本功能。这种为维持家庭基本功能,应付紧张事件和危机状态所需要的物质和精神上的支持被称为家庭资源(family resources)。家庭资源可分为家庭内资源和家庭外资源。

(一)家庭内资源

1. 经济支持(financial support)　指提供必需的生活资料、支付医疗保健费用、负担社会活动费用等能力。

2. 维护支持(advocacy)　指家庭对个人的信心、名誉、地位、尊严、权利的维护与支持。

3. 医疗处理(medical management)　指家庭维护个人的健康、做出正确的医疗决定和反应、照顾患病的家庭成员的能力以及家庭成员的健康信念和自我保健能力。

4. 爱的支持(love support)　指家庭的感情气氛、家庭成员间相爱的程度、相互关怀、相互照顾、满足感情需要、提供精神慰藉的能力。

5. 信息与教育(information and education)　家庭成员相互之间存在着潜移默化的影响。家庭要为个人提供必要的信息,培养每个成员的生活与社会活动技能,最终获得个性的发展与成熟。

6. 结构支持(structural support)　家庭能够提供适当的空间领地、生活设施和角色位置,提供社会交往机会和实践场所,以便满足家庭每个成员发展的需要。

(二)家庭外资源

1. 社会资源(social resources)　亲朋好友、同事、领导和社会团体的关怀、支持与爱护。

2. 文化资源(cultural resources)　文化教育、文化传统和文化背景支持等。

3. 宗教资源(religious resources)　宗教信仰、良心、道德、宗教团体的支持。

4. 经济资源(economic resources)　工作、职业、经济来源、社会赞助、保险支持等。

5. 教育资源(educational resources)　社会教育制度、教育水平、教育方式和接受教育的程度等。

6. 环境资源(environmental resources)　近邻关系、社区设施、空气、水、土壤、公共设施、环境控制等。

7. 医疗资源(medical resources)　医疗卫生制度、医疗保健服务的可用性、服务水平、家庭对医疗卫生服务的熟悉程度等。

二、家庭压力事件

家庭是提供生活资源的重要场所,同时也是绝大多数人遭受压力事件的重要来源。有学者调查了43个最常见的生活压力事件,要求被调查者按事件给个人和家庭形成压力感的大小和适应的难易排序。结果发现,绝大部分生活压力事件都来源于家庭内部。生活压力事件可粗略地被分为四类:

1. 家庭生活事件　如丧偶、离异、家庭成员的健康变化、家庭矛盾与和解、新的家庭成员的加入等。

2. 个人生活事件　包括伤病、生活环境的改变、获得荣誉或违法行为等。

3. 工作生活事件　包括退休、失业、下岗、调动或调整工作等。

4. 经济生活事件　包括经济状况的较大变化、中奖、大额贷款或还贷款等。

压力的大小通常难以测量,可通过观察重要生活事件对家庭、个人及健康状况发生、发展的影响来反映压力的程度。研究发现令人高兴的生活事件同样可以产生重大压力,而同样的生活事件对不同家庭和个人可产生不同的压力,另外不同的社会文化背景对生活事件的压力会有截然不同的评价和反应。

三、家庭危机

当生活压力事件作用于家庭内、外资源不足的个人和家庭时,家庭会陷于危机状态,称为家庭危机(family crisis)。一般来说,造成家庭危机的原因很多(表 3-2),依照引发因素不同,可大致分为四类:

表 3-2 家庭危机的常见原因

一般情况	异常情况
家庭成员增加	
结婚、孩子出生、领养幼儿	意外怀孕
亲友搬来同住	继父、继母、继兄弟姐妹搬入
家庭成员减少	
老年家人或朋友死亡	子女离家出走
家人因病住院	家人从事危险活动(如战争)
家人按计划离家(如孩子入学、外出工作等)	夫妻离婚、分居或被抛弃
同龄伙伴搬走	家人猝死或暴力性死亡
不道德事件	
违反社会/社区/家庭的规范	酗酒、吸毒
	对配偶不忠、通奸
	被开除或入狱
地位改变	
家庭生活周期进入新阶段	代表社会地位的生活条件的改变
加薪,提、降职位	(如汽车、住宅、工作环境)
搬家、换工作(单位)、转学	失去自由(如沦为难民、入狱)
事业的成败	失业、失学
政治及其地位的变化	突然出名或发财
退休	患严重疾病、失去工作能力,没有收入

1. 意外事件性危机 主要由家庭外部的意外事件如孩子死亡或意外遭绑架等引起,这种危机是不可预见,也是不常发生的。

2. 家庭发展性危机 主要是家庭生活周期变化带来的。分无法避免的原因,如结婚、生子、孩子入学、退休、丧偶等;可避免的原因,如未成年子女的性行为、离婚、通奸等,这种是可预见的,并常发生的。

3. 依赖性危机 主要是长期依赖于外部力量,如靠救济生活、慢性病患者的家庭等,这种危机经常出现,也可以预见。

4. 家庭结构性危机 主要是家庭内部结构改变引起的,如酗酒家庭、暴力家庭、通奸家庭及反复用离婚、自杀、离家出走应付普通压力的家庭,这种危机不可预见,反复发作。

第四节 家庭评估

案例 3-3

陈某,男,12 岁,中学生,父母离异,父亲是残疾人,母亲和父亲及祖父、祖母居住于约 20 平方米的一室户内,家中经济来源较差,只靠祖父的退休金和父亲的最低生活保障金生活。因为家庭的因素,陈某内心充满自卑、很少与家人交流,而且很不乐意与家人一起待在家里,因此变得更沉默寡言。他平时靠叔叔教育,较听叔叔的话。据祖母反映,陈某近两年经常彻夜不归,而且常和同学去网吧打电子游戏,学习成绩不好,经常考试不合格。其父亲试图与陈某商讨学习和生活的问题,但陈某不愿意与父亲交流。因此,其父亲十分担心儿子的状况,近来经常出现失眠和焦虑的症状。

思考:在全科医疗服务中,如何评估家庭功能及其对健康的影响?

家庭评估(family assessment)是家庭健康照顾的一个重要组成部分,是根据家庭相关资料,对家庭结构、功能、家庭生活周期等做出的评价,其目的是了解家庭的结构和功能状况,分析家庭与个人健康之间的相互作用,掌握家庭问题的真正来源,为有针对性的解决个人和家庭的健康问题提供依据。

家庭评估包括家庭结构评估和家庭功能评估两个方面,这两者通常是不可分割的,有什么样的家庭结构就会有与之相应的家庭功能状态,家庭功能也可以反过来影响家庭的内在结构。

家庭评估有客观评估、主观评估、分析评估和工具评估等几种类型。客观评估是指对家庭客观的环境、背景、条件、结构和功能进行了解和评价,如家族谱。主观评估是指用自我报告或主观测验等方法分别了解家庭成员对家庭的主观感觉、印象、愿望和反应,如家庭关怀度指数(APGAR 问卷)。分析评估是利用家庭动力学原理、家庭系统理论和家庭发展的一般规律来分析家庭的结构和功能状况,推测家庭与个人健康之间的相互作用机制和家庭问题的来龙去脉。工具评估是指利用预先设计好的家庭评估工具来评价家庭结构和功能的状况。

自 20 世纪 70 年代提出"家庭功能"概念以来,国内学者对家庭功能的测量方法进行了大量的研究。现在常用的评价表有 family circle(家庭圈)、ECO-MAP 图(家庭外资源的评估方法)、MCMASTER 家庭评估模型、APGAR(家庭关怀度指数)问卷、FACES(家庭亲密度与适应性量表)、家庭环境量表(FES)、P. R. A. C. T. I. C. E. 评估模型和 FAD(家庭功能评定量表),其中后六种为定量评估工具。国外学者利用家庭功能评估工具,深入研究了家庭功能与儿童心理问题、成人抑郁症、慢性病和婚姻质量等关系,而我国在家庭功能的研究仅处于起步阶段。以上方法虽然都只涉及家庭评估内容的某些方面,但相互之间可以取长补短,全科医生在实际工作中应根据具体需要而加以选择。

一、家系图

家族谱(a genealogical table)又称家系图,是反映家庭结构、家庭健康史、家庭成员的疾病间有无遗传联系及社会资料的家族树状图谱。

家族谱一般由三代人组成,从上到下辈分降低,从左到右年龄降低,夫妻关系一般男左女右。在符号旁注上年龄、婚姻状况、出生或死亡日期、遗传病或慢性病等资料,还可以根据需要,在家族谱上标明家庭成员的职业、文化程度、家庭的决策者、养家糊口的人、照顾患者的人、家庭中的重要事件及成员的主要健康问题等资料。

从家族谱中获得以下几个方面的资料:家庭人数;家庭的结构类型;家庭生活周期;家庭关系;居住情况;遗传病的发病情况;家庭成员的基本资料。家族谱由于变化较小,是了解家庭客观资料的最佳工具,是家庭档案的重要组成部分,一般可在 5 ~ 15 分钟内完成,其内容可不断积累、修改,在全科医疗中有较高的实用价值。家族谱可以使用家系图所使用的统一符号(图 3-1),绘制成果可见某家庭的家系图举例(图 3-2)。

二、家庭圈

家庭圈(Thrower,Brucet 和 Walton,1982)是作为一种家庭功能评估方法,由某一家庭成员自己画的关于家庭结构与家庭关系的图谱,主要反映一个家庭成员对家庭关系的感性认识、情感倾向、家庭成员间关系的亲密程度以及与重要社会网络的联系。全科医生先让患者画一个大圆圈,表示患者所处的家庭,在大圆圈的适当位置上(代表患者在家庭中的地位)画一个小圈表示患者自己,然后在其周围的合适位置上画几个小圆圈或其他标志代表家庭中的其他成员,圈的大小代表家庭成员的权威性或重要性的大小,圈与圈

图 3-1　家系图常用符号

图 3-2　某家庭的家系图举例

之间的距离代表相互之间关系的亲疏程度。全科医生必须向患者做出保证,家庭圈无所谓对或错。在患者画圈的时候,医生可离开房间,一般只需要 10~15 分钟,画完后,要求患者解释家庭圈的含义,同时,全科医生可询问一些与家庭关系有关的特殊问题,如距离与亲密度的关系、决定权、角色关系、交往方式、个人界限以及家庭生活史的变化情况等。通过家庭圈的讨论,全科医生可以了解患者的情感反应和可能存在的与家庭有关的心理、社会问题。家庭圈所反映的只是患者当前对家庭关系的主观感觉,是极易变化的,尤其是在家庭生活周期的转变阶段或家庭成员发生严重疾病时。家庭圈是一种了解家庭结构与功能的简单方法,可作为全科医生团队拜访功能障碍家庭的出发点。如某个家庭中父亲是家庭中最重要的人物,其次是母亲,患者与母亲的关系较为紧密,与父亲的关系较疏远(图 3-3)。

图 3-3　家庭圈示例

三、家庭关怀度指数（APGAR 问卷）

Smilkstain(1978)根据家庭功能的特征,设计了"家庭关怀度指数"量表,问卷分两个部分:

第一部分:测量个人对家庭功能的整体满意度,共 5 个题目,每个题目代表一项家庭功能,简称 APGAR 问卷:

1. 适应度(adaptation)　主要反映家庭遭遇危机时,个人和家庭利用家庭内外资源的情况如何。问题:当我遇到问题时,可以及时得到家人满意的帮助。

2. 合作度(partnership)　主要反映家庭成员间互相分担责任和做出决定的方式如何。问题:我很满意家人与我讨论各种事情以及分担问题的方式。

3. 成长度(growth)　主要反映家庭成员在心身发展与自我实现方面如何获得家庭其他成员的支持和指导。问题:当我希望从事新的活动或发展时,家人都能接受且给予支持。

4. 情感度(affection)　主要反映家庭成员间相爱的程度。问题:我很满意家人对我表达感情的方式以及对我情绪(如愤怒、悲伤、爱)的反应。

5. 亲密度(resolve)　主要反映家庭成员间共享相聚时光、金钱和空间的情况。问题:我很满意家人与我共度时光的方式。

以上 5 个问题有 3 个答案可供选择,若答"经常这样"得 2 分,"有时这样"得 1 分,"几乎很少"得 0 分。将 5 个问题得分相加,总分 7~10 分表示家庭功能良好,4~6 分表示家庭功能中度障碍,0~3 分表示家庭功能严重障碍。另外,通过分析每个问题的得分情况,可以粗略了解家庭功能障碍的基本原因,即哪一方面的家庭功能出了问题。

第二部分:了解受测者与家庭其他成员间的个别关系,分良好、较差、恶劣 3 种程度。

以上方法属于患者自我评价的一种类型,主要反映个别家庭成员对家庭功能的主观满意度。这种方法简便易行,可在 5 分钟内完成,一般用于门诊患者的家庭功能筛检。"家庭关怀度指数"可以帮助全科医生了解患者可能得到的家庭照顾或支持的程度,"关怀指数"较高表明患者能得到良好的家庭照顾或支持。相反,患者将更依赖于医疗保健服务。应该注意的是,个人对家庭的满意度不能完全反映家庭功能的实际状况;儿童与父母对家庭的期望和满意程度明显不一致;婚姻满意度会随着家庭生活周期的转变而变化。

四、McMaster 家庭评估模型

McMaster 模型阐明了一个家庭维持正常功能活动的基本条件和过程。这一模型认为,每一个家庭都必须执行一些基本的任务,如将食物摆在桌子上、提供休息场所和养育子女等。要完成以上任务,家庭必须具备以下几个方面的能力(图3-4):首先是有能力解决各种各样的问题,家庭应该是解决问题的有效单位;要解决问题,家庭成员必须进行成功的交流,并通过分派角色任务,使大家去做他们应该做的事;在解决问题的过程中,家庭成员还必须用家庭中特有的方式进行感情交流,并相互关心和照顾,而且考虑到家庭成员个性发展的需要;家庭必须有能力适当地控制其成员的行为。以上任何一个环节出现问题时,均可导致家庭出现功能障碍。McMaster 模型为我们提供了家庭功能整体性评估的一种基本思路,可供全科医生评价家庭功能时作为参考体系。

五、家庭外资源评估——ECO-MAP 图

把家庭作为对象,调查家庭外资源有关成分的有或无,有多少,并记录各种成分与家庭的联系强度,然后进行归类汇总,可以用 ECO-MAP 图来表示(图3-5)。图中圈的大小表示资源的多少,不同的连线表示联系的强度。

图 3-4　McMaster 家庭评估模型

图 3-5　评价家庭外资源的 ECO-MAP 图

第五节　以家庭为单位的健康照顾

案例 3-4

　　33 岁,男性,因"右手小指末节离断伤",与妻子一起来院急诊。体格健壮,但精神憔悴,妻子哭泣不止。全科医师迅速了解该司机的妻子因爱人常打牌输钱,再三劝告无果后提出离婚,患者以自残小指末节以誓戒赌恒心要求残断闭合,但妻子很感动要求断肢再植。医生尊重患者选择,在实施残断闭合时,对患者讲:"你妻子不惜花高医疗费要求断肢再植说明她深深地爱着你,你很幸福,别让她失望"。对妻子说:"他宁愿肢体断离也不愿意婚姻破裂,作为男人,他更需要理解"。手术完后医生对他俩说:"保护患者隐私是医生的义务"。患者听后十分感激,1 周来院换药,伤口愈合良好,再次向医生表达谢意。

　　思考:全科医生应如何开展以家庭为单位的健康照顾?

　　以家庭为单位的照顾是对个体和家庭提供卫生照顾的过程,全科医生在处理社区健康问题的过程中要始终考虑其与家庭各因素的相互作用关系及结果,并积极动员和有效利用家庭资源,灵活运用家庭系统理论为个体和家庭健康问题提供照顾服务。以家庭为单位的照顾是全科医生工作的重点之一,也是区别于其他专科服务的特点之一,以家庭为单位照顾的方式主要有家庭咨询、家庭治疗、家庭访视和家庭病床等。此节先介绍家庭为单位照顾的理论,相关的操作将在第二篇操作技能中介绍。

一、家庭咨询

(一)家庭咨询概述

家庭咨询(family consultation)的对象是整个家庭所有成员的共同问题,往往是一种家庭关系问题。通常进行家庭咨询的主要内容有:

1. 家庭遗传学咨询　包括遗传病在家族中发病的规律、婚姻限制、生育限制、预测家庭成员患遗传性疾病可能等。

2. 婚姻咨询　夫妻之间的相互适应问题、感情发展问题、性生活问题、角色扮演问题、生育问题等。

3. 其他家庭关系问题　如婆媳关系、父子关系、母女关系、兄弟姐妹关系、继父、继母、领养子女的关系等。

4. 家庭生活问题　孩子出生、孩子离家、退休、丧偶、独居等。

5. 子女教育和父母与子女的关系问题　儿童青春期的生长发育问题、与父母的关系适应问题、角色适应与交往方式问题、独立性与依赖性的平衡问题、人生发展与父母期望问题等。

6. 患病成员的家庭照顾问题　家庭成员患病的过程和预后、家庭应做出什么反应、家庭照顾的作用和质量等。

7. 严重的家庭功能障碍　往往是家庭成员间的交往方式问题或家庭遭遇重大的生活事件。

(二)家庭咨询的作用

1. 教育(education)　针对所有的家庭成员教育的内容包括家庭动力学、儿童发育、应付家庭生活中的紧张事件、处理精神或躯体疾患、与家庭成员讨论健康相关问题、对成员的疾患做出反应等。

2. 预防(prevention)　通过超前的教育来预防问题的产生,超前教育使家庭提前做好应付准备,不致到时出现家庭危机。家庭在任何一个生活周期内,都会遇到一些特殊的、需要应付的问题,全科医生全可以预测到这些问题。因此,对家庭进行预防性的教育是具有针对性的、完全有必要的,而且往往非常有效。

3. 支持(support)　支持是家庭咨询的核心功能,它与家庭咨询的另外 3 种功能都有关。处于危机状态的家庭最需要的帮助就是全科医生的有效支持,这种支持可以体现在多个方面、多种形式上,例如,帮助家庭预测问题并做好准备、倾听家庭成员诉说、帮助家庭成员表达感情、帮助家庭成员进行有效的交往、指导家庭成员组织起来克服困难等。

4. 激励或鞭策(challenge)　家庭咨询的另一个重要功能就是激励家庭成员改变不良的行为方式或交往方式。

二、家庭访视

家庭访视(home visit)(简称家访)是全科医生主动服务于个人和家庭的重要途径,家访是全科医生经常而重要的服务方式,对全科医生具有特别重要的意义和作用。通过家访,全科医生能接触到没有就诊的患者和健康的家庭成员,接触早期的健康问题或全面评价个人的健康危险因素,有利于全科医生及早诊断并提供综合性的预防保健服务;了解到客观、真实的家庭背景资料;家访可以满足一些特殊患者及其家庭对医疗保健服务的需求,降低医疗费用;家访有利于观察患者对治疗或预防干预的反应、患者执行医嘱的情况,有利于评价家庭照顾的质量,有利于指导患者在家庭中获得康复。家访的适应范围包括:

1. 急性疾患的评价和处理　如一过性的严重疾患,如重感冒;搬动会加重疼痛的疾患,如坐骨神经痛;年龄太大、生活不能自理的患者;活动有加剧病情的危险;转诊到医院之前需要进行一些治疗的患者,如减轻疼痛、复苏、心源性哮喘的处理;传染病患者:有些疾患在家访时就可以做出诊断,而且在家庭中使用抗生素效果会更好。

2. 出院患者的评价和继续治疗　大多数住院患者在恢复期的早期阶段就出院了,这些患者仍需要在家庭中接受继续治疗,并在家庭的照顾下逐渐康复。通过家访,全科医生可以正确评价患者的适应或恢复情况以及所遇到的问题、对医嘱的顺从度、对药物的反应情况等,以便及时调整治疗方案。

3. 慢性病患者的处理　许多慢性病患者的活动范围常常局限于家庭之中,如类风湿性关节炎、充血性心力衰竭、多发性硬化症、脑卒中偏瘫等。医生的定期家访不仅有利于慢性病患者的治疗和康复,也减轻了家庭的负担。

4. 为临终患者及其家庭提供服务　临终患者在自己熟悉的家庭环境中面对死亡会显得更平静。全科医生可以在家访时为临终患者提供必要的医疗服务和临终关怀服务,还可以为处于悲伤、混乱中的家庭成员和处于危机中的整个家庭提供必要的指导、援助和保健。

5. 家庭结构和功能的评价　在诊所中评价家庭的功能常常不如在家庭中评价那样准确和全面。患者在家庭中能更轻松地表达他们的感情,会揭示出一些深层次的感情矛盾和家庭危机。只有通过家访,全科医生才能发现另一个人的存在和患者尚未注意到的问题。

6. 实施家庭咨询和治疗　系统的家庭治疗常涉及家庭的每一个成员,只有在全体成员共同参与的情况下才能取得理想的效果。家庭治疗在家庭原有的环境中进行最理想。因此,家访是实施家庭治疗的最有效手段。

7. 有新生儿的家庭　新生儿的母婴访视是全科医生和社区护士开展家庭访视的常见内容之一,也是目前我国基本公共卫生服务项目的内容。新生儿家庭的母婴访视能较好地体现全科医学连续性和综合性服务的特点。

理论与实践 3-1

家庭访视为社区提供了便捷而有效的卫生服务,能充分体现全科医疗的可及性、综合性和连续性服务特点。家庭访视服务对多种社区慢性病干预均具有明显的效果。研究显示:对社区老年高血压患者进行家庭访视干预,能有效改善患者的生存质量,患者的自我管理行为、自我护理能力、用药依从性以及生存质量评分均明显改善。研究还显示,家庭访视服务能明显提高社区脑卒中早期肢体偏瘫患者的生活活动能力,并对提高社区阻塞性肺疾病患者的家庭氧疗依从性,明显提高管理效果。

三、家庭治疗

家庭治疗(family therapy)是一种综合性的、广泛的家庭关系治疗,治疗者通过采取有效的干预措施,影响家庭动力学的各个方面,从而使家庭建立新型的相互作用方式,改善家庭关系,最终维护家庭的整体功能。了解家庭治疗的基本框架和基本原理,是开展家庭照顾的基础。

家庭缓冲三角(family buffer triangle):大多数家庭关系紧张都相对集中于家庭中的一对人或两个家庭成员身上,如婆媳关系紧张、夫妻关系紧张、父子关系紧张等。而且,大多数家庭关系紧张都有一种要涉及第三者的倾向,否则,这种关系紧张就很难得以缓解。这第三者通常也是家庭中的一个成员,他的作用相当于一种缓冲剂或调和者,可暂时将家庭关系紧张的焦点从一对人身上转移到第三者身上,从而减轻紧张的程度。这种倾向使家庭关系紧张在家庭中形成一种三角结构,这是家庭解决自身关系问题的一种结构形式。由于家庭内的三角结构可以暂时缓解家庭关系紧张,家庭成员常不知不觉地重复利用它,并希望以此来维护家庭的正常功能。在核心家庭中,儿童往往成为夫妻关系紧张的"挽救者",但儿童也因此成为最大的受害者。在家庭系统中形成的三角结构通常是一种无效的应付机制,关系紧张只是被暂时转移或暂时缓解而已,并不能被完全消除,其结果不利于家庭问题的彻底解决。例如,夫妻在吵架时,孩子开始摔东西或诉说腹痛,出于无奈,夫妻暂时停止争吵。儿童的心身障碍常常是夫妻痛苦关系的挽救者,这种三角结构只是暂时把夫妻的注意力从他们自身的痛苦关系上转移到有问题的孩子身上,并没有真正解决夫妻之间的关系问题。实际上,第三者、挽救者本身也是受害者,而且往往是受影响最严重的家庭成员。医生在诊所中接触到的很多患者都可能是家庭三角结构的第三者,有人称之为家庭关系紧张的"替罪羊"。来看病的人往往是受家庭关系紧张影响最深的第三者,而真正的"患者"却是家庭中的另两个人或整个家庭。

家庭治疗三角(triangulation of family therapy):家庭在遭遇关系紧张时,另一个倾向是在家庭之外寻找第三者。帮助家庭解决关系紧张的第三者往往是他们双方都比较信任的一位朋友、领导、亲戚、邻居或同事。全科医生或家庭治疗者会主动去寻找患者背后的家庭问题。如果医生要成为家庭紧张关系的挽救者,就必须与家庭建立一种有效的、立体的治疗三角,也即医生或家庭治疗者作为家庭寻找的第三者。家庭治疗三角不同于家庭内的缓冲三角,缓冲三角是一种平面三角,三方均处于家庭内的同一个平面上,无法清楚地认识家庭系统内部的问题,而家庭治疗三角是一种立体三角,治疗者或医生站在家庭平面之外,作为家庭问题的"旁观者",对于家庭问题来说,往往是"旁观者清,当事者迷"。治疗者站在一个俯视的角度上,可以清楚地观察到家庭问题的来龙去脉,这是家庭治疗者成功地帮助家庭解决问题的重要基础(图3-6)。

图3-6 家庭缓冲三角和家庭治疗三角

家庭治疗是治疗者与家庭面对面交往的过程,通过交往,治疗者了解家庭的动力学过程,评价家庭的功能状况,鉴定家庭问题的性质和原因,然后,帮助家庭制订干预计划,并与家庭合作,实施干预计划,最后评价干预的效果,及时调整干预计划和措施。家庭治疗的过程可归结为以下5个基本方面:会谈(interview)、观察(observation)、家庭评估(family assessment)、干预(intervention)和评价(evaluation)。家庭治疗是以上过程交替进行、逐渐达到改善家庭功能之目的的一种系统支持程序。

1. 观察 观察就是治疗者用心去看、去听、去感受的过程。观察有两种类型,一种是诊断性的,目的是进行家庭结构和功能评估;另一种是评价性的,即评价干预的效果。

2. 会谈 会谈是家庭治疗的核心,它既可以是诊断性的,也可以是治疗性的,还可以是评价性的,有时会谈是为了配合观察。

3. 家庭结构和功能评估 治疗者可以通过观察来了解家庭的客观资料,通过交谈来了解家庭的主观资料和每个成员对家庭的主观满意度,最后利用一些评估工具,对家庭的结构和功能进行全面、综合的评估,并对家庭问题做出临床判断。

4. 干预 干预是治疗者与家庭就同一个目标而进行的有效合作。

5. 评价 指干预效果的评价。通过观察、会谈和家庭评估,了解家庭治疗的效果。同时,还应了解家庭在转变过程中遇到的抵触和困难,并及时调整家庭治疗计划,采取更有效的干预措施。

四、家庭病床

家庭病床(family sickbed)是以社区家庭作为卫生服务场所,对适合在家庭条件下进行检查、治疗和护理的某些患者,在其家庭建立的病床,这是顺应社会发展而出现的一种新的卫生服务形式。家庭病床服务的内容包括疾病普查,健康教育与咨询,预防和控制疾病发生发展等。

(一)家庭病床的分类

根据家庭病床的主要用途,分为以下三种类型:

1. 医疗型　以老年病、慢性病及中晚期肿瘤患者为主要服务对象。包括诊断明确或基本明确、病情稳定的非危、重症患者,住院不便且需连续观察治疗的患者;年老体残、行动不便、到医院连续就诊困难的患者;需予以支持治疗和减轻痛苦的中晚期肿瘤患者和经住院治疗病情稳定、出院后仍需继续观察治疗的患者。

2. 康复型　心血管疾病等老年性疾病的康复期,可能或已经遗留后遗症(功能障碍或残疾),根据病情需进行以社区康复治疗为主的患者。

3. 综合服务型　以诊断明确、治疗方案单一、长期卧床、适宜家庭治疗的慢性疾病患者为主要对象。

(二)家庭病床服务的主要内容

1. 居民健康档案的建立、补充、完善和更新。

2. 社区常用适宜技术的应用　定期巡查、药物治疗、饮食治疗、运动治疗、心理治疗、家庭护理、输氧(含雾化)、换药、拆线、导尿(含膀胱冲洗)、灌肠(含保留灌肠)、鼻饲、物理降温、针灸、拔罐、刮痧、中药泡洗治疗、B超、心电图检查、临床检验标本采集、康复治疗、条件允许时可开展普通输液、肌肉注射治疗等。有以下家庭病床常用的适宜技术服务项目分类(表3-3)。

表3-3　家庭病床常用的社区适宜技术服务项目分类

分类	举例
药物治疗	口服、肌肉注射等
饮食治疗	糖尿病、肝病、肾病等的营养治疗
心理咨询治疗	特殊患者和居民的心理咨询和心理治疗
中医治疗	针灸、按摩、拔火罐等
家庭护理	卧床患者、精神病患者、残疾人等的护理
物理治疗	热疗、磁疗等
运动疗法	指导开展适于患者的各种体育锻炼
临床检查	心电图、B超、理化检验
自我治疗	指导患者自我护理、自我监督

3. 居民健康管理及公共卫生项目的实施　重点人群专案管理及随访、周期性体检、心理健康指导、营养膳食指导、疾病预防指导和健康保健知识指导等。

(周志衡)

学习小结

1. 以家庭为单位的健康服务是全科医生服务的特点之一。全科医生应该了解家庭系统理论,掌握最基本的家庭照顾技能。

2. 家庭的本质关系有社会关系、物质关系和人口的生产关系,家庭类型主要包括核心家庭、联合家庭、主干家庭和其他类型家庭,而家庭的结构主要表现在家庭界限、家庭角色、权力结构、家庭气氛与生活空间、交往类型、家庭价值观等六个方面。

3. 家庭功能包括:满足感情需要、性生活调节的功能、生育的功能、抚养和赡养功能、经济功能和社会化功能。家庭可以通过遗传、环境、感情、支持、社会化等途径来影响个人的健康,个人的疾患也可以影响家庭的各方面功能。

4. 家庭生活周期通常经历恋爱、结婚、怀孕、抚养孩子、孩子成年离家、空巢、退休、独居、死亡等阶段。

5. 家庭资源包括家庭内资源和家庭外资源，当生活压力事件作用于个人和家庭，而家庭内、外资源不足时，家庭会陷于家庭危机中。全科医师可以通过一系列评估方法评价家庭的结构和家庭功能。

6. 全科医生应该在了解患者完整背景和以家庭为单位的处理原则下为家庭提供健康照顾，以家庭为单位健康照顾的主要方式包括家庭咨询、家庭治疗、家庭访视和家庭病床等。

复习思考题

1. 简述家庭的主要类型及其各种家庭类型的优缺点。

2. 简述生活压力事件的分类。

3. 家庭功能评估的方法有哪些？

4. 简述家访的适应证。

5. 简述家庭缓冲三角和家庭治疗三角的区别与联系。

第四章　以社区为范围的健康服务

学习目标

掌握	社区的定义以及社区卫生服务的特点和内容；社区诊断的步骤和方法；社区导向的基层医疗卫生保健实施过程。
熟悉	社区常见健康问题的种类及特征；社区诊断的概念、目的意义与内容；COPC 的定义与基本要素。
了解	全科医生在实施 COPC 中的作用及意义；学校和流动人口常见健康问题及职业病的预防与管理措施。

我国的医疗卫生保健服务体系可分为基层医疗（primary care）、二级医疗（secondary care）和三级医疗（tertiary care）。其中基层医疗是健康服务的第一线，主要处理常见病、多发病和未分化疾病，80% 以上的常见健康问题可以在基层医疗卫生机构得到解决，而对于解决不了的健康问题可以逐级向二级、三级医疗机构转诊。有效的双向转诊制度可以减少卫生资源的浪费，提高卫生服务的效率。在 2016 年召开的全国卫生与健康大会上，国家主席习近平特别强调，要不断完善制度、扩展服务、提高质量，让广大人民群众享有公平可及、系统连续的预防、治疗、康复、健康促进等健康服务，努力全方位全周期保障人民健康。可见，基层医疗在整个医疗保健体系中具有举足轻重的作用。

第一节　概述

案例 4-1

某男 50 岁，任公司主管，因自觉头痛而到社区卫生服务中心就诊。患者主诉其经常头痛，痛时需服用止痛片方能缓解，并伴有失眠及疲劳等症状。检查可见，患者略有焦虑，血压、心肺以及神经系统体征正常。眼底检查发现有轻度动脉硬化，眼压正常，鼻腔、鼻窦等检查也未见异常。行脑电图检查、脑血流图检查及颅脑 CT 检查除有轻度动脉硬化和轻度脑供血不足外，未有其他异常发现。最终医生以脑供血不足作为诊断，给予口服丹参片等药物治疗，然而两周后并未有好转而再次来诊。在医生了解工作性质及强度和压力后，进行心理疏导和建议暂时调整工作、劝导少服止疼药半月后头痛症状已基本消失。

思考：这个案例给全科医生带来的启示是什么？

一、社区的定义及其要素

社区(community)是社会的缩影。早在 1881 年,德国学者 F. Tonnies 将社区定义为:"是以家庭为基础的历史共同体,是血缘共同体和地缘共同体的结合。"1978 年世界卫生组织在关于初级卫生保健国际会议报告中指出:"所谓社区是以某种经济的、文化的、种族的或某种社会的凝聚力,使人们生活在一起的一种社会组织"。我国著名的社会学家费孝通将社区定义为:"是由若干社会群体(家庭、氏族)或社会组织(机关、团体)聚集在一个地域里所形成的一个生活上相互关联的大集体。"社区一般由下列五大要素构成:

1. 一定数量并相对固定的人群 以一定社会关系为基础组织起来的共同生活在一起的人群是构成社区的主体。对于人口数量的多少,并无一定的要求。WHO 认为,一个有代表性的社区,其人口约为 10 万～30 万。人口因素主要通过人口数量、结构、素质、分布、流动和迁移五个方面对社区产生影响。

2. 一定的地域 社区存在于一定的地理空间和范围之中,是社会空间和地理空间的有机结合。一定的地域条件是社区各种活动的自然基础,包括地理位置、气候、资源和交通等。至于面积的大小,也无一定的标准。WHO 提出的社区面积一般在 5～50 平方公里。

3. 生活服务设施 生活服务设施可以满足人群的物质和精神需要,是衡量社区发展程度的重要标志,主要包括学校、医院、文化娱乐场所、商业网点、道路交通和通信等。

4. 特定的文化背景与生活方式 社区居民由于长期生活在某一特定地域,彼此已形成了一种默契、一种协调和一种认同。因此,同一社区的居民通常在某一方面或多个方面具有共同的背景(政治、经济、文化、居住等)、共同的需求(物质生活、精神生活、社会生活等)和共同的问题(生活状况、医疗设施、教育水平、环境卫生等)。他们往往有着相同的生活方式和行为准则。

5. 一定的生活制度和管理机构 要维护社区的正常运行,必须建立完整有效的管理体制,包括管理机构、管理制度、运行机制、管理办法和组织网络,以满足社区居民的需求,解决社区面临的问题。生活制度是满足社区居民生活和社会交往应当遵守的准则,而社区的管理机构是保障制度落实的组织,如街道办事处、居民委员会和各种社会团体等,同时也是开展基层医疗卫生保健服务的组织保证。

由于社区人群、地域大小往往有较大的不同,所以社区的界定也有很大的弹性,它可以大到一个国家,也可以小到一个街道。但是,任何社区一般都要具有以上几个基本要素,才能使社区成为一个有组织的社会实体。不同的社区,具有特征性的文化背景,生活制度和管理机制,从而形成了人们特有的健康观念和行为模式。在我国,一般是按行政区域来划分,如城市社区一般界定为街道,农村社区一般为乡(镇)。

二、社区常见健康问题

(一)社区常见健康问题的种类

社区常见健康问题是全科医疗服务的主要内容,包括社区中常见的疾病或疾患、心理与行为问题、家庭健康问题和社区卫生问题等。这些问题约占社区全部健康问题的 85%～90%。全科医生应将这些常见的健康问题尽可能解决在社区,为社区居民提供综合、连续、可及、协调的卫生保健服务,这是全科医疗区别于专科医疗的重要特征之一。同时,也有效地控制了患者就医的流向,在一定程度上控制了医疗费用的上涨。

不同社区由于经济发展水平、地理自然环境等因素的差异,社区常见健康问题也不尽相同。因此,全科医生进入社区后首先要了解本社区常见健康问题的性质以及流行病学特征,然后确定解决社区常见健康问题的临床策略与方法。一般来说,基层医疗中常见的社区健康问题约有 30～50 种左右,包括腹痛、胸痛、咽喉痛、流感、伤风、扁桃腺炎、鼻炎、发热、急性气管炎、肺炎、慢性阻塞性肺病、哮喘、肥胖症、高血压、冠心病、充血性心力衰竭、脑卒中、糖尿病、恶性肿瘤、骨质疏松症、撕裂伤、擦伤、扭伤、腰痛、急性膀胱炎、阴道炎、焦虑、抑郁、接触性皮炎等。

美国1978年医疗门诊的一项调查研究表明了家庭医疗中最常见的前25位就诊原因（表4-1），加拿大和英国全科/家庭医疗中前十种最常见的症状（表4-2）。

表4-1 美国家庭医疗门诊中最常见的前25位就诊原因排序

男性		女性	
1. 喉部症状	14. 临终问题	1. 喉部症状	14. 颈部症状
2. 上呼吸道感染	15. 颈部症状	2. 咳嗽	15. 肩部症状
3. 咳嗽	16. 脚及趾部问题	3. 上呼吸道感染	16. 胃部疼痛、痉挛
4. 皮肤潮红	17. 业余活动体检	4. 一般健康检查	17. 恶心
5. 发热	18. 胃部疼痛、痉挛	5. 皮肤潮红	18. 腿部症状
6. 一般健康检查	19. 预防注射	6. 腹痛	19. 非特异性疼痛
7. 就业体检	20. 鼻痛	7. 腰背症状	20. 尿痛、排尿困难
8. 耳痛	21. 肩部症状	8. 耳痛	21. 产前检查
9. 胸痛	22. 腿部症状	9. 头痛	22. 测量体重
10. 风湿性疾病	23. 手、指部损伤	10. 发烧	23. 入学体检
11. 头痛	24. 膝部症状	11. 胸痛	24. 焦虑和神经症
12. 腹痛	25. 腹泻	12. 巴氏涂片	25. 预防接种
13. 入学体检		13. 头晕	

表4-2 加拿大和英国全科/家庭医疗中不同性别前10种最常见症状

加拿大		英国	
男	女	男	女
咳嗽	腹部/盆腔痛	咳嗽	咳嗽
咽喉痛	咳嗽	皮疹	皮疹
感冒	咽喉痛	咽喉痛	咽喉痛
皮疹	月经异常	腹痛	溃疡
发热/寒战	感冒	肠道症状	腹痛
耳痛	皮疹	胸痛	肠道症状
背部问题	抑郁	背痛	背痛
皮炎	阴道白带异常症状	溃疡	胸痛
胸痛	焦虑	头痛	胃部症状
腹痛	头痛	关节痛	头痛

社区常见健康问题主要具有以下几个基本特征：①处于疾病的早期未分化阶段。在这一阶段多数患者还未出现典型的、特异性的症状和体征，难以在临床表现和疾病之间建立明确的关系，而对于问题的处理来说，此时却是最好的时机，成本最小，效果也最好。②健康需求多样化。社区中急性的、一过性的或自限性疾患所占比例较高，同时慢性疾患出现频率也较高，同时，常常伴随大量的心理和社会问题。社区居民的健康需求呈多样化，并有正常和异常之分。③具有变异性和隐蔽性。不同社区的健康问题有较大的差异，患者及其家庭之间的差异也很大。同时，社区健康问题还具有明显的隐蔽性特点，主动前来就诊的患者只占患者总数的1/3，很多患者还需要全科医生主动去发现。④病因多元化。社区中出现的无论是急性传染病还是各种慢性病，其病因都是多元的，是生物、心理、社会因素综合作用的结果。全科医生在处理这些问题时，应综合考虑社区中出现的各种健康问题及其相互间的影响，充分意识到提供整体性服务的重要性。

（二）社区常见健康问题的服务需求与卫生资源利用

英国学者 Kerr White 等在对英、美等国社区居民的患病以及对卫生资源利用情况的研究结果表明，在社区1000名16岁以上的人口中，有75%的人在一个月内出现过健康问题，但只有1/3有健康问题的人利用了卫生服务。所有这些就医者中，有14人利用了专科医疗，其中5人由专科医生进行了会诊，9人住院，住院者中仅有1人被转诊到三级教学医院住院。2001年美国 LA Green 等人重复了上述研究，得到了极其类似的结果（图4-1）。这说明虽然社会经济和医疗卫生技术有了很大进步，但患者的患病和求医行为仍遵循自身的规律，并未依这些环境的变化而改变。

图 4-1　美国社区居民卫生保健的月度数据

1000人

800人自述有症状

327人会考虑求医

217人去医生诊所，其中113人去基层医疗诊所

65人找补充医疗或替代医学提供者看病

21人会去医院门诊就医

14人会得到居家医疗照顾

13人就诊于急诊部

8人住院治疗

不到1人到大学学术医疗中心住院

可见，社区居民中绝大部分的健康问题是利用了基层医疗机构的卫生资源，是可以通过全科医生来解决的。但同时需要注意的是，存在健康问题的人群中仍有一部分人未利用卫生资源，因此，全科医生也应重视未就诊人群的健康维护，分析未就诊的原因，以提高卫生服务的利用率。总之，全科医生要了解社区常见健康问题的全貌，除了通过门诊了解患者就医的信息外，更重要的是要对社区全体居民的健康状况和卫生需求进行调查研究，才能更有效地提供以社区为基础的健康服务。

三、社区卫生服务

（一）社区卫生服务的概念

1999年7月，我国原卫生部等十部委在发表的《关于发展城市社区卫生服务的若干意见》中将社区卫生服务（community health service，CHS）定义为："社区卫生服务是社区建设的重要组成部分，是在政府领导、社区参与、上级卫生机构指导下，以基层卫生机构为主体，全科医师为骨干，合理使用社区资源和适宜的技术，以人的健康为中心、家庭为单位、社区为范围、需求为导向，以妇女、儿童、老年人、慢性患者、残疾人等为重点，以解决社区主要卫生问题、满足基本卫生服务需求为目的，融预防、医疗、保健、康复、健康教育、计划生育技术服务等为一体的，有效、经济、方便、综合、连续的基层卫生服务。"

（二）社区卫生服务的特点

1. 以健康为中心　在社会经济飞速发展的今天，如何确保每个人的身心健康是国家、社会、家庭和个人所面对的新问题。因为现代病因学认为，许多因素都对公众健康产生影响，如环境污染、不良的生活方式和行为、社会文化因素、医疗保健制度等等。因此，如何鼓励和帮助人们预防疾病，培养健康的生活方式，是对政府和卫生部门的新挑战。卫生部门也必须将工作的重点从治疗疾病转移到预防和控制导致疾病产生的各种危险因素上，从而最大限度地保护和促进健康。

社区卫生服务必须以人为本，以人的健康为中心，而不是以患者为中心，更不是以疾病为中心。这种服务理念的变化需要改变卫生服务的工作方式，仅仅靠治疗个体疾病是远远不够的，而是要求社区卫生服务走进社区和家庭，提高大众的健康素养，建立健康的生活方式，预防疾病，促进健康。

2. 以人群为对象　医院服务是以就诊的每个患者作为服务对象的，而社区卫生服务是以维护社区内所有人群的利益和健康为出发点的，如改善社区的卫生环境、居住条件、消除不安全因素和不健康的生活方式等，在对儿童做预防接种和系统保健时，掌握整个社区儿童预防接种覆盖率、营养状况及健康状况等，从而制定个体和整体的干预计划。

3. 以家庭为单位　一个家庭内的每个成员之间有极其相似的行为、生活方式和居住环境。因此，在健

康问题上存在着相同的危险因素。对于全科医生来说,家庭是提供服务的重要场所,又是可利用的有效资源,如婴儿的喂养必须考虑其父母的社会文化背景,并从其文化的角度考虑如何对其父母进行母乳喂养方面的健康教育。

4. 以社区为范围　社区卫生服务是以社区为范围,以社区人群的健康需求为导向,充分利用社区资源为居民提供服务。以社区为基础的基层卫生医疗服务可将个体和群体的健康照顾紧密结合、相互促进。

5. 提供综合性服务　健康已经被赋予了新的内涵,因此,社区卫生服务必须是综合的、全方位的、多部门参与的。如要保证儿童的健康,需要为其提供母亲的孕产期保健和产后保健,新生儿访视和儿童系统管理等一系列保健服务。

(三)社区卫生服务的内容

社区卫生服务是以满足群众需求,保护人民健康为出发点,主要提供社区基本公共卫生服务和基本医疗服务等内容,具备"六位一体"的功能。"六位"是指社区预防、社区保健、常见病和慢性病治疗、社区康复、健康教育与健康促进、计划生育技术指导;"一体"是指由社区卫生服务中心((站))提供上述综合、连续性的服务。

1. 社区预防　针对社区内的所有居民,包括健康人群、亚健康人群、高危人群、职业人群以及患者等开展传染病、慢性病和突发事件的群体预防和个体临床预防服务。对于传染病的预防主要是开展社区的一级病因学预防、二级"五早"预防(早发现、早报告、早隔离、早诊断、早治疗)和三级的预后康复预防;对于慢性病的预防包括一级危险因素预防、二级"三早"预防(早发现、早诊断、早治疗)和三级防残预防;而突发事件的预防主要是指隐藏在"健康人群"内的且能突然产生严重问题的临床预防服务。

2. 社区保健　社区保健的重点是儿童保健、妇女保健和老年保健。儿童保健包括开展新生儿保健、婴幼儿及学龄前儿童保健,协助对辖区内托幼机构的健康指导。妇幼保健包括提供婚前保健、孕前保健、孕产期保健、更年期保健,开展妇女常见病预防和筛查。老年保健包括指导老年人进行疾病预防和自我保健,进行家庭访视,提供有针对性的健康指导。从保健的形式上看,对社区居民可进行保健合同制管理,开展定期健康保健管理,如建立健康档案、提供健康咨询与健康指导等。

3. 常见病和慢性病治疗　社区医疗是社区卫生服务工作量最多的部分。社区医生除在社区卫生服务中心处理患者外,还应深入家庭,对患者家属讲解有关疾病的防治知识,以便在特定情况下,家属能处理与救护,在平时,能监督患者执行医嘱。如对高血压患者,应告知患者注意"三个半分钟",可避免夜间卒中;对冠心病患者,告知家属万一发生心肌梗死,切勿搬动患者,掌握心脏复苏技术;对糖尿病患者,告知家属监督患者饮食,加强体育锻炼。还可依据社区居民的需求开展家庭治疗、家庭访视、临终关怀等医疗服务。防中有治,治中有防,预防为主,贯穿于疾病自然史的始末。

4. 社区康复　是指对社区慢性病患者、伤残患者以及老年患者进行医院、社区和家庭的康复工作。康复内容包括由医务人员在家或在康复中心帮助患者进行生活自理、步行、家务、语言、心理的训练等。康复的目标是:通过训练使患者生活能够自理,平等地享受入学和就业机会,使他们融入社会,不受歧视、孤立和隔离。

5. 健康教育与健康促进　健康教育是通过有组织、有计划、有系统的社会教育活动,促使人们自觉地采纳有益于健康的行为和生活方式,消除或减轻影响健康的危害因素,预防疾病,促进健康,提高生活质量,也是传染病、慢性病和突发事件预防的重要手段。尤其是实施重点人群及重点场所健康教育,帮助居民逐步形成有利于维护和促进健康的行为生活方式。健康教育贵在自我、重在自觉,靠信息传播和行为干预,使个体和群体树立自我保健意识,提高保健能力。

6. 计划生育技术指导　计划生育技术一般分为节育技术、优生技术和优育技术。计划生育技术指导就是对社区育龄人群的计划生育和优生优育工作进行咨询指导,发放避孕药具等。

（四）社区卫生服务的方式

社区卫生服务的基本服务方式依据不同的地理环境、工作地点、人口特征、服务需要等进行不同的选择。一般以主动服务和上门服务为主,并需要采取灵活、多样的形式提供服务。主要方式有:

1. 门诊服务　是社区卫生服务的最主要服务方式,一般包括门诊、留诊观察,以提供基本医疗服务为主。

2. 出诊服务　是最具特色的社区卫生服务形式,多针对社区居民行动不便、病情危急等情况的上门服务,另一种是根据预防工作、随访工作或保健合同要求提供的主动上门服务。

3. 急诊与急救服务　依靠社区卫生服务中心提供全天候的急诊服务、院前急救、及时高效地帮助患者利用当地的急救网络系统。

4. 家庭访视是全科医生经常而重要的服务方式,通过家庭访视,能观察患者对治疗的反应以及执行医嘱的情况,有利于评价家庭照顾的质量,同时全科医生还能接触到没有就诊的患者和健康的家庭成员,有利于及早诊断并提供综合性的预防保健服务。

5. 家庭护理与家庭病床服务　社区卫生服务中心的医护人员走进家庭,主动开展家庭病床和护理服务,不断满足居民、特别是老年人的医疗服务需求。

6. 临终关怀　对于生命终末期的患者提供人文关怀、减轻痛苦的医疗和精神方面的人性化照顾。

7. 会诊与转诊服务　是比较常见的社区卫生服务形式,体现了社区全科医疗的协调性特点。对于需要转诊的患者帮助其选择上级医院,并提供转诊服务。如果因各种原因无法转诊,全科医生可请上级医疗机构的专家来社区进行会诊。

8. 就医指导与咨询服务　通过热线电话为社区居民提供健康教育和医疗保健咨询、预约等服务,也可通过电话定期联系不能按时前来就诊的患者,或需要进行定期督导的患者。

9. 契约服务　为实现社区居民都能够拥有自己的家庭医生的目标,让居民与全科医生建立一对一的契约合同责任制关系。国际经验表明,这是实行家庭医生制的基础,只有建立稳定的医患关系,预防为导向的全科医疗的综合性、连续性、可及性等服务的优势才能真正体现出来,这对提高居民健康水平具有深远的意义。

相关链接 4-1

健 康 小 屋

为应对慢性病的严峻挑战,提高卫生服务的可及性,创造支持性环境,增强人民群众的健康意识和自我保健能力,2007 年国家发起了"全民健康生活方式行动"措施,将"创造长期可持续的支持性环境"作为行动的总目标之一,积极创建包括"健康小屋"在内的九大支持性环境。截至 2014 年末,全国共建成 5363个健康小屋,覆盖全国 675 个区县,平均每百万人口拥有 4 个健康小屋。

健康小屋是政府主导,由公共卫生机构给人们提供的自助健康检测服务,普及健康知识,促进慢性病的早期发现,引导群众养成自我管理健康意识的场所。是将传统的医生管理患者模式转变成医患结合、患者自助和主动参与的新的管理模式。其特点是:群众自愿参与、自主健康、自我管理。其表现形式是:医患合作、人机互动、患者自助。健康小屋必备的设备主要有身高计、体重秤、腰围尺、血压计等基本测量设备。居民在家门口就可以免费测量血压、血糖甚至评测精神压力等健康指标,这些数据通过互联网传到医院或基层医疗卫生服务机构的信息平台后,居民也可获得专科医生以及全科医生提供的在线健康评测和健康指导等。

（五）社区首诊

社区首诊是指社区居民首先在本人选择的定点基层医疗卫生机构就诊,因病情需要转诊的,由所在基层卫生服务机构全科医生及时为患者办理转诊登记手续。未经基层卫生服务机构办理转诊手续而发生的住院医疗费用,医疗保险基金不予支付。在基层首诊制度和双向转诊制度的实施中,全科医生承担着卫生保健系统"守门人"的重要角色。

双向转诊(two-way referral)是指根据人群健康和患者病情的需要而进行的由基层医疗卫生服务机构(社区卫生服务中心/站、乡镇卫生院/村卫生所)与上级综合医院或专科医院间相互转诊的诊治过程。其实质应是全科医生负责式转诊,即由全科医生首诊,将疑难、重症患者负责向上级医院转诊,诊治结束后再由全科医生继续负责管理,整个过程中全科医生承担相应的责任和义务。

实行基层全科医生首诊负责制可以转变人们的就医观念,有效地引导患者合理分流,既可发挥基层医疗卫生服务机构基本医疗网底的作用,方便患者就医,又可以节省医疗费用,减轻上级医院的就医压力,而双向转诊可以促进卫生资源合理利用,形成层次结构分明、功能定位准确、职责明确、各司其职、相互配合、密切合作的医疗卫生服务框架体系,即常见病、多发病、慢性病稳定期、康复期患者由基层医疗卫生机构负责,急危重症和疑难病患者由全科医生转诊到上级医院诊治,从而为患者提供连续性服务。

理论与实践 4-1

自2015年,国家要求所有公立医院改革试点城市和综合医改试点省份都要开展分级诊疗试点,并重点做好高血压、糖尿病分级诊疗试点工作,我国大部分地区都在积极进行分级诊疗的探索实践,开展以医联体为主要形式的分级诊疗工作。截至2016年底,全国共有205个地级以上城市开展医联体试点,占地级以上城市总数的60%以上,逐步形成了"城市医疗集团、县域医疗共同体、跨区域专科联盟、远程医疗协作网"等较为成熟的模式,工作成效初显。四种代表性的模式分别是:①以深圳罗湖医疗集团、江苏镇江康复医疗集团为代表的城市医疗集团模式。由三级公立医院或者业务能力较强的医院牵头,联合基层卫生服务机构等,形成资源共享、分工协作的管理模式。在医联体内以人才共享、技术支持、检查互认、处方流动、服务衔接等为纽带进行合作。②以安徽天长为代表的县域医疗共同体模式。以县级医院为龙头、乡镇卫生院为枢纽、村卫生室为基础的县乡一体化管理,与乡村一体化有效衔接,形成县乡村三级医疗卫生机构分工协作机制。③以北京市儿童医院儿科联盟为代表的跨区域专科联盟。由特色专科医疗机构技术力量为支撑,充分发挥医学中心、临床医学研究中心及其协同网络的作用,以专科协作为纽带,形成补位发展模式,提升疾病救治能力。④以中日友好医院远程医疗网络为代表的远程医疗协作网。由公立医院面向基层、边远和欠发达地区提供远程医疗、远程教学、远程培训等服务,利用信息化手段促进资源纵向流动,提高优质医疗资源可及性和医疗服务整体效率。

通过不懈努力,医联体建设工作已取得初步成效。①患者就医流向逐步变化。2016年,全国各类医联体上转病例近千万例次,同比增长62%,下转260万余例次,同比增长117%;②通过医联体内下派专家、技术扶持、人员培训以及设施设备支持等多种方式,使基层的硬件和软件都得到进一步改善;③在临床技术、医学检验、病理诊断、医学影像诊断、血液透析和消毒供应等方面,实现了医联体内部的资源共享、服务同质,提升了诊疗水平,降低了医疗费用;④通过完善财政、价格、医保等配套政策,医联体上下贯通的互动衔接机制初步形成,推动构建了整合型医疗服务体系。实践证明,加强医联体建设能够为群众带来看得见、摸得着的健康福祉,也能增强医改的效果。

第二节 社区诊断

一、社区卫生服务需求评价

社区卫生服务需求评价是指社区卫生工作者、工作团队或管理者主动运用社会学、人类学、流行病学和卫生经济学等的研究方法,系统的收集有关社区居民健康、社区卫生资源的利用情况等信息,对社区卫生服务的需求、需要、供给和利用状况全面进行分析与评价,识别、分析社区内需优先解决的卫生问题,确认社区可利用的现有卫生资源,通过实施相应的卫生计划解决社区现有的主要卫生问题,以满足居民个人、家庭、社区人群实际卫生需求和需要的过程。

在以居民需求为导向提供的社区卫生服务模式中,社区卫生服务需求评价和社区诊断是非常重要的工作。处理好需要、需求和供给三者之间的平衡关系,既可以满足人们日益增长的卫生需求,又可以促进社区卫生服务的发展。从概念来讲,卫生服务需求评价和社区卫生诊断在国际上都是非常相近的两个术语,基本工作步骤和实施方法也大致相同,只是需求评价在评价内容及范围上比较灵活,操作性和实用性较强。如需求评价可以是专门针对慢性病患者进行调查,但社区诊断只能是社区全体居民;需求评价可以针对某一健康问题来进行,但社区诊断却是对全人群主要健康问题实施系统性的评估。

案例 4-2

小儿腹泻流行原因的调查

在墨西哥,契亚巴斯的米通蒂克高地农村社区,进行了一次以社区为基础的病例对照研究,新发腹泻病例由志愿参加的母亲确认,然后教母亲给腹泻儿童口服补液治疗的方法。本研究的结果是引人注目的。在腹泻高峰季节,腹泻发生率达30%,然而主要的易患因素却是令人惊奇的。唯一具有显著性差异的儿童腹泻因素是,儿童患腹泻前2周母亲先有腹泻。而那些被认为是儿童腹泻的因素,如家里有动物、这些动物生病了、家里水源种类、储水器种类以及垃圾处理等,在这一人群中却不伴有儿童腹泻病例。

思考:1. 社区诊断对社区医疗的意义是什么?

2. 如何理解社区诊断方法选择的适宜性?

二、社区诊断的概念

社区诊断(community diagnosis)是社区卫生工作者综合运用社会学、人类学和流行病学的研究方法,收集社区卫生状况、社区居民健康状况与需求以及社区可利用的卫生资源情况等信息,发现存在的主要健康问题,以便确定需优先解决的社区主要卫生问题的过程,为进一步制定社区卫生服务干预计划提供科学依据。

社区诊断是开展社区卫生服务的向导,只有通过社区诊断,才能确定社区中的主要健康问题以及解决问题的优先顺序,才能根据社区居民的需求,制定出有效、可持续的社区卫生服务工作计划。如同临床医生诊治患者,需要有正确的诊断后才能开出有针对性的药物处方一样。不同之处是,临床诊断是在疾病发生之后,由医生对患者进行各种综合性检查后所做出的判断,而社区诊断则是通过社区医生主动地利用科学的方法收集社区内居民健康状况与需求,社区内可利用的卫生资源以及卫生服务的提供和利用等资料对社区卫生状况所进行的描述和分析,最终确定社区内需要优先解决的卫生问题的过程。两者在评价对象、存在问题、资料收集、评价方法、结果、处理及目的等方面存在着明显的区别(表4-3)。

表4-3 社区诊断与临床诊断的比较

	社区诊断	临床诊断
对象	社区人群与环境	个人
存在问题	现象或事件、人群反应、健康状况	症状
资料收集	社区文献资料和现有资料、健康档案、社区调查	既往史、主诉、现病史
评价方法	社会医学定性和定量研究、统计学分析方法、因果分析图	物理检查、实验室检查
结果	发现社区卫生问题和现有卫生资源 找出卫生问题的原因	确定病名 找出病原
处理	形成初步的卫生服务需求及优先解决的主要卫生问题,制定社区卫生计划,实施干预措施	进行疾病个人诊断 开具处方或提供治疗方案
目的	效果评价 预防疾病,促进健康	效果评价 治愈疾病或缓解病症

三、社区诊断的目的与意义

社区诊断是制定卫生政策、合理利用卫生资源的重要依据。社区诊断的目的主要包括：

1. 发现社区存在的主要健康问题　通过一定的方式和手段，在掌握大量的生命统计、健康问题、社区的家庭结构、生活周期及功能、社区居民对卫生保健的认知、态度、卫生资源、卫生服务利用等资料的基础上，找出影响社区居民的主要卫生问题，分析其影响因素。

2. 明确社区居民的卫生服务需求　在社区卫生诊断过程中，可通过对居民健康状况以及现有卫生服务利用状况的分析，了解居民的卫生服务需求，目前提供的卫生服务在数量和质量上是否满足了居民的需求，从而为拓宽医疗卫生服务的范围或调整卫生服务结构提供依据。

3. 确定社区需要优先解决的卫生问题　通过社区卫生诊断，不仅可以找到现存的社区主要卫生问题，而且可以对这些问题的影响范围和影响程度做出科学合理的评价，结合社区资源的实际，确定哪些卫生问题需要优先解决。

4. 为制订社区卫生服务计划提供资料　社区诊断是社区卫生工作周期中的一个重要环节。社区卫生活动是一个循序渐进、周而复始的过程，包括社区卫生诊断、社区健康计划的制定、实施、监测与监督、效果评价等。社区诊断的结果可以帮助制定社区卫生计划，确定应该从哪些方面着手改善卫生服务，从而推动和完善社区卫生服务工作。

社区诊断的意义在于：①有利于政府及有关部门编制社区卫生规划、合理配置卫生资源与决策；②有利于有针对性的解决本社区主要健康问题；③有利于提高社区卫生服务的供给与利用能力；④有利于发挥社区各类相关可利用资源的综合利用效益；⑤有利于评价卫生工作的成效，保证社区卫生服务健康、可持续发展。

四、社区诊断的内容

（一）社区人群的健康状况

社区人群的健康状况主要包括社区人口学资料、社区疾病的流行病学特征和健康行为分析。

1. 社区人口学资料包括：①人口数量，户籍数、常住人口数、流动人口数；②人口结构，包括年龄、性别、民族、职业、文化程度、就业人口、抚养人口构成等；③人口动态变化情况，出生率、死亡率、人口自然增长率等。

社区人口学资料对卫生工作的实际指导意义在于：了解社区的特征和社区所需的服务内容，决定社区卫生服务机构今后的服务模式。例如，对于某一个人口老龄化现象较为严重的社区，社区卫生服务工作的重点应是围绕着如何提高老年人的生活质量来开展工作。同样，社区居民文化程度的构成决定了服务方式的不同。如果某一社区居民文化程度较低，那么，开展健康教育则应采取通俗易懂的形式，便于居民掌握基本健康知识。

2. 疾病的流行病学特征包括：①传染病、慢性非传染性疾病、各类伤害的死亡率、死因构成。主要指标有：新生儿死亡率、婴儿死亡率、孕产妇死亡率、年龄别死亡率及死因谱等。②居民疾病现患情况。主要指标有：人群常见慢性病的患病率及疾病谱、居民两周患病率；住院率与平均住院日；就诊率与日门诊量等。③卫生服务需求与群众满意度。居民对社区卫生服务的需求与利用情况；会诊与转诊情况；社区卫生服务的及时性、可达性以及群众的满意度。④其他健康问题。如损伤与中毒情况；居民的生活质量；心理健康状况；疾病负担情况等。

疾病的流行病学特征对于卫生工作的实际指导意义在于：根据该项内容的调查，可以明确社区主要健康问题及其分布特征。同时，还可以了解社区居民最关心的也是最需要解决的就医问题，从而决定社区卫生服务机构今后的工作重点。

3. 健康行为分析包括：①社区居民对于慢性病知识的了解、态度和行为；②与慢性病有关的常见危险因素分布情况：如吸烟、饮酒、超重、不定期锻炼、膳食结构不合理、高血压、高血脂、生活与工作的紧张度、性格特征等；③生活、工作环境对健康的影响。

健康行为分析对于卫生工作的实际指导意义在于：通过居民健康行为的调查，可以了解影响居民健康的危险因素，分析社区主要健康问题产生的原因，为社区采取相应干预措施奠定基础。

（二）社区环境状况

社区环境包括自然环境和人文社会环境。自然环境可概述社区的特点，包括：①社区的类型，如居民社区或企业社区，城市社区或农村社区等；②地形、地貌、地理位置等特征；③自然资源情况等。人文社会环境如社区经济发展水平、人均收入、居住条件、营养状况、教育水平、风俗习惯、人口的稳定度、家庭结构和功能、社会休闲环境以及社区内各项计划的执行情况等。

（三）社区资源与社区解决健康问题的能力

社区卫生服务的资源不仅仅来源于医疗卫生机构，还可来源于政府、社区其他组织乃至社区居民的参与。全科医生要搞清楚哪些资源可以直接利用，哪些资源尚待开发利用。社区内可用于解决健康问题的资源主要包括以下几个方面：

1. 经济资源 是指社区整体的经济状况及其发展趋势、卫生经费占国民生产总值的百分比、收入分配的公平性、产业结构、公共设施、交通状况等。经济资源的丰富程度及分布状况直接影响到卫生保健服务的提供和利用。

2. 机构资源 包括卫生机构和非卫生机构两个方面。卫生机构是指各级卫生行政机构、医疗机构（医院、卫生院、诊所）和防保机构（防治站、保健院）以及红十字站、疗养院等。非卫生机构主要是指社会福利机构、慈善机构、文化教育机构和各种社区团体如工会、协会、宗教团体等。对于这些机构资源的利用和开发，有利于社区卫生服务的供给，为全科医生提供连续性、协调性服务提供了基础。

3. 人力资源 包括各类卫生专业技术人员数量及其与居民人口数之比，卫生专业技术人员如医生、护士、药剂师、营养师、卫生保健提供者，而卫生相关人员如行政人员、社区志愿者、街道居委会成员等。人力资源是提供社区卫生服务的基本保证，卫生人力的数量、质量以及工作效率对社区健康水平起着决定性的作用。

4. 社区动员的潜力 是指社区内可动员来为医疗卫生保健服务的所有人力、物力、财力、技术和信息等，包括社区意识、社区组织的活动、社区权力结构及运用、社区居民对卫生事业的关心程度等。它是决定实施社区健康行动计划成功与否的力量所在。社区卫生服务工作不仅仅是卫生部门的事，而应是全社会的责任。全科医生应善于开发领导层，积极争取社区有关部门的理解与支持，做好宣传和组织协调工作，动员社区各方力量广泛参与。

五、社区诊断的步骤

（一）明确社区诊断的目标

目标既可以是全面的、综合性的，如诊断社区居民的卫生服务需要或需求，也可以是较特异的，如高血压的预防控制等。目标的确定有助于选定社区卫生诊断的方法。

（二）确定目标社区和目标人群

目标社区可以根据地理区域或特定人群来确定，如城市的街道或机关单位等；目标人群可根据社区诊断的目的和内容来界定，如社区的全人口或某个年龄段的人口等。

（三）收集资料

收集完整、可靠的信息资料是正确进行社区诊断的前提。社区诊断所收集的资料类型与范围，主要依据研究目的来确定，既可以是定性资料，也可以是定量资料；既可以是人口学特征资料，也可以是特殊资料。

1. 资料的类型与来源　资料的类型主要有两种：

(1) 现有的资料包括：①常规统计报表：如疾病统计资料、病历档案、人口资料和经济资料等；②经常性工作记录：如门诊诊疗日志、住院病历记录、居民个人和家庭健康档案、卫生监测记录等；③既往开展的调查：如普查资料、筛查资料以及定期的健康体检资料等。

从卫生相关部门可以获得现有的医疗卫生保健方面的统计资料，从行政主管部门可获得人口、经济、资源与环境等方面的资料(表4-4)，其优点是方便、易得，但缺点是资料的完整性、准确性、针对性较差。

表4-4　社区诊断现有资料来源汇总表

来源渠道	内　容	注意事项
疾病预防控制中心	生命统计资料 出生、死亡资料 疾病现患率 疾病监测资料	标准的统一性 死因诊断依据 资料分母的定义域范围 覆盖人口面和代表性
企事业单位和学校	健康体检记录	诊断标准
科研院所	疾病现患及危险因素的调查研究结果	标准的统一
政府部门	有关政策、组织、机构的文件	日期、有效期、保密性
公安、统计局	人口学资料	标准化与可比性
交通管理局	交通事故登记资料	分类与标准

(2) 社区专题调查的资料：是指针对社区的某一问题进行专门的调查，如社区居民健康状况调查资料、危险因素调查资料、社会经济状况调查资料等等。其优点是针对性强、准确性好，但缺点是现场调查需要消耗大量的人力、物力和财力。

2. 资料内容　在社区卫生服务中常常需要了解以下几个方面的信息内容。

(1) 社区健康状况资料：如患病率、发病率、疾病别发病率、出生率、死亡率、死亡原因、平均期望寿命、病残率、因病休工日数、因病卧床日数等。

(2) 卫生资源及其利用情况资料：如卫生费用的数量与来源、医疗卫生机构的数量与分布、卫生技术人员的数量与结构、居民对卫生资源的可及程度等。

(3) 社区卫生服务利用与管理资料：如就诊人数、住院人数、年住院率、平均住院天数、年急诊率以及影响居民门诊和住院利用的因素等。

(4) 居民生活方式资料：如营养状况、自我保健意识与能力、运动情况、吸烟、饮酒、滥用药物等。

(5) 社区背景资料：如地理位置、自然资源、风俗习惯以及交通情况，以及社区内的政府机构、各类民间团体、学校和幼儿园的分布情况等。

(6) 社会和经济指标资料：如经济收入、就业、生活环境与条件、生活秩序、业余文化生活等方面。

(7) 相关人口学资料：如社区的人口数、性别、人口结构、职业特点、文化程度、重点人群和高危人群的特征。

(四) 确定社区需要优先解决问题的顺序

一个社区在一定时期内通常面临着众多的卫生问题。由于卫生资源的有限性，卫生服务的供方不可能在短时间内解决所有的卫生问题。为此，必须针对某些主要健康问题，依据社区能够提供的资源和解决问题的能力以及社区居民的需求，最大限度地利用有限资源对其施加必要的干预措施，以达到预期目标。

确定需优先解决的卫生问题时，应遵循以下几个基本原则：

1. 普遍性　需优先解决的卫生问题应在社区人群中普遍存在，具有共性的特点，而不仅仅局限于某一人群。通常是以某种卫生问题发生的频率如发病率和患病率的高低来表示。

2. **严重性**　该卫生问题对社区居民的健康状况影响较大,造成的后果也较为严重,如慢性病所致的生活自理能力丧失,生活质量下降,家庭负担过重,以及某种传染病所致的终身残疾等。

3. **紧迫性**　该卫生问题已引起政府和社区居民的强烈关注,国家出台了相应的政策,要求必须在近期内得到解决的问题,如对儿童进行脊髓灰质炎疫苗的强化免疫等。

4. **可干预性**　该卫生问题能够通过某些特定的措施或活动加以解决或改善,同时还应考虑现有的资源能否干预该问题。如通过健康教育、定期测量血压等措施,改变社区居民的不良行为习惯和治疗高血压患者,以达到控制高血压病和降低心脑血管疾病发生率的目的。

5. **效益性**　是指在相对固定的资源条件下,解决该卫生问题所取得的社会效益和经济效益,即具有较高的成本效益。如新生儿接种乙肝疫苗可以预防乙肝的发生,降低乙肝的发病率,这一干预措施被认为是具有较高的成本效益。

（五）做出社区诊断

通过社区卫生状况调查,对所获得的信息进行分析总结,可以发现社区存在哪些主要卫生问题,并做出诊断,最终形成社区诊断报告。报告的基本内容至少应包括以下几个方面:

（1）开展社区诊断的背景;如社区一般情况简介,开展社区诊断的目与意义。

（2）社区诊断的内容:社区主要的卫生问题是什么;该问题的严重程度、影响范围或涉及的人群大小;引起该问题的主要原因和次要原因;哪些原因是可变的、哪些是不可变的;该问题对其他问题的影响,与社区优先领域或关心问题的联系等。

（3）社区卫生问题的解决措施:该问题所涉及的卫生服务提供和利用情况;通过社会动员解决该问题的可能性等。

撰写社区诊断时要注意遵循实事求是、共性与个性相结合、重点突出、注重干预措施的可行性与可操作性。

六、社区诊断常用的研究方法

社区诊断的研究方法通常采用定性研究(qualitative survey)和定量研究(quantitative survey)相结合的方法。

（一）定性研究

社区诊断并非一定要通过大样本的定量调查研究才能获取资料,有时社区医务工作者在日常工作中通过与当地知情者进行广泛深入研究的访谈等,即可了解社区的有关情况。其特点是主观性强,研究结果不能以数据来表示,但能获得深入的信息,对所研究问题具有探索性意义。常用的方法主要有:

1. **观察法**　是指通过对事物或研究对象的行为进行直接的观察来收集数据的方法。它是收集非言语行为资料的主要技术,可分为参与性观察和非参与性观察两种。

（1）参与性观察:是指研究者参与到研究对象的生活中,即生活在被观察者的社区文化氛围中,通过仔细地观察和体验,获取研究对象的特征、态度、生活行为习惯以及与健康有关的第一手资料。研究者从社会系统的角度揭示所要研究问题的影响因素,观察记录这些因素与其他因素间的相互关系及意义。

（2）非参与性观察:是指观察者仅以一个旁观者的身份出现,只观察事件的发生情况,而不参与观察对象的活动。

在运用观察法搜集资料的过程中,主要应用"眼观"和"手记",应注意全方位和求实的原则。其优点是:①常常可以获得生动性的资料;②伸缩性较大,有充裕的时间与被观察者接触;③有利于进行纵向研究,发现一些现象的倾向性;④可以发现研究对象的表述与实际情况之间的差别,最大限度地减少和控制定性研究的偏差。缺点是:①观察者须掌握地方方言并要有较高的调查技巧;②大多数观察者难以控制环境因素;③难以了解被观察者行为的深层次原因。

2. 深入访谈法 是指调查员事先拟定好访谈提纲,通过与研究对象面对面的深入交谈了解其对某些问题的想法、感觉与行为的方法。根据被调查者的回答,随时提出新的问题逐步深入主题。其形式既可以是个别访谈,也可以是集体访谈,具有较大的灵活性与开放性。访谈时间以 20 分钟为宜。

3. 专题小组讨论 是通过召集同类人员就某一研究议题进行深入讨论,其目的是利用小组成员间相互启发、共同讨论的特点来发掘行为发生的原因。讨论在宽松的氛围中进行,确保参与者能够充分表达自己的想法。常用于收集基线调查资料或者评价某项目的进程和结果。

专题小组成员一般采取非概率抽样的方法来选择,要求其有共同特征或共同兴趣,年龄、性别、资历相对集中,彼此间最好不熟悉,小组成员必须对所涉及的议题发表意见,且乐于与其他参与者交流,尽可能照顾到样本的代表性。小组的数量依据访谈对象的相似程度而定,一般每个小组以 8~10 人为宜。此外,每个专题小组还需要 1 名协调人、1~2 名记录员、1~2 名辅助者。协调人是组织者,其作用是引导讨论,营造气氛,把握讨论方向和控制时间等,因此要求其应具备一定的领导才能和交际技巧,一般来说社区领导者较为胜任,讨论时间以 1~1.5 小时为宜。

4. 选题小组讨论 是一种程序化的小组讨论,目的是为了寻找问题,并把所发现的问题按其重要程度排序。选题小组一般由 6~10 人组成,在主持人给出要讨论的问题后,互不交谈,每人在一张纸上列出自己认为重要的几个问题,由一人统一将每个人的问题写在一张大纸或黑板上,每人再从小组列出的所有项目中挑出自己认为重要的 10 条并排序,最后主持人收集每人的排序结果进行统计,得出的结果代表小组的共同意见。其优点是每个人都有平等表达意见的机会,且受他人的影响较小,缺点是受参与者文化水平的制约。

(二)定量研究

定量研究往往是通过问卷向被调查对象收集有关疾病、健康、医疗服务等信息,因而又称为问卷调查法。其特点是标准化和精确化程度较高,逻辑推理比较严谨,可检验性强,因而更客观、更科学。常用的方法有:

1. 结构式访谈 是指调查者根据事先设计的调查表或问卷对被调查者逐一询问来收集资料的方法。其优点是:①具有一定的灵活性;②对调查对象的文化程度要求不高;③具有较高的应答率;④可以观察到许多非文字方面的资料;⑤可以控制访谈的环境;⑥可列入较复杂的问题。缺点是:①需要耗费较多的时间、人力和物力;②容易出现访谈偏误;③保密性差,有时被访者对一些敏感问题不愿配合或不真实回答;④适用范围受地理因素的影响有一定的局限性。所以通常在一些样本需求较大且调查对象较为集中的调查中应用较为广泛。

2. 自填问卷法 是指调查对象按照研究者设计的问卷及其填写要求,根据自己的实际情况或想法,对问卷中提出的问题逐一填写,收集有关信息资料的过程。其特点是:①涉及交通和现场组织工作,在时间和费用上可能比信访法多,但比访谈法少;②要求调查对象具有一般的阅读和书写能力;③具有一定的灵活性;④可控制填写问卷的环境;⑤问卷的回收率较高,可保证样本的代表性;⑥可发现遗漏的问题和回答有错误的问题,并得到及时的修正;⑦有一定的匿名性,但不如信访法,不适用于调查对象居住较为分散的调查。

3. 信访法 是指研究者将设计完毕的问卷邮寄给被调查者,由被调查者按照要求自己填写完后再回寄给研究者而获取有关信息资料的方法。其优点是:①节省经费和时间;②具有较好的匿名保证;③调查对象不受地理因素影响,适用于调查对象居住较为分散的调查;④可避免访谈偏误。缺点是:①缺乏灵活性;②无法控制答卷的环境;③回收率较低,很难保证样本的代表性;④问卷中无法列入一些较为复杂的问题。

第三节　社区导向的基层医疗保健

问题与思考 4-1

某社区卫生服务中心在全科医疗服务实践中,拟探索将社区导向的基层医疗模式运用于社区高血压病的系统管理中。

思考:你认为应如何在该社区组织实施社区导向的基层医疗保健工作及其效果评价?

社区导向的基层医疗(community oriented primary care,COPC)是全科医生提供社区健康照顾的一种重要的工作方式。早在 20 世纪 50 年代,南非和以色列就开始了 COPC 的尝试。20 世纪 70 年代初,Sidney Kark 和他的同事陆续报道了他们在南非和以色列的实践经验,并提出了 COPC 的概念。Kark 等认为,社区中的健康问题与社区的生物性、文化性、社会性等特征密切相关,基层医疗保健不应仅局限于患者和疾病上,而应把服务的范围从传统的临床方面扩大到流行病和社区方面。20 世纪 80 年代 COPC 在美国兴起,目前,许多国家的基层医疗卫生机构已广泛开展和实施 COPC 模式。

一、COPC 的定义与基本要素

(一) COPC 的定义

COPC 是一种将社区和个人的卫生保健结合在一起的系统性照顾策略,是在基层医疗中,重视社区、环境、行为等因素与个人健康的关系,把服务范围由狭小的临床治疗扩大到用流行病学和社区医学上的观点来提供完整的照顾。它将以个人为单位、治疗为目的的基层医疗与以社区为范围、重视预防保健的社区医疗卫生有机地结合,进行协调性、连续性的医疗卫生保健服务。例如,若社区糖尿病的防治目标是控制患者的血糖,预防并发症的发生,对于个人层面的主要措施是根据病史、体检、实验室检查做出临床评价,在药物管理的同时,对饮食和锻炼进行患者教育,而对于社区人群层面需要识别血糖控制较差的人群,调查其原因,并制定干预计划,在目标人群中改善这些人群的健康。同时,对于所有糖尿病患者每年进行一次眼底检查或其他检查,确定血糖控制和并发症发生的情况。根据 COPC 模式,人们期望在高危人群中预防糖尿病的发生,而不仅仅是提供治疗。

(二) COPC 的基本要素

COPC 一般包含三个基本要素:一个基层医疗单位(如街道社区卫生服务中心或乡卫生院)、一个社区内特定的人群和一个明确的解决社区主要健康问题的实施过程。COPC 是立足于社区、以预防为导向、为社区全体居民提供服务的新型基层医疗模式,其重心是社区卫生保健。

(三) COPC 的基本特征

概括起来主要有以下几个基本特征:①将社区医学的理论和方法与临床技能相结合;②通过社区诊断确定社区健康问题及其影响因素;③运用社区资源实施社区健康项目干预并予以评价;④所开展的项目是为社区全体居民的健康负责,同时关注就医者和未就医者;⑤社区参与;⑥保证医疗保健服务的可及性和连续性。

二、社区导向的基层医疗的实施步骤

COPC 是基层医疗实践,也是动员全社会共同参与社区人群健康保健的系统工程。COPC 的实施过程包括以下五个步骤:明确社区、人群和基层医疗卫生单位;确定社区主要卫生问题;制订健康保健干预计划;实施健康保健计划与质量控制;对实施效果进行评价。实际上,COPC 的实施就是一个不断提高社区居民健康素养的过程,循环往复,发现健康问题,通过制订计划、实施、控制和评价不断得到解决,同时又发现新的健康问题,然后又进入新一轮的 COPC 实施过程(图 4-2)。

图 4-2　COPC 的实施过程

(一)社区导向的基层医疗实施过程

1. 明确社区以及社区人群范围　实施 COPC 时首先要确定社区的范围,如确定某个街道或乡(镇)为一个社区。在确定社区人群时,全科医生要考虑到整个人群,可以列出社区人群中每个成员的清单,描述他们的社会人口学特征、文化水平以及健康相关行为(health-related behavior)等。同时,还要确定一个主要负责实施 COPC 的基层医疗单位,如由街道社区卫生服务中心为负责实施 COPC 的基层医疗单位。

2. 确定社区主要健康问题　人群一旦确定后,全科医生就要综合运用流行病学、卫生统计学的方法,评价社区人群的健康状况和卫生服务状况,确定主要的健康问题。大多数社区都不具备同时解决社区人群中所有健康问题的能力,因而,必须综合考虑社区居民健康问题的严重性、普遍性、可控性以及可行性,确定优先解决问题的排列顺序,集中解决一个或几个问题。这项工作一般需要有专家的指导,以保证其科学性。

3. 制订社区干预计划　制订社区干预计划包括确定目标、干预目标人群、干预时间、干预措施、实施的策略和方法、质量控制等方面。

任何一个有价值的社区健康干预项目都必须有明确的目标,它是计划实施和进行效果评价的根据。目标通常包括总目标和具体目标,总目标是指计划的最终结果,它是宏观的,只是给计划提供一个总体上的努力方向。例如,高血压社区健康干预计划,其总目标是"控制高血压,减少高血压并发症,提高高血压患者的生活质量。"而具体目标是对总体目标进行的具体化、量化的表述,可归纳为 SMART 五个英文字母:special(具体的)、measurable(可测量的)、achieveable(可完成的)、reliable(可信的)和 time bound(有时间性的)。例如:某社区高血压患者健康干预项目实施一年后,使 65% 的高血压患者能有效地控制血压,80% 的高血压患者能够遵医嘱服用降压药。

具体地说,干预计划必须能回答以下五个问题:Who(谁来做以及对谁做)、What(实现什么变化)、When(在多长时间内实现这种变化)、Where(在什么地点及范围内实现这种变化)、Way(采取什么方式做),即 5 个"W"问题。

4. 计划实施　COPC 方案的实施需要注意的是:①进行广泛的群众宣传,以调动全体居民的积极性,主动配合 COPC 的实施;②积极争取各相关职能部门的支持;③在实施前建立质量监控的技术和评价方法,加强监控;④实施中要及时追踪检查,发现问题及时调整实施方案。实施 COPC 项目的负责人应有较强的社会工作能力,一般由基层医疗单位负责人和社区管理机构的领导共同承担。

5. 计划评价　项目评价是实施 COPC 循环的最后一步。根据预先确定的目标,对实施项目的各项活动的适合度、效率、效果、费用等进行分析比较,判断项目中设定的目标是否达到以及达到的程度,为决策者提供有价值的反馈信息,以改进项目的实施。COPC 项目的评价包括过程评价、效果评价和影响评价。

过程评价是指干预项目实施情况与制定的目标和计划相比较,检查计划执行的动态过程。它贯穿于项目的每一个阶段之中,其目的是通过监测和评价各阶段活动的进展情况、干预活动的效果,进行信息反馈,这对及时了解项目实施的进展,调整不符合实际的计划,确保项目的成功是非常重要的。

效果评价主要是判断干预措施对人群健康的影响程度,评价计划是否达到干预的目的,可用各项健康指标的改善程度来评价是否已经达到计划要求的水平,如对目标人群的知识、态度、行为改变的作用、政策的变化、居民的满意度以及计划实施的成本效果分析,即项目执行后的直接效果。

影响评价是评价项目实施后对最终目的或结果的作用,即项目执行的长期效果,如患病率或健康状况的改变,人们的生命质量是否得到改进等。对于实施社区健康项目,主要强调过程评价和近期影响评价。评价必须要针对整个人群,同时还应包括对计划实施后正面和负面的影响。

(二) COPC 的实施阶段

由单纯的医疗服务发展到 COPC 模式,需要有一个渐进的过程,尤其需要全科医生转变观念,更新知识和服务技能。根据 COPC 实施的情况,一般可分为 5 个实施阶段或等级:

0 级:未开展 COPC,无社区的概念,不了解所在社区的健康问题,只对就医的患者提供一些非连续性的健康照顾。

1 级:对所在社区的健康统计资料有所了解,但缺乏社区内群体健康问题的资料,根据医生个人的主观印象来确定健康问题的优先顺序以及解决方案。

2 级:对所在社区的健康问题有进一步的了解,有间接调查得到的社区健康问题资料,具备制定计划和评价的能力。

3 级:通过社区调查或建立的个人健康档案资料,已掌握所服务社区 90% 以上居民的个人健康状况,已针对社区内的健康问题采取措施,但缺乏有效的干预策略。

4 级:对社区内每一居民均建立个人健康档案,掌握每个人的健康问题,能采取有效的预防保健和疾病治疗措施,建立了社区内健康问题资料的收集渠道和评价系统,具备解决社区健康问题的能力和协调管理社区资源的能力。

0 级是 COPC 的原始阶段,4 级是 COPC 的理想阶段,也是 COPC 实施的最终目标。

三、全科医生在实施 COPC 中的作用及意义

社区导向的基层医疗服务是将预防医学的观念、流行病学的方法与为个人及其家庭提供连续性、综合性和协调性服务的日常活动相结合,从个人服务扩大到家庭服务,又从家庭服务扩大到社区服务。通过实施 COPC,全科医生主动服务于社区中的所有个人和家庭,使基层医生的角色发生了转变,功能也得以完善。传统的基层医生主要扮演治疗者的角色,面对的是个体患者,医疗实施是在诊所,而在 COPC 的实施过程中,医生面对的是整个社区,不仅仅是医疗者,同时还是领导者、协调者、教育者、管理者和监督者等多种角色。COPC 的实施需要团队合作和社区参与,充分体现了全科医疗的综合性和协调性服务的特点,是全科医生提供完整的社区健康照顾的重要手段。

全科医生实施 COPC 的意义在于:

1. 有利于实现居民健康保健服务的一体化　通过提供以社区为导向的基层医疗服务,全科医生才能全面了解到社区健康问题的性质、特点和公众的就医行为。医生在诊所或医院中所接触到的疾患或患者,仅仅是社区中所有健康问题或患者中的一小部分,大部分患者通过各种形式的自我保健获得痊愈,没有得到全科医生的保健服务。通过 COPC 的实施,可以使社区居民获全科医生医疗健康保健一体化的服务。

同时,在维护个人及其家庭的健康方面,全科医生能够调动个人和家庭的主观能动性,使居民获得连续、全面的健康维护。

2. 有利于发挥社区资源的作用　社区是个人及其家庭健康和疾患的重要背景,是全科医生服务的重要资源。只有在社区的背景下观察健康问题,才能完整、系统地了解个人及其家庭的健康和疾患。忽视社区这一背景因素的作用,难免会使全科医生在诊疗方面走进死胡同。

3. 有利于维护社区全体居民的健康　以社区导向的基层医疗要求全科医生同时关心就医者、未就医的患者以及健康者。只有这样,才能更有效地维护社区全体居民的健康。一方面,就医者不一定是有严重的健康问题,而未就医者未必问题就不严重,在未就医者中常常隐藏着更多的危险性或难以解决的问题。另一方面,这也不符合卫生经济学的观念,而且医疗保健服务也难以取得理想的成效。对于维护社区健康来说,社区预防比个人疾病的诊疗更有价值。

4. 有利于促进社区资源的合理利用　通过提供以社区导向的基层医疗,可以促进合理利用有限的卫生资源,并在动员社区内外医疗和非医疗资源的基础上,最大限度地满足社区居民追求高质量健康生活的要求。维护社区居民的健康不仅仅是医务人员的责任,也不仅仅是个人及其家庭的责任,而是整个社区乃至整个社会的责任。社区居民、非卫生部门以及社会团体的积极参与可以弥补卫生资源的不足,可以使维护社区健康的活动在有关政策、制度或其他行政干预的推动下成为全社区参与的群众性运动,最终获得单纯依靠医疗保健机构的努力而无法取得的效果。对社区资源的利用程度是社区导向的基层医疗保健成败的关键。

5. 有利于控制各种疾病在社区中的流行　全科医生通过接触个别病例,可以及时地发现和预测有关疾病在社区中的流行规律和趋势。同时,可以及早迅速采取有效的预防和控制措施,与疾病防控部门协作,及时阻止疾病在社区中的流行。从个人及其家庭预测社区,又从社区预防的角度去维护个人及其家庭的健康,这是以社区为导向的基层医疗的重要特征。

第四节　功能社区常见健康问题的预防与管理

功能型社区是指不同的个体因某些共同特征而形成的相互联系的机构或组织,如企业、机关、学校等,是青少年和劳动力人群聚集的场所,范围比较宽泛。考虑到流动人口在经济活动中的特殊性,也将流动人口常见的健康问题与学校常见的健康问题,以及企业中职业病的预防与管理一并纳入到本节中加以阐述。但必须强调地是社区全科医生并非独立开展学校卫生和职业卫生工作,而是应与相关部门共同协作,协助对其进行健康指导。

一、学校常见健康问题的预防与管理

学校作为学生的一个流动集散地,具有社会性与相对独立性的特点,是突发性公共卫生事件和传染病易发的场所。据统计,我国70%以上的突发公共卫生事件发生在学校,80%以上的学校突发事件为传染病的流行。学校重点易发的传染病有:艾滋病、病毒性肝炎、肺结核、伤寒和副伤寒、细菌性痢疾、麻疹、流行性腮腺炎、流行性感冒、水痘等。一旦出现突发公共卫生事件,极易造成蔓延扩散形成暴发。因此,应采取积极措施,重点加强突发公共卫生事件和传染病的预防、监督和管理,确保学生的健康。

(一)突发公共卫生事件的预防与管理

学校突发公共卫生事件是指在学校内突然发生,造成或可能造成师生员工身体健康严重损害的传染病疫情、群体性不明原因疾病、群体性异常反应、重大食物中毒以及其他严重影响师生员工身体健康的公共卫生事件。

突发公共卫生事件的应急管理工作,应遵循预防为主、常备不懈的方针,贯彻统一领导、分级负责、反应及时、措施果断、依靠科学、加强合作的原则。对于学校而然，其预防与管理措施有：

1. **制订突发公共卫生事件应急预案**　主要包括：①成立学校突发事件应急领导小组和突发公共安全事件应急处理领导小组，明确职责，统一领导全校突发事件的应急处理工作；②突发事件的监测与预警；③突发事件信息的收集、分析、报告、通报制度；④突发事件应急处理技术和监测机构及其任务；⑤突发事件的分级和应急处理工作方案；⑥突发事件预防、现场控制，应急设施、设备、救治药品和医疗器械以及其他物资和技术的储备与调度方案等。

2. **突发事件的监测、预警和报告**　按照《突发公共卫生事件应急条例》要求及时上报发生或者可能发生重大食物中毒事件，以及发生或者发现不明原因的群体性疾病。建立突发事件巡视监测和信息报告制度，突发事件发生或有可能发生突发事件的信息，采用逐级汇报制度，事件第一发现人应及时向学校汇报，学校应在第一时间向学校主管部门汇报，并随时与上级单位保持密切联系。

3. **应急处理**　突发事件发生后，校方应急处理领导小组及有关部门，负责组织和协助疾病预防控制机构对突发事件进行调查处理。全科医生通过参与对突发事件调查、现场勘验，采取控制措施等，对危害程度做出评估，并立即将突发事件所致的伤亡患者送向就近医院，对无法判断伤情的伤病员，应及时报警寻求救援。同时采取疏散、隔离等措施，加强学生管理，并做好学生思想工作，确保学生心态和情绪稳定。

（二）传染病的预防与管理

传染病是由各种病原体引起的能在人与人、动物与动物或人与动物之间相互传播的一类疾病。按照《中华人民共和国传染病防治法》，法定传染病发现后应在规定时间及时向当地疾病预防控制机构报告。我国目前的法定传染病有甲、乙、丙3类，共39种。传染病的预防与管理应采取预防为主、防治结合、分类管理、早发现、早诊断、早隔离、早治疗、早报告是学校传染病预防的原则。

1. **经常性的预防措施**　①做好健康教育工作。要开展多种形式的健康教育活动，使学生了解流感、艾滋病、病毒性肝炎、肺结核、伤寒和副伤寒、细菌性痢疾、麻疹、流行性腮腺炎、手足口病、水痘、风疹等常见传染病的基本知识，提高自我保健能力，引导学生养成良好的个人卫生习惯，有病及时就医等。还要利用学生家长会等形式进行宣传，以取得家长对学校传染病防控工作的配合与支持。②提高学生的免疫水平。根据传染病的流行季节和学生的实际免疫水平，认真做好预防接种工作，以形成完整的免疫屏障。③改善学校的卫生条件。学校卫生条件的好坏直接影响到传染病的发生和流行，只有不断地改善学校各种卫生条件，增加必要的卫生设施，才能防止传染病在学校的流行。要保持学习、生活场所的卫生和空气流通。④制定和执行合理的卫生制度。如学生晨检制度、师生定期体检制度、教室宿舍及公共场所卫生清扫制度、个人卫生清洁制度、食品卫生安全制度、体育活动卫生制度、学生健康档案管理制度等。

2. **传染病流行时采取的控制措施**　①加强疫情报告，控制传染病的蔓延。发现疫情时，要执行"五早"原则。早发现、早诊断：传染病流行时要加强晨检、午检，以便及早发现患者，并及时明确诊断。早隔离、早治疗：是对患者及可疑患者及时隔离观察，及时进行治疗。早报告：学校发现传染病和疑似传染病时，教师和校医有责任向学校领导报告，如属于法定传染病，必须向教育行政部门和疾控中心报告，以便采取紧急措施，控制疾病蔓延。②疫点的消毒。学校发现传染患者后，除及时将患者隔离治疗外，还应及时对患者居住的宿舍和学习活动场所进行终末消毒处理，消毒持续时间应以一周左右，且没有发现新的患者为标准。

3. **传染病疫情的管理**　①疫情登记。疫情发生后，应由校医或保健教师按照疾病预防控制机构的要求，做好疫情登记工作。登记时注意患者的姓名、性别、病名、详细地址、发病时间、确诊时间等。②疫情报告。迅速而准确地掌握疫情，及时采取防治措施，是控制传染病的关键。学校的校医和有关责任人是法定的疫情报告人，在传染病诊断或疑似诊断确定后，应迅速向主管行政部门和当地疾控中心报告。③疫情管理。除切实做好疫情的搜索、登记、报告外，还应健全学校的疫情档案工作。学校的疫情资料应有专人负责，疫情的登记、分类、统计和分析的原始资料应设专柜予以妥善管理，不得任意存放或丢失，也不得随意向社会公布,切实做好传染病疫情的保密工作。总之,加强学校突发公共卫生事件和传染病的防控与管理,是学校卫生工作的重要内容,它关系到社会的和谐与稳定。

二、社区职业病的预防与管理

(一)职业病相关概念

1. 职业有害因素　生产过程、劳动过程和工作环境中产生或存在的,对职业人群的健康、安全和作业能力可能造成不良影响的一切要素或条件,统称为职业有害因素(occupational hazards)。

(1)生产过程中产生的有害因素主要包括:①物理性有害因素,如高温、低温、高湿、高低气压等异常气象条件;噪声、振动;X射线、γ射线等电离辐射;可见光、紫外线、红外线、射频、激光等非电离辐射。②化学性有害因素:包括生产性毒物和生产性粉尘。前者如铅、汞、砷、苯、有机磷农药、一氧化碳等金属与类金属、有机溶剂、农药、窒息性气体等;后者如硅尘、石棉尘。各种有毒物质可以多种形态、多种形式通过呼吸道、消化道和皮肤进入人体。③生物性有害因素:如炭疽杆菌、布氏杆菌、真菌和各种寄生虫等。

(2)劳动过程中的有害因素:包括不合理的劳动组织和作息制度,劳动强度过大,劳动时间过长;职业性心理紧张;长时间处于某种不良体位或使用不合理的工具等。

(3)工作环境中的有害因素:包括自然环境因素、厂房建筑或布局不符合职业卫生标准、作业环境空气污染等。在实际工作场所中,往往同时存在多种有害因素,对职业人群的健康可能产生联合作用。

2. 职业性损害　职业性有害因素对健康所引起的不良影响统称为职业性损害。可归纳为职业病、工作有关疾病、职业性外伤三大类。

(1)职业病:是指在生产劳动过程以及其他职业活动中,确由职业危害因素作为病因引起的疾病的统称。其特点是:①病因明确,有明确的职业性有害因素,在控制病因后即可以消除或减少发病;②大多数病因可以测知,并且存在着明显的剂量-反应关系;③在相同接触的人群中,常有一定的发病率;④如能早期发现并及时处理,恢复较为容易;⑤现阶段大多数职业病尚无特殊治疗方法,仍以对症处理为主,治疗个体无助于控制人群中的发病。

当前我国职业病防治依然面临诸多问题:一是职业病危害依然严重,全国每年新报告职业病病例近3万例,分布在煤炭、化工、有色金属、轻工等不同行业,涉及企业数量多;二是用人单位主体责任落实不到位;三是职业卫生监管和职业病防治能力不足;四是新的职业病危害问题不容忽视。我国公布的职业病分为以下九类:①职业中毒;②硅沉着病;③物理因素职业病;④职业性传染病;⑤职业性皮肤病;⑥职业性眼病;⑦职业性耳鼻喉疾病;⑧职业性肿瘤;⑨其他职业病。

(2)工作有关疾病:是指与劳动组织、工作场所条件、工作本身和工作时间接触有害因素有关的疾病。除职业危害因素以外,社会、心理、行为因素均对其产生影响,但却不像职业病那样病因明确。常见与工作有关的疾病有:与职业有关的肺部疾病,如慢性阻塞性肺病;肌肉骨骼损伤,如腰背疼、肩颈痛;与职业有关的心血管疾病,如高血压、冠心病;生殖紊乱,如流产、不孕;神经性紊乱,如神经官能症等。

(3)职业性外伤:是指在生产劳动中,由于操作者缺乏安全操作知识,违反操作规程或缺乏必要的防护设施而导致的外伤。其发生除了安全技术方面的原因外,还有社会学、心理学等方面的原因,如个人行为因素、情绪等。

(二)职业卫生服务的内容

1. 职业卫生服务的概念　职业卫生是研究劳动环境中的职业有害因素对劳动者健康的影响规律以及改善劳动环境、预防职业危害的一门学科。其目的是预防工作环境对从业者健康的影响,使从业者不受职业有害因素的危害,促进其身体、精神和社会活动的健康水平。而职业卫生服务(occupational health service,OHS)是整个卫生服务体系的一部分,它是以职业人群和工作环境为对象的一种特殊形式的卫生服务。

2. 职业卫生服务的内容　职业卫生服务的核心是有针对性和有效地解决工作所致的作业者健康问题,其内容包括:①工作环境监测,以判定和评价工作环境和工作过程中影响工人健康的危害因素的存在、种类、性质和强度,进一步确定人群健康的受损率,从而获得接触剂量-反应关系;②作业者健康监护;③高危和易感人群的随访观察;④收集、发布、上报职业危害的有关资料;⑤工作场所急救设备的配置和应急救援组织的建立;⑥职业病和工伤的抢救、治疗和康复服务;⑦指导、监督合理选择、使用个人防护用品;⑧指导、监督改进工作场所的安全卫生措施,执行预防性卫生监督;⑨估测和评价因职业病和工伤造成的健康和经济损失,为调配劳动力资源提供依据;⑩向有关管理部门提供编制职业卫生所需经费预算;⑪开展职业健康教育和健康促进;⑫提供与作业者健康有关的其他初级卫生保健服务等。职业卫生服务和职业卫生管理密不可分,尤其是近年来,两者的关系越来越密切,有形成一体的趋势。

(三)职业病的预防与管理

总体而言,职业卫生服务与管理,应遵循三级预防的原则:①一级预防是从根本上杜绝危害因素对人的作用,如改进生产工艺和生产设备,使生产过程达到安全标准,合理利用防护设施及个人防护用品,以减少工人接触的机会和程度;人群中处于高危状态的个体,可依据职业禁忌证进行检查,凡有职业禁忌证者,不应参加与之相关的工作;②二级预防是对职业损害早期发现、早期诊断、早期治疗。主要手段是定期进行环境中职业危害因素的监测和对接触者的定期体格检查,以早期发现损害,及时预防、处理,防止进一步发展;③三级预防是对已患病者,及时处理,包括及时调离工作岗位脱离接触,进行合理治疗,防止病情恶化和并发症的发生,改善生活质量,促进康复。

1. 健康监护　健康监护(health surveillance)是通过各种检查和分析,评价职业性有害因素对接触者健康的影响及其程度,及时发现健康损害征象,以便采取相应的预防措施,防止有害因素所致疾患的发生和发展,属于二级预防的范畴。其内容包括接触控制、医学检查和信息管理等。

职业健康检查包括上岗前、在岗期间、离岗时和职业病的健康筛检。

(1) 就业前健康检查:是用人单位对准备从事某种作业人员在参加工作以前进行的健康检查。目的在于掌握其就业前的健康状况及有关健康基础资料和分析有无职业禁忌证(occupational contraindication)。例如,对拟从事铅、苯作业的工人着重进行神经系统和血象的检查,对拟从事粉尘作业的工人进行胸部 X 线检查,以确定其健康状况能否适合从事该项作业。

(2) 定期健康检查:是用人单位按一定时间间隔对已从事某种作业的工人健康状况进行检查。目的是及时发现职业性有害因素对工人健康的早期损害或可疑征象,为生产环境防护措施的效果评价提供资料。

(3) 离岗或转岗时体格检查:是职工调离当前工作岗位时或改换为当前工作岗位前所进行的检查。目的是为了掌握职工在离岗或转岗时,职业性有害因素对其健康有无损害或可疑征象,为接受新工作的职工以及业主提供健康方面的基础资料。

(4) 职业病的健康筛检:是指应用医学检查及医学实验对群体进行筛选性医学检查。目的是早期发现职业人群中临床前期无临床症状的患者,及时进行干预和治疗。健康筛检的原则是所要检查的目标疾病,在没有临床症状之前有临床前期存在,并可以通过医学检查得到认定,在采取有效的干预措施或治疗措施后对疾病的发展可以产生影响。

2. 职业健康监护档案管理　职业健康监护工作是一项覆盖环境监测、医学检查和信息管理的系统工程,要求具有一定的系统性。因而,要求对职业健康监护工作从组织实施、体检报告的形成以及筛检职业病患者等实行规范化和信息化管理。

(1) 健康监护档案:建立健全劳动者职业健康监护档案是一项重要的基础工作。职业健康监护档案涉及生产环境监测和健康检查两方面资料。每一职工设立健康监护卡,卡中记录项目包括:职业史和病史、接触职业性有害因素名称及水平、家族史、基础健康资料、监护项目以及生活方式等其他信息。健康监护档案也是职业病诊断鉴定的重要依据之一。

（2）健康状况分析：对职工健康监护的资料应及时加以整理、分析、评价和反馈，使之成为开展职业卫生工作的科学依据。常用于反映职业性危害情况的指标有发病率、患病率等。

对于一些作用比较明确的职业性有害因素，可利用某项主要指标进行动态观察和分析。如苯作业工人健康监护可用白细胞计数作为指标，将逐年检查结果登记于记录表或以曲线图标明，一旦发现白细胞计数降低到正常值下限，即应查明原因，并作为重点监护对象，缩短定期检查间隔期，密切观察。若再继续下降，则应立即脱离接触，给予早期治疗。

（3）职业健康监护档案管理：健康监护档案管理是一项非常重要的工作，但我国目前整个职业健康监护的制度尚不够完善，远落后于我国经济的发展速度，加之有些企业领导职业卫生意识淡漠，因而需要加强管理工作。应由指定机构依照法规进行专门的监督、指导，并制定一套完整切实可行的管理模式。

（初　炜）

学习小结

1. 社区是由若干社会群体或社会组织聚集在一个地域里所形成的一个生活上相互关联的大集体。开展以健康为中心，以人群为对象，以家庭为单位，以社区为范围的综合性社区卫生服务，可以解决80%以上的常见健康问题。

2. 社区诊断是开展社区卫生服务的向导，其基本步骤是明确社区诊断的目标、确定目标社区和目标人群、收集资料、确定社区需要优先解决问题的顺序、做出社区诊断。只有通过社区诊断，才能根据社区居民的需求，制订出有效、可持续的社区卫生服务计划。全科医生应能够结合社区的实际，学会做社区诊断。

3. 社区导向的基层医疗是一种将社区和个人的卫生保健结合在一起的系统性照顾策略，是在基层医疗中，重视社区、环境、行为等因素与个人健康的关系，把服务的范围由狭小的临床医疗扩大到从流行病学和社区的观点来提供照顾。它是全科医生提供社区健康照顾的一种重要的工作方式。

4. COPC 的实施过程包括明确社区以及社区人群范围、确定社区主要健康问题、制订社区干预计划、计划实施和计划评价。实际上，COPC 的实施就是一个不断提高社区居民的健康素养和生活质量的过程。全科医生在实施 COPC 中发挥着重要的作用。

复习思考题

1. 什么是社区？社区常见健康问题有哪些？

2. 社区卫生服务的特点和内容是什么？

3. 社区诊断步骤有哪些？社区诊断常用的研究方法有哪些？

4. 社区导向的基层医疗的含义与基本要素是什么？COPC 的实施过程是什么？

5. 全科医生实施 COPC 有何意义？

第五章　以预防为先导的健康服务

学习目标

掌握	三级预防策略；临床预防服务的原则、主要内容；健康教育计划的制订、实施和评价；社区健康教育与健康促进的策略和措施；健康素养的概念。
熟悉	临床预防服务的概念；生命周期各阶段的保健重点和原则；社区人群疾病预防的策略和原则；提升居民自我保健意识的重要性；社区常见疾病的人群预防。
了解	临床预防服务的特点、意义；全科医生在实施临床预防服务中的作用和意义；社区居民健康素养培养的策略。

第一节　以预防为先导的健康服务概述

问题与思考 5-1

随着人口老龄化、环境污染等因素,慢性非传染性疾病正在严重地危害人们的健康,目前人类应对慢性非传染性疾病的手段以改变不良的行为生活方式为主,这一策略在许多地区起到了很好的效果。

思考:以治疗为主的医疗服务模式能否有效缓解慢性非传染性疾病的蔓延趋势?

为了满足人民群众日益增长的卫生服务需求,我国卫生部门在不同的时期提出了与我国经济发展相适应的卫生健康工作方针。无论是在建国初期提出的"面向工农兵、预防为主、团结中西医、卫生工作与群众运动相结合"四大卫生工作方针,还是 2016 年 8 月习近平总书记在全国卫生与健康大会上提出的"以基层为重点,以改革创新为动力,预防为主,中西医并重,将健康融入所有政策,人民共建共享"新时期卫生与健康工作方针,都包含了"预防为主"这一内容。预防为主的卫生工作方针不仅是我国卫生工作宝贵经验的总结与传承,也是世界卫生工作发展的潮流。坚持预防为主绝不能理解为临床治疗工作不重要,实践证明只有坚持预防为主,防治结合的健康管理服务理念,才能降低疾病的发病率和患病率,延缓病程的进展,减少不良的预后,降低疾病负担,提高人民群众的健康水平。

一、疾病的三级预防策略

由健康发展到疾病是一个连续变化的过程,在该过程中,个体健康危险因素不断累积、机体逐步失去代偿能力并发生生理和病理变化,消除或减少健康危险因素的暴露,可避免疾病的发生或延缓疾病的进程。根据疾病发生和发展过程以及健康影响因素的特点,把预防策略分成三级,称为三级预防策略。

一级预防(primary prevention),又称为病因预防,主要是针对疾病的危险因素或致病因子采取的措施,是预防疾病发生和消灭疾病的根本性预防措施。包括非特异性和特异性措施两大类。前者包括:①培养和建立健康、科学和文明的行为生活方式;②合理营养和平衡膳食;③进行适当的体育锻炼;④保持积极乐观的情绪和良好的社会心理状态;⑤开展个体健康教育及自我管理教育。后者包括:①婚前检查、妊娠期、儿童或老年等各期的卫生保健;②计划免疫;③高危人群和职业人群的保护;④消除环境中的有害因素,如禁止吸烟;⑤卫生立法,如水和公共食品的安全立法等。

二级预防(secondary prevention),又称临床前期预防,即在疾病的临床前期进行社区人群的筛查或单位人群的体检,做到早期发现,早期诊断、早期治疗的"三早"预防,以控制疾病的发展和恶化。早期发现疾病还包括对高危人群重点项目筛查及设立专科门诊等。实现"三早"工作的主要方法有社区宣传,提高疾病诊疗水平,建立灵敏度和特异度较高的临床和实验室筛检方法和灵敏可靠的疾病监测系统。对于某些有可能逆转、停止或延缓发展的疾病,"三早"预防策略显得十分重要。对于传染性疾病,除了"三早",还需要做到疫情早报告、患者早隔离,即"五早"。

三级预防(tertiary prevention),又称临床期预防,是对疾病进入后期阶段的预防措施。机体对疾病已经失去调节代偿能力,将出现伤残或死亡的结局,此时应采取有效措施防止出现并发症和伤残;对丧失劳动力和残废者,通过康复医疗,尽可能地保护和恢复机体的功能,做到病而不残,残而不废,延长寿命和提高患者的生命质量。三级预防的措施主要有:①疾病的临床规范治疗与管理;②患者遵医行为的管理;③康复治疗、康复训练等;④假肢、矫正器、轮椅等应用;⑤支持性医疗和护理等。此外,并发症的抢救和处理,临终关怀等也是三级预防的措施。

世界卫生组织在《公共卫生的新挑战》中举了一个这样的例子:在一条水流湍急的河面上,不时有人落水,河岸上的人便采取各种措施去救人,有人跳水去救,有人用船去救,还有人用直升机去救,但就是没有人去河流的上游看看究竟是什么原因导致人落水,随着时间的推移,救人者发现越来越多的人落水了。这个场景与目前全球面临的慢性病防控现状十分类似。慢性疾病通常由多种因素引起,病程较长,耗资巨大,其防治在短时间内难以见到明显的效果。根据慢性病的上述特点,WHO 为慢性病预防与控制确定的战略目标是:建立全球性预防和控制慢性病的公共卫生方法,发展国际通力合作的预防活动,促进多数成员国采取行动,将慢性病的预防和控制作为卫生工作的重点领域,开展综合防治措施和多部门参与的活动计划,共同进行慢性病的预防和控制,改善人口的健康状况。从几十年慢性病防控的经验来看,其预防和控制应采取以预防为主的三级预防策略及健康促进为主导的慢性病社区综合防治策略。

二、健康教育与健康促进

众所周知,在全球范围内,心脑血管疾病、恶性肿瘤、糖尿病等非传染性疾病对人类健康威胁最大,它们占据人类死因的前几位,这些与行为生活方式密切相关的疾病目前仍没有有效的治疗方法,但却是可以预防的。在影响人类健康的主要疾病由传染病转向慢性非传染病时,世界卫生组织曾在《健康新地平线》一书中指出"卫生工作必须由传统的以疾病为中心,转变到以人为中心,以健康为中心,以人类发展为中心上来。所以,未来的卫生工作面临的两个核心概念,即健康教育和健康促进。"

(一)健康教育的含义及服务内容

健康教育(health education)属于教育学的范畴,指在调查研究的基础上,采用健康传播和行为干预等方法,促使个人和群体掌握卫生保健知识,树立健康观念,自愿采纳有利于健康行为和生活方式的教育活动和过程。健康教育的目的是消除和减轻健康的危险因素,预防疾病,促进健康和提高生命质量。从概念上看,健康教育是有计划、有组织、有系统、有评价的教育和社会活动,其核心是帮助人们树立健康意识,建立健康的行为和生活方式。健康教育起源于教育学,但其追求"知-信-行"的统一,知识是基础,信念是动力,行为是目标。

与卫生宣教不同,实施健康教育的前提是调查研究,基本策略是信息传播和行为干预,因此,卫生宣教仅为健康教育的策略之一。健康教育作为卫生保健的战略措施已经得到全世界的公认,越来越多的证据表明健康教育在增进群体健康水平方面起到重要的作用。健康教育是一项投入少,产出高、效益大的事业,它可使人民利用有限的卫生资源产生最大的经济和效益,并具有持久性、多重性和潜效性。当然,健康教育也存在自身的局限性:从影响健康的因素看,环境因素(包括自然环境、社会环境)难以通过健康教育来改变;而且许多不良的行为和生活方式受经济条件、文化背景、社会习俗和卫生服务等影响,并与工作、居住条件、饮食习惯、环境状况、社会规范等密切相关,受多种因素的影响,难以单纯通过健康教育达到目的,还需要家庭和社会的大力支持。

《国家基本公共卫生服务规范》(第三版)指出社区卫生服务机构的健康教育内容包括:

(1) 宣传普及《中国公民健康素养——基本知识与技能(试行)》。配合有关部门开展公民健康素养促进行动。

(2) 对青少年、妇女、老年人、残疾人、0~6岁儿童家长、农民工等人群进行健康教育。

(3) 开展合理膳食、控制体重、适当运动、心理平衡、改善睡眠、限盐、控烟、限酒、控制药物依赖、戒毒等健康生活方式和可干预危险因素的健康教育。

(4) 开展高血压、糖尿病、冠心病、哮喘、乳腺癌和宫颈癌、结核病、肝炎、艾滋病、流感、手足口病和狂犬病、布病等重点疾病健康教育。

(5) 开展食品安全、职业卫生、放射卫生、环境卫生、饮水卫生、计划生育、学校卫生等公共卫生问题健康教育。

(6) 开展应对突发公共卫生事件应急处置、防灾减灾、家庭急救等健康教育。

(7) 宣传普及医疗卫生法律法规及相关政策。

(二) 健康促进的含义及任务

健康促进(health promotion)是在健康教育的基础上发展起来的。《渥太华宪章》中指出:"健康促进是促使人们提高、维护和改善他们自身健康的过程,是协调人类与环境的战略。"健康促进是个人与家庭、社会和国家一起采取措施鼓励健康的行为,增强人们改进和处理自身健康问题的能力。其基本内容包括了个人行为改变和政府行为(社会环境)改变两个方面,并重视发挥个人、家庭、社区、社会的健康潜能。健康促进的优先领域主要涉及以下五个方面:

(1) 发展个人技能:通过提供健康信息,帮助人民提高做出健康选择的技能,使人们能够有准备地应对人生各个阶段可能出现的健康问题,并很好地对付慢性非传染性疾病和意外伤害。家庭、社区、学校和工作单位都负有此责任。

(2) 加强社区行为:健康促进的重点是社区。挖掘社区资源,帮助社区人群认识自己的健康问题,并提出解决问题的办法。社区群众的参与是社区行动的核心。

(3) 营造健康支持环境:包括家庭、工作和休闲地、当地社区、获取健康资源的途径、有关的政策和法规等。创建健全的、令人满意的生活和工作环境,为人们提供免受疾病威胁的保护,系统评估环境快速变化对健康的影响,以保证社会环境和自然环境都有利于健康。

(4) 制定健康促进的公共政策:健康促进的含义已超过了卫生保健的范畴,它把健康问题提到各个部门、各级政府和组织决策者的日程上。健康促进明确要求非卫生部门(如财政、税收等部门)实行健康促进政策,其目的就是要促进人们做出有利于健康的选择。

(5) 调整医药卫生服务的方向。卫生服务的责任由个人、社会团体、卫生专业技术人员、医疗保健部门、工商机构和政府共同分担,需多部门共同努力,建立一个有助于健康的卫生保健系统。医疗卫生部门的作用必须超过仅能提供治疗服务的职责,更多地提供健康促进服务。

《渥太华宣言》里明确提出了三个主要策略促进健康的发展,即政策倡导、协调和赋权参与。联合国儿童基金会在以上三个策略的基础上,进一步提出"社会动员"是健康促进的核心策略。

（1）社会动员（social mobilization）:社会动员分为领导层的动员、社区、家庭与个人的动员、非政府组织（NGO）的动员和专业人员的参与四个层次。

（2）倡导（advocacy）:倡导政策支持（卫生部门和非卫生部门对群众的健康需求和有利于健康的积极行动负有责任）,激发群众对健康的关注,促进卫生资源的合理分配并保证健康作为政治和经济的一个组成部分,倡导卫生及相关部门努力满足群众的需求和愿望、积极提供支持环境和方便,使群众更容易做出健康选择。

（3）赋权（empowerment）:健康是基本人权,健康促进的重点在于实施健康方面的平等,缩小目前存在的资源分配和健康状况的差异,保障人人都享有卫生保健的机会与资源。应对个人赋权,给群众提供正确的观念、知识和技能,促使他们能够正确地、有效地控制那些影响自己健康的有关决策和行动的能力,解决个人和集体的健康问题,在选择健康措施时能获得稳固的支持环境（包括知识、生活技能和机会）。

（4）协调（mediation）:需要协调所有相关部门（政府、卫生和其他社会经济部门、非政府与志愿者组织、地区行政机构、企业和媒体等）的行动,各专业与社会团体及卫生人员的主要责任是协调社会不同部门共同参与卫生工作,组成强有力的联盟和社会支持系统,共同协作实现健康目标。

（三）社区健康教育与健康促进的概念及任务

社区健康教育（community health education）是指以聚居在一定区域中人群为教育对象,通过有计划、有组织、有系统、有评价的教育活动,促使人民自愿地采取有利于健康的行为方式和生活方式,改善和促进个体的健康,提高生命质量。社区健康教育从服务对象上可分为健康人、亚健康人、患者和高危人群。针对不同的人群开展的健康教育侧重点不同,对患者及高危人群除开展一般性健康教育外,还应针对病因及危险因素开展个性化健康教育。社区健康教育从范围上应包括社区、家庭和个人三方面。社区范围内的健康教育是针对社区存在的与健康有关的共性问题开展的一般性健康教育;家庭范围内的健康教育是针对不同家庭类型、不同家庭生活周期、不同家庭背景、不同家庭问题而开展健康教育,其宗旨是改善家庭环境、充分利用家庭内外资源,为家庭成员的健康服务;个体健康教育主要是针对服务对象本身存在的健康问题而进行的健康教育和健康咨询等。社区健康教育从层次上可分为一般性健康教育和个性健康教育。一般性健康教育指社区中存在的有共性的与健康有关的健康教育;个性健康教育是针对某个人存在的与健康有关的不良行为进行的健康教育。通过社区健康教育,可以帮助人们建立健康的生活方式,通过信息传播、认知教育和行为干预帮助个人和群体掌握卫生保健知识和技能,破除封建迷信,树立健康观念,自愿采纳有利于健康的行为和生活方式,预防慢性疾病的发生,从而有效遏制医疗费用急剧上涨。

社区健康促进（community health promotion）的内涵仍在不断发展之中,一般是指通过健康教育和环境支持改变人们的行为、生活方式和社会影响,以提高居民生活质量和文明素质。它包括健康教育,以及能够促使行为、环境改变的组织、政策、经济支持等策略。社区健康促进策略更加注重政府参与和政策支持、强调社区干预、强调社区自愿的综合利用、强调健康促进项目的规划和评价。

三、健康素养

健康素养（health literacy）于1974年首次出现在《将健康教育视为社会政策》一文中。不同的学者从不同的角度对健康素养进行了定义。

1995年美国《国家健康教育标准》中对健康素养的定义是"个体具有获得、解释和理解基本健康信息与服务的能力,并能够应用信息和服务来促进个体的健康"。

美国国家医学图书馆的定义为"健康素养是个体获取、理解和处理基本的健康信息或服务并做出正确的与健康相关决策的能力"。

美国医学会认为,"健康素养是个人应健康相关环境条件的要求,与其进行社会性和信息性互动的结果,这些环境包括医疗机构、公共健康活动、健康促进行动或慢性病管理。个人通过互动形成健康技能,而这些技能能够使个人更好地与医疗卫生系统、教育系统,以及家庭、工作单位和社区中的社会和文化因素进行更好的互动"。

美国 2010 年健康国民目标对健康素养的定义是个体获取、处理和理解基本健康信息和服务以做出适当健康决策的能力。世界卫生组织在综合了各种健康素养的定义以后,认为健康素养代表认知和社会技能,这种技能决定了个体具体动机和能力去获取、理解和利用信息,并通过这些途径能够促进和维持健康。

美国国家健康教育标准指出,知识和技能都是健康技能的基本内涵,其中知识包括最重要、最持久的关于获得良好健康的思想、论点和观念;技能则包括交流沟通、解释、询问时采取的各种方式。

我国学者认为健康素养是指个人获取和理解健康信息,并运用这些信息维护和促进自身健康的能力。公民健康素养包括了三方面内容:基本知识与理念、健康生活方式与行为、基本技能。居民健康素养评价指标纳入到国家卫生事业发展规划之中,作为综合反映国家卫生事业发展的评价指标。

第二节　社区健康促进和居民健康素养的培养

问题与思考 5-2

众所周知,健康教育与健康促进是防止疾病最基本、有效和节约的方法。国内外众多学者在健康教育和健康促进方面已经做了很多的研究,许多行为干预能够显著提高个体健康知识水平,改善个体的健康结局。

思考:干预手段如何转变成为个体的健康行为从而改变个体的健康结局?

一、社区健康促进设计、实施和评价

规划设计、实施和评价是健康促进中不可缺少的三个重要组成部分,是相互制约、相互联系、密切结合的整体。

（一）社区健康促进设计

健康促进规划的设计模式有很多种,但在众多的模式中,应用最为广泛的是美国著名学者劳伦斯·格林(Lawrence W. Green)提出的 PRECEDE-PROCEED 模式。该模式的特点是从结果入手,用演绎的方式进行思考,即从最终的结果追溯到最初的起因,因此该模式能为健康促进规划、执行及评价提供一个连续的步骤。实际上 PRECEDE-PROCEED 模式可分为两个阶段:需求评估阶段和执行阶段。具体可以将这两个阶段分为以下步骤:

（1）评估社区需求:在制定健康促进规划之前,首先应考虑的问题是社区居民需要解决的问题是什么? 哪些问题可以通过健康促进得到解决? 应优先解决哪些问题? 这需要从分析社区居民的健康状况和影响健康状况的主要因素入手。

①社区诊断:又称为社区评估,是应用社会学和流行病学的方法和手段,收集必要的资料,评估社区群众的健康状况及卫生需求,确定社区的主要健康问题,了解社区卫生资源和卫生服务的利用情况,为下一步制定计划提供依据。社区需求诊断相关指标有客观和主观指标两大类。客观指标包括:地理地貌、气候特征、交通状况、居住密度、居民饮用水、空气质量、卫生政策指标、卫生保健指标、经济状况、教育水平、就业状况、家庭结构功能、生活习惯及宗教信仰等。主观指标是指社区成员对生活质量的判断,如生活适应度和生活满意度等。

②流行病学诊断:是通过回顾性调查、前瞻性调查和现况调查等流行病学方法确定人群的重点健康问

题以及相关的行为和环境因素,同时评估已确定的健康问题与社会问题的吻合程度,以便于制定更有效的健康教育计划。流行病学诊断通常采用直接反应健康状况的指标,如出生率、生育率、发病率、患病率和死亡率等。

(2) 确定有效项目:选择影响范围大、群众最关心的健康问题,在众多的社会需求中确定优先项目的评价标准包括:重要性、可行性、有效性、节约性和社会效益。

(3) 制定总目标与具体计划:总目标是指在执行健康促进活动后应达到的远期影响和效果,通常不要求可测量。具体目标是指为实现总目标所要达到的具体效果,应是明确的、可测量的指标。

(4) 制定干预策略:首先应确定需要干预行为的影响因素。健康行为影响行为影响因素包括倾向因素、促成因素和强化因素。

①倾向因素(predisposing factor)是产生某种行为的原因和动机,包括知识、信念、态度及价值观等。倾向因素可看作是"个人"的偏爱和特质,它可以使行为产生某种趋向。

②促成因素(enabling factor)是行为发生时使动机得以实现的因素,包括卫生保健服务、政策和法律支持、个人保健技能等。这是促使行为发生的核心因素。

③强化因素(reinforcing factor)是在行为之后,使行为得以巩固和加强的因素,包括奖励和惩罚等。强化因素是促使行为长期保持的基础,多指个体行为有直接影响的人,如朋友、长辈、配偶、教师、医师等。

(二) 健康促进的实施

1. 社区开发(community development) 其内涵是在当地政府的组织领导下,提高群众参与社区工作的积极性以及发展社区成员间的相互支持;依靠自己的力量去实现项目目标,动员社区资源,规划社区行动,进一步发展与改善社区经济、社会、文化状况。社区开发的目标主要包括建立领导机构、积极动员靶人群参与、加强网络建设、部门间的协调和制定政策支持项目的开展。

2. 项目技术培训 项目培训的目标是:①提高开展项目管理、检测和评估的技能;②改善行为危险因素和死因监测的技能;③强化健康教育项目的基本知识;④提高师资队伍的培训技能。

3. 社区为基础的干预 是有效整合多个要素,最大限度地开发社区资源的过程,是促使个体行为改变的核心步骤,也是社区健康促进的前提。

4. 项目监测与质量控制 指对计划本身、执行过程的合理性和科学性进行评估,良好的质量控制和监测体系是健康教育和健康促进取得成功的保障。监测和质量控制的内容主要包括以下几个部分:①合理评估健康促进规划设计者的职能;②建立专家小组审查制度,定期对规划执行情况进行评估;③评估资料收集和保存的合理性;④加强内容审计;⑤广泛征集社会意见;⑥组织人员实地考察项目执行情况等。

(三) 健康促进的评价

健康促进的评价是全面监测计划执行情况,控制实施质量,确保计划实施成功的关键性措施,也是评估计划是否成功,是否达到预期效果的重要手段。评价不是在计划实施结束后才进行,而是贯穿于计划实施的全过程。完整的评价包括四类。

1. 形成评价(formative evaluation) 是对健康促进规划进行评价的过程,是一个完善计划避免失误的过程,可以评价计划设计阶段进行目标人群选择、策略确定、方法设计等,其目的是评价规划是否符合实际情况。形成性评价的方法有:文献法、档案法、专家咨询、专题小组讨论等。

2. 过程评价 是对计划的全过程进行的评价。包括监测、评估计划执行中的各项活动是否按计划要求进行;计划实施是否取得预期效果;及时发现计划执行中的问题,而有针对性地对计划以及干预方法、策略等进行修订,使之更符合客观实际,保证计划执行的质量和目标的实现。过程评价的主要内容:①教育干预是否适合于教育对象,并为他们所接受;②教育干预是否按照计划方案的方法、时间、频率进行,干预的质量如何;③教育材料是否按计划方案要求发放至目标人群,教育覆盖率是否达到要求;④目标人群是否按计划要求参与健康教育活动,存在的主要问题及原因;⑤信息反馈系统是否健全,各项监测记录全面、完整、系统,符合质量要求;⑥计划实施过程有无重大环境变化和干扰因素,对计划执行的影响如何。

过程评价的指标包括:①项目干预活动的类型、干预次数、每次持续的时间等。如发放健康教育材料的种类、批次、数量;②健康教育材料拥有率(拥有某种健康教育材料的人数/目标人群总人数);③健康教育干预活动覆盖率(接受某项干预活动的人数/目标人群总人数);④目标人群参与情况(实际参加某项干预活动的人数/应参加该项干预活动的人数)。

过程评价的方法:①观察法:直接观察各项健康教育活动,并进行评价;②会议交流法:按阶段召开计划管理人员、执行人员会议,交流、讨论各方面的信息,对计划执行情况进行阶段性评价;③调查法:可采用批质量保证抽样法对目标人群的有关情况进行定量调查,也可使用快速评估法对计划实施情况做定性调查、评估;④追踪调查法:以跟踪工作日志的形式对各项活动进行调查,主要跟踪记录活动的日期、内容、目的要求、活动地点、持续时间、活动组织者、目标人群参与情况等。

3. 效果评价　是针对干预的作用和效果进行评估。根据干预变化的时效性,可分为近期、中期和远期效果评价。近期效果评价主要是对知识、信念、态度的变化进行评估。主要指标有:卫生知识知晓率(知晓某项卫生知识人数/被调查的总人数)、卫生知识合格率(卫生知识测试(考核)达到合格标准的人数/被测试(考核)的总人数)、卫生知识平均分数(被调查者卫生知识测试总分之和/被调查测试的总人数)、健康信念形成率(形成某信念的人数/被调查者总人数)等。

中期效果评价主要是指目标人群的行为改变,评价的指标有:健康行为形成率(形成某种特点健康行为的人数/被调查的总人数);行为改变率(在一定时期内某项行为发生定向改变的人数/观察期开始时存有该行为的人数)。

远期效果评价是对健康促进规划实施后产生的远期效应进行评价。包括目标人群的健康状况、生活质量的变化。主要评价指标有:反映健康状况的指标,如①生理指标:包括身高、体重、血压、血色素、血清胆固醇等;②心理指标:包括人格测量指标(E. M. P. L量表)、智力测验指标(智商)、症状自评量表(SCL-90)等;③疾病与死亡指标:包括发病率、患病率、死亡率、病死率、婴儿死亡率、平均期望寿命等。反映生活质量的指标,如生活质量指数(PQLI)、ASHA指数、功能状态量表(ADL)、生活质量量表(LSI)等。

4. 总结评价(summative evaluation)　是对整个规划的总结性概括,通常综合形成评价、过程评价、效果评价以及其他相关资料。从成本-效益比、各项干预活动的完成情况等方面进行综合评估,从而得出该规划是否有必要重复、扩大或终止的结论。

二、居民健康素养的培养

(一)健康素养的重要作用

WHO研究表明健康素养是预测人群健康状况较强的指标,与发病率、死亡率、健康水平、人均期望寿命、生命质量高度相关。健康素养是健康教育和健康促进改善人类健康的中间环节,是影响人们健康的一个重要因素,它可以通过影响人们对于疾病的认识、生活行为方式、预防保健服务和就医的依从性来潜移默化改变人们的健康状况。

(1) 健康素养与疾病知识:健康素养水平高的人一般都拥有比较充足的健康知识和自我管理能力,这些健康素养包括:认识烟草的危害,积极参与糖尿病、高血压、哮喘、艾滋病、前列腺癌的筛查和管理,乳腺摄影检查和子宫癌的预防等。

(2) 健康素养与健康行为:健康素养越低的人越容易养成消极的健康行为,例如吸烟、饮酒、滥用不合法的物质、养成静坐的生活方式。这些部分归因于他们获取健康和医疗信息的途径有限,部分可归因于理解健康和医疗信息的能力有限。

(3) 健康素养与预防保健:对于疾病早期发现、早期诊断和早期治疗的重要性和方法等信息的理解和应用能力的欠缺可能导致预防保健利用率的低下,有研究也证明了健康素养水平与预防保健服务使用率呈正相关关系。

（4）健康素养与用药依从性：1993 年 Cho YI 等人开展了一项研究，了解用药依从性的影响因素，发现影响药物依从性的 7 个因素中，5 个与患者的健康素养有关，包括对治疗方案准确的理解、按照规定服药的信念、对疾病较少的恐慌、阅读瓶子上标签的能力和对医嘱的理解。

目前关于健康素养与健康结局关系的研究大多是横断面研究，难以说明健康素养与健康结局之间的直接因果关系，但是健康素养对健康结局的影响是公认的。

（二）我国居民健康素养的现状

2007 年，原卫生部妇幼保健与社区卫生司启动了健康素养的研究工作，该工作历时 1 年多，共有 100 余名专家参与其中。2008 年原卫生部以公告的形式发布了《中国公民健康素养——基本知识与技能（试行）》，提出了中国公民必须掌握的 66 条健康素养要点，成为各级医疗卫生机构开展健康知识传播的重要依据。2012 年，我国启动了连续性健康素养监测工作，2013 年是全国居民健康素养调查规范监测后的第二次数据发布，也是迄今为止最新的检测数据，其主要的结果如下：

（1）共监测调查 15～69 岁以上居民 95915 人，获得有效问卷 93785 份。其中城市人口 41702 人，占 44.47%，农村人口 52083 人，占 55.53%；东部地区 37506 人，占 39.99%，中部地区 25871 人，占 27.59%，西部地区 30408 人，占 32.42%；男性 47024 人，占 50.14%，女性 46761 人，占 49.86%。

（2）我国居民总体健康素养水平偏低，仅为 9.48%，但与 2008 年和 2012 年全国健康素养水平相比（分别为 6.48% 和 8.80%），健康素养呈现稳步上升趋势。

（3）以知、信、行为导向，城乡居民基本知识和理念素养水平为 20.42%，基本技能素养水平为 12.47%，健康生活方式与行为素养水平 10.62%。

（4）以健康问题为导向，城乡居民慢性病防治素养为 11.59%、传染病防治素养 17.12%、基本医疗素养 8.30%、安全与急救素养 43.53%、科学健康观素养 32.12% 和健康信息素养 18.46%。安全与急救素养水平最高，基本医疗素养最低。

（5）健康素养水平城乡、地区差异显著。2013 年农村居民健康素养水平为 6.92%，城市为 13.80%，城市高于农村（$P<0.01$）；东、中、西部地区居民健康素养水平分别为 12.81%、7.10% 和 6.93%，呈现出东部地区高于中部地区，中部地区高于西部地区的特点。

（6）健康素养水平存在性别、年龄和文化程度差异。2013 年，男性健康素养水平低于女性，分别为 9.23% 和 9.73%；25～34 岁组最高，为 12.73%，65～69 岁组最低，为 5.76%；小学以下者健康素养水平最低，为 2.30%，大专/本科及以上者最高，为 24.34%。

（三）健康素养的影响因素

研究显示文化和社会、卫生系统、教育系统是健康素养的 3 个主要影响因素，这些影响因素称为健康素养的干预点。在个体和群体方面，影响健康素养的因素主要包括文化程度、性别、年龄、经济状况、阅读能力等，其中文化程度是首要的影响因素。但实践证明社会文化因素、教育因素以及卫生系统与健康素养之间的相互作用并不是一个因果关系模型，影响健康素养的因素相当复杂而且多变。诚然，文化程度与健康素养的关系在很多研究中都得到证实，较高的文化水平常常意味着更好的阅读操作能力和接触更多健康信息的机会，相较于低文化水平者更可能拥有更高的健康素养水平。例如传统健康教育材料表述只有文化程度较高者才能看懂，低素养的患者则无法理解，患者教育计划的成功也在一定程度上取决于此。然而，这不能得出文化水平高者就一定具备更高的健康素养的结论。联合国儿童基金会 2000 年在国家进展报告中指出：撒哈拉沙漠以南的非洲教师中存在着高艾滋病感染率，在 1999 年的非洲撒哈拉沙漠南部，艾滋病毒/艾滋病夺走了至少 86 万小学生和老师的生命。教师的高死亡率清楚地表明，一般素养与健康素养并不一定齐头并进。因此，即便是高文化程度的个体，在突然面对陌生的词汇和概念组成的复杂信息时，也经常感到难以理解，这是由于他们对于理解健康领域内某些内容的功能性素养的缺乏，而这些知识的缺乏与学历无关。

又例如无论是在医疗场所,还是在公共卫生领域,许多普及性的健康相关信息都是以直观、生动的视听材料及书面的形式传递给患者和大众的,如患者手册、出院指南、知情同意书等,但这其中往往会有很多专业术语,面对陌生的词汇和概念组成的复杂新词,即使有很高的文化程度,但没有医学背景的人可能难以理解。一个外科医生帮助家人参加医疗保险时也可能感到困扰,即使是大学教师有时候也可能不明白医生的处方或诊断结果,而一个会计可能不知道应该什么时候去进行健康检查。这些情况的存在并不仅仅是看不懂文字的问题,而是对于健康领域内某些内容缺乏理解。因而健康素养水平不仅取决于健康知识的获得性,还取决于健康知识接受者特定的认知能力,以及所提供健康信息的易理解度等。此外,随着信息传播技术的发展,人们获得健康信息的途径变得通畅和多样,但健康信息本身的准确性、专业性等缺乏科学的监管,一些看似"健康"的信息,居民获得、理解之后不但没有好处,反而损害健康。因此,健康素养在健康信息这个层面,不仅要获得和理解,更要评价和判断。只有从纷繁芜杂的健康信息中去粗取精、去伪存真,才能提高个人的基本健康素养水平。

当一个人顺利获取、深入理解、准确判断了健康信息之后,可以说他就具备了健康素养的基本要求,但这并不意味他能够应用这些健康信息。健康信息的应用也会受到多种因素的影响。

(四)提高居民健康素养的策略和措施

健康素养不仅仅是在个体层面上对人民的健康水平产生重要的影响,宏观上也对国家卫生体系和社会问题做出了重大的贡献。习近平总书记在 2016 年全国卫生与健康大会上强调"没有全民健康就没有全民小康",同时指出"把治病为中心转变为以人民健康为中心,建立健全健康教育体系,提升全民健康素养,推动全民健身和全民健康深度融合"。在中共中央、国务院印发的《"健康中国 2030"规划纲要》中,明确将"提高全民健康素养"作为"健康中国 2030"建设工作的重要举措。从全世界的经验看,健康素养从来不只是个人的问题,而是需要整个社会一起努力,尤其是需要通过改善支持性环境,促进政府、社会和民众的社会共治。

1. 将健康融入所有的政策　健康素养受经济、政治、文化、教育、卫生发展水平等因素的影响和制约,是一个社会系统工程,需要全社会的共同努力。因此,提升全社会健康素养水平绝不仅仅是卫生计生部门的工作,而是全社会的责任,全社会各部门各成员都负有健康的社会责任。各级政府和社会成员要切实推进"将健康融入所有政策"的健康教育与健康促进策略,建立和完善"政府主导、多部门协作、全社会参与"的工作机制,加大对公共卫生事业投入,提高全民受教育水平,实施全民健身计划,深入开展全民健康科技行动和全民科学素质行动。卫生计生部门要做好协调、倡导,为全社会开展健康教育与健康促进提供技术支撑。

2. 大力开展全民健康素养促进行动　以落实《全民健康素养促进行动规划(2014-2020 年)》为契机,以健康促进县(区)、健康促进场所和健康家庭建设活动为平台,大力开展全民健康素养促进行动。各级卫生计生部门应充分认识全民健康素养促进行动是提高城乡居民健康素质、解决当代公共卫生问题的重要举措,对于深化医药卫生体制改革,提高人民群众的健康水平具有重大意义。要进一步整合社会资源,动员社会力量,宣传和普及《中国公民健康素养-基本知识与技能》。大力开展场所健康促进建设,各行各业要结合自己行业特点和优势,打造出一批健康教育基地,成为日常开展健康教育活动的固定阵地。充分发挥功能单位对社会和家庭的辐射效应和示范效应,促进全社会对健康的关注,推动全社会健康素养水平的提升。

3. 创造支持性环境提升健康素养水平　健康素养是社会和个体共享的功能,是卫生系统保证健康信息和服务的可及性、准确性及可实施的表现和结果。健康素养也是个体技能与卫生系统需求间的纽带。因此,要提高健康素养,一方面在个体层面要增强公众本身合适的健康素养,另一方面还要提高卫生系统的"可理解性",也就是创造支持性环境。公众健康素养的水平不但受到公众自身素质和水平的影响,也取决于医疗卫生保健机构、工作场所和商业环境是否具备友好的健康素养支持性环境。

4. 健康教育是提高健康素养的有效手段　通过系统的学校教育、社区教育、医患教育和大众媒体传播等措施,提高人们的健康常识,促使人们形成良好的生活方式。患者的主动参与将提高教育的效果,采取措施使患者、家属主动地参与决策以及教育和信息的提供过程中,比如开展个体和医护人员之间的书面的和口头的交流、网络互动、使患者获得健康档案信息等可以提高干预措施的效果;慢性病自我管理的成功经验证明患者在健康传播中有重要作用。应当充分发挥志愿者的潜在作用,这些志愿者可以是患者本人,他们经过培训可以在提高人群健康素养方面发挥重要作用。另一方面,健康素养的提高是一个终身的、渐进的过程,必须从青少年做起,形成系统的、可行的学校健康课程体系,才是治本之策。因此,健康教育也要从青少年做起,开展健康教育,鼓励青少年参与健康知识传播。

5. 现代通信技术有利于提高人群健康教育的可及性　研究表明,公众对信息的接受,不仅受到个人接受程度、判断信息能力的影响,更取决于信息本身的难易程度、表达的方式和传播技巧。我国通信技术发展迅速,移动电话、掌上电脑、卫星通信等在信息传播方面起着越来越重要的作用。通过发达的传媒技术,以视听的形式形象、生动的广泛传播,有助于提高健康教育的效果和健康知识的普及范围,比如,互联网的使用、多媒体教学、短信息和网络化社区的建设等。尽管这些技术在提高个体健康素养方面的有效性和可靠性尚不清楚,但是随着通信技术与健康知识的有效融合,将来一定会在提高人群健康素养方面起到重要作用。

6. 建立我国国民健康素养的监测网络　定期开展人群健康素养监测建立调查网络的意义在于可以动态地了解我国国民的健康素养变化,找出影响健康素养的因素,检验健康促进和健康教育措施的效果,同时可以充分利用各地的健康教育机构,降低调查成本,并有利于调查员队伍的建设和培养。

7. 提高决策者对健康素养的重视　政府应该鼓励有关政府部门以及教育部门等利益相关者将健康素养纳入其日常例行的工作中,切实发挥健康教育专业机构的作用,建立良好的体制和机制,切实发挥医院、基层医疗卫生服务机构、妇幼保健院、疾病预防控制中心等机构专业人员在开展健康咨询、行为指导、健康管理、健康传播和健康教育方面的作用。

第三节　临床预防服务

问题与思考 5-3

　　62 岁的张先生在家里与邻居一起打牌时,突然倒在桌旁,神志不清,口角歪斜和昏迷,邻居们把它送往医院后抢救挽回了生命,但仍然留下了一侧肢体的行动障碍。据患者家属介绍患者一向身体不错,5 年前单位体检发现血压偏高,但一直没有坚持服药,由于没有不适,也很少监测血压。患者的哥哥前年发生过卒中,哥哥和妹妹都患有高血压;患者退休后生活越来越好,孩子们也很孝顺,平时经常买些烟酒来看他,平时的家务也都是请钟点工代做,业余时间患者常玩牌到深夜,每天吸烟一包以上。患者以往的病历记录中,医生只注明了慢性浅表性胃炎,但未提及患者的吸烟史、家族史等问题,也未记录血压值。

　　思考:如果你是消化科医生,在你的日常诊疗中,除了对于胃病的治疗,你认为还应了解患者哪些情况?

一、临床预防服务的概念和特点

(一)临床预防服务的概念

临床预防医学(clinical preventive medicine)即临床预防,与传统的预防医学之间有着必然的、内在的和本质的联系。它们的目标一致,均以预防疾病、保持和增进人类健康为出发点。两者内容虽然相近,又相互交叉,但其侧重点和提供服务的场所均有所不同。McWhinney(1976 年)指出,对于因不同原因来就诊的患者,全科医生应主动地评估危害其健康的各种因素,并加以处理,将预防性服务作为全科医生日常诊疗工作中的重要内容。因此,临床预防医学可以定义为:由医务人员在临床场所(包括社区卫生服务工作者在家庭和社区场所)对患者、健康者、无症状"患者"的健康危险因素进行评价,实施个体的预防干预措施来预防疾病和促进健康,提供融医疗、预防、保健、康复为一体的综合性卫生服务。它是在临床环境下一级预防和第二级预防的结合。

为了做好临床预防服务,必须具有相关的知识和能力,包括:①掌握相关的临床知识和技能,包括一般体检、视力检查、乳房检查、妇科宫颈涂片、肛门直肠镜检查、疾病的鉴别诊断、健康危险因素的评价等;②掌握基本的心理学知识和心理咨询技巧,善于利用行为科学的技巧,激励所照顾的不同对象接受医护人员的建议,采取健康的生活方式,改变不良的生活方式和求医行为;③对预防性服务的作用应有深刻的认识。Wechsler 等(1983 年)发现,医生本身是否对预防医学有强烈的信仰和兴趣,直接关系到他们能否在日常诊疗中为患者提供预防性服务。虽然大多数全科医生在他们的专业训练中加强了对预防医学的重要性的理论和实践的学习,有了深刻的认识,但即使是在美国,实际执行预防性服务的情况也并不令人满意。我国台湾地区对全科医生的一项调查表明,99.3%的全科医生认为他们有责任劝导患者接受健康的生活方式;而有 60.8%的全科医生认为施行预防性服务会花费他们大量的时间,这是他们推行预防性服务的巨大阻力;④具有良好的管理和协调能力,将临床预防与治疗工作相结合,成为健康促进的倡导者;⑤在工作中既着眼于个体的预防,也要具备群体预防的观念和技术。

(二)临床预防服务的特点

临床预防需具有公共卫生的理念,但更多地使用临床医学的方法。与公共卫生相比,临床预防的对象更强调患者的个体化,较少使用群体活动和法律手段来达到目的。与临床医学针对疾病的诊疗相比,临床预防更积极地关注疾病的预防;另外,两者的服务对象亦不同:临床预防对有病或无病者均提供预防照顾,而临床医学一般服务已患病者。概括起来讲,临床预防具有以下特点:①以临床医生为主体;②临床预防的对象更个体化,在患者诊疗过程中提供机会性预防(如一位 49 岁的女性患者,因咳嗽、咳痰来就诊,医生在明确诊断并做相应的处理后,还检查了她的病历,发现她近两年没有做宫颈涂片检查了,就顺便做了宫颈涂片检查);③防治结合;④所提供的预防性服务是综合性预防;⑤以慢性病为主的预防;⑥在社区中提供个体与群体相结合的预防。

(三)临床预防服务的意义

1976 年,加拿大卫生福利部首先提出临床预防,1979 年正式出版了对 78 种疾病检测方法进行系统总结的报告。1984 年,美国预防服务专家组系统总结了临床预防服务的措施及效果,提出临床预防服务方案,1989 年出版了《临床预防服务指南》,对 169 种临床预防措施进行系统总结,并不断更新,添加新的内容和建议,最新一版是《2010—2011 年临床预防服务指南》。随着慢性病预防工作的深入开展,临床预防服务的重要性日益突出,在卫生服务中得到了较为广泛的应用,尤其在全科医学服务中,临床预防服务已成为其主要工作内容之一。

临床预防服务由临床医生来提供临床预防,实现了治疗与预防一体化的医疗卫生保健服务,是当今最佳的医学服务模式。首先,临床医务人员占整个卫生队伍的大多数,人群中约有 78%的人每年至少要去看医生一次,使其有机会与就医者进行面对面的交谈,如果每位医务工作者都能在医疗卫生服务过程中将预防保健与日常医疗工作有机地结合,进行个体化的健康教育和咨询,及时纠正就医者的不良生活方式,提高他们的自我保健意识和能力,其收益甚大。其次,临床医生与患者面对面接触过程中可以了解患者的第一手资料,所提出的建议有针对性,就医者对临床医生的建议或忠告有较大的依从性,并可通过随访进一步了解就医者的健康状况和行为改变情况。再次,许多预防服务,如宫颈脱落细胞涂片、乙状结肠镜检查、雌激素替代疗法等,只有临床医生才能开展。

二、临床预防服务方法和实施原则

（一）临床预防服务的方法

临床预防服务主要针对健康人和无症状"患者"，因此，在选择具体措施时应是全科医生能够在常规临床工作中提供的第一级预防和第二级预防服务。其服务的内容主要有：对求医者的健康咨询（health counseling）、筛检（screening）、免疫接种（immunization）和化学预防（chemoprophylaxis）和预防性治疗（preventive treatment）等。

1. 健康咨询（health counseling）　通过收集求医者的健康危险因素，对个体进行有针对性的健康教育，提高求医者自我保健意识，并与求医者共同制定改变不良健康行为的计划，督促求医者执行干预计划等，促使他们自觉地采纳有益于健康的行为，消除或减轻影响健康的危险因素。健康咨询是一种特定的干预方式，是全科医生日常医疗实践的组成部分。通过健康咨询改变就医者的不健康行为是预防疾病最有效的方式，是临床预防最重要的内容之一。根据当前疾病主要以不良行为生活方式导致的慢性非传染性疾病为主的现状，建议开展的健康咨询内容主要有：劝阻吸烟、倡导有规律的身体活动、增进健康饮食（平衡膳食、避免三餐无规律、偏食及节食等）、保持正常体重、预防意外伤害和事故、预防人类免疫缺陷病毒（human immunodeficiency virus，HIV）感染以及其他性传播疾病等。

健康咨询的基本方法包括：①评估（assess）在相互了解的基础上，耐心倾听，尽可能收集健康的相关信息并且进行分析和评估；②劝告（advise）提供促进健康和疾病预防等方面的知识，劝告其改变不良生活方式，以避免健康风险；③达成共识（agree）根据服务对象的兴趣和能力，与服务对象协商共同设定可行的目标；④协助（assist）在服务对象知情、自愿的情况下，帮助其制定行为改变的策略、计划或指南并监督执行；⑤随访，与服务对象一起制订随访计划，评价实施效果，必要时调整执行方案，鼓励执行，坚定信心。

2. 筛检（screening）　指运用快速简便的测试、体格或实验室检查等方法，在健康人群中发现未被识别的可疑患者、健康缺陷者及高危个体的一项预防措施。筛检不是诊断试验，它是把健康人和患者（疑似患者、有缺陷的人）区别开来的方法，它仅是初步检查，是早期发现患者的一种方法。对筛检试验阳性者还应进一步确诊和必要的治疗。筛检的目的主要在于早期发现某些可疑疾病，以便进一步诊断、治疗，这属于二级预防范畴。此外，筛检还可用于发现处于高危因素的人群，以便能早期发现危险因素，避免疾病的发生，达到一级预防的目的。

筛检是早期发现和早期诊断的重要手段，但并不是所有的健康问题和疾病或缺陷都适合筛检，筛检的原则有：①所筛检的疾病或缺陷是某地区目前最严重，且影响范围较广的公共卫生或健康问题；②所筛检的疾病的自然史明确，包括从潜伏期发展到临床期的全部过程；③在筛检疾病的患者身上应有早期可识别的症状、体征或生理、生化、免疫等可测量的标志；④筛检的疾病应有有效的治疗方法；⑤筛检的方法须简单、灵敏度和特异度均较高，安全度也较高，且群众易接收；⑥筛检费用应低廉，当地也有可利用的资源。总之，重要性、可行性、成本-效益比都应是筛检要考虑的原则，并且这些原则都应有充分的证据。

筛检的方法包括：①定期健康检查，是指通过医学手段和方法对受检者进行身体检查，了解受检者健康状况、早期发现疾病线索和健康隐患的诊疗行为，又称为预防保健性体检；②周期性健康检查，是指运用格式化的健康筛查表，由医生根据就诊者不同年龄、性别、职业等危险因素，为个体设计健康计划，具有针对性和个性化的优点，有利于早期发现健康问题、效率高、效果好；③机会性筛查，是对就诊患者实施的一种检查、测试和问卷形式的调查，目的是发现患者就诊原因以外的其他疾病或健康问题。如全科医生对咳嗽患者测量血压以筛查高血压。需要特别说明的是周期性健康检查是按年龄和性别而进行的预防为导向的措施。加拿大和美国对于老年、儿童和妇女围产期保健都有相应的特殊检查内容，目前我国大陆地区还没有统一的周期性健康检查内容，但各地区根据实际情况，提出了一些可参考的建议。

周期性健康体检是按照年龄和性别而开展的以健康为中心的预防策略,加拿大《临床预防服务指南》中明确了周期性健康体检的项目,但该指南并不一定适合我国各地区,并且其服务内容也会随着新的证据的出现而改变。周期性健康体检项目的制定应该以循证医学为基础,以下为我国学者推荐的周期性健康检查。

1. 青少年体检 青少年身体处于发育期,容易发生各种先天性疾病及传染性疾病、营养素缺乏、视力障碍等。青少年的体检一般由校方负责,每年学校组织一到两次健康检查。尽管青少年在升学过程中有严格的体检,但不要忽视常规的体检。儿童青少年体检适宜项目有:①身高、体重的测量;②血压、心脏、脉搏的测量;③视力检查;④乙肝、肝功能的检测;⑤微量元素检测;⑥先天性疾病筛查;⑦骨龄鉴定等。

2. 成年人体检 人到成年后,身体机能处于成熟期,容易受到各种压力的影响,经常有各种不同的疾病出现,有些人则出现未老先衰。因此,成年人一定不要忽视自己的健康问题。成年人易患的疾病有:传染性疾病如肺结核、病毒性肝炎、贫血、胃肠炎、结石、神经衰弱及女性妇科炎症等。

(1) 成年男性体检适宜项目有:①实验室检查项目包括,胸透、心电图、超声波、血脂、肝功能、乙肝三系、血常规、尿常规等;②血压测量;③牙科检查(每半年进行一次);④视力及眼底检查,中年人应每年检查眼底一次。⑤甲胎蛋白检测,40 岁后,应每年检测一次。如患乙型肝炎者,则应半年检测一次;⑥前列腺检查等。

(2) 成年女性体检适宜项目有:在成年男性体检适宜项目基础上,增加①妇科检查(每年一次),包括宫颈涂片、盆腔检查、乳房检查及腋下、锁骨上等部位淋巴结检查;②皮肤癌检查,25 岁以后每年一次等。

3. 免疫接种(Immunization) 指将抗原或抗体注入机体,使人体获得对某些疾病的特异性抵抗力,从而保护易感人群,预防传染病发生。免疫接种是最有效的一级预防措施,包括计划免疫和计划外免疫。免疫接种的实施必须要按照《中华人民共和国传染病防治法》《中华人民共和国急性传染病管理条例》《全国计划免疫工作条例》《计划免疫技术管理规程》《疫苗流通和预防接种管理条例》及《预防接种规范》等相关法律法规来执行。

计划免疫是根据疫情监测和人群免疫状况分析,按照规定的免疫程序,有计划地进行预防接种,以提高人群免疫水平,达到控制乃至最终消灭相应传染病的目的。2007 年 12 月 29 日,原卫生部印发了《扩大国家免疫规划实施方案》,指出:①在现行全国范围内使用的乙肝疫苗、卡介苗、脊灰疫苗、百白破疫苗、麻疹疫苗、白破疫苗等 6 种国家免疫规划疫苗基础上,以无细胞百白破代替百白破疫苗,将甲肝疫苗、流脑疫苗、乙脑疫苗、麻腮风疫苗纳入国家免疫规划,对适龄儿童进行常规接种;②在重点地区对重点人群进行出血热疫苗接种;发生炭疽、钩端螺旋体病疫情或发生洪涝灾害可能导致钩端螺旋体病暴发流行时,对重点人群进行炭疽疫苗和钩体疫苗应急接种。通过接种上述疫苗,预防乙型肝炎、结核病、脊髓灰质炎、百日咳、白喉、破伤风、麻疹、甲型肝炎、流行性脑脊髓膜炎、流行性乙型脑炎、风疹、流行性腮腺炎、流行性出血热、炭疽和钩端螺旋体病等 15 种传染病。国家免疫规划确定的疫苗是指政府免费向公民提供,公民应当依照政府的规定受种的疫苗,也称为第一类疫苗。

我国《扩大国家免疫规划实施方案》中明确指出了接种对象:现行的国家免疫规划疫苗按照免疫程序,所有达到应种月(年)龄的适龄儿童,均为接种对象;新纳入国家免疫规划的疫苗,其接种对象为规定实施时间起达到免疫程序规定各剂次月(年)龄的儿童;强化免疫的接种对象按照强化免疫实施方案确定;出血热疫苗接种为重点地区 16 ~ 60 岁的目标人群;炭疽疫苗接种对象为炭疽病例或病畜的间接接触及疫点周边的高危人群;钩体疫苗接种对象为流行地区可能接触疫水的 7 ~ 60 岁高危人群。

计划外免疫是指居民自愿受种的且费用自付的其他疫苗。常见的疫苗有不同的种类和作用(表 5-1)。

表 5-1　常见的几种计划外疫苗及预防作用

疫苗种类	预防作用	疫苗种类	预防作用
水痘疫苗	预防水痘	B 型流感嗜血杆菌疫苗	预防 B 型流感嗜血杆菌引起的肺炎和脑膜炎
甲肝减毒或灭活疫苗	预防甲型肝炎	A 群流脑疫苗	预防脑脊髓膜炎
麻腮风疫苗	预防麻疹、风疹、腮腺炎	狂犬病疫苗	预防狂犬病
流感疫苗	预防流行性感冒		

4. 化学预防(chemoprevention)　指对无症状者使用药物、营养素(包括矿物质)、生物制剂或其他天然物质作为第一级预防措施,提高人群抵抗疾病的能力,防止某些疾病的发生。化学预防不仅是使用药物,还包括使用激素、维生素、无机盐、脂肪酸、氨基酸等营养素、生物制剂和天然动植物的提取物。化学预防是对健康人群和无症状患者进行病因预防,属第一级预防范畴,已出现症状的患者以及有既往病史的人使用上述物质治疗疾病不属于化学预防。常用的化学预防方法主要有:对育龄或怀孕妇女和幼儿补充含铁物质降低罹患缺铁性贫血的危险;在缺氟地区补充氟化物降低龋齿患病率;孕期妇女补充叶酸降低神经管缺陷婴儿出生危险;绝经后妇女使用雌激素预防骨质疏松和心脏病;用阿司匹林预防心脏病、脑卒中等。化学预防必须在医务人员指导下进行,使用雌激素或阿司匹林尤其应注意其禁忌证和副作用。化学预防虽然在临床上应用较多,但对其应用的安全性和效果还有待研究和论证,社区的全科医生在选择应用时应充分考虑利弊,除了向患者解释预防作用,还应解释副作用。

5. 预防性治疗(preventive treatment)　指通过应用一些治疗的手段,预防某一疾病从一个阶段进展到更为严重阶段,或预防从某一较轻疾病发展为另一较为严重疾病的方法。前者如早期糖尿病的血糖控制(包括饮食和身体活动等行为的干预以及药物治疗)预防将来可能出现更为严重的并发症;后者如手术切除肠息肉,预防发展为大肠癌等。

(二)循证预防医学内容确定的方法

疾病的预防是重要的,但不是每一项预防措施对人群都是有益的。因此,预防的策略必须以科学研究为基础。循证临床预防服务(evidence-based clinical prevention)是指在临床预防服务的实践中,遵循科学的方法获得最充分证据来为服务对象提供最佳的预防措施。

循证临床预防服务内容确定的步骤有:

1. 选择所要解决的健康问题和确定与其相关的危险因素

(1)疾病的严重程度:除了用发病率、患病率、死亡率以及减寿年数(YLLS)和失能年数(YLDS)以外,如果条件许可的话,也可以考虑使用伤残(失能)调整生命年(DALY),以全面评价疾病负担。

(2)危险因素的选择:根据导致疾病发生的危险因素在人群中流行情况和危险因素对疾病的影响大小来确定选择应该干预的危险因素。危险因素在人群中的流行广且影响大的,则应优先考虑。但是,一个相对弱的危险因素如果流行范围广,它比一个相对强但流行范围小的危险因素更值得考虑。

2. 干预措施的效果

(1)影响程度的确定:干预效果用影响程度来评判。影响程度是指通过干预措施,人群健康改善的净效益。这里的"净效益"是指"获得的益处"减去"不良的影响"。进行临床预防服务最根本的原则是干预带来的益处大于不良影响,这也是判断干预效果好坏的根本原则。关于效果有两点应该加以考虑:第一,干预能否减少疾病的发病率或减轻其严重程度(获得的益处)。第二,干预的副作用是否会增加其他不良的效应。例如,服用阿司匹林可以用来预防冠心病,但可能会并发出血。

(2)效果指标的确定:干预措施的效果评价还需要考虑干预效果是否来自最有说服力的证据。假如采用的预防措施来自设计优良的随机试验,而且得到完全正确的实施,在最后比较采用和不采用预防措施的试验组时,其结果表明前者的健康状况明显好于后者,那么这就是有力的证据。然而,这在实践中可能很难做到。首先是设计和实施不可能每一步都完善,而且健康产出需要长期的随访跟踪。因此,在评价时只能通过一些分散的干预试验研究获得信息,而且往往是用干预产生的中间结果(如胆固醇水平和骨密度)来代替最终的健康结果。如果通过研究认为健康的中间结果和最终结果的联系足够强,可以用中间结果代替最终结果来描述干预的效果。在评价干预措施的副作用时,主要是评价其是否引起其他疾病的发生,有无经济上的影响、医源性损伤、时间的消耗和伦理道德上的影响。

(3) 干预措施的其他特征:除了评价干预措施的有效性以外,还应考虑干预措施的其他特征,包括:操作的难易、费用、安全性和可接受性。全科医生和临床医生要求干预措施简单易行,使其能方便地在临床场所开展和随访。所采用的措施应该具有较好的成本-效果,安全可靠,没有副作用且为人们所接受的特征。

(4) 研究质量的评价:相对于研究的结果,必须要看研究本身的质量,即对经过良好研究设计且证明研究质量可靠者给予一定的权重以示区别。研究设计如随机试验、队列研究和病例对照研究都应该按照其应用条件和范围来实施,这样才能保证结果的可靠性。研究质量可用证据肯定性的级别来表示。证据的级别分为以下几类:

1) 高:获得证据充分,包括研究设计和实施良好,评估了预防服务(干预)的健康产出,而且所得的结论不可能受到以后研究的影响。

2) 中等:所获得的证据足以确定预防服务对健康产出的效果,但在估计其可信性方面受到下面因素的影响:①研究数目、规模和质量;②在不同研究的结果之间不一致;③研究结果要普及到基层卫生保健实践中有一定的限制;④在证据链中缺乏相关性。

3) 低:所获得的证据不足以评估预防服务对健康产出的效果,证据不足的原因主要有:①研究数目或规模有限;②研究设计或方法有严重的缺陷;③在不同研究的结果之间不一致;④在证据链中有裂痕;⑤研究结果不能普及到基层卫生保健实践中;⑥缺乏重要的健康产出的信息。

3. 推荐意见的形成　临床预防的方法是否值得推广主要是看效果,设计良好且有效的预防方法应大规模推广;设计方法有缺陷,但效果良好的预防服务应该给予肯定,值得推广使用;有些预防方法无明显副作用,能够降低疾病的发病率,应建议普遍使用;有些预防方法能够使用在高危人群中降低危险因素,仍然具有推广的价值。临床上无效甚至有害的方法应该给予抵制。对有些预防方法至今还缺乏有效的证据应持审慎的态度。可将推荐意见分为五个类别:

1) 推荐:高度肯定性的研究表明有很大的净效益。

2) 推荐:高度肯定性的研究表明有中度的净效益,或中度肯定性的研究表明有中到大的净效益。

3) 不作常规应用推荐,但可考虑推荐给个别患者:中度肯定性的研究表明有小的净效益。

4) 不推荐:中到高度肯定性的研究表明无净效益甚至是有害的。

5) 目前的证据还不足以评价其有益或有害:证据缺乏包括研究质量差或缺乏、相互矛盾,因此不能衡量其有益和有害的情况。

(三)临床预防服务的实施原则

1. 重视危险因素的收集　临床预防服务的基础是全面收集就医者的资料。应全面收集个人信息、体检和实验室检验资料,并对个人的健康危险因素进行评价,才能确定什么样的预防措施和方案是最优的。

2. 医患双方共同决策　实施临床预防服务的另一个原则是医患双方共同决策,并以相互尊重的方式来进行教育和咨询。医务人员通过教育和咨询把不利于健康的危险因素和后果的相关信息告诉就医者,并有责任保证他们为了自己的健康而做出正确的决定,但这个决定是有患者参与共同决策的,并不是医务人员迫使患者接受的。研究表明采用权威的方法迫使患者改变行为收效甚微,而医患共同决策模式才是最佳的决策模式。

3. 注重连续性　临床预防服务的连续性原则体现在两个方面,一是服务供需双方最好建立长期、连续的服务关系,这种关系虽然在一定程度上限制了患者就医自由的选择权利,但却有利于双方信任关系的建立和对患者个体全程的系统管理。二是健康资料收集的连续性更加有利于评估临床预防服务的效果。有了双方连续的服务关系,才能使资料的不间断收集成为可能,才能实现对个体健康维护方案不断修正和完善。

4. 以健康咨询为先导 在健康咨询、筛检、免疫、化学预防和治疗性预防等主要临床预防服务内容中,医务人员常常偏爱于健康筛检、化学预防和治疗性预防,因为这些措施和建议易为患者所接受,并有一定的经济回报。但从疾病发生、发展的过程来看,通过健康教育和咨询改变不良行为比体检或筛查可更早地预防和逆转疾病的不良进程。研究表明,通过健康咨询、教育与指导改变人们的不良行为生活方式是最有效的预防干预方式。

5. 合理选择健康筛检内容 临床预防服务需要根据个体不同性别、不同年龄和不同危险因素,制定有针对性的疾病筛检策略,而不是笼统地以一年一次的方式进行全面的健康检查。我国由于各地区的情况相差很大,尚没有制定统一的针对各年龄、性别的健康筛检内容。美国临床预防服务工作组根据循证医学原则制定的《临床预防服务指南》,对我们选择筛检内容可提供很好的参考价值。

6. 根据不同年龄阶段的特点开展针对性的临床预防服务 不同年龄阶段的个体健康问题不同,健康危险因素也有差异。在临床预防服务中,要根据各年龄段的特点和主要健康问题开展有针对性的预防工作。比如在婴幼儿时期,除了常规的免疫接种和婴幼儿保健外,意外伤害、肥胖、被动吸烟以及铅接触等问题也必须引起关注。在青少年时期,意外伤害、饮食习惯和体力活动、吸烟、未婚先孕和性传播性疾病、心理问题等是这个时期比较常见的健康问题。在中青年时期,主要健康问题往往与职业有害因素、健康有关的生活行为方式、心理问题(尤其是女性)等有关。在老年期,除了要关注健康有关的生活行为方式和心理问题外,老年的认知功能、用药问题乃至社会支持网络等都与改善老年人的生活质量有明显的关系。

三、临床预防服务的步骤和实施

(一)收集健康信息

收集个人健康信息是临床预防服务的第一步。健康危险因素是在机体内外环境中存在的与疾病发生(尤其是慢性病)、发展和死亡有关的诱发因素。这类因素有很多,概括起来有环境危险因素、行为危险因素、生物遗传因素和医疗服务的危险因素。健康信息一般通过问卷调查、健康体检和筛查等获得,也可通过门诊、住院病历的查阅等获得,不论通过何种途径取得,其准确性都是首先需要保证的。临床预防服务中,一般通过门诊询问获得就医者的健康信息。

在临床预防服务过程中,由于时间的限制,通过门诊询问获得就医者的健康信息有其特殊的方式和技巧。在初次与患者接触时,有必要确定危险因素询问的主要内容,以求在与患者接触后能建立患者的危险因素档案。这些问题一般包括:吸烟、身体活动、日常饮食、性生活、乙醇和其他毒品的使用、预防伤害、口腔卫生、精神卫生及其功能状态、疾病的过去史和家族史中的危险因素、接触职业与环境的危险因素、旅游史以及接受所推荐的筛检试验、免疫和化学预防状况等。一些重要危险因素的常见初筛问题(表5-2)。

表5-2 重要危险因素的初筛问题实例

1. 您吸烟吗?
2. 您每天有多少时间进行身体活动?
3. 最近 24 小时内您吃过哪些食品?
4. 您的朋友中有婚外性生活的人吗? 您是否有这种行为? 您使用什么避孕措施?
5. 您差不多每天喝酒吗? 您的朋友中有吸海洛因或鸦片的人吗? 你吸过吗?
6. 您一直遵守交通规则吗? 您曾骑自行车猛拐、抢道吗? 您曾经酒后驾车吗? 您是否曾乘坐由酒醉司机驾驶的汽车?
7. 您每天刷牙吗? 或隔多久刷一次? 您的牙出血过吗? 您最近一次看牙医是什么时候?
8. 近来您的情绪怎样?
9. 医生曾经诊断你患有心脏病、癌症、糖尿病或哪种传染病?
10. 您是否有心脏病、癌症或糖尿病的家族史?
11. 你目前从事何种工作? 过去曾从事过什么工作?
12. 您到过其他地方或其他国家吗? 或正准备去什么地方或国家?
13. 您最近一次参加的体检是在什么时候? 查了什么?
14. 您最近一次接受的免疫接种是在什么时候? 哪项免疫接种?
15. 您服用雌激素吗? 您每天服用阿司匹林吗?

在以后与患者接触时,医生应简单复习病史记录,了解哪些危险因素在以前的应诊中已经讨论过,回顾患者在减少危险因素方面成功与失败的尝试,确定本次应诊时需注意哪些危险因素。有些病史记录封面内页有危险因素"存在问题目录"或上次应诊记录的提示,这将有助于提高健康管理的速度。如果患者在以前已成功地改变了某项危险因素,如停止吸烟,则在本次应诊时,医生应提供积极的强化措施,并核实该患者有无反复。然后,寻找尚未询问的其他危险因素,确定本次应诊中值得注意的危险因素。

任何诊疗接触时,医生都应遵循尊重患者以及医学访谈的基本原则。包括确定与患者讨论的议程、应用开放式问题和保持目光接触等。在应诊过程中转到讨论行为生活方式的细节时,患者常无思想准备,因此在提出危险因素问题时患者可能会被突然转变的主题弄得不知所措,甚至会感到被冒犯,以致不乐于配合回答问题。在询问时,医生应注意患者的情绪反应,患者的措辞、语调、语音、语速和非语言性交流可能表示他们的不自在、不耐烦或不愿意讨论某种生活方式问题。及时识别这些反应,并向患者指出并与其共同分担是十分重要的。

(二)健康危险度评估

健康危险度评估(health risk appraisal,HRA)是一种用于描述和评估个体的健康危险因素所导致的某一特定疾病或因为某种特定疾病而死亡可能性的方法和工具。具体的做法是,根据所收集的个体健康信息,对个人的健康状况及未来患病或死亡的危险性用数学模型进行量化评估。这种分析过程的目的在于估计特定时间发生某种疾病的可能性,而不在于做出明确的诊断。

临床预防工作中常以某种特定疾病为基础,对健康危险因素进行评价,其基本步骤包括:收集患病率资料;收集个体危险因素资料;将危险因素转换成危险分数;计算组合危险分数;计算患病风险(详细步骤见十二章实习三)。疾病危险性评价一般有两种方法,第一种是建立在单一危险因素与发病的基础上,将这些单一因素与发病率的关系以相对危险性来表示强度,得出相关因素的加权分数即为患病危险性。第二种是建立在多因素数理分析的基础上,采用统计学概率论方法得出患病危险性与危险因素之间的关系模型。前者方法简单实用,不需要大量的数据分析;后者是以数据为基础,并应用了统计学中的多元回归、神经网络方法、Cox 风险模型等,提高了评价的准确性。

目前,一些机构以互联网为平台,应用计算机软件技术开发了健康风险评估信息系统。一般信息系统包括健康档案资料库的建立、收集、整理和管理。所有管理对象的资料以计算机输入,并能跨越不同的医疗卫生机构而被共享,累积患者各方面的资料并进行健康风险评估,且能进行人群水平的分析并应用专家系统技术提高评估质量和干预水平。

(三)个体化健康维护计划的制定

1. 个体化健康维护计划的制定原则　健康维护计划(health maintenance schedule)是指在明确个人健康危险因素分布的基础上,有针对性地制订将来一段时间内个体化的维护健康的方案,并以此来实施个性化的健康指导。与一般健康教育和健康促进不同,临床预防服务中的健康干预是个性化的,即根据个体的健康危险因素,由医护人员等进行个体指导,设定个体目标,并动态追踪管理的效果。个体化健康维护计划的制定要遵循以下几个原则:

(1)健康为导向的原则:临床预防服务的核心思想是以健康为中心,要求在制定个性化的健康维护计划时要充分考虑计划能最大限度地调动个体的主观能动性,这对健康维护计划的顺利实施意义重大。

(2)个性化的原则:个体的健康状况和健康危险因素都不一样,不同个体的生活方式、经济水平、可支配时间以及兴趣爱好等都可能是不一样的,因而健康维护计划应根据个人的实际情况而定,不能千篇一律。

(3)综合利用的原则:健康维护计划是一套围绕"健康"制定的个性化的健康促进方案,是全方位和多层次的。从健康定义看,包括生理、心理和社会适应能力三个层面的内容;从管理项目上看,包括综合体检方案、系统保健方案、健康教育处方、运动及饮食指导等内容,因此制定个性化的健康维护计划应从多个角度出发,运用综合性措施对健康进行全面管理。

（4）动态性原则:人的健康状况是不断变化的,生命的每个阶段所面对的健康危险因素也是不一样的,某些意外事件(如车祸、自然灾害等)也可能会突然降临,因此健康维护计划应该是动态的,要坚持经常对服务对象进行随访,并根据服务对象健康危险因素和健康状态的变化进行相应的调整,只有这样才能实现对个人健康进行有效的维护和管理。

2. 干预措施的选择　健康维护计划的制定需根据危险因素的评估结果以及"患者"的性别、年龄等信息,确定具体的干预措施,包括健康咨询、健康筛检、免疫接种、化学预防和预防性治疗等。由于危险因素与健康之间常常是多因多果关系,应采取综合性的干预措施。儿童和成年人在不同年龄阶段应采取不同的预防保健措施(图5-1、图5-2)。这是目前较为权威的专家组的个体预防保健的建议。医务人员应根据这些原则性建议,结合患者的具体情况、资源的可用性和实施的可行性,选择合适的、具体的干预措施列入健康维护计划中,同时还应根据"患者"的需求等因素进行修改或增减。

3. 干预实施的频率　在决定采取什么干预措施后,则需要确定干预实施的频率。有些干预措施实施频率已被广泛认同,如某种免疫接种,而健康指导如劝告戒烟,并没有一个明确的频率。对于多数疾病的筛检,频率过高会增加费用,增加产生假阳性结果可能性,筛检间隔时间太长将增加重要疾病漏诊的危险性。确定筛检频率的主要因素是筛检试验的灵敏度和疾病的进展,而不是疾病发生的危险度。危险度更多的是决定是否要做这项筛检,高危人群应得到更多特别的帮助,以保证他们能实施健康维护计划,但不需要更频繁地作筛检。

图5-1　儿童各阶段的预防保健措施

	年龄（岁）	18—	25—	30—	35—	40—	45—	50—	55—	60—	65—	70—	75—
心血管健康	血压	男性女性至少每2年1次											
	血胆固醇	高危男性			男性						高危男性		
		高危女性				女性					高危女性		
	控制体重	高胆固醇血症、有心脏病糖尿病危险的男性和女性											
	糖尿病	有心脏病危险的男性和女性											
	阿司匹林预防心脏病	高危男性					男性						
		高危女性									女性		
	腹主动脉瘤										曾吸烟的男性		
肿瘤	乳腺癌							女性每1~2年1次					
	宫颈癌	女性至少每3年1次											
	结肠直肠癌							男性和女性					
健康危险因素	吸烟	男性和女性											
	肥胖	男性和女性											
	酒精滥用	男性和女性											
性健康	衣原体	女性	高危女性										
	淋病	女性	高危女性										
	HIV	高危男性和女性											
	梅毒	高危男性和女性											
骨健康	骨质疏松症								高危女性		女性		
其他	抑郁症	男性和女性											
免疫接种	流感	高危男性和女性									男性和女性每年一次		
	肺炎										男性和女性，每年一次		
说明：	1、为了预防疾病和保持健康，最为重要的是：不要吸烟或戒烟、保持活跃的体力活动、合理膳食。 2、"高危"指的是可能对某些特定的疾病有更高的患病风险，这些危险可能来自于他的家庭史、吸烟、其他行为因素，比如缺乏运动或其他的健康情况，比如糖尿病等。												

图 5-2　成年人不同年龄阶段的保健措施

（四）个体化健康维护计划的实施

1. 建立健康流程表　为了便于健康维护计划的实施与监督，一般要求为每位"患者"制定一张健康维护流程表。流程表除了"患者"的基本信息外，主要包括三个部分内容：①健康指导；②疾病筛检；③免疫接种。每一部分都留有空白的项目，以便根据患者的具体情况确定其他需要开展的项目并做记录。在具体操作时，应根据患者的特征与需求增删项目，使流程表体现个体化。已建立的流程表可在随访过程中根据"患者"的需要作适当修正。

2. 单个健康危险因素干预计划　在已建立的健康维护流程表的基础上，为了有效地纠正某些高危人群的行为危险因素，还需与"患者"共同制定另外一份某项健康危险因素干预行动计划，如吸烟者的戒烟计划、肥胖者的体重控制计划等。由于不良行为生活方式改变的困难性与艰巨性，纠正不良行为危险因素最好分步实施，一个成功后再纠正另一个。并从最容易纠正的开始。制定的目标不能要求太高，应在近期通过努力就可达到，使"患者"看到自己的进步，逐步树立纠正不良行为危险因素的自信心，从而能长期坚持，达到维护健康的效果。

3. 提供健康教育资料　为了提高"患者"对计划执行的依从性，应给他们提供一些有针对性的相关健康教育资料。应强调只有"患者"自己下决心主动承担起健康责任，改变不良行为生活方式，才能真正提高其健康水平和生活质量。

4. 健康维护随访　健康维护随访是指在干预计划实施后，医务人员跟踪"患者"执行计划的情况、感受和要求等，以便及时发现曾被忽视的问题。一般而言，所有"患者"在执行健康维护计划3个月后都需要进行定期随访，随访时间应根据具体情况确定。建议50岁以下健康成年人，2年随访一次；50岁以上成年人，每年随访一次。若出现某一健康问题，应根据该健康问题的管理要求来确定。

第四节　社区人群传染性疾病的预防

传染病(infectious disease)是由病原体(细菌、病毒、立克次体、螺旋体等)引起的,能在人与人、人与动物或动物与动物之间相互传染的疾病,它是许多疾病的总称。尽管在全球医疗卫生机构和工作人员的共同努力下,传染病所造成的疾病负担呈现下降趋势,但一些传统的传染病如麻疹、手足口病等在人群中仍时有暴发流行;一些曾被控制的传染病如结核病,因病原体的变异和环境的变化而死灰复燃;一些新发现的传染病如艾滋病、埃博拉病毒病,同样也对人类的健康造成极大的威胁。因此,开展以社区为基础的传染的防治仍十分重要。

肺结核的预防

结核病是一种传染性强的疾病之一,给患者家庭和社会带来沉重的经济负担,并严重影响患者的社会交往活动。据世界卫生组织《2013 年世界结核病报告-中国结核病现状》指出,2012 年肺结核新发病例858 861 例,复治病例41 817 例,占 4.8%,死亡率 0.28%,为其他各种传染病死亡人数总和的 2 倍,比发达国家高出很多。肺结核耐药性问题、肺结核与艾滋病双重感染问题、流动人口管理问题等因素使得结核病的防治工作变得更为复杂和严峻。以社区为基础的结核病防控应从以下几方面开展:

1. 做好结核病疫情监测和网络报告　《传染病防治法》规定各级医疗卫生机构应及时发现群发性疫情,按规定报告疫情,并根据实际情况做好结核病的应急处理预案;基层卫生机构要协查追踪疑似以及确诊的结核病患者,追踪监督患者按照治疗方案进行积极治疗,并配合其他部门开展结核病的疫情监测,疫情管理等。

2. 加强宣传和健康教育　基层卫生机构要加大宣传力度,定期举办各种知识讲座,向居民宣传关于结核病的预防、治疗、传播、疾病早期症状等知识,告知人们要养成良好的生活习惯,增强人们的自我保护意识,从而降低致病风险。在日常生活中,养成良好的作息规律,睡眠要充足,减少熬夜,注意饮食均衡、加强锻炼等。在外活动时,尽量少去空气流通较差、人群过于拥挤的地方,每天开窗通风换气,以保持室内空气洁净。对新生儿进行卡介苗接种,阻断结核菌的感染。

3. 传染源的早发现和管理　采用定期体检或机会性体检等方式及时发现结核病患者,对疑似患者要行 X 线检查和痰涂片化验,从而做到及早发现、早诊断、早隔离和及早治疗。对未能及时入院的结核病患者由专人进行指导,告知患者及其家属进行消毒隔离的重要意义和方法,通过相关医学检测手段对消毒隔离效果进行定期评估,直到传染性消失,并告知患者家属相关的结核病症状、传播、预防、治疗的相关知识。

4. 提高治疗依从性　对于新发结核病患者要消除其恐惧和紧张心理,治疗期间多与其进行交流和沟通,告知患者新发结核病基本能够治愈,帮助患者树立战胜疾病的信心,最大程度减轻患者焦虑、抑郁情绪,提高其治疗依从性;在治疗过程中加强宣教,告知患者要严格遵循医生制定的治疗方案,与医生密切配合,坚持遵医嘱用药,并积极主动接受医护人员的监督和指导,完成全部疗程的治疗。同时,根据患者具体病情还可以酌情给予中医药治疗,进一步提高治疗效果。

结核病是危害人群健康的公共卫生问题。结核病的防治要形成合力,明确结核病防治服务体系涉及的相关机构的职责,多途径、多角度做好防治工作。在结核病防治过程中,要积极采取控制和管理传染源,切断传播途径,保护易感人群的措施;要做好治疗周期较长患者的健康教育工作,不断提高治疗依从性,保质保量完成全程治疗;通过定期体格检查方式及早发现未曾就诊的结核病患者,使之得到及早诊断和早期规范治疗,促使患者早日康复,回归正常的工作学习和生活。

(唐杰　王家骥)

1. 三级预防策略即一级预防（病因预防）、二级预防（临床前期预防）和三级预防（临床期预防），三级预防在社区人群疾病的预防中起着十分重要的作用，需与全科医疗服务紧密融合，常用的方法有：健康教育、疾病筛查、随访管理以及健康管理。

2. 健康教育是有计划、有组织、有系统、有评价的教育和社会活动，其核心是帮助人们树立健康意识，建立健康行为和生活方式；健康促进是个人、家庭、社会和国家一起采取措施普及健康生活行为，增强人们改进和处理自身健康问题的能力。健康促进＝健康教育+社会支持。

3. 健康素养是指个人获取和理解健康信息，并运用这些信息和促进自身健康的能力。居民健康素养与健康结局关系十分密切，多数国家已将其纳入国家卫生事业发展规划中，作为国家卫生事业发展的评价标准，我国已将健康素养作为建设"健康中国2030"的重要举措。

4. 临床预防服务是指医务人员在临床场所对患者、健康者和无症状患者的健康危险因素进行评价，实施个体的预防干预措施来预防疾病和促进健康。其主要方法有健康咨询、筛检、计划免疫、化学预防和治疗性预防。临床预防是临床环境下一级预防和二级预防的结合。

5. 全科医生的预防理念应以个性化临床预防服务为主，主动提供融基本医疗和基本公共卫生服务于一体的健康管理服务，实现医防融合。通过全科诊疗，了解辖区居民常见病、多发病流行状况，根据居民健康状况及不良行为生活方式、健康危险因素等，开展针对性的健康教育与健康需求服务，协同和指导全科医生团队实施基本公共卫生服务项目以及卫生监督协管。健康教育应向健康促进及健康素养提升转化。

1. 什么是三级预防策略？

2. 健康教育、健康促进和健康素养三者的区别和联系是什么？

3. 临床预防服务的内容、原则是什么？怎样实施临床预防服务？

4. 我国居民的健康素养现状怎样？如何提升居民的健康素养？

5. 高血压的社区预防策略是什么？

第六章　社区特殊人群健康管理服务

学习目标	
掌握	健康管理的概念、内容步骤；全科医疗中儿童、妇女、老年人及重症精神病患者健康管理服务内容；临终关怀的概念、内容、目的和意义。
熟悉	全科医生在健康管理中的作用；儿童、妇女、老年人和重症精神病患者健康管理重点；不同人群健康管理流程；临终关怀服务的对象与特点。
了解	儿童、妇女、老年人生理、心理特点；健康管理原则；常见问题及干预方法；对临终关怀团队成员的要求。

第一节　健康管理概述

　　健康管理是对个人或群体的健康危险因素进行全面评价并实施管理的过程。是建立在个人健康档案基础上的个性化服务体系。应用现代化生物医学和信息化管理技术模式,从生物、心理、社会的角度,对个体进行全面的健康评价,指导和促进人们有效维护自身的健康。健康管理就是要将科学的健康生活方式传导给健康需求者,变被动的疾病治疗为主动的健康管理。支撑健康管理的知识主体,来源于医学、公共卫生、运动学、生物统计学、健康行为和教育及健康心理学的研究。实施健康管理依赖于多层次的管理体系,如个体、家庭管理、社区管理、社会(国家层面)管理及全球范围的健康管理。健康管理运用的手段随着健康管理人群范围的扩大发生了很大变化,从最初针对个体的临床医学和临床预防服务到针对群体的公共卫生,后来又拓展到社会、经济、文化、政策、法律和制度的综合干预手段。

　　健康管理是在健康评价的基础上以健康指标为依据,以人的健康为中心,提供"全人、全程、全方位"的健康服务。通过健康咨询、健康评价、健康教育和健康干预等方式,促进人们改变不良的行为生活方式,降低危险因素,减少疾病的发生,提高生命质量。

一、基本概念

　　健康管理(health management)是以现代健康概念(生理、心理和社会适应能力)为核心,适应新的医学模式(生理心理社会医学模式),弘扬"治未病"的传统理念,应用管理学的方法,通过对个体或群体健康状况及影响健康的危险因素进行全面检测、评估和干预,实现以促进健康为目标的全人、全方位、全周期健康的服务。而健康评价(health assessment)是通过健康检查获得相关数据后,科学地评估被检个体或被检人群的综合健康状况,并提出恰当的健康改善建议。

二、目的和意义

健康管理有一套完整、周密的服务体系,其目的是使病患及未病者更好地恢复健康、拥有健康、促进健康,同时又能节约医疗费用,有效地降低医疗支出。健康评估的目的是通过对观察指标的测定和评价,指导和促使人们改变其不良行为和生活方式,降低危险因素,减少疾病发生,提高生活质量,并同时了解健康管理和全科医疗服务的效果。

健康管理的重要性在于通过健康咨询、健康评价、健康教育以及健康干预等方式,普遍提高全民的健康水平;通过实施个体化的健康教育和健康促进,提高人们的风险防范意识;节约医药费用,减少医疗开支;促进职业健康、减少伤残、降低慢性病的患病率以及死亡率;为政府制定决策提供依据。

三、健康评价的内容和健康管理步骤

健康评价是健康管理的基础,健康管理是健康评价的后续,两者相辅相成,缺一不可,像一条维护健康的"生产线",确保人体健康、正常地"运行"。全科医生通过对个体、家庭及群体的健康评价,了解其一般健康状况、健康风险因素,将其分类,进行针对性的健康管理。

(一)健康评价的内容

健康评价包括健康现状评价(health condition assessment,HCA)和健康风险评价(health risk assessment,HRA)两方面内容。

HCA 是对目前健康状态的评价,包括健康存在哪些问题,健康水平处于何种等级等,主要是通过收集个人或群体健康信息,包括一般情况、目前健康状况、疾病家族史、行为生活方式、体格检查、实验室检验及检查等信息,然后综合分析这些健康信息,对个体或群体的健康状况进行针对性的评价,从而量化地评价个体或群体目前健康水平,根据评价对象和内容的不同可以分为个体健康评价、家庭健康评价、群体健康评价、健康相关生命质量评价等几种类型。

HRA 也称为健康危害因素评价,是对未来风险的评价,即个体患病、死亡或发生各种不良事件的风险程度,主要研究人们的工作、行为生活方式中存在的各种危险因素对疾病发生、发展的影响。HRA 是一个广义的概念,包括了简单的个体健康风险分级方法和复杂的群体健康风险评估模型。在健康管理学科产生及发展过程中,涌现出很多健康风险评估办法。传统的健康风险评估一般以死亡为结果,多用来估计死亡概率或死亡率。近年来,随着医学发展,传统的健康风险评估方法已逐步被以疾病为基础的患病危险性评估所取代。患病危险性的评估也称为疾病预测,是估计具有一定健康特征的个人在一定时间内发生某种健康状况或疾病的可能性,可以说是慢性病健康管理的技术核心。

(二)健康管理的基本步骤

健康管理是一种前瞻性的卫生服务模式,它以较少的投入获得较大的健康效果,从而增加医疗服务的效益,提高医疗保险的覆盖面和承受力。健康管理有以下三个基本步骤(图 6-1)。

1. 收集健康信息　通过调查问卷、健康体检和周期性健康检查等方法,收集个人或人群的健康信息及其危险因素等。包括以下几个方面:①个人一般状况,包括性别、年龄、职业等;②疾病和生活方式,包括个人病史、家族史、膳食、吸烟、饮酒、体力活动及生活规律等情况;③体格检查,包括身高、体重、臀围、腰围、血压、心肺功能等;④临床实验室检验及检查,包括血常规、尿常规、血脂、血糖、肝功、肾功等检验,以及心电图、B 超、X 线等检查;⑤疾病治疗情况,包括药物有效性反应、药物副作用、非药物治疗效果、遵医行为等;⑥环境危险因素,包括自然环境和社会环境等的危险因素。

2. 健康危险因素评价

(1)健康危险因素(health risk)是指能使疾病或死亡发生的可能性增加的因素,或者是能使健康不良后果发生概率增加的因素,是在机体内外环境中存在的与慢性病发生、发展及死亡有关的诱发因素。这些

图6-1 健康管理步骤示意图

危险因素很多,概括起来有环境危险因素、行为危险因素、生物遗传危险因素和医疗服务危险因素。环境危险因素包括自然环境危险因素(如生物、物理和化学危险因素)和社会环境危险因素。行为危险因素是由个体选择并采用的不良生活方式带来的危险因素,这些因素与心脏病、脑血管病、肿瘤、糖尿病的患病和死亡密切相关。生物遗传危险因素是随着分子生物学、遗传基因研究等医学的发展和人们对疾病认识的不断深入,发现很多种疾病的发生都与遗传因素和环境因素的共同作用密切相关。医疗卫生服务中的危险因素,是指医疗卫生服务系统中存在各种不利于保护与增进健康的因素,如医疗质量低、误诊漏诊、医院交叉感染等都是直接危害健康的因素。医疗卫生服务系统的布局、卫生保健网络的健全程度、人力资格及服务水平、卫生资源的配置合理程度等都是可能影响健康的因素。

(2)健康危险因素评价的应用:健康危险因素评价按其应用的对象和范围,可分为个体健康评价和群体健康评价;按照健康危险因素评价的应用目的可分为健康促进和用于科学决策。

个体评价主要通过比较实际年龄、评价年龄和增长年龄三者之间的差别,了解危险因素对寿命可能影响的程度及降低危险因素后寿命可能延长的程度,有针对性地对个体进行健康教育,干预个体行为。根据实际年龄、评价年龄和增长年龄之间不同的量值,评价结果可分为4型:①健康型:评价年龄小于实际年龄,说明个体危险因素低于平均水平,预期健康状况良好;②自创性危险因素型:评价年龄大于实际年龄,并且评价年龄与增长年龄的差值大,说明危险因素高于平均水平;③难以改变的危险因素型:评价年龄大于实际年龄,但是评价年龄与增长年龄差别较小,表明个体的危险因素主要来自于既往疾病史或生物遗传因素;④一般性危险型:评价年龄接近实际年龄,死亡水平相当于当地平均水平,个体存在的危险因素类型和水平接近于当地人群的平均水平。

群体评价是在个体评价的基础上进行的,一般可从以下几方面进行分析:①不同人群的危险程度:根据不同人群的个体危险因素分析结果,将不同人群危险程度分为健康组、危险组和一般组三种类型,然后根据人群中三种类型人群所占的比重大小,确定不同危险人群的危险程度,将危险水平最高的人群列为重点管理对象;②危险因素的属性:计算危险型人群中,难以改变的危险因素与自创性危险因素的比例,可以说明有多大比重危险因素能够避免,以便有针对性地进行干预提高人群的健康水平;③分析单项危险因素对健康的影响:计算某一单项危险因素去除后,人群增长年龄与评价年龄之差的平均数,将其列为危险强度,以该项危险因素在评价人群中所占比例作为危险频度,以危险强度×危险频度反映危险程度指标,来表达危险因素对健康可能造成的影响。

3. 健康计划和干预

(1)制定健康管理计划:健康干预计划的制订要根据现实的社会状况、不同人群的需求和特点,制订出有针对性的健康干预计划方案。在具体的制订过程中,必须遵循以下几点原则:①目标原则:干预计划制订是坚持以目标为导向,根据目标开展工作,保证计划的整体性和特殊性,确保效益最大化;②整体性原则:保证计划的完整性,在提高综合健康水平、提高目标人群生活质量的目标上制订健康干预计划,并且要将健康干预与我国当前卫生保健重点领域适当结合,进而服务于卫生事业的发展;③动态性原则:在制订健康干预计划时要充分考虑到计划在实施过程中可能发生的变故,并做好应对准备,确保计划的顺利实施;在计划实施的过程中,根据目标人群或个体的变化情况,可对计划做出相应调整;④前瞻性原则:计划目标要体现一定的先进性,在制订健康干预计划时需考虑未来可能的发展趋势和要求;⑤从实际出发原则:借鉴以往的经验与教训,做周密细致的调查研究,要掌握目标人群的健康问题、认识水平、经济状况、行为及生活方式等资料,因地制宜地提出计划要求;⑥参与性原则:鼓励卫生工作者、目标个体或人群及其他相关部门积极参与干预计划的制订及确定适宜的干预活动,不断提高目标个体或人群的参与度。

(2)实施健康干预:根据健康风险评价结果,提出健康改善策略与措施,制订个体化的健康促进计划及危险因素干预处方,充分调动个人、家庭、社区和社会的积极性,帮助其实施健康计划,通过生活方式干预、膳食营养指导、心理健康干预、运动干预、健康教育与指导等个体化干预措施的综合运用来实现促进健康的目的。

(3)实施健康管理计划以及实施效果的评估与督导:通过面授教学、实操教学、电话指导、门诊咨询、互联网联系及指导等多种手段来实施健康管理计划,并进行随访和督导监测。定期对健康管理的效果进行评估,及时调整健康管理计划,提高健康管理的效果。

四、健康管理服务的基本内容

健康管理的服务流程由以下三个部分组成。

(一)体格检查

健康管理服务的流程中的体格检查是以个人或群体的健康需求为基础,按照早期发现、早期干预的原则来选定体格检查的项目。体格检查的结果对后期的健康干预活动具有明确的指导意义。健康管理中的体格检查项目可以根据个体年龄、性别、工作特点等各方面的不同进行调整。目前一般的体格检查服务所提供的信息应该能够满足这方面的要求。

(二)健康评价

根据个人问卷信息资料及体格检查资料通过分析个人健康史、家族史、生活方式等,为服务对象提供健康评估报告,其中包括用来反映各项检查指标状况的个人健康体格检查报告、个人或群体总体健康评价报告以及精神压力评价报告等。

(三)个人健康管理咨询

在完成以上步骤后,个人可以得到不同层次的健康咨询服务。个人可以到健康管理服务中心或基层卫生服务机构接受咨询,也可以由全科医生团队服务人员或健康管理工作者通过电话或面对面交流方式与个人进行沟通。内容可以包括以下几个方面:解释个人健康信息及健康评价结果及其对健康的影响,制订个人健康管理计划,提供健康指导,制订随访跟踪管理计划等。

(尹国燕)

第二节 儿童健康管理

儿童健康管理(child health management)是针对儿童的健康进行全面监测、分析和评估,提供健康咨询和指导以及对健康危险因素进行干预的全过程,主要内容包括健康(含生长发育)监测、健康评估、风险干预和健康促进,是国家基本公共卫生服务项目之一,亦是社区健康服务的重要组成部分。

一、儿童各期的管理重点

根据儿童不同时期的发育特点及常见健康问题,健康管理重点有显著不同(表6-1)。各年龄段的健康管理除了针对各期的保健重点外,与环境相关的管理工作也应贯穿于整个儿童期,主要有:空气清洁、安全饮水、无烟家庭与空间等;安全的家庭、学校、社区与社会环境,防止虐待、疏忽、剥削及暴力;预防意外伤害,包括中毒、烧伤、坠伤、道路交通和暴力;预防环境中物理与化学危害;预防由于性别歧视引起的健康损害等。

表6-1 儿童分期及各期管理重点

分期	定 义	管 理 重 点
胎儿期	受精卵形成~胎儿娩出	1. 预防遗传性疾病与先天性发育不全 ◆ 婚前遗传咨询和产前诊断 ◆ 预防孕母感染 ◆ 避免接触化学物质,如铅、苯、氯、汞、有机磷农药等 ◆ 避免吸烟、饮酒 ◆ 在医师指导下应用药物 ◆ 早期发现母亲并发症 2. 保证充足营养,并避免营养摄入过多导致胎儿过重 3. 预防妊娠期并发症 ◆ 监测胎儿健康 ◆ 加强高危孕妇观察 ◆ 给予孕妇良好的生活环境 4. 预防传染性疾病的母婴传播 5. 产时健康管理 ◆ 预防滞产、产伤、感染、出血 ◆ 预防并及时处理胎儿缺氧、窒息等 ◆ 加强监护
新生儿期	胎儿娩出,脐带结扎~28天	1. 出生时护理 ◆ 温暖和清洁的环境,产房室温25~28℃ ◆ 保持呼吸道通畅 ◆ 记录出生时评分、体温、呼吸、心率、体重和身长等 ◆ 设立新生儿观察室,观察时间6小时 2. 新生儿家庭健康管理 ◆ 温暖和清洁的环境,室温20~22℃,湿度55% ◆ 指导正确的母乳喂养方法 ◆ 母乳不足或无法母乳喂养时,指导正确的人工喂养 ◆ 与新生儿早期的感情交流 ◆ 指导正确的皮肤清洁、脐带护理等 3. 免疫接种卡介苗和乙肝疫苗接种 4. 先天性遗传代谢病筛查(先天性甲状腺功能低下和苯丙酮酸尿症)和听力筛查 5. 早期开始纯母乳喂养 6. 低体重和(或)有并发症的新生儿的特殊护理 7. 与初级卫生保健提供者签约
婴儿期	出生~未满周岁	1. 纯母乳喂养4~6个月 2. 4~6个月龄末,适当补充辅助食品,可以继续母乳喂养至2岁 3. 预防、早期发现主要疾病与及时处理 ◆ 营养不良(包括微量营养素缺乏)、营养性贫血、发育异常等疾病 ◆ 主要感染性疾病:急性呼吸道感染、腹泻、麻疹、HIV/AIDS等 ◆ 视觉与听觉失能 4. 有利于体格生长的保健户外活动、被动体操等 5. 通过交流和玩耍刺激婴儿等有利于感知发育的保健 6. 完成免疫接种 7. 与初级卫生保健提供者建立积极的联系
幼儿期	1周岁~未满3周岁	1. 早期教育有利于动作和语言发展的保健指导 2. 合理膳食质优、量足和营养素均衡 3. 培养幼儿良好的生活习惯 4. 体格检查,每3~6个月1次 5. 预防、早期识别和积极处理常见病 ◆ 主要感染性疾病和驱虫 ◆ 营养不良,包括微量营养素缺乏 ◆ 发育迟滞及学习失能 ◆ 视觉及听觉失能 ◆ 龋齿等 6. 预防意外伤害,如异物吸入、烫伤、跌伤等 7. 完成免疫接种

分　期	定　　义	管　理　重　点
学龄前期	3周岁～未满6～7岁/入小学前	1. 加强教育,培养学习能力、想象和思维能力 2. 有利于社会心理发育的保健指导 3. 增强体质 4. 定期体格检查,每年1～2次 5. 预防和积极处理常见病 6. 预防意外伤害,如溺水、外伤、药物和食物中毒、误服农药及鼠药等 7. 完成免疫接种
学龄期	6～7岁/入小学前～青春期	1. 有利于社会心理发育的保健指导,开展法制教育 2. 培养良好的学习习惯,注意及发现学习失能,并促进健康的学习环境 3. 促进健康生活方式,防止危险行为,如吸烟、饮酒及吸毒;增强体质 4. 定期体格检查,每年1～2次 5. 预防和积极处理常见病 　◆ 主要感染性疾病和驱虫 　◆ 营养不良,包括微量营养素缺乏 　◆ 发育迟滞及学习失能 　◆ 视觉及听觉失能 　◆ 龋齿和屈光不正 　◆ 精神卫生等问题 6. 预防意外伤害和中毒 7. 完成免疫接种

二、全科医疗中的儿童健康管理服务内容

(一)新生儿家庭访视

新生儿出院后1周内,医务人员应到新生儿家中进行产后访视。了解出生时情况、预防接种情况,在开展新生儿疾病筛查的地区应了解新生儿疾病筛查情况等。观察居家环境,重点询问和观察喂养、睡眠、大小便、黄疸、脐部情况、口腔发育等情况。为新生儿测量体温、记录出生时体重、身长,进行体格检查,同时建立《母子健康手册》。根据新生儿的具体情况,对家长进行喂养、发育、防病、预防伤害和口腔保健指导等。如果发现新生儿未接种卡介苗和第1剂乙肝疫苗,提醒家长尽快补种。如果发现新生儿未接受新生儿疾病筛查,告知家长到具备筛查条件的医疗卫生保健机构补筛查。对于低出生体重、早产、多胎或有出生缺陷等具有高危因素的新生儿应根据实际情况增加家庭访视次数。

(二)新生儿满月健康管理

新生儿出生后28～30天,结合接种乙肝疫苗第二针,在乡镇卫生院或社区卫生服务中心进行随访。重点询问和观察新生儿的喂养、睡眠、大小便、黄疸等情况,对其进行体重、身长、头围测量、体格检查,对家长进行喂养、发育、防病指导。

(三)婴幼儿健康管理

满月后的随访服务均应在乡镇卫生院或社区卫生服务中心进行,偏远地区可在村卫生室、社区卫生服务站进行,时间分别在3、6、8、12、18、24、30、36月龄时,共8次。有条件的地区,建议结合儿童预防接种时间增加随访次数。服务内容包括询问上次随访到本次随访之间的婴幼儿喂养、患病等情况,进行体格检查,做生长发育和心理行为发育评估,进行科学喂养(合理膳食)、生长发育、疾病预防、口腔保健等健康指导。在婴幼儿6～8、18、30月龄分别进行1次血常规(或血红蛋白)检测。在6、12、24、36月龄时使用行为测听法分别进行1次听力筛查。在每次进行预防接种前均要检查有无禁忌证,若无,体检结束后接受预防接种。

(四)学龄前儿童健康管理

为4～6岁儿童每年提供一次健康管理服务。散居儿童的健康管理服务应在乡镇卫生院、社区卫生服务中心进行,集居儿童可在托幼机构进行。每次服务内容包括询问上次随访到本次随访之间的膳食、患病等情况,进行体格检查和心理行为发育评估、血常规(或血红蛋白)检测和视力筛查,进行合理膳食、生长发育、疾病预防、预防伤害、口腔保健等健康指导。在每次进行预防接种前均要检查有无禁忌证,若无,体检

结束后接受预防接种。

（五）健康问题处理

对健康管理中发现有营养不良、贫血、单纯性肥胖等情况的儿童应当分析其原因,给出指导或转诊的建议。对心理行为发育偏离、口腔发育异常(唇腭裂、诞生牙)、龋齿、视力异常或听力异常儿童等情况应及时转诊并追踪随访转诊后结果。

《国家基本公共卫生服务规范》规定了儿童健康管理规范服务流程(图6-2)。

图6-2　儿童健康管理规范服务流程

（尹国燕）

感谢宁云芳同志在本章编写过程中提供的帮助

第三节　妇女健康管理

妇女是基层卫生服务中的重点人群之一。妇女健康管理(women's health management)是针对妇女不同时期生理和心理特点,以维护和促进妇女健康为目的,以保障生殖健康为核心的管理。

相关链接 6-1

生　殖　健　康

1994年国际社会统一了世界卫生组织提出的生殖健康的定义。生殖健康是指在生命所有阶段,生殖系统及与其功能和生殖过程有关的所有方面,处于身体、精神和社会适应的完好状态,而不仅仅指没有疾病或虚弱。其内涵包括:人们能够有满意而且安全的性生活,不担心传染病或意外妊娠;有生育能力;有权决定是否生育和生育时间;妇女能够安全地妊娠并生育健康的婴儿;夫妇有权知情和获取他们所选择的安全、有效、负担得起和可接受的计划生育方法;有权获得生殖保健服务。生殖健康强调服务对象的需求、参与、选择和责任,不仅仅属于生物医学的范畴。生殖健康也不仅仅指女性生育问题,还包括男性和儿童问题。妇女健康管理是实现生殖健康的重要手段之一,生殖健康是妇女健康管理的核心。

一、妇女各生理阶段的健康管理重点

1. 青春期　针对青春期少女的健康管理重点是经期卫生指导、乳房护理、性教育、预防和正确处理月经病等,要求全科医生要亲和、友善、尊重少女的隐私权。经期管理包括:在月经期间要保持心情愉快、情绪稳定,注意保暖,避免寒冷等刺激;注意个人卫生,避免使用阴道内月经棉条,预防感染;多饮水,避免辛辣饮食等;养成记录月经周期的好习惯;避免装卸、搬运等重体力劳动,以及高空、低温、冷水、野外作业等。性教育包括生殖器的解剖和生理学知识,生命的形成与生育过程,青春期特征,性道德教育等;避免不正当性行为,若存在性行为,要做好心理辅导,加强"安全性行为"教育,避免意外妊娠,预防性传播疾病,还要给以家长支持和指导,避免不恰当的教育。

2. 生育期　重点包括围婚保健、围生保健、计划生育、性保健、性病防治、女职工劳动保护和保健以及常见妇科疾病的防治等。

3. 绝经过渡期　重点为预防和及时治疗绝经过渡期的常见疾病,如进行肛提肌锻炼预防子宫脱垂等;定期进行妇科恶性肿瘤的普查;给以自我保健指导,如重视营养补充和适量运动预防骨质疏松;指导其预防萎缩的生殖器感染;开展性教育以及进行精神心理辅导,帮助其合理调整生活习惯等。针对绝经综合征可在医生指导下适当采用激素补充疗法。

4. 绝经后期　筛查常见妇科疾病,预防低雌激素相关疾病和维护性健康。绝经过渡期部分保健内容在绝经后期仍适用。

二、全科医疗中的妇女健康管理

(一)婚前保健

婚前保健服务是对准备结婚的男女双方,在结婚登记前所进行的婚前医学检查、婚前卫生指导和婚前卫生咨询服务,是优生的基础。目的在于保证健康的婚配,保障结婚双方和下一代的健康。婚前保健已列入《中华人民共和国母婴保健法》。

1. 婚前卫生指导　包括性保健指导、生育知识、避孕知识及计划生育指导等。性保健指导内容有性生理、性心理、性卫生和性道德等,如采用正确方法保持外阴清洁,预防感染;建立和谐性生活;严格遵守月经期、妊娠期、产褥期、哺乳期各生理时期的性生活禁忌等。同时,不能忽视性心理调适和性伦理道德教育。

2. 婚前医学检查　是对准备结婚的男女双方可能会影响结婚和生育的疾病进行医学检查。婚前医学检查的主要疾病包括:①严重遗传性疾病,指由于遗传因素先天形成,患者全部或部分丧失自主生活能力,后代再现风险高,医学上认为不适宜生育的遗传性疾病;②指定传染病,是指《中华人民共和国传染病防治法》中规定的艾滋病、淋病、梅毒、麻风病等;③有关精神病,指精神分裂症、躁狂症或抑郁型精神病以及其他重型精神病;④其他与婚育有关的疾病,如重要脏器疾病和生殖系统疾病等。

3. 婚前卫生咨询　对婚前医学检查中出现的异常情况或其他问题进行解答,对服务对象提供科学的信息,对可能产生的后果进行指导,并提出适当建议。"建议不宜结婚"的情况:①双方为直系血亲、三代以内旁系血亲;②一方或双方患有重度、极重度智力低下,不具有婚姻意识能力;③重型精神病,在病情发作期有攻击危害行为的。"建议暂缓结婚"的情况:①指定传染病在传染期内;②有关精神病在发病期内;

③其他医学上认为应暂缓结婚的疾病。"建议不生育"的情况:发现医学上认为不宜生育的严重遗传性疾病或其他重要脏器疾病。"建议采取医学措施,尊重受检者意愿"的情况:婚检发现的可能会终生传染的传染病患者或病原体携带者。

(二)孕期健康管理

1. 孕早期健康管理　孕13周前为孕妇建立《母子健康手册》,并进行第1次产前检查。

(1) 进行孕早期健康教育和指导。

(2) 孕13周前由孕妇居住地的乡镇卫生院,社区卫生服务中心建立《母子健康手册》。

(3) 孕妇健康状态评估:询问既往史、家族史、个人史等,观察体态、精神等,并进行一般体检、妇科检查和血常规、尿常规、血型、肝功能、肾功能、乙型肝炎,有条件的地区建议进行血糖、阴道分泌物、梅毒血清学试验、HIV抗体检测等实验室检查。

(4) 开展孕早期生活方式、心理和营养保健指导,特别要强调避免致畸因素和疾病对胚胎的不良影响,同时告知和督促孕妇进行产前筛查和产前诊断。

(5) 根据检查结果填写第1次产前检查服务记录表,对具有妊娠危险因素和可能有妊娠禁忌证或严重并发症的孕妇,及时转诊到上级医疗卫生机构,并在2周内随访转诊结果。

2. 孕中期健康管理

(1) 进行孕中期(孕16~20周、21~24周各一次)健康教育和指导。

(2) 孕妇健康状况评估:通过询问、观察、一般体格检查、产科检查、实验室检查对孕妇健康和胎儿的生长发育状况进行评估,识别需要做产前诊断和需要转诊的高危重点孕妇。

(3) 对未发现异常的孕妇,除了进行孕期的生活方式、心理、运动和营养指导外,还应告知和督促孕妇进行预防出生缺陷的产前筛查和产前诊断。

(4) 对发现有异常的孕妇,要及时转至上级医疗卫生机构。出现危急征象的孕妇,要立即转上级医疗卫生机构,并在2周内随访转诊结果。

3. 孕晚期健康管理

(1) 进行孕晚期(孕28~36周、37~40周各一次)健康教育和指导。

(2) 开展孕产妇自我监护方法、促进自然分娩、母乳喂养以及孕期并发症防治指导。

(3) 对随访中发现的高危孕妇应根据就诊医疗机构的建议督促其酌情增加随访次数。随访中若发现有高危情况,建议其及时转诊。

(三)产后访视

乡镇卫生院、村卫生室和社区卫生服务中心(站)在收到分娩医院转来的产妇分娩信息后应于产妇出院后1周内到产妇家中进行产后访视,进行产褥期健康管理,加强母乳喂养和新生儿护理指导,同时进行新生儿访视。

1. 通过观察、询问和检查,了解产妇一般情况、乳房、子宫、恶露、会阴或腹部伤口等恢复情况。

2. 对产妇进行产褥期保健指导,对母乳喂养困难、产后便秘、痔疮、会阴或腹部伤口等问题进行处理。

3. 发现有产褥感染、产后出血、子宫复旧不佳、妊娠并发症未恢复者以及产后抑郁等问题的产妇,应及时转至上级医疗卫生机构进一步检查、诊断和治疗。

4. 通过观察、询问和检查了解新生儿的基本情况。

(四)产后42天健康检查

1. 乡镇卫生院、社区卫生服务中心为正常产妇做产后健康检查,异常产妇到原分娩医疗卫生机构检查。

2. 通过询问、观察、一般体检和妇科检查,必要时进行辅助检查对产妇恢复情况进行评估。

3. 对产妇应进行心理保健、性保健与避孕、预防生殖道感染、纯母乳喂养6个月、产妇和婴幼营养等方面的指导。

国家基本公共卫生服务规范规定了孕产妇健康管理服务规范流程(图6-3)。

图6-3 孕产妇健康管理服务规范流程

三、妇女常见病普查普治

1. 妇科恶性肿瘤 筛查做到早发现、早诊断、早治疗,提高治愈率,延长预期寿命并改善生活质量。重点筛查的恶性肿瘤为宫颈癌、子宫内膜癌和卵巢癌。

目前建议有3年以上性行为或21岁以上有性行为的妇女应开始定期做宫颈癌的筛查。一般每年1次,连续2次正常者可适当延长间隔至2~3年。对高危人群应适当提前筛查年龄并缩短筛查间隔时间。宫颈癌的高危人群为初次性生活过早、早婚多育、多次流产、多个性伙伴、HIV/HPV感染、免疫功能低下和性保健知识缺乏的妇女。

常用的筛查方案有:宫颈和宫颈管涂片细胞学检查,多用于大规模人群的普查,目前临床已少用;宫颈/阴道脱落细胞液基制片检查,有膜式液基薄层细胞制片技术(TCT)和离心沉淀式液基薄层细胞学技术(LCT),主要用于临床就诊患者。凡30岁以上妇女在妇科门诊就诊时,需要常规检查。

2. 生殖道感染 主要针对滴虫性阴道炎等性传播疾病。滴虫性阴道炎的预防保健重点是:加强宣传教育,培养卫生习惯,保持外阴清洁,注意性生活卫生;定期体检,建议每年检查的双方一同治疗。性传播疾病的普查普治工作比较难开展,由于主要危险因素是性乱,因此,重点是做好宣传教育工作,杜绝婚外性行为。

3. 乳腺疾病　乳腺检查应列为常规普查项目。检查内容包括:

(1) 体格检查:观察外观、颜色是否改变,是否有凹陷、橘皮样或溃疡;触诊是否有包块;检查腋窝和锁骨上淋巴结是否肿大。

(2) 乳腺 X 线或超声检查:《中国抗癌协会乳腺癌诊治指南与规范(2015 年版)》乳腺癌筛查策略中指出:①女性非高危人群:40～49 岁每年 1 次、50～69 岁每年 1～2 次、≥70 岁每 2 年 1 次进行乳腺 X 线摄影检查。对于致密性乳腺推荐进行 B 超联合检查;②女性高危人群:提前至 40 岁前,每半年 1 次,除乳腺 B 超、乳腺 X 线摄影检查之外,可采用 MRI 等新的影像学手段。

（尹国燕）

感谢宁云芳同志在本节编写过程中提供的帮助

第四节　老年人健康管理

老年健康管理是全科医疗服务的重要内容。其目的是维护、促进老年人身心健康,预防、治疗老年疾病,防治疾病并发症、后遗症及伤残等。全科医生对老年人的健康管理,需掌握老年的划分、老年生理、心理、疾病特点及老年人健康保健需求,老年机体功能状态评估等。在此基础上实施全面老年健康管理。

一、老年的界定与划分

老龄化(aging)是指老年人在总人口中所占比例较大。目前世界各国对老年人年龄界限划分的标准不一。联合国采用的老龄化标准有两个:①60 岁及以上的人口占全人口 10% 以上,即可认为该社会已进入老龄化,我国目前采用的就是这个标准;②65 岁及以上人口占全人口的 7% 以上,为老龄化社会。当前发达国家采用这一标准。

截至 2016 年底人口统计,我国 60 岁以上老年人占比达 16% 以上。是世界上老龄化程度较重的国家。而老年疾病的复杂性、老年疾病和由老年疾病致残的人数的增多、医药费用的增高、社会保障体系和家庭负担的增重,促进和照顾好这支"老年大军"的健康,已成为我国全科医生最重要的任务之一。作为全科医生应清楚人口老龄化对社会、家庭、个体健康的影响,应掌握老年疾病的预防、医疗与保健的理论与技能,以维护老年群体的健康,使老人既长寿又健康实现健康老龄化。

二、老年期健康管理内容

(一) 基层老年健康管理的重点人群

基层老年人口庞大,健康及疾病程度不同。全科医生的老年健康管理应着重下列人群:

1. 高龄老人　高龄老人是指 80 岁以上的老人。高龄老人对医疗保健的需求大,又多同时患有多种疾病,易出现系统功能衰竭。无论其健康维护及疾病治疗康复均是老年健康保健管理的重要内容;

2. 独居老人　伴随社会发展家庭趋于小型化,空巢老人、由老年人自己组成的家庭将越来越多。独居老人增多使基层老年服务增多;

3. 丧偶老人　丧偶老人的孤独感和心理问题发生率,对老年人的健康不利,会导致原有疾病的复发;

4. 新近出院的老人　新近出院的老年人因疾病未完全恢复,身体状况差,常需要继续治疗和及时调整治疗方法;

5. 老年精神障碍者　老年人中的精神障碍者主要是痴呆,包括血管性痴呆和老年性痴呆。重度痴呆的老年人生活失去规律,常伴有营养障碍,加重原有的躯体疾病,使平均寿命缩短。

（二）老年健康维护

世界卫生组织 1992 年《维多利亚宣言》提出的健康概念"四大基石",即"合理膳食、适量运动、戒烟限酒、心理平衡。"故老年人的健康维护可遵循老年的生理、心理及疾病特点,从以下几方面进行。

1. **老年膳食管理**　老年人应该限制食物摄入。老年人的生命能量需求发生变化,研究表明限制热量的摄入可以延迟发育并延长预期寿命,延迟因增龄引起的细胞免疫和体液免疫衰退,减少自由基的产生。故老年人限食很重要。一旦能量供给量大于身体的消耗量就会导致脂肪堆积,造成肥胖,给身体健康带来危害。①限制脂肪:脂肪是最浓缩的能量来源,分为饱和脂肪酸、单不饱和脂肪酸和多不饱和脂肪酸。动物脂肪(除鱼油外)多为饱和脂肪酸,对老年人健康不利;植物脂肪多为多不饱和脂肪酸和单不饱和脂肪酸,对抑制动脉粥样硬化的形成有益。脂肪过多对心血管和肝脏及消化器官不利,因此脂肪的摄入量要加以限制。脂肪的摄入量应占饮食总热量的 15% 左右。过多限制也会影响脂溶性维生素(如维生素 A、D、E、K)的吸收而影响健康。中国营养学会建议各种脂肪酸的比例,饱和脂肪酸、单不饱和脂肪酸与多不饱和脂肪酸的比例为 1:1:1。②限制糖类中一般糖类物质摄取:糖的摄入量占饮食总热量的 55% ~ 60%。由于老年人糖耐量低、胰岛素分泌减少并对血糖的调节作用减弱,易发生血糖增高。所以老年人食入的糖类可更低些。糖尿病的老年人与糖尿病饮食。水果和蜂蜜中所含的果糖,既容易消化吸收,又不容易在体内转化成为脂肪,是非糖尿病老年人较理想的糖类食物。此外多摄入纤维素、矿物质,多吃蔬菜、水果和薯类。

2. **老年运动管理**　老年期健身运动可以有效地调节身体各脏器的功能,促进新陈代谢,预防各种疾病的发生,有助于某些疾病的康复,是维护老年健康的重要手段。

（1）老年人健身运动的价值:运动健身相当于主动的康复训练,可锻炼肢体的协调运动,加快肢体的康复。可改善呼吸系统的功能,中等强度的运动,可以使呼吸的频率加快,呼吸的深度加强,长期坚持锻炼可增加肺活量,增加有效通气量,最终达到改善呼吸功能的作用。运动也可加快胃排空,加快胃肠道血液流速,从而帮助消化,改善胃肠道功能。运动可以改善糖尿病患者胰岛素敏感性和降低胰岛素抵抗的作用,预防和控制高血糖。经常性的运动还可以增加肌肉和骨骼的强度及柔韧性、灵活性,减轻关节老化僵硬。防止骨质疏松。适宜的运动可使体内一些有延缓衰老作用的物质(如超氧化物歧化酶等)数量增加,有助于推迟机体各器官生理功能的衰退和老化,并可改善老年人的不良情绪。也是临床上治疗老人抑郁症、焦虑症和某些心理疾病的方法。

（2）老年健身运动形式:老年人健身形式应多种多样,要遵循个体化原则。因为老年人健康状况各不相同,对运动的耐受能力各不相同,加上每个老人有不同的家庭情况、教育背景、工作经历,有不同的兴趣爱好,所以每个人会有不同的选择。老年人不宜过多采用爆发力强、对抗性的运动及极限运动等。

（3）老年的运动原则和注意事项:常说"生命在于运动",但也有"生命在于静止"之说。都是养生保健的格言,二者并不矛盾。老年人既需要消耗一定热量的运动,又需要安静内修,最终达到身心协调。即老年人需掌握运动的强度,劳逸结合。适度的运动心情舒畅,精神愉快。运动量过度,老人会出现头晕、恶心、胸部不适、疲劳、食欲下降、睡眠变差。全科医生应注意老年人的极量心率及运动靶心率。极量心率是指最大耐受心率:220 - 年龄(次/min);运动靶心率是指运动时最佳心率:极量心率×(60% ~ 73%)(次/min)。需注意掌握老年人运动的禁忌证:如不稳定性心绞痛,心肌梗死急性期,没有控制平稳的心功能衰竭,哮喘患者,伴有急性并发症的糖尿病患者,肝肾功能不全者,骨折未愈合者等。以上老人需待病情得到有效控制后再考虑运动,并需医生指点。

3. **老年人远离有害物质**　据世界卫生组织报道,有害物质大概分为六大类:①醛类、氮化物、烯烃类;②尼古丁类;③胺类、氰化物和重金属;④苯丙芘、砷、镉、甲基肼、氨基酚、其他放射性物质;⑤酚类化合物和甲醛等;⑥一氧化碳。这些物质不同程度分别具有损伤人体呼吸道或心血管、肝肾功能或中毒、致癌作用。老年人机体机能老化,在不良物质刺激下,较其他人群易致病及难康复。例如:吸烟。烟气中的有害物质(特别是其中所含的焦油)是致癌物质,会破坏呼吸道黏膜和纤毛组织,使气道防御机制遭受破坏,吸烟者易患支气管炎及肺部感染,时间久了会引起呼吸功能的改变。故老年人应少吸烟。适量饮酒,远离危险物质。

4. 老年心理健康的管理 因老年人心理健康的保健常被忽视,如上所述心理不健康会影响躯体健康。老年人心理特性:容易情绪沮丧,孤独,抑郁,易产生自卑的心理,偏瘫、残疾、智力障碍疾病发生率高,故特别需要予以心理保健指导,以增强老年人的信心,提高生活能力、抵抗疾病的能力。世界心理卫生联合会对心理健康的标准提出:①身体、智力、情绪协调;②适应环境,人际关系中彼此能谦让;③有幸福感;④在日常生活中,能充分发挥自己的能力,过着有效率的生活。全科医生可通过以下途径帮助老年人达到心理健康的目的。

(1) 参与社会活动:以各种途径使老年人回归社会,比如,参加社区组织的各种社团的志愿者服务,上老年大学,协助政府做一些管理工作等。让自己参与到社会经济、文化生活中去,建立社会关系,人际交往,重新找回自身的价值,开阔眼界,达到促进身体健康,心理保健的目的。同时,社会也需关爱老年人,他们是社会财富的一部分,他们人生阅历丰富,有令人敬佩的专业知识和社会经验,应该充分加以利用。

(2) 调节好情绪:人的情绪可以通过大脑影响心理、躯体健康,良好的情绪可以让人体各系统机能处于最佳状态,相反,不良情绪可以引发疾病,对健康造成危害。老年人应该调整好心态,调整自身的消极情绪,积极面对生活,面对疾病和衰老。努力创造自身的价值。

(3) 和谐的家庭关系:老年人有更多的时间与家人相处。老人在家庭中的地位及与家庭成员之间的关系等都可以影响到老人的心理状态。老人应该做好自我情绪的控制,同时家庭也应给予老人心理上的支持,尊敬老人,维护老人的家庭地位。维护和谐的夫妻关系及代际关系,促进老年人的心理健康。

(三)疾病医疗与康复

由于中国经济发展较快,老龄人口剧增,老年慢性病患者数量迅猛增长。60 岁以上老年高血压、老年糖尿患者数达 50% 以上,并随老年年龄增长、老年数量增多,这些慢性病更加暴涨,这使得我国各地不同程度地存在老年人"就医难"现象,再加上老年人所患疾病多为终生性多重疾病,需连续性医疗、终生性医疗,因而老年人对疾病医疗的需求巨大。另一方面高龄老年人群不断增多,致残率也在增多,对康复的需求也很大。能满足社区老年人医疗康复需求的专业医疗人员尚缺乏。故老年人疾病医疗与康复是基层医疗卫生服务机构老年健康管理的重要任务。具体内容参照本书相关章节。

总之老年人的健康管理不仅需管理其躯体疾患,还包括心理、道德、社会适应方面的健康管理。所以应从多方面促进老年人的健康。

(四)基层老年健康管理服务内容

根据 2011 年国家老年人服务规范要求。基层老年人健康管理服务,主要有生活方式干预和健康状况及机能状态评估、周期性健康检查及辅助检查和健康教育指导等。

1. 生活方式干预和健康状况评估 主要通过问诊或老年人健康状态自我评价,了解其基本健康状况、体育锻炼、饮食、吸烟、饮酒等情况,及慢性疾病常见症状、既往所患疾病控制及进展情况、治疗及目前用药效果、反应,和生活自理能力等情况。

2. 体格检查 包括生命体征:体温、脉搏、呼吸、血压、身高、体重、腰围等;皮肤、浅表淋巴结、心脏体格检查、肺部体格检查;及腹部等常规体格检查,并对口腔、视力、听力和运动功能等进行粗测判断。

3. 辅助检查 包括血常规、尿常规、肝功能(血清谷草转氨酶、血清谷丙转氨酶和总胆红素)、肾功能(血清肌酐和血尿素氮)、空腹血糖、餐后 2 小时血糖,血脂分析全项和心电图、心脏超声等检测。

4. 健康教育及健康指导 告知健康体检结果并进行相应健康指导。

(1) 定期规律的生活方式干预及健康教育:包括疫苗接种、骨质疏松预防、防跌倒措施、意外伤害预防和自救等健康指导。具体内容参见本书相关章节。

（2）针对健康体检内容进行个体化健康指导：包括饮食结构、运动方式、心理健康指导及不良生活方式后果警示、检验结果临床意义，干预措施等。对慢性病认识、是否高危人群及制定健康维护及干预的近期目标及远期目标。纳入相应的慢性病患者健康管理档案。

（五）老年机体功能状态健康程度的评估

老年机能状态的评估是老年健康管理的重要环节。由于老年患者常常不能主动陈述症状，又常伴有失智或照顾者的不注意等，其症状常被忽略，而延迟治疗。所谓评估是指从多维角度包括躯体、自理能力、精神、社会心理等多方面测量老年人健康功能水平的一种健康测量方法。目的是全面了解老年人的身体、心理、技能状态及生活质量。选择适当健康管理模式等。具体评估方法是根据他们所患疾病的症状、体征、辅助检查及功能性的检测（如各种量表）进行量化评估。

1. 评估内容　对所有老年人都应该进行评估，全科医生可在社区内、家庭进行评估。

（1）躯体状况：基本的日常生活能力评估，反映老年人家务的能力，是维持社会活动的基础；老年人的营养状况、跌倒、疼痛和排尿等，从整体鉴别老年人的多种需要。

（2）精神状况：评估老年人精神状况，抑郁等。

（3）社会状况：评估老年人个体、家庭、社会支持和心理应对情况。

（4）经济状况：评估收入能否满足老年人的个人需要，是否需要另外的物质支持等。

（5）环境：通过对个人、社区安全，维持独立生活的能力等来评估。

2. 评估方法　有效、可靠的评价量表是老年患者评估的关键。国外已经建立了多种关于老年患者评估的量表，其中最主要的量表有：日常活动能力量表（ADL），综合评价量表 CARE（The Comprehensive Assessment and Referral Evaluation）、多水平评价问卷 PGCMAI（Philadelphia Geriatric Gentre Multilevel Assessment Instrument）等。其中日常活动能力量表（ADL）是最常用的评价量表（表6-2）。

表6-2　日常活动能力量表（ADL）

	独立完成	有些困难	需要帮助	无法完成	不知道不适用
PADL					
A：吃饭	1	2	3	4	9
B：穿衣服、脱衣服	1	2	3	4	9
C：梳头、刷牙等等	1	2	3	4	9
D：洗澡	1	2	3	4	9
E：定时去厕所	1	2	3	4	9
F：到居家附近的地方去（步行范围）	1	2	3	4	9
G：在平坦的室内走	1	2	3	4	9
H：上下楼梯	1	2	3	4	9
I：上下床，坐下或站起	1	2	3	4	9
J：独自在家	1	2	3	4	9
IADL					
K：自己搭公共汽车	1	2	3	4	9
L：自己生火做饭	1	2	3	4	9
M：做家务	1	2	3	4	9
N：吃药	1	2	3	4	9
O：洗衣服	1	2	3	4	9
P：逛街、购物	1	2	3	4	9
Q：打电话	1	2	3	4	9
R：处理自己的钱财	1	2	3	4	9
S：提水煮饭、准备洗澡	1	2	3	4	9
T：剪脚趾甲	1	2	3	4	9
不知道/不适用得分：　　　ADL 总分：					

根据实际情况对下列 20 项活动内容，做出最适合老人活动能力的评定，圈出相应的数字。请注明具体影响老人生活能力的具体原因。

3. 老年健康程度的评估　评价老年人群的健康状况需依据躯体上的,精神上的以及社会功能上的完好状态等多方面因素。世界卫生组织制定的健康十项标准,内容如下:①充沛的精力,能从容不迫地担负日常生活和繁重的工作,而且不感到过分紧张和疲劳;②处世乐观,态度积极,乐于承担责任,事无大小,不挑剔;③善于休息,睡眠好;④应变能力强,能适应外界环境的变化;⑤能够抵抗一般性感冒和传染病;⑥体重适当,身体匀称,站立时头、肩、臂位置协调;⑦眼睛明亮,反应敏捷,眼和睑无发炎;⑧牙齿清洁,无龋齿,不疼痛,牙龈颜色正常,无出血现象;⑨头发有光泽,无头屑;⑩肌肉丰满,皮肤富有弹性。

三、老年长期医疗照顾

高龄及失智、失能、卧床老人的长期照顾是老年健康管理的一项重要内容。这些老人的家庭照料和医疗护理是家庭、社会一大难题。是这些老人的生命第一需要,而且随着人口老龄化程度加剧,这种特殊需要将会越来越突出。基层医疗卫生服务机构或医养融合机构需长期照顾的老年人应注意如下几方面内容:

(一)跌倒

跌倒(falls)是老年人常见、最严重的家庭伤害。80岁以上的老年人跌倒的发生率高达50%。并随着年龄而增长。跌倒是老年人就医、生活质量降低甚至死亡的一个重要原因,也是导致老年人意外伤害的最主要的原因。对跌倒的恐惧造成部分老年人自我限制活动,其结果导致功能和活动能力逐渐丧失,生活能力明显下降。跌倒的原因常见于慢性疾病步态平衡紊乱、衰弱、眩晕、意识模糊、血压调节失常,体位性低血压、脑血流供应不足等;环境因素包括搬运重物、跨越障碍,地板过于光滑、灯光照明欠佳、鞋不合脚等也可致跌倒。跌倒的预防管理需注意有如下几方面:

1. 加强健康安全知识教育,增加老年人的安全意识。

2. 老年人居室内光线充足;地面干燥、平坦、没有障碍物;走廊、浴室、卫生间设有扶手;选用防滑地板。

3. 衣着合适,选用舒适方便行走的鞋。

4. 加强体育锻炼和适当运动。如太极拳对平衡训练效果最为明显。

5. 合理药物指导,观察药物反应。

6. 积极治疗相关疾病,如高血压、冠心病、体位性低血压等。掌握发病规律,及时做好预防措施。

(二)睡眠

睡眠(sleep)是人类生命活动的一种生理现象,人体每天需要睡眠的时间随着年龄的增长逐渐减少。老年人新陈代谢减慢及体力活动减少,所需睡眠时间相对少些。正常的睡眠应以精神和体力的恢复为标准,如果睡后疲劳消失,头脑清晰,精力充沛,无论时间的长短都属于正常睡眠。但有一些老年人由于大脑皮层的抑制过程减弱和兴奋过程增强而出现易入睡,但极易醒,醒后不易再睡,即称为失眠(insomnia)。

引起失眠的原因:①心理因素,老年人的失眠多由心理压力(如丧偶、被迫退休、参加社会活动少等)引起。其次,各种原因引起的睡前过度兴奋,如观看刺激性的文娱活动及影视节目等,使人的大脑兴奋性增高;②环境因素,睡眠环境的改变如换房间、床铺,或过于寒冷、炎热、有噪音等;③疾病因素,躯体疾病不适导致失眠常见有高血压、糖尿病、心律失常、焦虑症、骨关节疾病、慢性阻塞性肺病,夜尿增多等。失眠的护理管理注意如下因素:

1. 减轻或消除影响因素。

2. 养成规律的作息时间习惯。

3. 保持良好的睡前卫生习惯。如温水洗脚,可促进全身的血液循环,使足部血管缓慢扩张,血流增加,从而减少供给头部的血流,使大脑皮层的兴奋性降低。

4. 保持睡眠环境安静,调节卧室的光线,使其尽量暗淡。

5. 晚餐避免吃得过饱满,睡前不饮浓茶、咖啡。

6. 睡前不看刺激性的电视节目、书、报纸等。

7. 倾听老人诉说,及时解决老人顾虑,调整老人情绪,使之保持轻松、愉快的心情。

8. 必要时在医师的指导下服用安眠药。

(三)压疮

1. 压疮原因

老年人皮肤最容易出现压疮,尤其发生在长期卧床和长期坐轮椅的老人。压疮(pressure ulcer)是身体局部组织长期受压,血液循环障碍,局部组织持续缺血、缺氧,营养缺乏,致使皮肤失去正常功能,而引起的组织破损和坏死。其原因有如下几方面:

(1)压力因素:当持续性的垂直压力超过毛细血管压(正常为16~32mmHg),组织会发生缺血、溃烂坏死。压疮不仅可由垂直压力引起,而且也可由摩擦力和剪切力引起。局部组织的持续性垂直压力是引起压疮的最重要原因;

(2)老年人皮肤松弛、干燥,缺乏弹性,皮肤易损性增加;

(3)皮肤受潮湿或排泄物的刺激。皮肤经常受到汗液、尿液及各种渗出引流液的刺激,表皮角质层的保护能力下降,皮肤组织易破溃而继发感染;

(4)全身出现营养障碍时,营养摄入不足,皮下脂肪减少,肌肉萎缩。一旦受压,骨隆突处皮肤要承受外界的压力和骨隆突处对皮肤的挤压力,受压处缺乏肌肉和脂肪组织的保护,容易引起血液循环障碍,出现压疮;

(5)体温升高时组织细胞对氧的需要增加。加之身体局部组织受压,使已有的组织缺氧更加严重。因此,伴有高热的严重感染老年人发生压疮的概率升高;

(6)矫形器械使用不当。容易使肢体血液循环受阻,而导致压疮发生。

2. 老龄老人,失智、失能老人、卧床老人压疮的预防及管理很重要,绝大多数压疮是能够预防的,科学精心的护理可将压疮的发生率降低到最低程度。需注意如下因素:

(1)消除诱发因素:避免局部组织长期受压,定时翻身,间歇性解除局部组织承受的压力,保护骨隆突处和支持身体空隙处,正确使用石膏、绷带及夹板固定。

(2)保护患者皮肤清洁:防止擦伤皮肤。

(3)促进皮肤血液循环:对长期卧床的患者,应每日进行主动或被动的全范围关节运动练习,以维持关节的活动性和肌肉张力,促进肢体的血液循环,减少压疮发生。

(4)增进全身营养:合理的膳食可改进患者营养状况、促进创面愈合。

(5)健康教育:使患者及家属有效地参与或独立自主地采取预防压疮的措施。

相关链接 6-2

国内外多种模式的老年长期照顾

世界上许多国家都面临人口老龄化问题,有很多维护老年人健康的照顾模式。美国不同级别的养老院,日本的社区居家养老,老年大学等,都能维护促进老年健康。我国台湾地区的"长照机构"也值得借鉴。所谓"长照"就是长期照护的意思。"护理之家"是台湾地区最常见的长照机构。这种护理之家收纳一些失去日常生活能力的老人,以照护为主。此类机构大多数由护士为主执业,一般聘请1~2名全科医生,主要内容是老年人日常生活的护理,生命与健康的维护,疾病的基本治疗。由于老年人生理功能退化、多种疾病并存,很多老年人常因偏瘫、压疮、骨折等,生活不能自理,家庭无力照顾,这种医疗卫生服务机构减轻了家庭的负担,也提高了高龄老年人的生活质量,延长了寿命。由于基层医疗卫生服务机构全科医生肩负老年健康维护及管理的重任,故开展多种模式的、由全科医生团队主导的老年长期健康管理照顾是促进老年健康的好方法。

(何 颖)

第五节　严重精神障碍患者健康管理

精神障碍是指在各种生物学、心理学以及社会环境因素影响下,中枢神经系统功能失调,进而导致出现以认知、情感、意志和行为等各种精神活动异常为主要临床表现的一类疾病的总称。其中,严重精神障碍是指临床表现有幻觉、妄想、严重思维障碍、行为紊乱等精神症状,且患者社会生活能力严重受损的一组精神疾病,主要包括精神分裂症、分裂情感性障碍、偏执性精神病、双相情感障碍、癫痫所致精神障碍、精神发育迟滞伴精神障碍等。

一、严重精神障碍患者健康管理的基本原则

1. 早发现早报告　严重精神障碍患者情绪不稳定,疾病不发作时与普通人无异。基层医疗卫生服务机构全科医生诊疗服务过程中要有主动识别意识,当发现就诊对象有疑似精神或心理障碍,或精神障碍患者出现病情不稳定时,应给予咨询指导,及时报告和转诊转介。

2. 无缝对接管理的原则　严重精神障碍患者出院后,责任单位应将患者的出院信息通知患者所在地基层医疗卫生服务机构。基层医疗卫生服务机构应当为患者建立健康档案,按照精神卫生法及国家基本公共卫生服务规范要求,对患者进行定期随访、指导患者服药和开展康复训练,实现严重精神病患者管理的无缝对接。

3. 以人为本　为保护患者隐私,各部门和人员应严格保管严重精神障碍患者信息,除法律规定的情形外,不得向其他机构和个人透露,为精神障碍患者提供一个关爱、宽容、宽松的社会支持环境。

4. 多部门协调联动　各级卫生行政部门在完善省、地市、县三级部门协调工作机制的基础上,要主动协调综治、公安、民政、人社、残联、协会等机构(组织),应积极联合社区综治网格员、辖区派出所民警、社区精神病防治人员、民政干事、患者家属等,共同推动严重精神障碍患者全程化、精细化管理。

二、严重精神障碍患者健康管理的服务内容

1. 患者信息管理　在将严重精神障碍患者纳入管理时,需由家属提供或直接转自原承担治疗任务的专业医疗卫生机构的疾病诊疗相关信息,同时为患者进行一次全面评估,为其建立居民健康档案,并按照要求填写严重精神障碍患者个人信息补充表。

2. 随访评估　对应管理的严重精神障碍患者每年至少随访4次,每次随访应对患者进行危险性评估;检查患者的精神状况,包括感觉、知觉、思维、情感和意志行为、自知力等;询问和评估患者的躯体疾病、社会功能情况、用药情况及各项实验室检查结果等。其中,危险性评估分为6级。

0级:无符合以下1~5级中的任何行为。

1级:口头威胁,喊叫,但没有打砸行为。

2级:打砸行为,局限在家里,针对财物,能被劝说制止。

3级:明显打砸行为,不分场合,针对财物,不能接受劝说而停止。

4级:持续的打砸行为,不分场合,针对财物或人,不能接受劝说而停止(包括自伤、自杀)。

5级:持械针对人的任何暴力行为,或者纵火、爆炸等行为,无论在家里还是公共场合。

3. 分类　干预根据患者的危险性评估分级、社会功能状况、精神症状评估、自知力判断,以及患者是否存在药物不良反应或躯体疾病情况对患者进行分类干预。

(1) 病情不稳定患者:若危险性为3~5级或精神症状明显、自知力缺乏、有严重药物不良反应或严重躯体疾病,对症处理后立即转诊到上级医院。必要时报告当地公安部门,2周内了解其治疗情况。对于未能住院或转诊的患者,联系精神专科医师进行相应处置,并在居委会相关人员、民警的共同协助下,2周内

随访。

（2）病情基本稳定患者：若危险性为 1～2 级，或精神症状、自知力、社会功能状况至少有一方面较差，首先应判断是病情波动或药物疗效不佳，还是伴有药物不良反应或躯体症状恶化，分别采取在规定剂量范围内调整现用药物剂量和查找原因对症治疗的措施，2 周时随访，若处理后病情趋于稳定者，可维持目前治疗方案，3 个月时随访；仍未达到稳定者，应请精神专科医师进行技术指导，1 个月时随访。

（3）病情稳定患者：若危险性为 0 级，且精神症状基本消失，自知力基本恢复，社会功能处于一般或良好，无严重药物不良反应，躯体疾病稳定，无其他异常，继续执行上级医院制定的治疗方案，3 个月时随访。

（4）每次随访时应根据患者病情的控制情况，对患者及其家属进行有针对性的健康教育和生活技能训练等方面的康复指导，对家属提供心理支持和帮助。

4. 健康体检　在患者病情许可的情况下，征得监护人与（或）患者本人同意后，每年进行 1 次健康检查，可与随访相结合。内容包括一般体格检查、血压、体重、血常规（含白细胞分类）、转氨酶、血糖、心电图等。

三、严重精神障碍患者健康管理的服务流程

我国制定了严重精神障碍患者健康管理服务流程（图6-4）。

图6-4　严重精神障碍患者健康管理的服务流程

（张升超）

第六节　临终关怀

一、临终关怀的概念

临终关怀（hospice 或 palliative care）不是一种治愈疗法，而是对注定离世的患者，用"关爱"减轻由疾病带来的痛苦，享受人间的温暖，让生命即将终结的人在"关爱"中，带着温暖离开人世间。我国学者肖水源等指出：临终关怀主要是针对临终患者死亡过程的痛苦和由此产生的诸多问题，为患者提供舒适的医护环境、温暖的人际关系和坚强的精神支持，帮助患者完成人生的最后旅途，并给予家属安慰和关怀的一种综

合性医疗卫生服务。简单而言,它是帮助患者"优死"和其家属"好生",使患者死得无憾、家属活得无虑的一种医疗卫生服务。目的是通过缓解性的照料,疼痛控制和症状处理来给予濒临死亡者生理上、情感上、精神上的全面照护和抚慰,使他们平稳、舒适、安详、有尊严地走完生命最后的旅程。

临终关怀是有组织的医疗卫生保健服务项目,是涉及多个领域的交叉学科。1967 年英国的修女兼医师桑德斯首创了第一家临终关怀医院,此后传遍欧美,20 世纪 90 年代,临终关怀发展到亚洲,1988 年,天津医学院首创国内第一家临终关怀医疗机构,目前全国各地已有多家此类医疗机构成立。

二、临终关怀服务内容与特点

(一)临终关怀对象

临终关怀的对象通常是现有医疗技术无法治愈,病情不可逆转,生命只有几个月甚至更短的患者。

(二)临终关怀内容

1. 满足患者要求　现有医疗技术对临终患者已经没有逆转的作用,医院的程序化、技术化给他们更多的感觉可能是冰冷和绝望,很多临终患者清楚那些技术挽救不了自己的生命。他们需要的是有他人可以帮助自己与自己共同面对死亡。

2. 临终前心灵的抚慰　是临终患者最大的需求,而提供这样的需求需要工作人员的同情心,需有经验和技巧,或许抚摩和倾听比药物更有效。

3. 给予丧亲者关怀　临终关怀不仅在于帮助患者舒适、安宁地走到终点,还要关注处在特殊情绪中的家属,他们既有照料患者的劳累,又有即将失去亲人的心理压力。患者安然离世,身体心灵都得以解脱,而他们却会久久地留在悲痛的情绪里。帮助丧亲者最有效的办法是和他们保持真诚的关系,倾听他们的诉说,由衷地宽慰、帮助他们走过悲伤的日子,克服消极的情绪,开始新的生活。

4. 提供整体照护　不以治疗疾病为主,而是帮助支持患者、控制患者的症状、减轻患者的痛苦、对患者进行全面的照护。

5. 人道主义关怀理念　以延长患者的生存时间为主,以提高临终患者临终阶段的生存质量为宗旨。尽可能地使患者处于舒适的状态。给予患者心理上的支持,使患者正视现实、摆脱死亡的恐惧,使患者在有限的时光内,安详、舒适地度过人生的最后时光。

6. 家庭式温暖　临终关怀医院或病房充满了家庭式的温暖、关怀与爱抚。这是既为患者提供服务,又为患者的家庭提供有关服务。除了多方面满足患者的需要外,又注重对临终者亲友的关怀、帮助与安慰,使他们及时从悲哀与痛苦中解脱出来。

7. 连续性全天候服务　临终关怀病房实行 24 小时的全天候服务,无论何时,出现何种情况,只要患者需要,医护人员都应为患者提供服务。让患者体会到不间断的温暖。

(何　颖)

学习小结

1. 健康管理是以现代健康概念为核心,适应新的医学模式(生物心理社会医学模式),弘扬了"治未病"的传统理念,应用管理学的方法,通过对个体或群体健康状况及影响健康的危险因素进行全面检测、评估和干预,实现以促进健康为目标的全人、全方位、全周期健康服务过程。

2. 健康管理是一种前瞻性的卫生服务模式,它以较少的投入获得较大的健康效果,从而增加医疗卫生服务的效益,提高医疗保险的覆盖面和承受力。健康管理包括收集健康信息、健康危险因素评价和健康干预计划制定及实施三个基本步骤。健康管理的服务流程包括体格检查、健康评估和个人健康管理咨询。

3. 全科医疗中特殊人群(包括儿童、妇女、老年人和重症精神病患者）的健康管理是社区预防服务的重心，要针对不同人群的生理和心理特点及健康问题，制订相适应的健康管理计划，实施全面、合理、有效的健康干预措施。

4. 严重精神障碍主要包括精神分裂症、分裂情感性障碍、偏执性精神病、双相情感障碍、癫痫所致精神障碍、精神发育迟滞伴精神障碍。严重精神障碍患者健康管理的服务内容主要包括患者健康体检、信息管理、随访评估、分类干预。

5. 临终关怀是帮助患者"优死"和其家属"好生"，使患者死得无憾、家属活得无虑的一种医疗卫生服务。目的是通过缓解性的照料，疼痛控制和症状处理给予濒临死亡者生理上、情感上、精神上的全面照护和抚慰，使他们平稳、舒适、安详、有尊严地走完生命最后的旅程。

复习思考题

1. 健康管理的内容及意义是什么？
2. 简述健康管理的基本步骤。
3. 不同时期的儿童健康管理的重点有哪些？
4. 妇女不同时期的生理特点及健康管理重点？
5. 老年期有何心理特点？
6. 简述老年慢性病增多的原因？
7. 简述"临终关怀"服务是全科医学人性化医疗照顾的体现？
8. 什么是精神疾病和重性精神疾病？重性精神疾病包括哪些种类？
9. 如何对管理的严重精神障碍患者进行危险性评估，危险性评估怎样分级？
10. 对不同危险性分级的严重精神障碍患者分别进行怎样的服务干预？

第七章　全科诊疗思维及服务模式

　　随着临床医学的快速发展,大量高新技术和设备被引入临床,为医生提供了先进的诊疗手段。尽管辅助检查的仪器设备越来越先进,但国内、外的许多报道显示,临床误诊率并没有明显下降,提示我们应该加强对医生临床思维的严格训练。作为全科医生,更应强化临床基本功的训练,认真收集和分析患者的主诉,根据病史、症状和相应的物理检查结果有针对性地选择应该实施的辅助检查项目;同时,还要运用流行病学基础知识评价试验诊断,根据检查指标的灵敏度、特异度、似然比及预测值等选择适宜的检查项目,对检查结果给予良好的判断与解释,有计划地开展针对性的健康教育与干预。

第一节　全科诊疗思维

　　临床医疗是一种高度复杂和高风险的脑力劳动,一个正确的诊断或治疗方案的确立除了要求我们掌握诊疗疾病的基本理论、基本技能和临床经验外,还必须具备正确的临床思维方法和能力。按照国家医药卫生体制要求,全科医生应成为社区首诊医生,对其能力要求是:能够为居民提供综合性服务,能诊治80%以上各科常见症状、常见疾病、常见问题,同时应具有识别或排除少见但可能威胁患者生命的疾病(问题)的能力,以及及时正确处置和转诊的能力。

　　对于缺乏大医院的先进设备和辅助检查手段的基层卫生服务机构全科医生来说,诊疗水平更取决于临床思维。全科医生主要依据患者主诉、症状、体征来识别和诊断疾病,其临床推理(clinical reasoning)的能力和根据症状进行的疾病鉴别诊断(differential diagnosis)的能力就更加重要。针对服务对象的情况实施主动的疾病筛检,掌握适宜的筛检流程、方法、工具和技术,是实施早期发现疾病的关键。

全科诊疗思维体现的特征主要表现在:

(1) 以患者为中心(patient centered)的系统思维、以问题为导向(problem oriented)、以证据为基础(evidence based)的临床思维。

(2) 体现生物-心理-社会医学模式,按照系统思维方式全面、综合、整体地认识患者的健康问题。

(3) 遵循辩证思维、逻辑思维的基本认识规律。

(4) 运用流行病学和循证医学的医学科学思维方法评价与决策临床问题。

(5) 基于全科医疗实践,坚持科学的批判性思维(critical thinking),不断学习,在服务中坚持持续质量改进(continuous quality improvement,CQI),努力提升自己的执业能力。

第二节 以问题为导向的全科诊疗模式

在基层卫生保健服务中,大部分健康问题尚处于早期未分化阶段(undifferentiated stage),绝大多数患者都是以症状(问题)而不是以疾病就诊,并且绝大多数的症状都是由于自限性疾病引起(或一过性的),往往无须也不可能做出病理和病因学诊断,只有一部分问题经随后的检查被确定为疾病。因此,培养全科医生要开展"以问题为导向"(problem oriented/based)的诊疗思维,加强对常见健康问题的识别与处理能力,从主诉、症状、体征和健康问题为切入点来进行思考。全科医生在临床工作中,为了能够做出正确的诊断,必须掌握各种疾病的诱因、流行病学、自然过程和不同的临床表现等方面的知识,"以问题为导向"的诊疗思维有助于全科医生将有限精力应用于收集与患者健康需要密切相关的资料和信息中,能够更好地提高全科医疗服务的目标性、针对性、有效性。

一、从患者主诉症状和体征出发的诊断与鉴别诊断

从患者主诉症状和体征入手进行疾病诊断的思维方法是最常用的诊断思维方法,称为"印象诊断",印象诊断最符合临床认知的基本规律和实际情况。诸如对疼痛诊断的"十步分析法":从诱因、起病、部位、性质、程度、缓解方式、持续时间、病程、放散部位、伴随症状等,逐步进行诊断分析。常用的临床诊断分类包括:①病因学诊断;②病理解剖学诊断;③病理生理学诊断;④综合诊断;⑤临时诊断,如:发热待查、慢性咳嗽待查等。

基于症状和体征识别疾病,首先要进行相应的定位诊断和定性诊断,进而建立疾病假设,再通过实验室检查和辅助检查进行进一步的鉴别诊断。

(一)按疾病的解剖特征对疾病进行定位诊断

临床上每种症状都可能涉及多个器官系统,应结合定性鉴别将疾病按器官系统进行定位。如基层医疗中常见的咳嗽,不单纯涉及呼吸系统疾病,据统计有1407种疾病或健康问题可以引发咳嗽,咳嗽涉及的器官系统疾病列举如下:

(1) 呼吸系统:上呼吸道感染、支气管炎、肺炎、咽炎、肺癌、哮喘、支气管扩张、胸膜炎、鼻窦炎、鼻炎、支气管异物、气胸、肺梗死、鼻后滴流综合征(PND)等。

(2) 消化系统:胃食管反流(GERC)等。

(3) 心血管系统:充血性心力衰竭、肺心病、先心病等。

(4) 中枢神经系统:脑卒中等。

(5) 血液系统:霍奇金病等。

(6) 传染性疾病:肺结核、百日咳、白喉、麻疹等。

（7）过敏性疾病:螨过敏、花粉过敏等引起的变应性咳嗽(AC)。

（8）药物副反应:血管转换酶抑制剂(ACEI),如:卡托普利、依那普利、贝那普利、苯那普利、培哚普利等。

（9）环境污染:烟草刺激、过敏原、甲醛、空气污染、粉尘、二氧化硫等。

（10）心理性咳嗽等。

就慢性咳嗽而言(病程≥8周),其原因有很多,既可能有呼吸系统的慢性支气管炎、咳嗽变异性哮喘(CVA)、鼻后滴流综合征、嗜酸粒细胞性支气管炎(EB)等疾病,亦可能有胃食管反流和充血性心力衰竭等非呼吸系统疾病,仔细询问病史和体格检查对病因诊断具有重要作用,能缩小慢性咳嗽的诊断范围,特别要结合年龄、吸烟史及其他危险因素综合考虑,应注意咳嗽的性质、音调、节律、诱发或加重因素、体位影响、伴随症状等,了解咳痰数量、颜色、气味及性状对诊断具有重要价值。如痰量较多、咳脓痰者应首先考虑呼吸系统疾病,查体闻及呼气相哮鸣音提示哮喘,如闻及吸气性哮鸣音,要警惕中心型肺癌或支气管结核。伴有呼吸困难、咯血、体重减轻时是危险信号,应及时将这样的患者转诊到上一级医疗机构进一步检查确诊。

（二）按疾病的病理性质分组进行定性诊断

在鉴别诊断时为避免漏诊,一种简单易行的方法是采用 VINDICATE 鉴别诊断法——即按照病理学的分类方法将全部疾病定性分为 9 大类,进行鉴别时以成组疾病纳入或排除来思考问题,首先要识别患者患的是哪类性质的疾病。

VINDICATE 是按下列 9 组疾病名称的英文首字母拼写而成:

（1）循环、血管疾病(Vascular disease)。

（2）炎症(Inflammatory disease)。

（3）新生物、肿瘤(Neoplasm)。

（4）退行性变(Degenerative/Deficiency)。

（5）中毒(Intoxication)。

（6）先天性疾病(Congenital disease)。

（7）自身免疫疾病(Autoimmune disease)。

（8）创伤(Trauma)。

（9）内分泌代谢性疾病(Endocrine disease)。

现以乳房肿块为例,按此分组提出疾病假设再进行鉴别诊断(表 7-1)。

表 7-1　乳腺肿块的鉴别诊断比较表

症状与体征	乳腺癌	脓肿	囊肿	纤维腺瘤	小叶增生
周期性	无	无	可能	无	有
双侧	可能	无	可能	可能	有
疼痛	可能	有	可能	无	可能
乳头溢液	可能	可能	无	无	可能
高度活动度	可能	无	有	有	无

注:需采用细针穿刺活检、乳腺超声、乳腺钼靶扫描等检查进一步鉴别

（三）基于网络数据库的从症状到诊断的辅助方法

基层卫生服务机构受工作条件的限制,没有高级影像学检查和众多的实验室化验检查,如何提高全科医生的疾病识别能力,如何快速有效地进行疾病的鉴别诊断,是需要我们解决和思考的。通过 3～5 个关键词(症状、体征、辅助检查结果等),从互联网搜索引擎或网络数据库进行疾病检索识别不失为一种可以借鉴的方法。有研究结果显示,学术 Google 网站(GS)提供的资讯准确度达 58%,某些学术网络搜索引擎在

信息化时代可能成为日常临床诊疗重要的辅助工具,尤其是对罕见病或自己不认知的疾病的识别和鉴别帮助更大。然而,上述基于网络搜索引擎和数据库进行辅助诊断的研究也有其不足之处,突出的问题是所选择的 3~5 个关键词不能有意识地从定位、定性和特异临床表现上进行组合,故识别疾病的能力有限。

三联征诊断法(diagnostic triad)一定程度上可弥补其不足,三联征诊断法是一种简单易行的辅助诊断工具,在澳大利亚等国全科医生培训中得到广泛应用。"诊断三联征"由三个关键的症状、体征或简单的可在基层开展的辅助检查结果组成,这三种指征对疾病要有识别能力,能够分别通过定位、定性对疾病加以确认。如脑膜炎三联征,发热、头痛、颈强(抵抗),正确诊断符合度可高达65.22%,在这个三联征中,发热从定性角度提示可能为感染性疾病;头痛具有定位的功效;在头痛的提示下才会行颈部检查从而发现颈强,此为特异指征。能够找出特异的或典型的具有疾病识别功能的代表症状、体征是非常有意义的,应努力捕捉之。如:"急腹症三联征":压痛、反跳痛、肌紧张;"颅内高压三联征":头痛、呕吐、视神经盘水肿;"急性胆管炎 Charcot 三联征":腹痛、寒战发热、黄疸;"溶血三联征":贫血、黄疸、脾大;"主动脉瓣狭窄三联征":心绞痛、呼吸困难、一时性黑矇等;"梅尼埃三联征":头晕、呕吐、耳鸣等。特异性临床表现应有助于"纳入"而非"除外",即存在时将有助于识别某病,但不存在时并不能否定此病的存在,这在实际应用中要尤为注意。

二、从疾病入手的诊疗思维与疾病管理内涵

(一)从疾病入手的诊疗思维

当疾病发展到已经很明显且具有充分的特异性诊断依据时可考虑使用此类方法,包括:程序诊断法、排除诊断法、目录诊断法、经验诊断法、接近诊断法等,其中程序诊断法是最常用的从疾病入手的诊断思维方法,程序诊断法又称正面诊断法,是临床确诊过程中基础的完整的规范的思维方法,是对疾病深度、广度较完整的定位。这种思维程序包括:

1. 寻找诊断依据　获得包括易患因素、起病形式、症状、体征、辅助检查 5 个方面相应结果的支持,其中易患因素指容易导致某种疾病的先天和(或)后天的致病因素或环境,源于临床流行病学调查资料,是早期诊断疾病的线索,如家族史、年龄、季节等。最终回答"是不是某种疾病"的问题。

2. 鉴别诊断　是建立诊断时必然要经历的步骤,无论诊断依据多么充分都应考虑"有没有可能是其他病"的问题,因此在对正面诊断进行相应检查时,也要为排除其他诊断而完善相关检查。

3. 疾病分类与分型　明确疾病诊断后还应进一步明确其分类和分型,属于急性还是慢性、原发性还是继发性,特别是肿瘤还要进行病理分型与分级。有些疾病还要进行病因学分类,如脑膜炎,应明确是细菌性、病毒性还是真菌性。如果是细菌性脑膜炎,还要力争鉴别出是奈瑟菌、流感嗜血杆菌、金黄色葡萄球菌还是结核菌等,以便给予相应的处理方案。虽然上述细菌学上的准确分类分型在社区是无法做到的,但全科医生也要对各种病原菌的特性有所了解。

4. 疾病程度及危险分层　如原发性高血压分为 1 级(轻度)、2 级(中度)、3 级(重度);按照有无靶器官损害及伴随疾病分为低危、中危、高危及极高危。心功能不全按照 NYHA 分级标准分为:心功能 Ⅰ 级、心功能 Ⅱ 级(心衰 Ⅰ°)、心功能 Ⅲ 级(心衰 Ⅱ°)、心功能 Ⅳ 级(心衰 Ⅲ°)。要评价患者属于哪一级哪一层,然后针对不同的分级和分层给予相应的治疗策略。

5. 有无并发症　如糖尿病患者是否合并肾病、视网膜病变、微血管病变及周围神经病变等;高血压病患者是否合并心、脑、肾等靶器官损害。判断有无并发症对治疗策略的选择及临床预后的评价具有重要意义。

6. 有无伴随疾病　要进一步调查和判断患者是否同时伴随其他疾病,特别是老年人常多病共存且相互影响甚至相互掩盖,如冠心病合并青光眼、急性胆囊炎合并冠心病等。诊断结果一般要尽量写明病因诊断、病理解剖学诊断、病理生理诊断、疾病分型与分期、并发症及伴随疾病等。如:原发性高血压 3 级(重

度),极高危组,并发腔隙性脑梗死,伴发糖尿病;2 型糖尿病,并发糖尿病肾病,伴发高胆固醇血症、冠心病;再如:风湿性心脏病,二尖瓣狭窄(重度),伴发心律失常(心房颤动)、心脏扩大、心功能心功能Ⅲ级(心衰Ⅱ°)等。有的不能明确诊断时则使用临时诊断(临床印象),如发热待查、腹痛待查等。

(二)全科医疗中的疾病管理内涵

在全科医疗服务中,对于疾病的诊治和管理在许多方面不同于专科医疗。作为责任医师,全科医生要体现以患者为中心的综合、连续、协调与可及的个性化照顾要求。因此,在疾病管理方面有许多内容有别于专科医疗,尤其在以下方面:

1. 疾病预防策略、高危人群服务内容。

2. 疾病及其并发症的早期筛检与专科医疗坐等患者的模式不同,全科医生强调通过主动筛检及早发现患者。

3. 提出转诊指征 基层卫生服务机构与上级医院间进行双向转诊是基层卫生服务机构的重要服务内容,全科医生依据适度转诊指征进行合理转诊十分重要。

4. 慢性病管理 提出疾病管理的原则、控制目标、管理方法、随访要求、长期连续性管理安排、临床危险事件的防范措施、预防疾病复发的措施、预后和健康结局的评价;非药物疗法的综合干预手段,社区合理用药管理;心理问题的评测与解决等。

5. 康复管理 针对一些可致残的疾病,提出康复要求。

6. 护理管理 必要时根据某病种的需要提出具体的护理要求。

7. 中医中药及其他替代医学服务 鉴于国家有关文件的要求,作为中国的特色与重要的医疗资源,社区卫生服务要能够为患者有效地提供该服务,对某些适用中医药治疗的疾病应具体阐述其防治内容。

8. 患者管理 明确患者自我管理的原则,患者教育的要点,提出需要教会患者相应的疾病管理技能的有关要求。

三、以问题为导向的临床处理原则

全科医生在实施以问题为导向的诊疗思维过程中,应注意掌握以下原则:

1. 准确把握成因 应尽可能准确掌握问题之所在,从生物、心理、社会等多维角度;微观和宏观等多层次角度,综合分析患者的问题,才能准确把握各种问题的成因,并采取适宜的干预策略。

2. 善于去伪求真 在疾病处理过程中应遵循全面性、联系性和系统性的原则。由于疾病本身的复杂性,疾病的表现形式多种多样,同一症状可以源自多种疾病,同一疾病也可呈现多种症状,有的疾病可以表现为典型症状,有的疾病却以非典型症状甚至假象出现。因此,全科医生必须以全面、系统和联系的观点来分析、诊断和处理疾病问题。如有的心梗患者发作时,并无胸痛、胸闷、发热、心悸等症状,而是以腹痛、牙痛、左上肢痛等为主要症状,如果全科医生对各种疾病所表现出的真相、假象缺乏全面的了解,只从疾病的局部表象来看待问题,缺乏全面、系统、联系的观点,则很容易被患者所表现出来的腹痛、肢痛等假象迷惑,从而丧失对患者进行抢救的宝贵时机。

3. 把握治疗时机 全科医生应辩证地看待症状治疗与病因治疗的关系,妥善处理好治标和治本的关系。当某些疾病引发的症状危及患者的生命或给其带来巨大痛苦,或对病因不清、对病因无有效治疗方法时,治标无疑具有重要意义。但在日常生活中,有些患者往往在症状缓解后就放弃了治疗,结果导致疾病迁延不愈,甚至错过了最佳的治疗时机,这就要求全科医生要对疾病的根本性问题给予解决,根除病因。

4. 动态观察病情 很多疾病和健康问题由于不典型、缺乏足够证据,因此在就诊初期往往很难定性。要通过对问题演变过程的动态观察、跟踪和随访来实现对疾病问题的进一步明确诊断,并利用时间进行试验性治疗和追踪观察,不断收集证据来修改、调整最初的诊断和处理,最大限度地减少误诊的发生。

5. 以人为中心 在以问题为导向的诊疗过程中,还要体现以人为中心的原则,不仅仅要求尊重患者的

知情权和隐私权,还应允许患者在一定程度上参与诊断与治疗的决策,具体包括:

（1）充分了解患者就医的目的和期望,了解他们对疾病或健康问题的感受和担忧,了解他们对自己存在问题的解释模式,即他们自己对问题的看法及需求等。

（2）详细说明医师对这些问题的看法,拟采取的处理方法、目标和可能的结果,通过详细的解释和知情同意,使患者更好地参与和配合疾病的诊疗。

（3）在针对疾病进行治疗的同时,还应对导致问题产生的各种健康危险因素进行干预,包括为患者提供健康教育、实施心理指导、帮助他们采取多种措施纠正不健康行为和生活方式、指导他们实施自我健康保健等。

（裴冬梅）

第三节　全科医生临床推理与诊断

临床诊断思维(diagnostic thinking)是临床诊断过程中的科学、辩证思维,是一种最基本的临床实践活动,是临床医生必备的一种能力。临床诊断思维方法是指临床医生认识和诊断疾患等临床实践过程中采用的推理方法和逻辑思维过程。全科医生与所有的临床专科医生一样,最基本的任务之一就是识别患者的疾患。但社区全科医生比专科医生涉及的范围更广泛,工作独立程度更强,缺乏上级医生的及时指导及专科会诊,且缺少高科技辅助诊疗手段。这意味着全科医生需要更多地强调病史采集、体格检查、物理诊断、社区筛检适宜技术,强调临床思维与判断能力的培养,并在其中渗透生物-心理-社会医学方法。

一、临床基本推理模式

诊断推理一般包括以下几种模式:模型辨认、穷极推理和假设-演绎方法,在临床实践中常综合使用这些方法。

1. 模型识别(heuristic reasoning,or pattern recognition)　这是对于已知疾病的诊断标准、图像或模型相符合的患者问题的即刻辨认。这种诊断仅靠观察患者即可辨认,但只限于典型患者(如典型的凸眼性甲亢),而毕竟临床实践中接触的典型患者并不多见,因此其应用是有限的。一旦做出诊断,便很难再去考虑其他可能性。

2. 穷极推理法(exhaustive reasoning)或归纳法(inductive method)　这种方法可能意味着不管患者主诉如何,医生都需要极其详细地询问病史并进行完整查体、常规实验室检查,对所有生理资料进行细致的、一成不变的系统回顾,然后搜集所有的阳性发现进行归纳推理,得出可能的诊断,在得出最后结论前不提出任何假设。这种方法多应用于医学生的临床教学,它可以协助训练学生采集患者资料的能力,但因其效率低并往往流于形式,在日常临床诊疗中应用较少。

3. 流程图临床推理(algorithmic clinical reasoning)　利用尽可能客观的、权威的、准确的循证数据在诊疗流程图的各个环节进行临床决策,这种流程图常见于临床实践指南中,对于指导医生正确思维、完整而有序推理帮助很大,是近年来大力发展的临床诊疗工具。

4. 假设-演绎方法(hypothetical-deductive approach)　该方法包括两个步骤:

第一步:假说,根据病史、体检及流行病学资料,通过经验类比,形成猜想/假说,进一步补充病史并制定实验检查计划。

第二步:求证,实施实验检查计划并根据检查结果,通过演绎对假说逐一鉴别、确认或排除,最后得出可能的诊断。医生运用假说引导病史采集和体检,使之能够深入、有目的地进行,以便在短时间内得到。假说—演绎方法是最常用的有效方法。

二、全科医疗中临床诊断策略

临床诊断策略(diagnostic strategy)是在一定原则指导下综合运用临床推理和诊断思维程序做出临床诊断的一系列方案集合。由于全科医生在基层常遇到一些不适的症状,在很多情况下不能用某种确切的疾病来解释。因此,同样重视科学和人文精神的全科医生与侧重于生物医学的专科医生的临床诊断策略是有差异的。在临床诊断过程中,全科医生常常不是等待完善了所有检查,或应用程序诊断法确诊疾病后再进行治疗,这似乎与专科医学的临床策略背道而驰的。然而,对于处理一过性的、自限性、无法用疾病解释的症状,全科医学的临床策略可能是更有效的。全科医学与专科医学在临床策略上的差异很少是由学科本身的特征所决定的,而是诊疗环境不同带来的结果。

相关链接 7-1

John Murtagh 教授,1966 年毕业于 Monash 大学,1986 年担任 *Australian Family Physician* 杂志,1988 年获得医学博士学位,1993 年被 Monash 大学聘为教授。1995 年,鉴于他在医学教育、研究和著作方面的卓越贡献,被授予澳大利亚勋章,2005 年被《澳大利亚医生》评选为最有影响的医生。他的著作 *Murtagh's General Practice*(墨塔全科医学)由著名的美国麦格劳-希尔国际企业公司(McGraw-Hill)出版发行,被奉为澳洲乃至全球全科医生职业医师考试的圣经,John Murtagh 安全诊断策略被广泛用于指导全科医生的诊断和治疗服务,他的分析多是从"患者是否告诉了我什么"出发,阐述了在家庭和社区背景下完整地观察和治疗患者的思想。他将"复杂问题简单化"的实用原则发挥到了极致。

(一)全科医疗中的临床诊断思维原则

包括以下九个方面:

1. 以人为中心的原则 全科医生在临床实践过程中的关注点始终是服务对象,是作为一个整体的人,而不仅仅是疾病或健康问题。如全科医生的关注点是发热的年轻人、有膝关节疼痛的搬运工人、腿部骨折的运动员或得了感冒、卒中后半身不遂的老人,而不是发热、艾滋病、骨折等疾病问题。以人为中心的临床诊疗模式是以生物-心理-社会医学模式以及全人照顾理念为指导,在临床诊断过程中,了解患者所想,与患者多沟通,共同对诊断方法进行筛选、确定和实施。而且,对健康问题的认识和诊断在多数情况下是基于长期积累的对人的了解。

2. 假设有病的原则 全科医生在接诊时,无论遇见因何种原因就诊的患者,都应该首先建立一个该患者可能患有某种疾病,甚至是急性、严重疾病的可能,如快速识别胸骨中部压榨性疼痛症状是不是由心绞痛或心肌梗死引起、头痛伴颈强直是不是由脑膜炎引起等,以避免误诊、漏诊急危重症,规避医疗风险。全科医生经常要做的是排除诊断,而不是确定诊断。强调具备快速识别急危重症的能力,掌握一些危及生命疾病的特异性、典型症状或体征,决策是否需要抢救治疗、紧急处理及立即转诊。

3. 假设是常见病的原则 全科医生的服务对象是相对固定的人群,是以社区为范围的,全科医生应掌握社区疾病谱及患病率情况。根据该社区的疾病概率,首先考虑常见病多发病。

4. 假定是器质性疾病的原则 尽管基层全科医生比医院专科医师更有机会接触更多的功能性疾病,但对于健康问题的诊断和鉴别诊断来讲,应该首先建立一个可能是器质性疾病的诊断假设。社区通常不具备完善功能性疾病诊断依据的条件,需要全科医生运用协调性、综合性照顾的原则和方法,慎重诊断。

5. 重要疾病优先检查的原则 日常临床诊疗中的重要疾病是指一些危及生命的、恶性的以及急性需要立即处理的疾病,如恶性肿瘤、脑卒中、冠心病、心律失常、严重的感染、儿科、外科与妇科急症等。判断某一症状可能是哪种疾病时,一般先列出疾病列表,按照可能发生概率的大小进行排序,同时要考虑先行检查重要疾病,尽可能地不漏诊,减少医疗风险,避免医疗纠纷。

6. 一元和多元有机结合的原则　患者就诊的症状常常不是一个,而是多个症状。对于涉及多个器官系统的症状群,可能是典型的,但临床上也常见不典型的症状群,尤其在基层,同病异症或同症异病的情况比较常见,需要用一元论或多元论来解释。专科医疗通常采用一元论优先的原则,而在基层,建议按照"3s规则"先从个别问题推理,遵循一元和多元有机结合的原则。所谓"3s规则"是指对于问题列表中的每个临床问题最少有3个解释的临床思维习惯。

7. 可能优于肯定的原则　著名家庭医学学者 Crombie DL 和 McWhinney IR 曾指出,诊断未必是临床推理的最终结局。在基层全科医疗中,特别是对于首次就诊的患者,全科医生对疾病的临床诊断并不总是先于临床治疗,有时候需要先根据初步诊断制定处理方案,这本身就是一种临床诊断策略。确诊疾病和治疗疾病所需要的临床信息往往有质的区别,通常做出治疗决策仅需要较少的临床信息。而且,如果给予试验性治疗后,如果患者症状缓解,病情好转,可以支持某种疾病的诊断,反之,能排除该种疾病或支持其他疾病的诊断,重构诊断列表。

8. 从整体观点出发的原则　从整体观念出发是指以生物-心理-社会医学模式为指导,合理运用系统整体论的方法,实行全人照顾的理念,指导临床诊疗工作。

9. 基于循证诊断的原则　思维定式是一种预先形成的、概念性的和标准的处理临床问题的方式,其形成于院校教育毕业前后的早期临床训练过程,并在之后的长期临床实践中,通过临床经验的积累、专家的指导、与同行的交流等在持续的职业发展中不断地被优化。将循证医学的理论和方法运用到临床诊断过程中被认为是一种科学、定量的临床推理和诊断思维方法,循证诊断(Evidence-based diagnosis)可以帮助我们定量地分析疾病发生的可能性,选择诊断性试验并解释检查结果,有助于提高诊断质量和效率。尽管目前其在基层医疗中的应用还有很多局限性,但将现有最佳证据、临床经验与患者的需求和意愿有机结合以提供最佳的临床决策是全科医生应始终坚持和追求的重要原则之一。

（二）Murtagh 安全诊断策略

全科医生作为居民健康的"守门人"需要处理不典型、非特异的症状或症状群,早期识别严重的、危及生命的疾病并及时转诊,保障医疗安全和质量,规避医疗风险。为此,澳大利亚著名家庭医学专家 John Murtagh 根据其多年的临床经验和理论研究结果,提出了一种适合全科医生、被普遍采用的、简单的安全诊断策略,多用于初步诊断常见病,尽快识别急性、严重的、危及生命的疾病,分析并判断是否可能有导致某种症状、症状群、体征的容易被忽略或遗漏的疾病。可供我们学习和借鉴。Murtagh 安全诊断策略的基本诊断思维包括以下5个自问自答的问题:

1. 具有这种症状和体征的常见疾病有哪些　首先列出引起某种症状的常见疾病有哪些,然后搜集分析临床资料,提出诊断假设。这与假定有病以及假定是常见病的原则一致。常见病的列出主要依据全科医生的医学知识、临床经验、研究证据、患者资料以及社区患病率等流行学资料的了解。

2. 有没有重要的不能被忽略的疾病　该原则与假定是器质性疾病以及重要疾病优先检查的原则相一致,主要依靠医生的临床经验和判断。在临床上,医生应注重总结、积累来自自己和他人的临床经验,结合患者的实际情况,并不一定都是"三联征",也可以是"四联征"或"五联征",以帮助快速评估,任何时候都是可能优于肯定,避免危及生命的、重要的疾病漏诊和误诊。

3. 有没有容易被遗漏和忽略的疾病　重点针对不会危及生命的、轻症的疾病,也包括重大疾病的危险因素。这些健康问题、不适症状和疾病同样困扰患者,同样不能漏诊或忽视。如围绝经期综合征等。

4. 患者是否患有潜在而常有许多共同特征的疾病　针对多个症状,常常不典型,少有阳性体征的情况,患者可能患有重要疾病,也可能是轻症的小病、容易被忽略的潜在疾病。临床上需要考虑用一元论或多元论来解释,主要的、可能的疾病是什么,还有没有其他的原因等。John Murtagh 医生在《Murtagh's 全科医学》中介绍了7种主要的潜在疾病,可供借鉴:①抑郁症;②糖尿病;③药物滥用;④贫血;⑤甲状腺和其他内分泌疾病;⑥脊柱疾病;⑦尿道感染。

5. 患者是不是还有什么话没有说　患者可能有意或无意隐瞒或忽视一些症状,这种情况常可能与精神心理问题、性功能障碍、药物滥用问题、家庭与工作背景因素等相关。与患者建立良好的、长期的、稳固的医患关系,了解患者,从整体观点出发的思维原则的合理运用等均有助于患者的表达,为临床诊断提供有益的线索。

三、全科医生临床推理与判断程序

全科医生与所有医生一样,最基本的任务就是识别并处理患者的疾患,其临床思维的基本推理与判断程序如下。

(一)完整的临床资料收集

1. 病史、查体和实验室检查在诊断中的作用　病史采集既是一门技术更是一门艺术。详细地询问病史并进行完整的记录是全科医生与专科医生明显的区别之一。许多情况下仅靠临床病史即可做出初步诊断,必要时辅以社区可实施的基本的实验室检查或影像学检查。

2. 全科医生对心理、社会资料的采集　如患者对疾患的期望、感受以及与该疾患相伴随的恐惧等。有利于扩大诊断思维,有时甚至与生理资料同等重要。尽可能用一句话精炼概括已发现的患者主要临床问题/主诉及要点信息,如患者问题发生的部位? 发病情况(急性还是慢性)? 发生频率? 病程? 既往问题还是新发问题? 病情严重程度? 若为疼痛,疼痛的性质、剧烈程度、有无放散? 伴随症状? 患者对自身患病的认知情况? 是否有与就诊问题关联的行为问题(如吸烟酗酒)? 描述患者主诉时可选取具有疾病识别作用的定位、定性和特征性意义的症状、体征,构成诊断三联征或四联征来概括其临床表现。

案例 7-1

76 岁的赵先生,近 2 个月腰部持续性钝痛,夜间加剧,询问病史,除患有轻度骨关节病外,身体一直良好,无外伤及扭伤史,疼痛部位在腰骶部,严重时向两侧臀部放射,躯体运动或活动时加剧,近来自觉全身不适、疲倦、乏力、尿频、排尿困难。体格检查发现腰椎活动受限,其余未发现其他阳性体征。根据赵先生的情况,可将患者的主诉归纳如下:"76 岁男患,既往健康,腰痛伴尿频、排尿困难 2 个月。"那么,下一步如何推测患者可能患有哪些疾病呢?

(二)运用临床推理全面构建诊断假设列表

运用临床推理方法(如模型辨认、归纳法等)识别可能的疾病,参照 Murtagh 教授提出的安全诊断策略,从患病概率、不可忽视的严重问题、易漏诊、易误诊和其他隐含问题五方面形成诊断假设。构建诊断假设列表时,可根据患者的病史和症状特点采用以下方法:

1. 按照解剖层次构架　如引起胸痛的假设,可从外向内推测,胸壁问题(肋软骨炎、带状疱疹)、胸膜炎、肺部(气胸、肺炎、肺梗死、肺癌等)、心脏(冠心病、心肌炎、瓣膜病)、食管(食道裂孔疝,反流性食道炎)等。

2. 按照器官系统构架　全身性疾病可采用该方法,如乏力的疾病假设可能有:内分泌系统(甲状腺功能减退、糖尿病等)、血液系统(贫血、再障)、心血管系统(充血性心力衰竭)、精神心理(抑郁症、焦虑症)、胃肠道(肠易激综合征)等。

3. 按照病理、病理生理、病因学方法构架。

4. 按照便于记忆的方法构架。

5. 综合以上方法构架。

案例 7-2

赵先生患的是腰痛,按解剖部位构建诊断假设,从外向内依次包括:皮肤:带状疱疹;皮下软组织:蜂窝组织炎;神经肌肉:腰肌劳损;骨骼:腰椎间盘突出、腰椎肿瘤等。按病理生理构建诊断假设:炎症、肿瘤、神经变性、机械性损伤等。脊柱的原发肿瘤并不常见,主要由前列腺癌、肺癌、乳腺癌转移而来,其他少见的为骨骼系统多发性骨髓瘤、淋巴瘤及骨肉瘤。下一步如何对这些疾病进行鉴别诊断,如何安排各自优先顺序呢?

(三)排定诊断假设的优先鉴别诊断顺序

按照严重程度和可治疗性将上一步形成的诊断假设大致可分为四级:优先考虑的假设、替代假设、一般假设、可除外的假设。有时候某疾病发生概率虽然不高但却是严重而又可治疗的,其排列顺序应该提前,如对一个腹痛的患者,尽管阑尾炎的发生概率低于胃肠炎,但考虑到其严重性、急迫性与手术可治疗性,应将其排在首位,没有医生愿意在阑尾炎问题上误诊。此外心肌梗死对于中老年胸痛患者、肺栓塞对于急性气促的成年人、脑膜炎对于婴幼儿、宫外孕对于下腹痛的育龄妇女等,都是虽少见但却不可遗漏的需要紧急处理的疾病诊断假设,应优先考虑并排除(表7-2)。

表7-2 诊断假设排列优先顺序

诊断假设	描述假设	诊断试验的选择	治疗的选定
优先考虑的假设或"工作诊断"	能够全面解释该患问题的首选假设	选择能够确认该病的诊断试验,强调选取高特异度和高 LR+的试验	开始这种疾病的初始治疗(除非特殊情况)
替代的假设	可能性无上一假设大,但是严重的不允许漏诊或可治疗的疾病应予以积极排查	选择能够排除某些疾病的诊断试验,强调选取高灵敏度和 LR-远小于1的试验	如果具体情况存在,考虑开始初始治疗这些疾病中的1个或多个
其他假设	不严重的可治疗的疾病,尚未在排除之列	排除上述2项诊断假设后才着手这些疾病的诊断试验	暂不安排对这些疾病的初始治疗
可除外的假设	致病原因不存在	不必进一步检测	无治疗必要

LR+:阳性似然比;LR-:阴性似然比(Richardson WS. How to use an article about disease probability for differential diagnosis. JAMA, 1999, 281: 1214-1219)

案例 7-3

分析赵先生的症状和体征,结合尿频、排尿困难症状,脊柱的恶性病变是不能忽略的首要诊断假设,不除外前列腺恶性肿瘤导致骨转移,腰椎间盘突出是流行病学上概率最高的诊断,应成为替代假设。如果前两个假设经诊断试验证实不存在时,腰肌劳损可成为其他假设,然后进行验证,而腰部皮肤病变如带状疱疹是病毒感染造成的,患者不存在此情况,故可加以排除。

(四)继续向患者提问来检验各种诊断假设

使用与诊断假说清单有关的开放性问题进一步询问以搜集资料,针对各种假设的性质来检查患者的症状,直到发现那些症状集中在一个假设上为止,这样可以进一步缩小视野,用一些特定的直接的问题来确认或者否定假设,这些问题对诊断假设具有很强的鉴别力。例如,如果医生怀疑患者的胸痛是由心肌缺血引起,他就要询问其症状是否与用力有关,如果怀疑胸痛是由食道裂孔疝引起,就要询问症状是否与进食或体位有关,同时还需注意不要过早地用特定的直接问题集中到某一个假设上,而应由宽到窄逐渐收拢,最后再确认诊断,这样可以避免漏诊。

(五)根据病史与问诊所获得的信息有针对性地查体或实验室检查

根据病史与问诊所获得的信息有针对性地进行查体,进而对依据症状、体征和病史所提出的假说逐一确认和排查,为此需要相应的必要的实验室检查和辅助检查项目加以验证。

根据赵先生的诊断假设,应进一步做的物理检查是肛门指诊前列腺检查,检查发现前列腺增大,硬度增加,为排除不可忽视的诊断(前列腺癌)需转诊专科医院进一步检查,包括化学检查前列腺特异性抗原(PSA)、影像学(X线、同位素扫描)检查以及穿刺活检。通过针对性的特异性检查发现:该患前列腺肿大并有不规则硬性结节;血 PSA>100ng/dl;骨扫描腰椎放射性物质浓聚。由此可初步诊断赵先生患的是前列腺癌骨转移。

(六)检验新的诊断假设

有时排除一些假设,却得不到足够的关键性资料来确认初始假设,这时需要再把视野放大,把另一些假设考虑进去,重新进行新的诊断假设的检验,直到确认一个或几个诊断为止。

(七)进行诊断性处理来验证

根据初步诊断可以考虑开始进行初始治疗,安排临床处理的思维程序一般分为三阶段:①处理(治疗)方案的扩展阶段,要考虑到尽可能全的各种备选方案;②不适合方案的排除阶段;③最佳处理方案的认定阶段。通过治疗和随访患者可以获得更多资料,据此证实建立处理计划的初步诊断是否正确,如果仍未证实,则再开始修改诊断假设并验证之。

四、用流行病学方法和循证医学指导全科医疗实践

(一)依据临床循证指南进行规范管理

临床指南按照制定的方法可分为两大类:

1. 基于专家共识的临床指南(consensus-based guideline) 由来自不同学科领域的一组专家及其他相关人员根据他们的临床经验和主观判断,就具体的医疗问题进行开放式的充分讨论,达成共识后拟定出指南的指导意见,但其有效性和可靠性有待斟酌。

2. 循证指南(evidence-based guideline) 是在广泛收集临床证据的基础上,按循证医学的方法制定的,科学性很强,已成为指南发展的主流,现在的高标准临床指南均为循证临床指南,循证指南在制定过程中也需要多次征求专家的意见以取得共识。

(二)病情及其处理优先级的判断

1. 首先要识别或排除可能威胁患者生命的问题 在临床实践中,首先要及时识别或排除虽少见但却可能会威胁患者生命的问题,这是全科医生充当首诊医师时必须具备的基本功。

2. 诊断鉴别分类和危险问题标识法 常用的方法有诊断鉴别分类和危险问题标识法等,在此基础上再结合使用一般鉴别诊断方法。

(1)诊断鉴别分类(diagnostic triage)在接诊患者时一定要在得出正确的诊断假设之前,根据病史和查体的结果判断患者症状的轻重缓急,随机进行相应的处理。首先必须认真地根据症状的性质、发作过程、方式等区分这些症状是否由紧急的疾病引起的,是器质性(结构性)的还是功能性的;然后分辨是急性还是慢性,是重症还是轻症,并在进行疾病鉴别时注意易漏诊和误诊的问题和疾病,特别要判断是否是危、急、重症患者。

(2)危险问题标识法(red-flag approach)是在疾病鉴别诊断时,根据一定的症状、主诉、病史和其他临床线索判断患者有无重要的危险问题的一种很有效的成本-效果方法(表7-3)。

(三)疾病严重程度评价

1. 杜克大学/世界家庭医生组织疾病严重程度评价表 根据美国杜克大学(Duke University Severity of illness,DUSOI)研制的适合基层医疗服务中使用的疾病严重评价量表(表7-4)得到世界家庭医生组织(WONCA)的认可和推广,已列入基层医疗国际分类(ICPC)使用的工具中。疾病严重程度分为五级:不严

重（编码为 0），对应的量表合计分数为 0 分；轻度（编码为 1）：对应的合计分数为 1~4 分；中度（编码为 2）：5~8 分；较重（编码为 3）：9~12 分；重度（编码为 4）：13~16 分。

表 7-3　危险问题标识腰痛患者患有进行性或危及生命的疾病

诊断疾病的"red flags"临床表现	
源自腹部、腹膜后、排尿障碍、发热、恶心/呕吐、胸痛、腹部包块、局部触痛骨盆结构的牵涉痛	
骨折	有外伤史、骨质疏松症、长期使用糖皮质激素，年龄 >70 岁
脊柱肿瘤（多为转移癌）	有癌症史、无法解释的体重减轻、卧床休息疼痛不缓解或一直少活动、年龄 >50 岁
感染（骨髓炎、脓肿）	发热、新近有感染史、卧床休息疼痛不缓解或持续活动减少、免疫抑制、年龄 >50 岁
强直性脊椎炎或相关的关节炎	长时间休息而疼痛不减轻，有夜间痛、晨僵状态，活动后疼痛可减轻，青年男性多
马尾综合征	急性发作的尿潴留或大便失禁；鞍区（会阴部）麻痹；全面进行性下肢远端肌无力

表 7-4　Duke/WONCA 疾病严重评价量表（DUSOI/WONCA）

评价维度	赋值				
	无	可能	轻度	中度	重度
1. 症状（上周）	0	1	2	3	4
2. 并发症（上周）	0	1	2	3	4
3. 预后（若未来 6 个月无治疗）	失能或残疾程度				已危及生命
	无	轻度	中度	重度	4
	0	1	2	3	
4. 可治疗度	是否需要治疗		若需要治疗，其后的预期反应		
	否	可能	好	可疑	差
	0	1	2	3	4

2. 早期预警评分（表 7-5）　是国际广泛使用的评价患者病情严重程度的评分表，特别是对于住院患者或家庭病床的患者，单项指标分值达到 2，或总分 ≥4 时转诊；总分达到 2 分时需要每小时观测一次病情的变化。

表 7-5　早期预警分值评价表

分值	3	2	1	0	1	2	3
体温		<35.0	35.0~35.9	36.0~37.4	37.5~38.4	≥38.5	
心率	<40		40~49	50~99	100~114	115~129	≥130
收缩压	<70	70~79	80~99	100~179		≥180	
呼吸/次·min⁻¹			<10	10~19	20~29	30~39	≥40
意识*				清醒	意识模糊	对声音有反应	对声音无反应
血氧饱和度/%	<85	85~89	90~94	≥95			
尿量/L·d⁻¹		无	<0.5	透析	0.5~3	>3	

注：本表数值根据国外患者的数据制定，仅供参考。* 此条目亦可使用格拉斯哥昏迷评分量表进行评分（参见 Anaesthesia, 2005, 60: 547-553）

（四）管理临床重要问题和不确诊问题时的原则

1. 重要的问题先办（fist things first），已明确或怀疑有危险的问题，自己又无法保证能给予最好处理的患者要及时转诊。

2. 对于留下来继续观察和治疗的患者：

（1）让同事和患者均知道此问题。

（2）告知患者及家属疾病下一步可能的发展结果。

（3）为了进一步确定诊断，要连续观察患者的病情变化。

（4）一定注意不可漏掉重要的检查项目或拖延宝贵的时间，防止患者的健康甚至生命受到损害或威胁。

3. 尽量注意患者的病情和体征变化,尽量减少临床诊断过程中过分依赖各种诊断试验和检查项目,减少可能导致误诊。

(王　嫘)

第四节　适宜检查的选择

全科医生是社区卫生服务的主力军,全科医生可借助的高科技手段甚少,在一定程度上影响到对某些疾病的诊疗。而且全科医生与专科医生存在服务理念、知识结构、服务范围与方式上的不同,也导致对健康与疾病的理解乃至处理措施等方面存在着明显不同。全科医生可充分发展和利用自身优势,提高社区中各种常见病、多发病的诊断正确率,提高服务质量,赢得社区居民的信任。如何科学解读实验室检查报告是广大全科医生的一项重要的基本功,也是从事全科医学教育和全科医生培训的教师应重视的一个重要课题。

在临床诊疗实践中,一纸化验报告单上能否获取有关健康或疾病的准确信息? 某项检查结果不在正常参考范围之内肯定是患了有关疾病? 某项检查结果在正常参考范围之内是否意味着未患相关疾病? 医生开列的实验室检查项目是否越多越有助于对疾病的诊断? 先进的大型检查仪器是否优先选择? 这些都是在临床实践中全科医生面临和需解决的实际问题。

因此,如何选择常用适宜检查以及解读检查结果是全科医生有效进行医疗服务的关键所在,必须了解实验室检查结果的参考值或参考范围的相关概念,才能进行实验室检查结果的有效解读。

一、检查项目的参考值及其范围的建立

(一)参考值建立的原则与方法

某一试验参考值的建立,是指在某一地区的健康居民中,通过总体抽样进行调查检测,将结果经统计学处理求出均值(X)和标准差(S)。习惯上将 X 定为参考值,将(X±2S)定为参考范围,参考范围一般以95% 可信限为界,因而健康人群的检测结果中尚有 5% 不在此范围。因此,不能轻易判断某一检测结果落在参考范围之外的一定属异常,而在参考范围之内的结果是正常的。

关于参考值范围上限和下限的选用,应根据专业知识来确定。如血糖过高或过低均为异常,应采用双侧界位(参考范围的上下限);血清 ALT、r-GT 等酶活性一般只有过高时才有临床意义,而血清 HDL-C 含量和 CHE 活性,只有过低时才有参考价值。就应分别以单侧上限或单侧下限为参考值范围的限值。

(二)参考值的恒定性与波动性

一般认为,临床检查结果的准确性受三个因素的制约:

1. 医生的临床选择。

2. 实验分析过程质量控制。

3. 检查结果的评估与解释。

影响结果准确性的其他因素还应包括:

1. 受检人群的年龄、性别、地区、种族、饮食、生活习惯、职业等。

2. 用作参考值样本的大小。

3. 各种检查仪器本身的敏感性、准确性与特异性。

4. 参考值及其范围正常与异常的重叠程度等。

(三)检查结果的相对性

大多数辅助检查结果的临床意义是相对的而不是绝对的。

（1）结果共享，特异性降低：在临床上，往往一项检查结果的异常并不能肯定地说明是人体内某一特定组织或器官的病变，而是提示可能会有哪些组织或器官有病理性改变。

（2）个体差异，缺乏针对性：检查结果在不同性别、不同年龄、甚至不同种族的人身上，都存在着个体差异，对不同的人来说，检查结果异常的含义可能是不同的，以老年人为例，由于生理性的衰老使得一些组织器官的结构和功能退化，有些检查结果可能高于或低于正常的青壮年人。这也是临床上老年人用药量要相对减少，以防药物在体内蓄积中毒的主要原因。

（3）结论矛盾、一致性降低：这种情况不仅出现于相关的不同检查项目中，还可出现于检查结果与临床表现中。如严重肝病或肝功能衰竭的患者表现出检测结果中的"酶/胆分离"现象；急性心肌梗死患者同一时相检测出的 CK_2、AST、LDH 等酶活性的不一致性等。这些看似与临床表现相矛盾的检测结果，如果不结合患者的全部临床资料对其作进一步的分析，往往会干扰临床医生的思维，在一定程度上影响临床判断。

（4）干扰因素多、准确性降低：临床检查结果可能会受到人为因素、仪器、试剂、方法本身、操作条件与环境等多种因素的干扰，其准确性也必然受到影响。

（5）范围重叠、区分度降低：从理论上讲，任何一项检查均可能出现与疾病相悖的结果，因此在临床工作中辅助检查指标虽然是诊断的一项客观指标，但还要结合患者的具体临床情况做出最后的判断。

（四）检测方法的局限性

1. 受制性　在临床上，有时候获得患者的检测标本可能存在一定的困难，如动、静脉抽血，肝、肾、骨髓穿刺及腰穿等，若无患者的密切配合，则很难获取这些部位的组织标本，检验也就无法进行。

2. 间断性　通常实验室检测结果只能反映出某一时段体内的某一项指标的情况，对于一个连续变化着的个体来说，每次的检查结果不能全面反映出机体内的连续变化情况，对于这种间断性指标要做动态观察与分析。

3. 检测标本的局部性　通常实验室检查所采用的标本来自患者或受检者身体的某一部分组织或体液，如血液、尿液、脑脊液、骨髓等，而最常用的是血液标本。

4. 特异性　这里是指实验方法的特异性；如果一个检查对某种疾病的敏感度为 85% ~ 90%，即表示患有此病的患者有 10% ~ 15% 可能检测不出；而特异性是指出现假阳性结果的百分率，如用一个特异性为 90% 的试验诊断某种疾病时，就意味着可能出现 10% 的假阳性结果。

如果在临床诊疗工作中过分依赖实验室检查结果或超常规地应用包括实验室诊断在内的各种辅助检查手段，非但不能降低误诊率，还加重了患者的精神和经济负担，也不利于建立科学的临床思维。全科医生在基层医疗卫生服务实践中，应认真反思专科医疗模式的弊病，在生物、心理、社会医学模式的基础上秉持整体医学观，科学选择检查项目，正确认识辅助检查结果与疾病的关系，是建立科学的临床思维的重要前提。

二、检查结果解读

目前常用的各种辅助检查手段，是临床确诊或提出诊断假设的科学依据之一，对于临床治疗药物的监测、疾病的转归及亚健康状态的了解等方面也具有一定的重要作用。归纳起来，其临床参考、应用价值可表现在以下几个方面。

1. 提供观察病变的量化指标　把握病变程度，对病变进行定性或定量分析，预测疾病的转归趋势或预后。

2. 鉴别诊断　如胆红素的定性、定量检测用于鉴别溶血性黄疸、阻塞性黄疸和肝细胞性黄疸；LDH 同工酶活性检测用于鉴别心肌病变与肝脏病变；CK 同工酶活性检测用于心肌病变与骨骼肌病变的鉴别；尿糖与血糖水平的检测用于鉴别糖尿病和肾性糖尿等。

3. 了解病情进展　某些实验室检查结果可用于了解病情的进展变化,从而据此修改或重新制定新的治疗或干预方案,如慢性肾功能衰竭一般可从检查结果发现病情变化情况:如 GFR 下降、血肌酐升高、尿素氮升高、贫血加重、代谢性酸中毒、血钾升高、血钙降低等,也可以通过超声从影像学上评价肾脏的形态改变。

4. 某些药物的疗效观察　临床上通常定期对某些慢性病患者做实验室检查,观察某些药物的疗效,根据患者的实际情况增减药物剂量或更换其他药物,如降血糖药物、降血脂药物、降血尿酸药物等多种药物的疗效观察。

5. 用于早诊断、早预防、早治疗　某些检查项目用于健康体检,用于对肝脏疾病、糖尿病、动脉粥样硬化等多种疾病的早期诊断筛查,如 AFP、HBsAg、血糖与尿糖、血脂、ALT 与 AST、LDH、心电图、X 线检查、超声检查等,从而可更好地做到早预防、早治疗。

6. 提高适宜检查项目的针对性、选择性和应用价值　许多新技术或方法的检测结果约 30% 有结论性意见,而大多数检查结果是非结论性的,均存在一定的假阳性和假阴性。因此,一个患者应做哪些检查,全科医生要根据对临床资料初步分析后才能做出决定。在开检查申请单时要有针对性、选择性,尽量多考虑一些常规检查项目,在筛选的基础上,再进行合理组合提高临床应用价值。

此外,全科医生在解读检查报告时,要充分了解阳性结果或阴性结果对临床诊断的意义、作用或价值,检查结果与预计的不一样也不能不了了之,还要进一步寻求原因,把握整体性原则,正确认识每一项适宜检查的意义,同时对其适应证和局限性也要有充分了解,更好地体现以患者为中心的服务宗旨。2014 年《健康体检基本项目专家共识》指出体检必选项目有三大类,第一类是体格检查,包括身高、体质量、腰围、臀围、血压、内外科检查、眼科检查等;第二类是实验室检查,包括血常规、尿常规、便常规等一般检查,也包括肝功能、肾功能、血脂、血糖等生化检查,还包括妇科细胞学检查;第三类是辅助检查,包括心电图、X 线检查、超声检查等。

(王　嫘)

第五节　循证医学在全科医疗中的应用

循证医学作为新的医学实践模式已被普遍应用,循证医学方法是寻找和评估证据,督促新的最优干预措施进入医学实践,提高卫生服务的质量和效率。全科医生应学会是运用全科医学基本理论知识和最佳科学研究证据为居民提供优质的全科医疗服务。

一、循证医学与全科医疗

循证医学(evidence based medicine,EBM)是 20 世纪 90 年代兴起的一门新兴学科,循证医学是慎重、准确、明智地应用当前所能获得的最佳研究证据来确定患者的治疗措施,其实质是将最优的研究证据与临床医生的技能和患者的期望三者有机地结合起来,付诸临床治疗、预防、诊断、预后等医学实践的实用性科学。

相比传统医学,循证医学有其独特的医学实践要素和优势。循证医学遵循四项原则:①必须是基于问题导向的研究,先寻找实际问题,后将问题具体化为可以回答的科学问题;②必须是遵循证据的决策,强调医疗决策应尽量以客观研究结果为依据;③必须关注实践的结果,以事实为证据,对未解决的问题持续探索;④必须进行后效评价,得到的结果要追求成本效果。这种强调以证据为基础的决策与实践,适应病人、社会发展和基本医疗保险的需要,在临床诊疗活动中将发挥着重要的作用。

相比专科医生,全科医生所要面对的临床问题比专科医生更加多样化。众多临床问题的解决需要全科医生具有全面的临床常见问题的识别与处理能力,全科医疗与循证医学的有机结合已成为必然趋势。

全科医疗"以病人为中心,以问题为导向"的诊疗模式需要循证医学来决策和实践,循证医学以"证据为基础"服务于病人的理念符合全科医疗宗旨,循证全科医疗实践必将越来越受到重视。

二、循证全科医疗的实践步骤

在医疗实践活动中,临床医生常采取三种模式运用证据:一是"拷贝"模式,完全遵照有威望专家的意见做决定,有主观片面之嫌疑;二是"运用"模式,检索严格评价过的证据资源如证据总结用于决策,可节约大量时间,但完整性可能不足;三是"实施"模式,完全遵照上述步骤实施循证实践,虽内容相对全面,但时间花费较大。在循证全科医疗实践中,建议采用的是"运用"模式,使用其他人所制定的循证摘要和循证指南或方案,解决基本健康问题。

1. 明确全科医疗实践中需要解决的临床问题　在循证全科医疗实践中,提出具体的问题,在问题引导下寻找证据。能否发现并提出亟待解决并构建良好的问题,是临床循证实践的关键。

国际上通常采用 PICO 格式构建一个具体的临床问题,并通过检索获取用于支持临床决策的最新证据文献。PICO 格式包括 4 个基本部分(表 7-6):

表 7-6　PICO 格式

PICO	问题内容
患者群或健康问题(Patients/Problem)	与诊断治疗有关的患者特征(年龄、性别、地域、种族、环境、职业) 等待解决的健康问题(现患疾病和以及其他有临床意义的症状等)
干预措施或暴露因素(Intervention/Exposure)	暴露的危险因素 诊断性试验方法 预防与治疗方法
比较干预或暴露措施(Comparison/Control)	对照组的干预措施、治疗药物、诊断方法 可能是空白对照
临床结局(Outcome)	希望达到的治疗目标及效果(如病死率,治愈率等)

构建 PICO 问题的目的就是将问题聚焦,易于寻找关键词,便于进行精确检索

2. 检索和收集与问题有关的证据资料　当面临一个临床问题且不确定是否有当前最佳解决方法时,全科医生选择的最佳临床研究证据应具有以下特征:医生在基层医疗实践中需解决的临床问题;采用以患者主观感受及生存质量为评价指标;有可能改变既往医学知识及临床实践中过时或错误的方式和方法。

全科医生应清楚从何处寻找证据,寻找何种证据。全科医生在获取最佳证据资源时,应根据"4S"模型,从证据系统(system)、证据摘要(synopses),系统评价(syntheses)和原始研究(studies)逐级检索。证据来源包括书籍、期刊等纸质版和在线文献数据库等网络版两种形式。与纸质版的信息资源相比,网络信息便于检索,获取容易,更新及时,备受现代循证实践者的推崇。因此,拥有电脑和网络连接,成为循证工作的必备硬件措施。但是,纸质版信息资源也不能被完全摒弃。

全科医生的循证临床实践不同于做循证医学研究,主要是查证用证,因此不需要全面系统地查找所有的文献。在循证全科医学实践中,美国的家庭医学教授 David Slawson 和 Allen Shaughnessy 就证据类型,率先提出以患者为导向的证据(patient oriented evidence that matters,POEM)的定义,以区别既往以疾病为导向的证据(disease oriented evidence,DOE)。相比 DOE 主要针对中间指标如实验室结果或其他评价反应的指标改变,POEM 主要针对与患者相关的重要结局如发病率、病死率或生活质量的改变,更加符合全科医学以患者为中心的医疗服务理念。

POEM 证据有以下纳入标准:①证据满足基层医生在日常医疗实践面临解决健康问题时的需求;②证据所需测定的临床结局对于基层医生和其服务对象具有重要意义:其中包括发病率、致残率、治愈率和死亡率等评价指标;③证据明显提高基层医生的医疗实践水平。

举例说明:"虽然甲胎蛋白(AFP)检测可发现早期原发性肝癌,但至今尚未能有证据证实 AFP 筛查可降低患者死亡率(表7-7)。"

表7-7 POEM 与 DOE 的循证结果比较

干预措施	POEM	DOE	评 注
甲胎蛋白筛检	目前缺乏证据证实甲胎蛋白筛检能够降低肝癌死亡率	用甲胎蛋白筛检可发现早期原发性肝癌	尽管 DOE 的证据可信,但尚不能得到 POEM 确认

按照以患者为中心的全科医疗服务模式的要求,患者的利益高于一切,故全科医生要采用 POEM 的循证医学要求,当 POEM 和 DOE 不一致时,要以 POEM 为准则。

3. 评价证据的真实性和实用性 在循证临床实践中,应采用临床流行病学、循证医学等科学的原则和方法,严格评价所收集证据的质量,其结果是否真实合理,能否适用。因而循证医学最鲜明的特点是对证据质量进行分级,并在此基础上做出推荐。

不同的数据库可能采用不同的证据分级方法。应用于卫生保健领域的分级方法主要有两种:一种是英国牛津大学循证医学研究中心提出的五级分级法,以系统评价/Meta 分析作为最高级别证据;另一种是目前最新兴的、接受度最广的,由包括 WHO 和 Cochrane 协作网在内的 60 多个国际组织、协会采纳的 GRADE 证据质量和推荐强度分级系统(grading recommendations assessment, development and evaluation, GRADE)ABCD 四级分级法。它对证据质量和推荐强度做出明确定义,证据质量指疗效评估的正确度,推荐强度指遵守推荐意见利大于弊的确信度,其中"利"包括降低发病率和病死率、提高生活质量,降低医疗负担和减少资源消耗,"弊"包括增加发病率和病死率、降低生活质量或增加资源消耗。另外,针对全科医疗实践,美国家庭医师学会(AAFP)还建立简单的 ABC 三级分级法:A 级(随机对照试验 RCT/meta 分析):以患者为导向的高质量 RCT 研究与采用综合检索策略的高质量 meta 分析(定量系统评价);B 级(其他证据):为设计完善的非随机临床试验,检索策略正确、论证强度高的定性系统评价;C 级(共识/专家意见):以疾病为中心的研究,包括共识观点或专家意见。这一分级方法在美国家庭医师全科医疗实践中具有指导意义。对综述或原始研究进行准确提炼形成的 POEM 摘要为临床实践提供最恰当的信息,帮助全科医生把有限的时间集中在有效地使用证据方面,并且还带有推荐的等级。

4. 应用证据指导临床实践 现实中的患者与证据中患者的性别、年龄、临床生物学特征、发病年龄、疾病严重程度、并发症、医嘱配合情况、文化水平、社会交往等多方面存在差异。此外,对所获得的最佳证据,必须结合临床实际情况、病情程度、患者意愿和价值取向等实际情况,进行综合考虑和评估。使用经过严格评价合格的最佳证据,共同做出临床决策以指导临床实践。

在全科医疗实践中,经常遇到多种疾病或健康问题并存的患者。如面对一位冠心病的老年患者,在决定采用指南推荐的最佳方法来帮助患者降低远期病死率的同时,发现患者并存了其他健康问题——酒精性肝病、慢性阻塞性肺疾病、吸烟、饮酒等。要成功地改善这些问题,简单的指南推荐意见显然是不适用的,需要多方面的处理才能平衡所有问题。全科医生需要与患者进行商讨后决定需要优先处理的问题,达到证据与患者意愿的完美结合。在患者同意的前提下,将当前最佳证据应用到患者的治疗中。

5. 后效评价,完善循证依据 后效评价的目的在于总结循证医学实践经验、不断改进医疗方案。在医疗实践中,全科医生应将循证应用前自己在临床工作中常用的处理方法及其效果与循证应用后的效果和效益等进行对比分析与评价,包括在循证实践中的过程评价和结果评价。若过程评价良好,说明该全科医生已掌握循证方法,有利于循证医学的继续学习;若结果良好,证实该循证措施确实可以指导临床实践,有利于医疗质量的提高。反之,应具体分析原因,找出问题,加强循证学习,针对问题进行新的循证研究和实践。

(王 嫘)

第六节　原发性高血压全科诊疗示例

原发性高血压是以体循环动脉压升高为主要临床表现的心血管综合征,可损伤机体心、脑、肾等重要脏器的结构和功能,并与其他心脑血管病危险因素并存,是心脑血管疾病发病和死亡的主要危险因素。大部分患者在基层卫生医疗机构就诊,大多数时间需要患者进行自我监测和管理,对于高血压,需要如何监测实验室指标。以下以临床案例进行阐述。

主观资料(S):王某,男,48岁,以"反复头晕5年,加重伴头痛1周"为主诉来社区就诊。

初步的病史采集如下:患者于5年前出现头晕、嗜睡、精神紧张时加重,在某市级医院就诊,诊断为"原发性高血压",最高血压160/100mmHg,给予口服降压药物(具体不详)治疗后患者症状好转。5年来患者间断口服降压药物,未系统监测血压。1周前,患者受到强烈精神刺激后出现严重头晕,伴头胀痛,与体位及头位无关,无视物旋转,无意识障碍,无恶心呕吐,无听力下降,无肢体麻木及感觉运动障碍。大便规律,饮食睡眠欠佳,精神体力可,体重无明显变化。

既往史:否认糖尿病、冠心病等慢性病病史,否认肝炎、结核等传染病史。

个人史:不饮酒,吸烟20支/天,20年。大学本科学历,现为公务员。患者平素工作及休息时以静坐为主,无体育锻炼习惯。

家族史:父亲患高血压,母亲体健。兄弟2人,一兄患高血压,一弟患糖尿病。育有一子,子体健。

该患者近一周因强烈精神刺激后头晕加重,伴头胀痛,既往有高血压病史,未经规范治疗。对于此类患者,基层全科医生在初步病史采集后,首先要明确患者就诊的主要原因,需要考虑以下相关问题:

1. 该患者就诊的主要目的是什么?

思路1:确认和处理现患问题。这是全科医生以及其他专科医生接诊患者的核心任务。该患者此次就诊需要解决的主要健康问题是头晕、头痛,是一个临床常见、但非特异的症状。基层医疗资源相对不足,可利用的实验室检查和各种辅助检查方式十分有限。因而,针对同一症状或疾病,基层卫生机构门诊与医院的诊疗方式也有所不同。Murtagh安全诊断策略是基层全科医生常用的诊断策略。

思路2:头晕(dizziness)是一个临床上难以确切描述的主诉,患者通常主诉头昏沉、头胀、眼花、头重脚轻等模糊感觉。对所有因头晕就诊的患者,都需要鉴别是否是眩晕、晕厥、平衡失调或非特异性头晕,重点询问伴随症状,最常见的主诉"头晕"是非特异性头晕。

该患者以头晕伴头胀痛为主诉,与体位和头位无关。常自觉胸闷、乏力、食欲缺乏,睡眠欠佳。无自身或周围物体旋转或摇动的感觉,无耳鸣、听力障碍,无头痛、恶心、呕吐,无面色苍白、出汗,无复视、构音不清,无一过性意识丧失,无肢体疼痛、活动不灵和感觉障碍,无发热、无心悸、无胸闷,无外伤及用药史等。根据患者症状,可初步考虑为非特异性头晕。

2. 引起非特异性头晕的常见疾患有哪些?

思路1:非特异性头晕的病因可能与眩晕、晕厥前兆和平衡失调感相关疾病有关,是较轻的一个临床表现,也可能虽经系统的检查也无法明确诊断,属于医学无法解释的症状,或称不能用疾病解释的症状。引起非特异性头晕的可能原因有:高血压、低血压、心律失常等心血管疾病,神经系统疾病,贫血,全身中毒性疾病,眼源性疾病,感染性疾病,代谢性疾病,颈椎病和颈肌病,抑郁症和焦虑症等。临床上引起非特异性头晕的常见疾患通常是心脑血管疾病、抑郁症和焦虑症以及医学无法解释的疾病。

该患为男性,48岁,头晕伴头胀痛,常自觉胸闷、乏力、食欲缺乏。无其他伴随症状。有明确的诱因:精神刺激。既往诊断原发性高血压,43岁起病,有家族史。未经系统治疗和管理。故该患头晕原因初步考虑为原发性高血压,需要与继发性高血压相鉴别。同时需要除外其他常见疾患,特别是除外严重的、不能被忽略的疾病,避免危及生命的疾病漏诊。

思路 2：与其他专科诊疗一样，全科医生也是首先通过问诊进行鉴别诊断。初步诊断假设是临床医生随着问诊的进行而逐渐形成的，对于所有疑似高血压的患者均应该询问是否存在原发性与继发性高血压的典型症状与原因，为进一步的鉴别诊断提供线索。临床上，大多数高血压患者没有特异性症状，是通过体检或其他疾病就诊时发现。而大多数头晕、头痛的患者并不是由于高血压引起的。因此，即使是既往有高血压病史的患者也需要进行头晕的鉴别诊断。

相关链接 7-2

继发性高血压的主要疾病及其典型临床表现

主要疾病	典型临床表现
肾实质性高血压	高血压； 伴明显蛋白尿、血尿和贫血
肾血管性高血压	血压升高进展迅速、突然加重； 上腹部和背部肋脊角处可闻及血管杂音
原发性醛固酮增多症	多数情况下血压为轻中度增高； 可有肌无力、周期性瘫痪、烦渴、多尿等
嗜铬细胞瘤	阵发性血压升高； 伴心动过速、头痛、出汗、面色苍白
皮质醇增多症	高血压； 向心性肥胖、满月脸、水牛背、皮肤紫纹、毛发增多等
主动脉狭窄	上臂血压增高，下肢血压不高或降低； 肩胛区、胸骨旁、腋部可有动脉搏动和杂音； 腹部听诊可有血管杂音

3. 病史采集结束后，下一步查体应重点做哪些方面？

思路 1：体格检查的主要目的是支持、修订或否定问诊过程中形成的诊断假设。有助于发现继发性高血压线索、靶器官损害情况、并存临床疾病情况。门诊查体的重点应包括：①生命体征测量；身高、体重、腰围测量；必要时测量立、卧位血压和四肢血压；②观察有无库欣面容、向心性肥胖、紫纹与多毛，神经纤维瘤性皮肤斑，甲状腺功能亢进性突眼征或下肢水肿等；③触诊甲状腺，检查周围血管搏动；④重点的心肺检查，听诊心脏有无杂音，颈动脉、胸主动脉、腹部动脉和股动脉有无杂音；⑤检查腹部有无肾脏增大（多囊肾）或肿块；⑥神经系统检查。

思路 2：近几十年来，大量的高新技术和设备应用于临床，但病史、体格检查的诊断符合率并没有下降。一个合格的临床医生依据仔细询问病史、细致的查体和正确的临床思维应该能做出 60% ~70% 的临床诊断。全科医生由于缺乏先进的诊疗设备，反而会在长期的诊疗实践中，培养独特的基层诊疗思维和娴熟的物理检查能力。

4. 结合体检结果，为明确诊断应进一步实施哪些检查？

思路 1：查体结果：BP：185/105mmHg，叩诊心界向左下扩大，心尖搏动位于左锁中线外 0.5cm 处，可触及抬举性心尖搏动，腹部听诊可闻及血管杂音，余无阳性体征，结合病史，可初步诊断为高血压。对于所有诊断为高血压的患者，应进行诊断性评估。

思路 2：全科医生的基本职责之一是帮助患者做好高血压的自我管理，因而，全科医生不仅应该掌握诊室血压和动态血压的测量方法，还需要掌握家庭血压测量的方法，并教会患者如何进行家庭血压监测。家庭血压监测的临床意义在于有助于提高高血压的知晓率、诊断和判断预后的准确性以及降压治疗的质量与达标率。

高血压的诊断标准

1. 主要依据诊室测量的血压值。

2. 采用经核准的汞柱或电子血压计。

3. 患者于安静休息状态下,取坐位测量上臂肱动脉部位血压。

4. 在未使用降压药物的情况下,非同日测量三次血压值收缩压均大于等于140mmHg和(或)舒张压均大于等于90mmHg可诊断高血压。

5. 患者既往有高血压病史,正在使用降压药物,血压正常也诊断为高血压。

《家庭血压监测中国专家共识》的建议

1. 在高血压的诊治和管理中,除了诊室血压、动态血压测量外,建议患者进行家庭血压监测。

2. 建议选择经过临床验证的上臂式全自动电子血压计进行家庭血压监测。

3. 监测频率与时间的选择 对于初诊或血压控制不佳患者,建议就诊前连续测量5~7天,每日早、晚各测量2~3个读数,间隔1分钟,取平均值。对于血压控制良好患者,建议每周测量1天。

4. 高血压的管理者应积极推动家庭血压监测,包括高血压患者和目前血压正常者。

思路3:结合病史和体格检查结果,实验室和辅助检查项目的选择思路主要有2个,一是尽可能除外可能的急症,二是诊断性评估。高血压患者诊断性评估的主要内容包括:①确定血压水平及其他心血管危险因素;②判断高血压的病因,明确有无继发性高血压;③寻找靶器官损害以及相关临床情况,评估心血管疾病发生风险,以指导诊疗和管理。

需要特殊关注的是,尽管理想的诊疗过程是在完善高血压的诊断评估后开始初始治疗。但在基层,并不是所有的患者都在完善诊断和心血管疾病风险评估后才开始治疗和管理。全科医生为患者选择的检查项目:血常规(全血细胞计数、血红蛋白和血细胞比容)、尿液分析(蛋白、糖和尿沉渣镜检)、血生化(钾、空腹和餐后2小时血糖、总胆固醇、甘油三酯、高密度脂蛋白胆固醇、低密度脂蛋白胆固醇、尿酸、肌酐、心肌酶谱)、心电图、眼底、胸部X线检查、颈椎双斜位X线片、头部CT、使用抑郁自评量表和焦虑自评量表筛查抑郁症和焦虑症。该患者实验室检查结果:钠151mmol/L,氯98mmol/L,甘油三酯2.6mmol/L、低密度脂蛋白胆固醇4.5mmol/L、高密度脂蛋白胆固醇0.84mmol/L、空腹血糖6.8mmol/L、餐后2小时血糖8.9mmol/L,余未见异常。辅助检查:心电图:窦性心律,心率82次/分,电轴左偏,Rv6 2.8mV,Rv5+Sv1 4.3mV,V4~V6导联T波双向。头CT未见明显异常。颈椎双斜位:颈椎退行性变。胸部X线:心胸比率超过1:2。抑郁自评量表测试结果:总粗分51,标准总分63.75,参考诊断有(中度)抑郁症状。焦虑自评量表测试结果:总粗分40,标准总分50,参考诊断有(轻度)焦虑症状。

高血压应做的实验室检查和辅助检查项目

1. 基本项目 血生化检查(包括钾离子、空腹血糖、总胆固醇、甘油三酯、低密度脂蛋白胆固醇、高密度脂蛋白胆固醇、肌酐和尿酸);全血细胞计数、血红蛋白和血细胞比容;尿液分析(包括尿蛋白、尿糖和尿沉渣镜检);心电图。

2. 推荐项目 24小时动态心电图、超声心动图、餐后2小时血糖、血同型半胱氨酸、尿白蛋白定量(糖尿病患者必查项目)、尿蛋白定量(用于尿常规检查蛋白阳性者)、眼底检查、胸部X线检查、脉搏波传导速度(PWV)、以及踝臂血压指数(ABI)等。

3. 选择项目 对怀疑为继发性高血压患者,根据需要可以分别选择以下检查项目:血浆肾素活性、血和尿醛固酮、血和尿皮质醇、血游离甲氧基肾上腺素及甲氧基去甲肾上腺素、血和尿儿茶酚胺、动脉造影、肾和肾上腺超声、CT 或磁共振成像、睡眠呼吸监测等。对有合并症的高血压患者,进行相应的脑功能、心能和肾功能检查。

5. 该患如果转诊上级医院后,拟做哪些检查和处置?

思路1:检查项目重点围绕转诊目的来进行。第一,是要明确影响患者心血管预后的重要因素,需补充检查血同型半胱氨酸、尿微量白蛋白、超声心动图、颈动脉超声、双下肢动脉彩超、动态心电图、血 OGTT 和胰岛素水平。第二,请精神医学科会诊,明确抑郁症诊断。专科门诊辅助检查结果:同型半胱氨酸水平正常。尿微量白蛋白 10mg/24h。超声心动图室间隔厚度 8～9mm,左室后壁厚度 11mm。颈动脉超声及双下肢动脉彩超未见异常。动态心电图提示:窦性心律,偶发房性期前收缩。OGTT 结果见(表7-8)。精神医学科会诊意见:除外抑郁症。

表7-8　患者的葡萄糖耐量试验结果

	0′	30′	60′	120′	180′
Glu（mmol/L）	6.60	12.60	13.64	10.38	4.98
CPS（pmol/L）	875.48	1532.91	1876.19	2306.37	1098.83
IRI（mIU/L）	21.46	40.09	49.78	59.62	18.17

思路2:按照全科医学全人照顾的理念,全科医生应为患者提供以整体健康维护与促进为方向的长期负责式照顾。因而,在解决患者现患的同时,还应适时地提供预防服务,特别以第一级和第二级预防为主的临床预防服务。

6. 根据专科检查和会诊结果,如何调整治疗方案?

思路1:该患者诊断为原发性高血压3级(极高危险组),有心脏靶器官损害,并存有糖代谢异常、高胰岛素血症,需要在强化生活方式干预基础上,长期联合使用药物治疗。药物治疗方案包括:选择 CCB+ACEI 类药物联合控制血压,使用他汀类药物调脂治疗以及阿司匹林抗血小板治疗。

思路2:大多数高血压患者需要长期乃至终身治疗,因而需要专科医师、全科医生、患者与家属等多方面的共同努力以尽可能实现综合控制目标。所有诊断明确的高血压患者均应纳入基层高血压患者健康管理。在医院心血管专科就诊的高血压患者,也应转回基层接受全科医生的规范化管理。

7. 首次社区随访主要内容是什么?

思路1:全科医生每次随访高血压患者均应评估以下内容:①血压水平;②是否存在需要紧急处理和转诊的危急情况;③是否有药物副作用。

此外,首次社区随访还需要完成以下任务:①补充健康档案,完成全科医疗基层门诊接诊记录;②确定基层管理级别和管理内容;③与患者及家属协商,确定管理方案,包括管理目标、随访的方式和干预措施等。

思路2:基层门诊接诊记录不同于医院专科门诊,其格式由主观资料(S)、客观资料(O)、评估(A)和处置计划(P)构成。全科医疗中的评估不仅包括上述专科医疗的疾病诊断,还包括健康问题评估。根据本章临床案例,补充评估结果包括:超重、吸烟者。

思路3:基层随访中,全科医生的重点问诊内容包括:询问患者症状,特别注意是否有危急情况、新发症状和用药情况等;对不需紧急转诊患者,询问患者疾病情况和生活方式,包括心脑血管疾病、糖尿病、吸烟、饮酒、运动、摄盐情况等。重点体格检查内容有:①测量血压、心率、体重、腰围,计算体质指数(BMI);②包括心脏听诊、血管杂音在内的重点查体;③必要时行神经系统检查。然后,根据诊查结果和随访管理计划确定基层门诊实验室检查和辅助检查项目,填写高血压患者管理随访表(表7-9)。

思路4:评估是否存在危急情况,如出现收缩压≥180mmHg 和(或)舒张压≥110mmHg;意识改变、剧烈头痛或头晕、恶心呕吐、视力模糊、眼痛、心悸、胸闷、喘憋不能平卧及处于妊娠期或哺乳期同时血压高于正常等危急情况之一,或存在不能处理的其他疾病时,须在处理后紧急转诊。

表7-9　本病例基层管理方案

内容	目标	措施
一、管理级别	三级管理	强化管理
二、重点监测指标		
◆ 血压	BP<140/90mmHg	◆ 生活方式干预为主 必要时辅以药物治疗 家庭血压监测
◆ 血糖	FPG<6mmol/L 2hPG<8mmol/L	◆ 生活方式干预为主 三个月监测一次
◆ 血脂	LDL<3.0mmol/L	◆ 生活方式干预为主 必要时辅以药物治疗 两个月后复查
三、非药物治疗		
◆ 减少钠盐摄入	◆ 每天食盐量逐渐降至<6g	◆ 戒掉餐中吃咸菜习惯,尽量少在外就餐,逐渐适应低盐饮食习惯
◆ 体育锻炼	◆ 每周3次及以上中等强度体育锻炼,每次30分钟	◆ 晚餐后快走
◆ 合理膳食	◆ 低盐低脂平衡膳食	◆ 糖尿病饮食
◆ 戒烟	◆ 彻底戒烟,避免被动吸烟	◆ 一年内,逐渐达到彻底戒烟目标
◆ 限制饮酒	◆ 不饮酒	◆ 继续保持不饮酒良好习惯
◆ 控制体重	◆ BMI<24 WC<90cm	◆ 非药物治疗、半年复查
◆ 心理平衡	◆ 缓解中度抑郁状态,保持心理平衡	◆ 预约下一次随访时间,重点讨论导致抑郁状态的原因和干预措施
四、药物治疗	药物名称	剂量/用法
◆ 控制血压	◆ 苯磺酸氨氯地平 ◆ 雷米普利	◆ 5mg/d,一次口服 ◆ 5mg/d,一次口服
◆ 调节血脂	◆ 阿托伐他汀	◆ 20mg/晚,一次口服
五、预约下一次随访时间		
◆ 两周后		

（王 　 媒）

感谢裴冬梅同志在本章编写过程中提供的帮助

学习小结

1. 全科医生依据患者主诉、症状、体征来识别和诊断疾病,其诊疗水平取决于临床思维。全科医学的临床思维体现的基本原则包括:①以患者为中心的系统思维、以问题为导向、以证据为基础的临床思维;②体现生物-心理-社会医学模式,按照系统思维方式全面、综合、整体地认识患者的健康问题;③遵循辩证思维、逻辑思维的基本认识规律;④运用流行病学和循证医学的医学科学思维方法评价与决策临床问题;⑤基于全科医疗实践,坚持科学的批判性思维,不断学习,在服务中坚持持续质量改进,努力提升自己的执业能力。

2. 全科医生要开展"以问题为导向"的诊疗思维,加强对常见健康问题的识别与处理能力。而从患者主诉症状和体征入手进行疾病诊断的思维方法是最常用的诊断思维方法;一般首先按疾病的解剖特征对疾病进行定位的诊断,然后按疾病的病理性质分组进行定性的诊断,可利用网络数据库进行辅助诊断,进而建立疾病假设,再通过实验室检查和辅助检查进行进一步的鉴别诊断。

3. 全科医生的临床诊断思维是科学、辩证思维,是最基本的临床实践活动。一般包括:模型辨认、穷极推理和假设-演绎方法等,全科医疗中的临床诊断思维原则包括以下九个方面:①以人为中心的原则;②假设有病的原则;③假设是常见病的原则;④假定是器质性疾病的原则;⑤重要疾病优先检查的原则;⑥一元和多元有机结合的原则;⑦可能优于肯定的原则；⑧从整体观点出发的原则；⑨基于循证诊断的原则。

4. 全科医生在解读实验室检查报告时，要充分了解阳性结果或阴性结果对临床诊断的意义，一个患者应做哪些检查，要对临床资料初步分析后才能做出决定，要有针对性、选择性。尽量多考虑一些常规检查项目，在筛选的基础上，再进行合理组合，提高临床应用价值。

5. 全科医生所要面对的临床问题比专科医生更加多样化。全科医疗"以患者为中心，以问题为导向"的诊疗模式需要循证医学来决策和实践，而循证医学以"证据为基础"服务于患者的理念符合全科医疗的宗旨，全科医疗与循证医学的有机结合成为必然趋势。

复习思考题

1. 简述全科医学临床思维应体现的基本原则。
2. 全科医师处理社区常见健康问题的特点。
3. 全科医师的临床推理与判断程序。
4. 试用 Murtagh 的安全诊断策略对异常呃逆进行鉴别诊断。
5. 简述常用的临床基本推理模式。
6. 简述循证全科医疗的实践步骤。

第八章　全科医疗中常见健康问题的临床诊断与处理

本章主要阐述基层全科医疗中常见健康问题的临床诊断与处理,包括基层医疗中常见症状、常见慢性病、常见急症的基层诊断原则及处理方法与策略,以及慢性病的全科医学处理原则,社区康复等。强调全科医疗承担常见健康问题的基本诊断、初步诊断与评估,及对这些急、慢性症状与疾病的基本治疗、预防与控制。强调全科医生应掌握全科医学模式控制慢性病的原则与方法,以及社区康复的主要内容和措施。

第一节　全科医疗中常见症状的诊断、鉴别诊断与处理

学习目标	
掌握	发热急症的基层处理原则；根据咳嗽的症状特点进行初步诊断及鉴别诊断；常见原发性头痛的症状特点；致命性胸痛的首诊识别；可引起眩晕的常见疾病。
熟悉	社区常见症状的临床特点。
了解	对常见症状的首诊处理措施及转诊原则。

全科医生接诊的患者多处于疾病的早期未分化阶段,多数没有明确诊断,症状迥异,需予以正确识别、诊断、处理或转诊,以免延误病情。全科医生应掌握基层常见症状的诊断、鉴别诊断和处理原则。其中发热、咳嗽、胸痛、头痛等是基层较常见的症状。本节以这些症状为重点,介绍其症状特点,社区初步诊断、鉴别诊断及处理原则。

一、发热

发热(fever)是指机体在致热源作用下或各种原因引起体温调节中枢功能障碍,体温升高超出正常范围。

正常人的体温受体温调节中枢所调控,产热及散热过程呈动态平衡,体温保持在相对恒定的范围,受机体内外因素的影响有所波动,一般波动不超过1℃。根据不同的测量方法,体温略有差异。口测法正常值为36.3~37.2体,腋测法正常值为36~37测,肛测法正常值为36.5~37.7℃。以口腔温度为标准,发热的分度为:低热37.3~38℃,中等度热38.1~39℃,高热39.1~41℃,超高热41℃以上。

（一）发热的临床症状特点

发热的热型及伴随症状是发热症状的重要临床特点,全科医生应掌握其特点,做好初步诊断、评估及处理。

1. 社区常见的发热热型　发热患者在不同时间测得的体温数值分别记录在体温单上,将各体温数值点连接起来形成体温曲线,该曲线的不同形态称为热型。典型的热型对判断病因有一定的意义,常见的热型有以下几种:

（1）稽留热:体温恒定地维持在 39～40℃ 以上,达数天或数周,24 小时内体温波动范围不超过 1℃。

（2）弛张热:其体温常在 39℃ 以上,24 小时内波动范围超过 2℃,但都超过正常水平。

（3）间歇热:体温骤升达高峰后持续数小时,又迅速降至正常水平,无热期可持续 1 天至数天,高热期与无热期反复交替出现。

（4）波状热:体温逐渐上升达 39℃ 或以上,数天后又逐渐下降至正常水平,持续数天后又逐渐升高,如此反复多次。

（5）回归热:体温急剧上升至 39℃ 或以上,持续数天后又骤然下降至正常水平。高热期与无热期各持续若干天后规律性交替一次。

（6）不规则热:发热的体温曲线无一定规律。

2. 发热常见的伴随症状　发热患者常因所患疾病不同可能伴有下列症状:寒战、结膜充血、单纯疱疹、淋巴结肿大、肝脾肿大、出血、皮疹、昏迷等。

（二）发热的基层初步诊断及鉴别诊断

全科医生对发热的诊断及鉴别诊断重点是识别发热的症状特点及热型,评估发热病因,及时诊断、处理或转诊诊断治疗。

1. 根据热型诊断及鉴别诊断　①表现为稽留热的患者常见于大叶性肺炎、斑疹伤寒及伤寒的高热期。此类患者感染多较重,基层诊断治疗条件不足,需及时转诊诊断处理;②表现为弛张热的患者,可能为重症感染,如败血症、重症肺结核、化脓性炎症、风湿热等。基层遇此类患者需及时转入上级医院诊断处理;③表现为间歇性高热的患者,全科医生应注意排除疟疾、急性肾盂肾炎等;④表现为波状热的患者,常见疾病可能是布氏杆菌病;⑤表现为回归热热型,高热期与无热期规律性交替者,注意是否霍奇金病;⑥不规则的发热,体温曲线无一定规律,可见于结核病、风湿热、支气管肺炎、渗出性胸膜炎等多种疾病。这一热型基层较为常见,对于诊断明确、治疗原则明确者,可在基层继续治疗。

2. 发热的常见病因诊断

（1）感染性发热(infective fever):指细菌、病毒、支原体、立克次体、螺旋体、真菌、寄生虫等各种病原体引起的感染,均可出现发热。基层医疗常见的感染性发热病原体多为细菌或病毒感染,可通过血常规等基本检查明确。其他病原体感染如支原体、立克次体、螺旋体、真菌、寄生虫感染等,目前基层检测、诊断条件不足,如有疑似病例可尽快转诊明确诊断。

（2）非感染性发热(non-infective fever):是指由无菌性坏死物质的吸收、抗原-抗体反应、内分泌代谢性疾病、皮肤散热减少、体温调节中枢功能失常、自主神经功能紊乱等引起的发热。例如:手术后组织损伤、内出血、大血肿、大面积烧伤;风湿热、结缔组织病、甲状腺功能亢进、中枢性发热、体温调节障碍所致的长期低热等。这些类型的发热经上级医院明确诊断后,全科医生可予以继续治疗。

3. 根据发热的伴随症状初步诊断及鉴别诊断　全科医生应注意结合患者发热时的伴随症状对发热进行诊断及鉴别诊断。①发热伴有寒战者,多见于较重的感染,如败血症、大叶性肺炎、急性肾盂肾炎、急性胆囊炎、疟疾、钩端螺旋体病等疾病;②发热伴有结膜充血、单纯疱疹等症状,常见于流行性出血热、斑疹伤寒、病毒感染、流行性感冒等。这类疾病有不同程度的传染性,全科医生应予以早期隔离处理,尽快转院诊断治疗;③发热伴有淋巴结肿大、肝脾肿大常见于传染性单核细胞增多症、风疹、淋巴结结核、白血病、淋巴瘤、病毒性肝炎及胆道感染等;④伴皮肤黏膜出血可见于重症感染、急性传染病及某些白血病,如流行性出血热等。全科医生应及时隔离,尽快转诊治疗;⑤伴有关节肿痛、皮疹者可见于风湿热、结缔组织病、痛风、麻疹、风疹等疾病。

4. 基层常见引起发热的疾病

(1) 感染性疾病:上呼吸道感染、急性胃肠炎、急性尿路感染等,多有受凉、劳累、进食不洁食物等诱因,起病急,伴畏寒、寒战、肌肉酸痛等表现,可根据临床症状特点、体格检查、相关辅助检查明确,并需排除需转诊的疾病。

(2) 非感染性疾病:多有相关慢性疾病史,或手术损伤、烧伤等病史,如结核、慢性肝病、甲亢等。可表现为长期低热,伴烦躁失眠、易激动、心悸、乏力、怕热、多汗、消瘦、食欲亢进等高代谢症状。

(3) 某些血液肿瘤疾病:常伴有发热,体重下降、食欲缺乏,抗菌药物控制发热无效等。

(4) 风湿性疾病:表现为长期中低度发热,伴有关节肿痛、抗感染治疗无效等特点,如成人 Still 病、皮肌炎、类风湿性关节炎等。非感染性疾病一般需要转诊诊断及处理。

(三) 发热的基层处理原则

1. 发热的辅助检查　针对发热患者所做的检查一般有:血常规、血生化、尿液检查、胸部 X 线片、腹部超声等。这些检查结果基本可以对发热性质进行初步评估及判断,若发热仍不能控制、原因不明确,可转诊至上级医院行相关检查、明确诊断。

2. 病因治疗　基层全科医疗所见到的大多数发热是由感染引起,抗感染治疗是基层控制发热的重要措施之一,但是发热病因没有明确前,应避免盲目使用抗生素,需结合病史、症状、体征及相关辅助检查明确后,方可应用抗生素。

3. 对症治疗　低热及中等度热一般不需退热处理,可嘱患者注意休息、多饮水;对高热患者要做退热处理,可选用物理和药物退热,高热者还要注意补液、维持水和电解质平衡、补充 B 族维生素和维生素 C。

4. 发热急症的基层处理原则　高热、寒战、小儿惊厥等,是基层可能遇见的发热急症,需及时处理,以免延误治疗。其基层处理原则如下:

(1) 高热的基层处理原则:①物理降温:以 35% ~ 45% 的乙醇擦浴或温水擦浴。注意:伴有寒战的患者不能物理降温,物理降温时需去除掉过多的衣服,尽量暴露皮肤,延大血管走行分布处擦浴;②药物退热:常用的药物有对乙酰氨基酚(非甾体类抗炎药),是较安全的退热药,口服,6 ~ 12 岁儿童,一次 0.5 片;12 岁以上儿童及成人一次 1 片,若持续发热或疼痛,可间隔 4 ~ 6 小时重复用药一次。

(2) 高热伴寒战的基层处理:寒战是高热的先兆,大多发生在急性发热性疾病之前。有时患者仅有全身发冷感,而无战栗,称为发冷。有些患者全身发冷、起鸡皮疙瘩和颤抖,即肌肉不自主活动,此称为恶寒战栗,简称寒战。寒战时,应进行保温,尤其是四肢等末稍部位要保温,给予服用温热水。

(3) 小儿高热惊厥的处理:小儿高热惊厥是指小儿在呼吸道感染或其他感染性疾病早期,体温升高≥39℃时发生的惊厥,需排除颅内感染及其他导致惊厥的器质性或代谢性疾病。主要表现为突然发生的全身或局部肌群的强直性或阵挛性抽搐,双眼球凝视、斜视、发直或上翻,伴意识丧失。

小儿高热惊厥的处理原则:①控制惊厥。首选地西泮 0.3 ~ 0.5mg/kg 缓慢静脉推注(最大剂量≤10mg,婴幼儿≤2mg),控制惊厥后用苯巴比妥钠或其他药物以巩固和维持疗效。地西泮有抑制呼吸、心跳及降低血压的副作用,故应准备心肺复苏措施;②降温;③积极控制病因;④预防惊厥复发。

5. 发热的转诊指征

(1) 发热持续不退,治疗效果不佳。

(2) 高热不退,表现为稽留热、弛张热等高热者,或表现为间歇热、波状热等长期发热热型者。

(3) 初步检查处理未能明确诊断。

(4) 出现新的症状或患者生命体征不稳定。

(5) 病情危重伴神志不清、休克、黄疸、呼吸异常、肾脏等器官功能不全或衰竭者,伴多器官功能损害者。

（6）考虑非感染性发热，如风湿性疾病、血液病、恶性肿瘤等，转往上级医院作进一步检查和治疗。

二、咳嗽与咳痰

咳嗽（cough）是机体的一种反射性防御反应与动作，目的是清除呼吸道内分泌物及气道内异物。痰（expectoration）是气管、支气管的分泌物或肺泡内的渗出液，通过咳嗽的动作将其排出称为咳痰。

（一）咳嗽、咳痰的临床症状特点

全科医生遇到的咳嗽类型很多，干性咳嗽即咳嗽无痰或痰量极少；湿性咳嗽指咳嗽伴有咳痰者。按咳嗽时间与规律分为突发性咳嗽、发作性咳嗽、长期慢性咳嗽及夜间咳嗽。按咳嗽音色分为咳嗽伴声音嘶哑者、鸡鸣样咳嗽者、金属音咳嗽者、咳嗽声音低微或无力者。咳痰按痰的性质分为黏液性痰、浆液性痰、血性痰、大量脓痰、恶臭痰、铁锈色痰、黄色或翠绿色痰、白色黏稠且牵拉成丝难以咳出痰、粉红色泡沫痰等。这些咳嗽咳痰的症状特点可以辅助全科医生对相关疾病进行诊断及评估。

（二）咳嗽、咳痰的基层诊断及鉴别诊断

1. 根据咳嗽的病程进行初步诊断及鉴别诊断

（1）急性咳嗽：急性咳嗽时间一般<3周，常伴有流涕、打喷嚏、鼻塞及咽部不适感，发热或不发热。基层常见于感冒、急性气管-支气管炎。病因多为病毒或细菌感染。其他病原体或冷空气、粉尘及刺激性气体也可引起急性咳嗽。

（2）亚急性咳嗽：亚急性咳嗽持续时间为3~8周。亚急性咳嗽最常见的原因是感染后咳嗽，表现为呼吸道感染急性期过后，咳嗽迁延不愈，其中以感冒引起的咳嗽最常见。感染后咳嗽特点是刺激性干咳或咳少量白色黏液痰，病程通常持续3~8周，多能自行缓解，X线胸片检查无异常。亚急性咳嗽的其他原因也可见上气道咳嗽综合征、咳嗽变异性哮喘等。基层控制不理想者尽快转入上级医院。

（3）慢性咳嗽：慢性咳嗽持续时间>8周。其原因较多，根据胸部X线检查结果临床常分为两类：一类为X线胸片有病变者，如肺炎、肺结核、支气管肺癌等；另一类为X线胸片无明显异常，以咳嗽为主或唯一症状者，即不明原因慢性咳嗽；这类慢性咳嗽的常见病因包括咳嗽变异性哮喘、鼻后滴流综合征、嗜酸粒细胞性支气管炎和胃食道反流性咳嗽，这些疾病占呼吸内科门诊慢性咳嗽病因70%~95%。以上慢性咳嗽需转诊诊断明确后在基层进一步处理。

2. 根据咳嗽的症状特点进行初步诊断及鉴别诊断　全科医生可根据咳嗽症状特点初步诊断评估。①干性咳嗽常见于咽喉炎、急性支气管炎、支气管肿瘤或异物、胸膜疾病等；湿性咳嗽多为慢性支气管炎、支气管扩张、肺脓肿等；②突发性咳嗽可能为吸入刺激性气体或异物，或见于慢性病引起的淋巴结或肿瘤压迫气管或支气管分叉处所引起；③发作性咳嗽可能为百日咳、支气管哮喘等；④长期慢性咳嗽多为慢性支气管炎、支气管扩张、肺脓肿及肺结核等；⑤夜间咳嗽可能为肺结核和左心衰患者；⑥咳嗽伴声音嘶哑者，可能合并声带的炎症，或患肿瘤压迫喉返神经等；⑦鸡鸣样咳嗽，可见于百日咳、会厌及喉部疾患；⑧黏液性痰见于支气管哮喘、慢性支气管炎、肺结核等；⑨浆液性痰注意急性肺水肿的可能性；⑩脓性痰多为细菌性下呼吸道感染；⑪大量脓痰见于支气管扩张、肺脓肿和支气管胸膜瘘；⑫恶臭痰提示有厌氧菌感染；⑬铁锈色痰是肺炎球菌肺炎的特征性表现；⑭黄色或翠绿色痰常为铜绿假单胞菌感染；⑮真菌感染可见白色黏稠且牵拉成丝难以咳出的痰；⑯肺水肿时常咳粉红色泡沫痰。

3. 根据咳嗽的伴随症状初步诊断及鉴别诊断　①咳嗽伴发热多见于急性上、下呼吸道感染；②咳嗽伴胸痛可见于肺炎、胸膜炎、支气管肺癌、自发性气胸等；③咳嗽伴呼吸困难见于支气管哮喘、慢性阻塞性肺病、大量胸腔积液、喉水肿、肺水肿及气管或支气管异物等；④咳嗽伴咯血常见于支气管扩张、肺结核、支气管肺癌、二尖瓣狭窄等；⑤咳嗽伴大量脓痰常见于支气管扩张、肺脓肿；⑥咳嗽伴有哮鸣音多见于支气管哮喘、慢性喘息性支气管炎、心源性哮喘等。

4. 引起咳嗽的常见疾病　引起咳嗽的常见疾病有以下几类:①呼吸道疾病,呼吸道感染是引起咳嗽、咳痰最常见的原因。咽喉炎、气管支气管炎、支气管扩张、支气管哮喘、各种生物或理化因素等对肺部刺激、肺部肿瘤均可引起咳嗽和咳痰;②胸膜疾病,如胸膜炎、自发性气胸等;③心血管疾病,左心衰竭引起肺淤血或肺水肿、血栓或其他栓子脱落所致肺栓塞均可引起咳嗽;④中枢神经因素,皮肤受冷刺激、三叉神经分布的鼻黏膜及舌咽神经支配的咽峡部黏膜受刺激时可反射性引起咳嗽。脑炎、脑膜炎也可出现咳嗽;⑤其他因素,如服用血管紧张素转化酶抑制剂后干咳、胃食管反流病所致咳嗽、习惯性及心理性咳嗽等。

(三)咳嗽、咳痰的基层处理原则

社区常见急性咳嗽如普通感冒及急性气管-支气管炎的治疗以对症治疗为主。抗感染及对症治疗无效者可考虑转诊治疗。慢性咳嗽病因复杂,基层卫生服务机构条件有限,可予转诊至上级医院继续治疗。

转诊原则:①病因无法明确或治疗效果差的严重咳嗽;②引起咳嗽的基础疾病病情加重,需转诊上级医院进一步治疗;③慢性咳嗽考虑为咳嗽变异性哮喘、鼻后滴流综合征、嗜酸粒细胞性支气管炎、胃食道反流性咳嗽、肺肿瘤和肺结核等,需进一步检查及专科治疗。

三、头痛

头痛(headache)是指头颅内外各种性质的疼痛。

(一)头痛的临床症状特点

全科医生可能遇见各种各样的头痛:如急剧头痛、慢性头痛、持续头痛、长期头痛、反复发作的头痛、进行性头痛等。发生部位可为单侧头痛也可为双侧头痛。也可表现为前额、枕部、局部头痛。头痛性质可有放射性痛、搏动性痛、电击样痛、刺痛样痛、刀剜样痛、重压感、紧箍感等。其发作时间可出现在清晨、上午、夜间等。可伴随发热、呕吐、眩晕、精神症状、神经系统症状等。

(二)头痛的基层初步诊断及鉴别诊断

1. 根据头痛症状特点及伴随症状初步诊断及鉴别诊断　头痛起病急伴发热者,多为感染性疾病所致。急剧持续的头痛,并伴意识障碍,注意颅内血管性疾病。长期反复发作头痛或搏动性头痛,多为血管性头痛(如偏头痛),基层全科医生需注意排除相关疾病,如高血压等。高血压引起头痛多在额部或整个头部。慢性进行性头痛,程度为轻度或中度并伴有颅内压增高的症状,清晨时加剧提示可能存在颅内占位性病变。三叉神经痛、偏头痛的疼痛最为剧烈,多呈电击样痛或刺痛。鼻窦炎的头痛常发生于清晨或上午。

头痛伴剧烈呕吐提示颅内压增高,多为器质性病变,应尽快转诊诊断。头痛伴眩晕者常见于椎-基底动脉供血不足、小脑肿瘤等。慢性头痛突然加剧并有意识障碍者应注意脑疝。头痛伴视力障碍者可见于脑肿瘤。头痛伴脑膜刺激征者提示有蛛网膜下腔出血、脑膜炎等;头痛伴癫痫发作见于脑内寄生虫病、脑血管畸形、脑肿瘤等。

2. 引起头痛的常见疾病

(1) 原发性头痛:是指排除了源于某种疾病因素的头痛,如偏头痛、紧张性头痛和丛集性头痛等(表8-1)。

表8-1　原发性头痛症状特点

特征	偏头痛	紧张型头痛	丛集性头痛
时间	头痛持续4~72h	不定	头痛持续15~180min,发作频率隔天1次到8次/日
头痛性质	至少有下列中的2项特征①单侧性;②搏动性;③中或重度疼痛;④走路、爬楼等日常体力活动会加重头痛或头痛时避免此类活动	至少有下列中的2项特征①双侧性;②压迫/紧缩(非搏动)性;③轻或中度疼痛;④不因走路、爬楼等日常体力活动而加重	单侧眶部、眶上和(或)颞部;重度或极重度疼痛

特征	偏头痛	紧张型头痛	丛集性头痛
伴随症状	至少符合下列中的 1 项①恶心和（或）呕吐②畏光和畏声	符合下列中的 2 项①无恶心或呕吐（可有食欲缺乏）②无畏光或畏声，或仅有其中之一	至少有下列中的 1 项①同侧结膜充血和（或）流泪；②同侧鼻塞和（或）流涕；③同侧眼睑水肿；④同侧额面部出汗；⑤同侧瞳孔缩小和（或）眼睑下垂；⑥躁动或感觉不安

（2）颅内感染性疾病：颅内感染性疾病如化脓性脑膜炎、结核性脑膜炎、病毒性脑膜炎等，这类疾病头痛常伴有发热及疾病的相关症状，如恶心、呕吐等。

（3）高血压病及高脂血症：高血压病及高脂血症是基层患病率高、最常引起头痛的疾病。很多患者因头痛就诊时发现高血压及（或）高脂血症。随着社会老龄化加剧、社会富裕程度增加，高血压病及高脂血症患病人数不断增多，并出现低龄化。全科医生可能遇到头痛较多。应常规查血压及血脂，尽早诊断。

（4）头部其他器官疾病引起的头痛：鼻部疾病引起的头痛多发生在白天上午，夜间减轻，常伴有鼻塞、打喷嚏、流脓鼻涕等症状，如鼻炎、鼻窦炎等。中耳炎、牙周炎、急性咽炎、扁桃体炎引起的头痛，多是由病变部位放射引起的疼痛，呈持续进展性。同时也伴随病变部位的不适症状，如外耳道疼痛、咽痛、牙痛等。

（三）头痛的基层处理原则

1. 避免或消除诱因　如受寒、劳累、咖啡、浓茶、酒、睡眠不足及药物等。

2. 对症治疗　严重头痛时可选用阿司匹林、对乙酰氨基酚、罗痛定等药物；血管性头痛可给予减轻血管扩张药如麦角碱类药物、钙拮抗剂等。

3. 病因治疗　对可疑颅脑外伤、颅内占位性病变、严重脑血管病变及脑血管畸形者应积极转诊诊断治疗；青光眼、鼻窦炎、中耳炎等也应转至专科进行治疗。

4. 转诊原则

（1）原发性头痛发作频繁，影响工作、生活及学习者。

（2）头痛剧烈诊断不明确，疑为颅内肿瘤、脑血管病变、颅内感染者。

（3）头痛伴视力、听力下降、合并神经系统症状体征者，如出现意识障碍、精神行为异常等。

四、胸痛

胸痛（chest pain）各种化学、物理因素及刺激因子均可刺激胸部的感觉神经纤维产生痛觉冲动，传至大脑皮层的痛觉中枢引起胸痛。胸痛是常见的临床症状，主要由胸部疾病所致，少数可由其他疾病引起。

（一）胸痛的临床症状特点

胸痛的发病年龄可从青少年至老年不等。发病的部位可见于前胸、侧胸、胸背部、胸骨后、剑突下等。胸痛的性质常见有刀割样、烧灼样、刺痛、绞榨样、隐痛、钝痛、撕裂样、剧痛等。胸疼时间可呈阵发性或持续性。可因劳累、进食、精神紧张、失眠、咳嗽、用力呼吸等因素加剧。

（二）胸痛的基层初步诊断及鉴别诊断

1. 根据胸痛症状特点及伴随症状进行初步诊断及鉴别诊断

（1）根据胸痛症状特点初步诊断及鉴别诊断：①青壮年发生胸痛应多注意胸膜炎、自发性气胸、心肌炎，应注意追问相关病史；②中老年需注意心绞痛、心肌梗死和肺癌。心绞痛及心肌梗死的疼痛多在心前区、胸骨后及剑突下，可向左肩及左臂内侧放射，也可放射于左颈或面颊部；全科医生面对这类患者，无论轻重都需要先排除心脏疾病。完善心电图及动态观察心电图变化，追踪心肌坏死标记物的演变，直至排除心绞痛、心肌梗死等；③胸壁疾病所致的胸痛常固定在病变部位，局部有压痛；④带状疱疹所致胸痛为沿一侧肋间神经分布呈刀割样或灼热样剧烈疼痛；⑤肋软骨炎引起胸痛常在第一、二肋软骨处有压痛；⑥胸膜炎所致疼痛多在侧胸部;⑦食管及纵隔病变引起的胸痛常见于胸骨后,食管炎呈烧灼痛,常在进食时发作或加剧,服用抑酸剂和促动力药物可减轻或消失;⑧肝胆疾病所致胸痛多在右下胸,可放射至右肩部;⑨肺尖部肺癌引起疼痛多以肩部、腋下为主,向上肢内侧放射。肋间神经痛为阵发性刺痛或灼痛;⑩气胸为撕裂样疼痛;⑪肺梗死一般为突然发生剧痛或绞痛,伴呼吸困难与发绀,与心绞痛症状易混淆;⑫胸膜炎及心包炎的胸痛可因咳嗽、用力呼吸而加剧。

（2）根据胸痛伴随症状初步诊断及鉴别诊断:胸痛伴有咳嗽、咳痰、发热常见于气管、支气管和肺部疾病。胸痛伴呼吸困难者,可能为大叶性肺炎、自发性气胸、渗出性胸膜炎、肺栓塞。胸痛伴咯血主要见于肺栓塞、支气管肺癌。胸痛伴苍白、大汗、血压下降或休克者多见于心肌梗死、夹层动脉瘤、肺栓塞。胸痛伴吞咽困难提示食管疾病。

（3）致命性胸痛的首诊识别:常见致命性胸痛有:①不稳定型心绞痛:因劳力、情绪激动、受寒或饱食诱发,胸痛呈压榨性或窒息性,位于中下段胸骨后,发作时间在 1 ~ 5 分钟或 15 分钟者以内。心电图和血清心肌坏死标记物有或没有改变;②急性心肌梗死:胸痛部位和性质同不稳定型心绞痛,但程度更剧烈,发作时间长达数小时或 1 ~ 2 天。心电图有特征性和动态性改变,血清心肌坏死标记物升高;③主动脉夹层:常发生于高血压患者,突发前胸或胸背部持续性、撕裂样或刀割样剧痛,可放射到肩背、胸、腹部以及下肢。心电图和心肌坏死标记物无特异性改变。临床易与心绞痛、急性心肌梗死、急性肺栓塞、急腹症等混淆;④肺栓塞:典型症状为呼吸困难、胸痛、咯血三联征,但仅约20%患者出现典型的症状,最常见的症状为不明原因的呼吸困难及气促。该病易与心绞痛、心肌梗死混淆,心电图及血清心肌坏死标记物、血浆 D-二聚体、血气分析、胸部 CT 等检查可资鉴别;⑤自发性气胸:起病急骤,突发胸痛,伴有呼吸困难,多为单侧胸痛,患侧呼吸音减弱或消失。结合心电图、胸片、胸部 CT 可诊断及鉴别。

2. 胸痛的常见疾病　全科医生应了解引起胸痛常见疾病,有助于对胸痛症状的早期诊断。常见疾病有:①胸壁疾病,如皮下蜂窝织炎、带状疱疹、肋间神经炎、肋软骨炎、胸部外伤等。这些疾病在基层均常见到,全科医生可据上所述特点加以识别及诊断;②心血管疾病如心绞痛、心肌梗死、心肌病、急性心包炎、主动脉夹层、肺栓塞等。这类疾病引起的胸痛都是胸痛急症,需立即评估、初步诊断及处理;③呼吸系统疾病如胸膜炎、胸膜肿瘤、气胸、支气管炎、肺癌等;④纵隔疾病,如纵隔气肿、纵隔肿瘤等;⑤消化系统疾病如胃食管反流病、胰腺炎、胆囊炎、消化道溃疡等。这些疾病在基层可转诊至上级医院明确诊断后,转回社区基层继续治疗。

（三）胸痛的基层处理原则

1. 非致命性胸痛处理原则　应根据具体病因进行针对性治疗,如胸壁病变可外用或口服消炎止痛药;消化系统疾病给予质子泵抑制剂、保护胃黏膜药物或促胃动力药;感染性疾病,给予抗感染治疗等。

2. 致命性胸痛基层处理原则　疑似心肌梗死、不稳定性心绞痛的处理原则:遇到疑似病例,首诊全科医生应采取如下原则:①患者立即卧床休息,稳定患者及家属情绪,可应用小剂量的镇静剂;②发现可疑病例:立即与上级医院联系进行转诊,并汇报病情,确定基层的初步诊断与评估。上级医院也应指导、协助基层做好相关处理;③可予硝酸甘油0.5mg舌下含服(注意若收缩压低于90mmHg,慎用或请示上级医院后使用);④立即予阿司匹林片100mg,氯吡格雷片75mg口服。或在专科医生指导下,对基本明确诊断病例给予阿司匹林及氯吡格雷片首次倍量口服;⑤监测生命体征,做好心肺复苏等抢救准备及转诊准备。

胸痛的转诊原则:①可疑不稳定型心绞痛、心肌梗死、主动脉夹层、肺栓塞等疾病引起的胸痛,在基层初步处理后及时联系上级医院转诊治疗;②可疑肺炎、气胸、癌症、溃疡并穿孔等严重器质性疾病,需转诊到上级医院进一步诊断治疗。

五、眩晕

眩晕(vertigo)是患者感到自身或周围环境物体旋转或摇动的一种主观感觉障碍,常伴有客观的平衡障碍,一般无意识障碍。

（一）眩晕的临床症状特点

眩晕由前庭神经系统功能障碍引起,患者有旋转感、摇晃感及移动感;眩晕由非前庭系统功能障碍引起,表现为头晕、头胀、眼花,有时感觉头颅在转动但并无外境或自身旋转的感觉。眩晕的常见伴随症状有耳鸣、听力下降、恶心、呕吐、共济失调、眼球震颤等。

（二）眩晕的基层初步诊断及鉴别诊断

1. 根据眩晕的症状特点及伴随症状初步判断及鉴别诊断　①眩晕伴有胸闷、心悸、乏力者,注意排除心源性疾病。症状不典型是老年人的患病特点,心脏疾病可能表现为眩晕,例如心绞痛患者,可能出现轻微胸痛症状,但眩晕明显,这是因为心肌受损,心输出量减少,脑供血不足所造成;②眩晕伴头痛者,注意血压波动的因素,血压过高、过低均可能导致眩晕;③眩晕伴肢体麻木、活动不灵,注意短暂脑缺血发作,可能为卒中的前兆,需及时行头颅 CT 检查;④眩晕伴耳鸣、听力下降可见于前庭器官疾病、肿瘤等;⑤眩晕伴恶心、呕吐可见于梅尼埃病、晕动病、高血压脑病;⑥眩晕伴共济失调可见于小脑、脑干病变;⑦伴眼球震颤可见于梅尼埃病、脑干病变等。

2. 基层常见的眩晕疾病　在基层常见的可引起眩晕的疾病有:①梅尼埃病:表现为反复发作性眩晕伴耳鸣、听力减退、眼球震颤,可伴有恶心、呕吐、面色苍白和出汗,发作不超过 2 周,反复发作;②迷路炎:多由于中耳炎并发,症状同梅尼埃病,检查可发现鼓膜穿孔;③前庭神经元炎:多在发热、上呼吸道感染后突然出现眩晕,伴恶心、呕吐,无耳鸣及听力减退,病程可达 6 周,痊愈后一般不复发;④位置性眩晕:患者头部处在一定位置时出现眩晕和眼球震颤,多不伴耳鸣、听力减退;⑤晕动病:见于乘坐车船、飞机等,出现眩晕,伴上腹部不适、恶心、呕吐、面色苍白、出冷汗等;⑥颅内的血管性疾病、占位性病变、感染性疾病、脱髓鞘疾病及变性疾病有不同程度眩晕和其原发病的相关症状;⑦全身性疾病如心血管疾病、血液病、中毒性疾病等,均可出现眩晕症状;⑧眼病如青光眼、屈光不正、眼肌麻痹等;⑨神经精神性疾病如更年期综合征、抑郁症等,有头晕、头痛、失眠、多梦、胸闷、心悸、气短、食欲缺乏、情绪低落等表现。全身性疾病、眼病及精神性疾病所致的眩晕,常无真正旋转感,一般不伴听力减退、眼球震颤,少有耳鸣,有原发病的其他表现。

（三）眩晕的基层初步处理

1. 眩晕发作时处理　可嘱患者安静休息、选择舒适体位,给予低流量吸氧。

2. 抗眩晕药物治疗

（1）降低前庭系统的敏感性:可选用:①苯海拉明,一次 20mg,肌肉注射;②东莨菪碱 0.3～0.5mg,口服或肌肉注射;③地西泮 2.5～5mg,口服,1 次/d 或 2 次/d。

（2）改善局部微循环:可选用:①倍他司汀 6～12mg,3 次/d;②氟桂利嗪 5～10mg,每日 1 次。

（3）营养神经:可选用三磷酸腺苷 20～40mg,肌肉注射或静脉注射,1 次/d,1～2 周为一疗程。

3. 针对引起眩晕的原发疾病进行治疗。

4. 转诊原则

（1）眩晕疑似是心血管疾病、神经系统疾病及肿瘤者,需在基层做必要的处理后,及时转至上级医院进一步明确诊断治疗。

（2）反复发作,初步检查不能明确眩晕病因者需转诊至上级医院行全面系统检查及治疗。

（何　颖）

感谢陈菊明同志在本章编写过程中给予的帮助

学习小结

1. 基层常见症状很多, 其中发热、咳嗽、胸　　痛、头痛等症状可出现在许多种类疾病中, 是最常见的症状。全科医生应掌握其症状特点，做好基层初步诊断、鉴别诊断及处理。

2. 高热、寒战、小儿惊厥等，是基层可能遇见的发热急症，需及时处理，以免延误治疗。全科医生需熟练掌握致命性胸痛分型及基层初步处理方案。

3. 全科医生是居民常见健康问题的首诊医生，对基层常见症状的诊断与处理是全科医疗的首要工作内容之一。

复习思考题

1. 发热有几种热型？发热的常见病因有哪些？
2. 基层如何处理发热伴寒战？
3. 引起头痛的常见疾病有哪些？
4. 致命性胸痛有哪几种类型？
5. 致命性胸痛的基层初步处理原则？

第二节　常见慢性病的基层诊断及全科医学处理

学习目标

掌握	慢性病患病前期的基层诊断原则;基层常见慢性病的全科医学处理原则；2 型糖尿病的前期基层诊断内容及方法。
熟悉	常见慢性病的基层诊断原则；2 型糖尿病的基层转诊诊断标准。2 型糖尿病的基层诊断标准；2 型糖尿病的个体化控制指标；医学饮食营养治疗原则。
了解	慢性病的流行现况；2 型糖尿病的"五驾马车"方案。2 型糖尿病并发症的基层诊断原则。2 型糖尿病的基层监测方法；常见食物的基本热量及各类食物血糖生成指数。

近年来,伴随社会的发展、人口老龄化的加剧,老年慢性病的患病率逐年上升,这类疾病常伴发多系统、多器官损害,易导致眼、肾、神经、心脏等组织器官的功能损伤及衰竭,给患者及家庭、社会带来巨大负担。老年慢性病具有病程长、终生为患、起病隐袭、多器官受累等特点,其医疗卫生需求与全科医学的连续性、可及性、综合性、主动性、协调性等医疗卫生服务特性相吻合。故基层全科医疗对慢性病控制具有十分重要作用。本章节主要阐述基层常见慢性病的诊断、鉴别诊断及全科医学处理原则,并以基层常见慢性病 2 型糖尿病为例详述慢性病的基层诊断及全科医学处理方法与策略。

一、常见慢性病的基层诊断及全科医学处理原则

（一）常见慢性病的流行现况

高血压病、2 型糖尿病、冠状动脉粥样硬化性心脏病、慢性支气管炎、慢性阻塞性肺气肿、各种肿瘤、骨质疏松、老年痴呆、老年多脏器功能紊乱、长期卧床、伤残等是基层常见的慢性病。这类疾病具有患病率高、控制率低、病程长,危害性大等特点,是现阶段影响人类健康的主要疾病。伴随经济和社会发展,人们生活水平提高,行为生活方式的改变,人口老年化加剧,越来越多的人患上了高血压、冠状动脉粥样硬化性心脏病、脑卒中等慢性病。2015 年中国居民营养与慢性病状况调查显示我国 18 岁及以上居民高血压患病率 25.2%,糖尿病患病率 9.7%,慢性阻塞性肺病患病率为 9.9%,癌症发病率为 235/10 万,因慢性病导致

的死亡占总死亡的 86.6%，其中心脑血管病、癌症和慢性呼吸系统疾病为主要死亡原因，占总死亡的 79.4%。而慢性病的控制情况却令人担忧：2004 年我国大规模的成人高血压普查，人群中的高血压知晓率、治疗率、控制率分别为 30.2%、24.7%、6.1%，明显偏低。糖尿病的患病人数不仅快速增长，更为严重的是我国约有 60% 的糖尿病患者未被诊断，只有 35% 的患者进行相应治疗，而已接受治疗者，糖尿病的控制状况也很不理想。目前中国已成为全球糖尿病患病人数和死亡人数最多的国家。综上，慢性病的大规模流行，依赖专科医疗生物医学模式已呈现治疗与控制的局限性，而以全科医生为主体的基层医疗已成为慢性病控制的主要力量。

（二）常见慢性病的基层诊断原则

1. 慢性病患病前期的基层诊断

（1）慢性病患病前期基层诊断的意义：国务院于 2017 年发布了《中国防治慢性病中长期规划》，明确指出：慢性病的防控策略要实施早诊、早治，降低高危人群发病风险，促进慢性病早期发现，大力推广慢性病早诊适宜技术，及早发现慢性病患者和高危人群，及时提供干预指导。推动慢性病的机会性筛查，逐步扩大慢性病的早诊范围。因此基层慢性病的诊断与防治的重点是慢性病的前期即早期、未分化期，其病因及危险因素的发现，进行慢性病患病前期高危因素、高危人群、早期患者的筛查、识别与诊断。进而予以早期干预治疗，延缓疾病发生发展。

例如：高血压病患病前的高危因素及高危人群的早期发现与筛查，早期临界高血压患者的干预治疗，意义重大。研究证实早期针对高危因素，肥胖、不良饮食习惯等干预可使高血压的患病率降低 10% ~ 50%。美国预防糖尿病计划（DPP）研究的生活方式干预计划，3 年使糖耐量减低（IGT）进展为 2 型糖尿病（type 2 diabetes mellitus，T_2DM）的风险下降 58%。2007—2008 年中华医学会糖尿病学分会（CDS）在我国部分地区开展的糖尿病流行病学调查显示：我国成人糖尿病前期的比例高达 15.5%。这些患者尚未达诊断标准，但是这些人群机体内已经发生了糖尿病的早期病理生理改变，如胰岛素抵抗、β 细胞功能异常等。是未来的糖尿病患者或可能成为未来糖尿病患者。对此类患者予以早期筛查、诊断、干预，可以延缓、控制糖尿病的发生，是糖尿病干预治疗的极佳时期。其他慢性病，如慢性阻塞性肺疾病、肿瘤、骨质疏松等同样都是长期患病、治愈率低的慢性疾病，这些疾病都是在患病前期较早发现患病因素、高危人群，予以及时干预。在基层开展常见慢性病患病前期的筛查、诊断、干预、治疗是基层防治慢性病的首要原则及重要环节。

（2）慢性病患病前期的基层诊断内容及方法：慢性病患病前的诊断内容主要包括慢性病的早期病因、危险因素、高危人群发现、早期患者的诊断等。社区筛查是找出此类患者的方法及重要途径，是慢性病早诊适宜技术，可促进慢性病早期发现，也是全科医生的主动服务内容之一。社区筛查大多数基于全科医生完成。由于慢性病起病隐袭、症状多不典型或没有症状，使社区人群中大量存在的无症状的患者没有被及时发现，待到大医院求治时多数已经出现并发症。因此进行慢性病的早期社区筛查能够以较低的成本筛检出无症状患者。并能提高社区居民对慢性病的知晓率。目前我国居民对慢性病的患病知晓率及相关知识知晓率均较低，部分人群对慢性病症状、主要危险因素、并发症等完全不知晓，并有许多已确诊的慢性病前期或慢性病患者未能及时接受干预治疗。在社区定期进行慢性病筛查，可使居民早期正确认识自身的慢性病危险因素，提高自我发现慢性病，预防、治疗慢性病的意识。

社区筛查的方法有：

1）周期性健康检查：周期性健康检查是运用预先设定好的、格式化的、有目的的健康筛查表格，有针对性地对社区居民进行早期慢性病筛查。也是促进慢性病早期诊断的有效途径。全科医生需注意的是，周期性健康检查不是健康体检，它比体检更有针对性。例如：若着眼于 T_2DM 的早期诊断，应以 T_2DM 的一级预防、病因预防为重点内容进行筛查，以早期发现人群的 T_2DM 危险因素为目的。由于目前对糖尿病病因认识的深化，T_2DM 患病出现低龄化，故周期性健康检查可有针对性地将年龄扩大到中青年及儿童。实施好周期性健康检查可有效地找出慢性病的高危人群、慢性病前期患者及慢性病患者。

2）社区机会性就诊筛查:机会性就诊筛查也是筛查慢性病患者的好方法。全科医生应针对社区机会性就诊的 35 岁以上居民常规进行慢性病筛查检测,以排除慢性病的高危人群及前期患者。如慢性病 T_2DM 的筛查,应常规对 35 岁以上居民进行社区机会性就诊筛查,包括:空腹血糖、餐后 2 小时血糖和随机血糖。甚至要进行早期胰岛素、C 肽水平的检查。筛查最早期的糖尿病前期病人。

3）慢性病筛查问卷:慢性病筛查问卷也是社区全科医生进行慢性病早期诊断的重要环节。可定期进行调查或家庭访视调查。主要包括一般社会人口学、家庭资料和危险因素等条目,可由被筛查对象填写,或社区医务工作者访谈获得信息。这种方法的成本相对较低,操作方便,对被调查者无创,因此应用较广泛。问卷筛查可设置筛查慢性病的高危因素、不良生活方式,来排除慢性病高危人群等。

2. 慢性病的基层诊断原则

（1）慢性病的基层诊断标准:慢性病的基层诊断标准均应与每个慢性病的国际、国内诊断标准同步。全科医生应该熟练掌握常见慢性病的诊断标准及针对基层的各种慢性病诊断原则。可参见 2 型糖尿病的诊断标准(参见本节内容二)。

（2）慢性病的基层早诊断、早治疗、早干预:早诊断、早治疗、早干预是防治慢性病的第二级预防核心内容。实现早诊断、早治疗、早干预的关键是及早筛查出慢性病高危人群和前期患者,进行连续性的服务,密切监控其症状变化,另一方面对全体人群进行慢性病一级预防干预,健康教育,完善与促进基层慢性病的早诊断、早治疗、早干预。

（3）慢性病并发症的基层诊断原则:慢性病为多器官、多系统受累疾病,基层医生需从患病的自始至终均关注并发症状。可依据各相关慢性病并发症特点,体征、辅助检查予以早期发现并发症并及时诊断。并发症诊断重在早期识别,定期检查排除。如 T_2DM 并发症糖尿病足、皮肤感染等,一旦发生可疑症状应及时完善相关辅助检查。目前基层诊断条件不够完备,可做相对简单的检查排除,比如:尿蛋白、心脏彩超、动态心电图、眼底检测等。综合病情予以慢性病并发症初步印象诊断及评估。明确诊断需转诊到上级医院进行,并制定相关针对性的治疗与防治方案后,返回基层再继续予以相关治疗管理。

（4）慢性病的基层鉴别诊断原则:基层全科医疗对个体、家庭等提供基本医疗、卫生保健服务。负责健康时期、疾病早期及经专科诊疗后尚未治愈的各种病患的长期健康照顾。因此基层医疗主要针对慢性病进行初步诊断、基本诊断。涉及可疑、不确定的慢性病诊断及分型,需鉴别诊断者,应转诊到上级医院的专科医疗处理。专科医疗具有专业的高科技诊疗资源及手段,可针对基层尚不能解决的部分疑难、复杂、急危重症患者进行诊断。如基层医疗对高血压病的诊断,基层医生需掌握血压诊断标准,明确高血压病的诊断。对是否原发、继发高血压,排除内分泌源性高血压、排除肾源性高血压等鉴别诊断需转入上级医院进行。冠状动脉粥样硬化性心脏病也是基层常见慢性病,基层医生在首诊时常遇到"胸闷""心悸""头晕""气促"等症状,由于基层医疗卫生服务机构的辅助检查条件,大多不能完善冠心病的分型及相关鉴别,基层医生需做到对病情的基本诊断评估,基本处理,疑难重症的识别,需及时安全转诊。

（5）慢性病的基层双向转诊原则:双向转诊是为慢性病患者提供覆盖疾病发展各个阶段的"无缝式"医疗服务。在整个慢性病诊疗过程中,可根据诊疗需要多次予以双向转诊,执行连续性医疗服务,直至达到最佳医疗目的。国务院于 2017 年《中国防治慢性病中长期规划》中指出:要推进慢性病高血压、糖尿病、心脑血管疾病、肿瘤、慢性呼吸系统疾病等患者的分级诊疗,形成基层首诊、双向转诊、上下联动、急慢分治的合理就医秩序,健全治疗-康复-长期护理服务链。基层全科医疗是此服务链的核心与枢纽。首诊解决慢性病的基本诊断、评估、治疗等健康问题,转诊解决有专科医疗需要的患者,如诊断不明确、病情控制不达标、基层治疗中出现新情况、新问题等患者。专科诊疗后病情稳定的慢性病的长期医疗照顾仍转回基层由全科医生团队继续实施健康管理。

（三）常见慢性病的基层全科医学处理原则

常见慢性病的基层全科医学处理原则是以全科医学理论与技能进行管理控制,达到延缓或遏制慢性病发生、发展的目的。

1. 运用全科医学技能管理防控慢性病 全科医学是对个人、家庭和社区提供一体化基本医疗及健康照护服务的一门学科,他们所具有的持续性、可及性、综合性、个体化、协调性等服务特点与技能,使其在慢性病的早期发现、处理及预防慢性病和维持健康方面具有明显优势。能够在百姓身边、社区场所提供服务。运用个体-群体相结合的方法,对个体施行慢性病服务的同时,又充分利用家庭资源,进行以家庭为单位的慢性病管理服务。并能协调利用社区内外资源,进行以社区为单位的慢性病整体照顾:健康教育、生活方式干预、慢性病的双向转诊、"无缝式"医疗管理服务等。这些全科医学特性与原则,使全科医生能够在基层对慢性病进行全过程、全方位、负责式的管理,适合慢性病长期病程、终生为患等疾病特点及其对医疗服务的需求。所以慢性病的防控需要依赖全科医疗。

2. 开展以预防为导向的慢性病控制 以预防为导向的健康照顾是全科医学的重要原则之一。也是全科医学模式管理慢性病的主要内容。全科医疗根据慢性病不同阶段可能存在的不同危险因素和健康问题可提供第一、二、三级预防。第一级预防:是人在健康时、由健康向慢性病转化过程中以及疾病发生早期,就主动提供健康照顾、目的是防止疾病的发生。其服务对象包括健康人群、高危人群、慢性病前期患者。第二级预防是对慢性病的早诊断、早干预、早治疗,防止并发症。第三级预防的目标是控制慢性病的进展,降低致残率和病死率,改善患者的生存质量。在第一、二、三级预防中,均强调"水没来先叠坝",即重视预防,以预防为导向。无论哪一级预防,健康教育是核心。2017 年《中国防治慢性病中长期规划》指出:开展慢性病社区健康教育,要加强健康知识和行为方式教育,实现预防工作的关口前移。对社区高血压、T_2DM 等慢性病,全科医生需在慢性病的各阶段施行早教育、早诊断、早干预等。

3. 利用家庭及社区资源进行慢性病防控 基层慢性病防控可采用"以家庭为单位的健康照顾"及"以社区为单位的健康照顾"的方法。"以家庭为单位的健康照顾"是全科医学的重要价值观。在家庭生活周期的不同时段,为慢性病患者提供主动、连续、综合的健康照顾。包括家庭访视、处理家庭危机,实施家庭评估及家庭治疗等。在慢性病的发生、发展、转归中作用重大,对慢性病患者的心理健康、饮食指导、运动帮助、药物依从等方面影响大。全科医生可采取建立家庭基本资料、家系图,进行家庭功能评估等,了解家庭的健康情况及对慢性病患者的影响情况等,探索家庭健康保健的规律。"以社区为单位的健康照顾",是利用社区整体资源、社会整体影响,关注慢性病,辅助治疗慢性病,这是全科医学对慢性病的群体医疗。包括以社区卫生服务为中心的社区诊断的实施,社区慢性病患病率、知晓率、控制率等的规律调查及监控、整体干预。包括政府参与的社区卫生服务的监督、监管、评价、考核。促进全方位的基层慢性病管理工作的开展。

二、常见慢性病——2 型糖尿病的基层诊断及全科医学处理

2 型糖尿病(type 2 diabetes mellitus,T_2DM)是由遗传和环境因素等复合病因引起的临床综合征,主要是由于胰岛素抵抗和(或)胰岛素分泌缺陷引起的以慢性高血糖为主要表现的一类糖尿病。以往曾称为非胰岛素依赖型糖尿病,多见于 40 岁以上的中、老年人。在糖尿病患者中 T_2DM 最多见,约占所有糖尿病患者的90% ~95%。其病因有:遗传因素与环境因素、胰岛素抵抗、β 细胞功能缺陷、胰岛 α 细胞功能异常和胰高血糖素样肽-1(GLP-1)分泌缺陷等。

T_2DM 的基层诊断主要包括 T_2DM 高危人群筛查与识别、糖尿病前期诊断、T_2DM 的诊断及鉴别诊断、T_2DM 并发症和转诊诊断。

(一)T_2DM 前期基层诊断

T_2DM 前期基层诊断是在 T_2DM 疾病的未分化期予以早期诊断,包括 2 个内容:①T_2DM 的高危人群的筛查与识别;②糖尿病前期患者诊断。基层全科医生承担首诊服务,有机会在基层接触大量疾病未分化期患者,有机会对 T_2DM 患病前的特殊群体进行早期诊断及鉴别诊断。筛查出 T_2DM 可疑患者或可疑未来患

者,予以早期干预,延缓 T_2DM 的发生,防治糖尿病前期患者进展,降低 T_2DM 的患病率。所以基层全科医生做好 T_2DM 的前期诊断非常重要。

1. T_2DM 高危人群筛查　T_2DM 高危人群是指目前血糖正常或不正常,尚未达到 T_2DM 标准,但患 T_2DM 风险较大的人群,T_2DM 患病风险随其所具有的危险因素的增多而增高。故基层医生应早期发现 T_2DM 高危人群并做出相关诊断,以利进行早期有效干预。其成人筛查诊断标准见《中国糖尿病防治指南》(2017 年版)(以下简称指南),2 型糖尿病高危人群是指在成年人(>18 岁)中,具有下列任何一个及以上的糖尿病危险因素者:①年龄 ≥40 岁;②有糖尿病前期(IGT、IFG 或两者同时存在)史;③超重(BMI≥24kg/ m^2)或肥胖(BMI≥28kg/ m^2)和(或)中心型肥胖(腰围男 ≥90cm,女 ≥85cm);④静坐生活方式;⑤一级亲属中有 2 型糖尿病家族史;⑥妊娠糖尿病史的妇女;⑦高血压 [收缩压(SBP)≥140mmHg 和(或)舒张压(DBP)≥90mmHg],或正在接受降压治疗;⑧血脂异常 [高密度脂蛋白胆固醇(HDL-C)≤0.91mmol/L、甘油三酯 ≥2.22mmol/L],或正在接受调脂治疗;⑨动脉粥样硬化性心脑血管疾病 ASCVD 患者;⑩有一过性类固醇糖尿病病史者;⑪多囊卵巢综合征(PCOS)患者或伴有胰岛素抵抗相关的临床状态(如黑棘皮征等);⑫长期接受抗精神病药物和(或)抗抑郁药物治疗的患者。

在 T_2DM 高危人群中糖尿病前期是最重要的 T_2DM 高危人群,每年有 1.5% ~ 10.0% 糖耐量异常患者进展为糖尿病,是需重点筛查诊断的人群。此外年龄 ≥40 岁即为 T_2DM 高危人群,基层 T_2DM 高危人群比例明显增大,基层医生需予以关注及筛查。

2. 糖尿病前期的基层诊断　2013 版 2 型糖尿病防治指南报告:在 20 岁以上的人群中,糖尿病前期的比例为 15.5%,糖尿病前期的患者人数远高于糖尿病患者 9.7%,糖尿病患者中仅有 40% 获得诊断,已患糖尿病患者约 60% 尚未得到诊断。已被诊断者血糖、血脂、血压的控制率低,可见基层糖尿病前期的筛查并及时诊断非常重要。

糖尿病前期是指糖调节受损(impaired glucose regulation,IGR)的非糖尿病患者,包括糖耐量减低(impaired glucose tolerance,IGT)和空腹血糖受损(impaired fasting glucose,IFG)。糖尿病前期患者是 T_2DM 高危人群中的一组特殊人群。与其他 T_2DM 高危人群不同的是,糖尿病前期的患者机体内已经发生了 T_2DM 的早期病例生理改变,如胰岛素抵抗、β 细胞功能异常等。需予以干预及治疗。也是 T_2DM 治疗的最佳时期。

糖尿病前期的诊断以血糖水平为标准(表 8-2)。单纯检查空腹血糖,糖尿病前期及 T_2DM 患者漏诊率高,社区基层应早期行餐后血糖检测或口服葡萄糖耐量试验(OGTT)筛查。对有高血压、高脂血症等患者,或符合 T_2DM 高危因素的人群可做早期胰岛 β 细胞功能评估,以发现更早期潜在的糖尿病患者。因为在 T_2DM 的早期,由于胰岛素抵抗,β 细胞代偿性分泌胰岛素增多,可维持血糖正常。基层医生容易根据其血糖正常而漏掉这类患者的诊断。故评估 β 细胞分泌的 C 肽及胰岛素水平等,可筛查出此类患者。

表 8-2　糖代谢状态分类(WHO 糖尿病专家委员会报告,1999 年)

糖代谢分类	静脉血浆葡萄糖（mmol/l）	
	空腹血糖（FPG）	糖负荷后 2 小时血糖（2h PPG）
正常血糖（NGR）	<6.1	<7.8
空腹血糖受损（IFG）	≥6.1，<7.0	<7.8
糖耐量减低（IGT）	<7.0	≥7.8，<11.1

摘自《中国 2 型糖尿病防治指南》(2017 年版)

3. 糖尿病前期的基层诊断方法　见本节内容一:慢性病患病前期诊断内容及方法。

(二)T_2DM 的基层诊断及鉴别诊断

1. T_2DM 诊断标准　基层全科医生对 T_2DM 的诊断,应与国际、国内的诊断标准同步。目前我国采用国际上通用的 WHO 糖尿病专委员会(1999)提出的诊断和分类标准(表8-3)。

血糖达到糖尿病标准(表8-3),并具有中年或成年起病、慢性病程、临床症状不明显,有超重史。较少酮症或酮症酸中毒历史。C 肽、胰岛素水平早期增高。具有以上特点可以诊断 T_2DM。

T_2DM 基层鉴别诊断,全科医生主要了解 T_2DM 与 1 型糖尿病(T1DM)的鉴别。由于两者缺乏明确的生化或遗传学标志,主要根据临床特点和发展过程,从发病年龄、起病急缓、症状轻重、体重、有否酮症酸中毒倾向进行鉴别,需结合胰岛 β 细胞自身抗体和 β 细胞功能检查结果而进行临床综合分析判断。

表8-3 糖尿病诊断标准(WHO 糖尿病专家委员会报告 1999 年)

诊断标准	静脉血浆葡萄糖水平/mmol·L^{-1}
典型糖尿病症状加随机血糖或	≥11.1
空腹血糖(FPG)或	≥7.0
OGTT2 小时血糖	≥11.1

摘自《中国 2 型糖尿病防治指南》(2017 年版)

2. T_2DM 基层诊断注意事项

(1) T_2DM 血糖水平诊断是基于空腹(FPG)、任意时间或 OGTT2 小时血糖值(2hPG)。空腹指至少 8 小时内无任何热量摄入;任意时间指一日内任何时间,无论上一次进餐时间及食物摄入量。糖尿病症状指多食、多尿、烦渴多饮和难于解释的体重减轻。

FPG 3.9 ~ 6.0mmol/l(70 ~ 108mg/dl)为正常;6.1 ~ 6.9mmol/l(110 ~ 125mg/dl)为空腹血糖受损(IFG);≥7.0mmol/l(126mg/dl)应考虑糖尿病。OGTT 2h PG<7.7mmol/l(139mg/dl)为正常糖耐量;7.8 ~ 11.1mmol/l(140 ~ 199mg/dl)为糖耐量异常(IGT);≥11.1mmol/l(200mg/dl)应考虑糖尿病。

(2) 对于无糖尿病症状、仅一次血糖值达到糖尿病诊断标准者,必须在另一天复查核实而确定诊断;如复查结果未达到糖尿病诊断标准,应定期复查。IFG 或 IGT 的诊断应根据 3 个月内的两次 OGTT 结果,用其平均值来判断。

(3) 基层医生应注意在发热、腹泻等感染或严重疾病时,机体可发生应激性高血糖,但这多为暂时性或自限性的血糖代谢紊乱,因此在应激时,不能据此时血糖诊断糖尿病,必须在应激消除后复查才能明确其糖代谢状况。

(4) 糖化血红蛋白(GHbA1)反映患者近 8 ~ 12 周平均血糖水平。需要注意,其受检测方法、有否贫血和血红蛋白异常疾病、红细胞转换速度、年龄等诸多因素的影响。另外,糖化血红蛋白不能反映瞬时血糖水平及血糖波动情况,也不能确定是否发生过低血糖。目前在我国不推荐采用糖化血红蛋白诊断糖尿病。可以作为评价糖尿病控制的一个指标。

(5) 儿童糖尿病诊断标准与成人相同。

(6) 妊娠糖尿病(gestational diabetes mellitus,GDM):建议到上级医院诊断。

(三)T_2DM 并发症的基层诊断原则

T_2DM 是以血糖升高为主的多器官多系统受累疾病,很多患者首次就诊就已经出现了并发症症状。如发现血糖高同时发现尿蛋白、足趾端麻木、视力减退、皮肤感染、尿路感染等。故基层医生需从患病的自始至终均应警惕糖尿病的并发症状。可依据 T_2DM 并发症特点、体征、辅助检查予以早期发现诊断。基层对并发症诊断重在早期识别。目前社区基层多不具备诊断条件,可做相对简单的检查排除如尿蛋白测定、心脏彩超、动态心电图、眼底等检测等。综合病情予以 T_2DM 并发症初步诊断及评估。明确诊断建议转诊到上级医院,并制定相关针对性的治疗防治方案后,社区基层再继续予以相关处理。

(四)T_2DM 基层转诊诊断原则

基层全科医生处理 T_2DM 相关患者,有下列情况者应予以转诊处理。

1. T_2DM 高危人群,具有下列情况者:有巨大儿分娩史(出生体重≥4kg),有妊娠糖尿病史,有一过性糖皮质激素诱发糖尿病病史者,BMI≥28kg/m² 的多囊卵巢综合征患者,严重精神病和(或)长期接受抗抑郁症药物治疗的患者,需尽快明确诊断,需转诊处理。

2. 空腹或 OGTT 血糖水平正常,但是伴有高胰岛素血症者。可能为 T_2DM 胰岛素抵抗期,不排除早期糖尿病患者,可予上级医院转诊诊断。

3. 有 T_2DM 并发症症状,未明确糖尿病并发症诊断;或慢性并发症进行性发展,需积极治疗者。

4. 疑似 1 型糖尿病或妊娠期糖尿病或其他类型糖尿病者。

5. 2 次随访血糖控制不能达标的患者。

6. 需要用胰岛素泵或其他强化治疗方案,必须密切监测血糖者。

7. 合并感染,肺部感染、脑血管意外,糖尿病足、外伤等患者。

8. 可疑合并急性并发症:糖尿病酮症或伴酸中毒者(血酮体阳性,血糖>16.7mmol/L 伴恶心和呕吐等);非酮症高渗状态(神志异常、脱水、血浆渗透压升高,血糖>22.2mmol/l);糖尿病乳酸性酸中毒;低血糖昏迷。

(五) T_2DM 的基层全科医学处理

T_2DM 的基层全科医学处理,是以全科医学理论与技能进行管理控制 T_2DM。达到延缓或控制 T_2DM 发生、发展的目的。包括运用持续性、可及性、综合性、个体化、协调性等医疗服务特点与技能,使其在 T_2DM 的早期发现及处理,预防慢性病和维持健康方面发挥巨大作用。实施对 T_2DM 的全过程、全方位、负责式的管理。具体方法措施如下:

1. T_2DM 一级预防管理措施

(1) 健康教育:基层医疗应进行有计划、有目的、有评价系统的 T_2DM 社区健康教育活动,这是重要的基础管理措施,是决定 T_2DM 管理成败的关键。其目标是实现由 T_2DM 知识到态度和行为的转变。T_2DM 健康教育是针对发病原因、临床表现、药物治疗、饮食疗法、运动疗法、急慢性并发症、危害及预防等系统知识,进行宣教。使患者充分认识糖尿病并掌握糖尿病的自我管理能力。其糖尿病教育的方式可以是大课堂式、小组式或个体化,长期和随时随地进行,并应尽可能地标准化和结构化,为患者提供优质和连续的教育。根据 2017 年我国糖尿病防治指南要求,任何为患者提供的教育项目最好应获得认证并定期进行项目的评估和审计,以确保 T_2DM 教育的质量。

(2) 社区筛查:社区筛查是发现 T_2DM 未就诊者的重要途径。可主动发现可疑患者,对人群实施病因学预防和疾病早期防治,以预防和控制 T_2DM。具体筛查方法及内容参照本节一:慢性病前期的早期诊断方法。2017 年糖尿病防治指南建议高危人群的发现主要依靠机会性筛查(如在健康体检中或在进行其他疾病的诊疗时)。糖尿病筛查的年龄和频率:对于成年人的糖尿病高危人群,不论年龄大小,宜及早开始进行糖尿病筛查,对于除年龄外无其他糖尿病危险因素的人群,宜在年龄≥40 岁时开始筛查。对于儿童和青少年的糖尿病高危人群,宜从 10 岁开始,但青春期提前的个体则推荐从青春期开始。首次筛查结果正常者,宜每 3 年至少重复筛查一次。

2. T_2DM 二级预防管理措施二级预防目的是早干预、早诊断、早治疗、防治并发症。T_2DM 二级预防关键是关注 T_2DM 高危人群和 T_2DM 前期人群,进行连续性的服务,密切监控其血糖情况,方能实现尽早诊断。同时预防和延迟 IGT 向 T_2DM 转变,减低 T_2DM 患病率。避免或减少并发症的发生。

关于 T_2DM 干预治疗,基层全科医生也应遵守国际糖尿病联盟(IDF)提出糖尿病综合管理五个要点,即"五驾马车"方案,包括:糖尿病教育、医学营养治疗、运动治疗、血糖监测和药物治疗。

(1) 糖尿病教育:内容同一级预防。

(2) 医学营养治疗:饮食干预治疗是糖尿病基础管理措施,也是社区全科医生需极大关注的一个内容。饮食营养好,患者预后好,并发症少,生命质量高。社区全科医生必须学会医学饮食控制原则及计算方法。

1）计算总热量:方法与步骤:根据性别、年龄和身高用简易公式计算理想体重[理想体重(kg)=身高(cm)-105]。

2）计算每日所需总能量:根据理想体重和工作性质,成年人休息状态下每日每公斤理想体重给予热量25~30kcal,轻体力劳动30~35kcal,中度体力劳动35~40kcal,重体力劳动40kcal以上。儿童、孕妇、乳母、营养不良及伴有消耗性疾病者应酌情增加,肥胖者酌减,使体重逐渐恢复至理想体重。

3）营养物质含量分配:膳食中碳水化合物所提供的能量应占饮食总热量的50%~60%。不同种类碳水化合物引起血糖增高的速度和程度有很大不同,可用食物血糖生成指数(GI)计算。低GI食物有利于血糖及控制体重。社区医务人员进行健康教育时可参见食物血糖生成指数表进行计算和衡量(表8-4)。GI是指进食恒量的食物(含50g碳水化合物)后,2~3小时内的血糖曲线下面积相比空腹时的增幅除以进食50g葡萄糖后的相应增幅。GI≤55%为低GI食物,55%~70%为中GI食物,GI≥70%为高GI食物。

表8-4 不同食物的血糖生成指数(GI)

血糖生成指数/%	食物
90~100	葡萄糖、麦芽糖
80~90	面条、华夫饼干、马铃薯(鲜薯泥)、白糖、大米、馒头、面包、烙饼
70~79	小米、谷类早餐、扁豆(鲜)、南瓜、玉米片、胡萝卜、马铃薯(鲜)、酸奶酪、西瓜、蜂蜜、油条
60~69	荞麦面馒头、糯米(糙)、麦片、甜菜根、葡萄干、菠萝、黄豆挂面、蔗糖、玉米粉黄豆挂面、蔗糖、玉米粉、熟土豆、大麦粉
50~59	猕猴桃、芒果、香蕉、荞麦、意大利面条、甜玉米、豌豆、山药、甘薯(生)
40~49	红薯、豌豆(干燥)、柑橘、橙汁、乳糖、葡萄、可乐、酸奶、饼干、巧克力
30~39	扁豆、苹果、冰激凌、梨、藕粉
20~29	降糖奶粉、绿豆、果糖、豆腐、四季豆、樱桃、李子、柚子、桃子、牛奶
10~19	大豆、花生、低脂奶粉、土豆粉条

摘自《实用内科学》第13版 人民卫生出版社

4）饮食营养治疗注意事项:肾功能正常的糖尿病个体,推荐蛋白质的摄入量占供能比的10%~15%,成人每日每公斤理想体重0.8~1.2g;孕妇、乳母、营养不良或伴消耗性疾病者增至1.5~2.0g;伴有糖尿病肾病的患者每日蛋白摄入量约每日每公斤理想体重0.8g;蛋白质应至少有1/3来自动物蛋白质,以保证必需氨基酸的供给;膳食中由脂肪提供的能量不超过总热量的30%,其中饱和脂肪酸不应超过总热量的7%;食物中胆固醇摄入量应<300mg/d。富含食用纤维的食品可延缓食物吸收,降低餐后血糖高峰,有利于改善糖、脂代谢紊乱。推荐膳食纤维每日摄入量至少达14g/d。每日摄入食盐应限制在6g以下,戒烟限酒。

5）食物热量合理分配:确定每日饮食总热量和糖类、蛋白质、脂肪的组成,按每克碳水化合物、蛋白质产热4kcal,每克脂肪产热9kcal,每克酒精产热7kcal进行热量换算、制定食谱,每日三餐可按1/5、2/5、2/5或1/3、1/3、1/3比例配制。

6）基层医务人员应掌握常见食物基本热量,为患者、家属进行饮食指导提供依据。可查阅常见食物热量生成换算情况(表8-5)。

表8-5 谷类薯类食物互换表(能量相当于50g米、面的食物)

食物名称	重量/g	食物名称	重量/g
稻米或面粉	50	烙饼	70
面条(挂面)	50	烧饼	60
面条(切面)	60	油条	45
米饭	籼米150,粳米110	面包	55
米粥	375	饼干	40
馒头	80	鲜玉米	350
花卷	80	红薯、白薯(生)	190

（3）运动治疗：运动治疗在糖尿病的管理中占重要地位，尤其对肥胖的 T_2DM 患者，运动可增加胰岛素敏感性，有助于控制血糖和体重。根据年龄、性别、体力、病情、有无并发症以及既往运动情况等，在医师指导下开展有规律的合适运动，循序渐进，并长期坚持。运动量大或激烈运动时应建议患者调整食物及药物，以免发生低血糖。需注意的是体育锻炼宜在餐后进行，对于血糖>14～16mmol/L、明显的低血糖症或者血糖波动较大、有糖尿病急性并发症和严重心、脑、眼、肾等慢性并发症者暂不适宜运动。

（4） T_2DM 基层病情监测：社区应对高危人群、糖尿病患者、甚至是全体人群实施不同程度的定期血糖监测，及其他心血管疾病（CVD）危险因素和并发症监测。血糖监测基本指标包括空腹血糖、餐后血糖和 HbA1c。建议患者应用便携式血糖仪进行自我血糖监测。HbA1c 用于评价长期血糖控制情况，也是临床指导调整治疗方案的重要依据之一。 T_2DM 患者初诊时都应常规检查血糖，开始治疗时每周检测 3 次以上，血糖达标后每月也应至少监测 2 次。也可用糖化人血白蛋白评价近 2～3 周的血糖控制情况。

（5） T_2DM 基层药物治疗原则： T_2DM 高危人群及糖尿病前期的患者主要是生活方式干预、健康教育等治疗，或针对其伴随症状予以药物治疗。例如糖尿病前期患者伴有高血压、冠心病、高尿酸血症等，需予以对症治疗，而 T_2DM 个体的药物治疗是必不可少的重要环节。具体内容参见内科学。

3. T_2DM 三级预防管理措施　　 T_2DM 三级预防的目的是减少致残率和死亡率，改善糖尿病患者的生活质量，对 T_2DM 患者进行综合治疗。其中血糖控制达标是关键。严格控制血糖可以降低 T_2DM 患者病死率和致残率。因此基层医生应制定 T_2DM 的个体化控制目标，进行综合管理。 T_2DM 的个体化控制指标基层医生应灵活应对每个社区糖尿病个体，评估其血糖控制的风险、获益、可行性和社会因素等，为患者制定合理的个体化的空腹血糖、餐后血糖、HbA1c 等相关控制目标（表8-6）。

表8-6　中国 2 型糖尿病综合防治目标（2017 年版）

指标	目标值	指标	目标值
血糖（mmol/L）[a]		男性	>1.0
空腹	4.4～7.0	女性	>1.3
非空腹	10.0	甘油三酯（mmol/L）	<1.7
糖化血红蛋白（%）	<7.0	低密度脂蛋白胆固醇（mmol/L）	
血压（mmHg）	<130/80	未合并动脉粥样硬化性心血管疾病	<2.6
总胆固醇（mmol/L）	<4.5	合并动脉粥样硬化性心血管疾病	<1.8
高密度脂蛋白胆固醇（mmol/L）		体质指数（kg/m²）	<24.0

注：[a] 毛细血管血糖

4. 以家庭、以社区为单位的 T_2DM 社区管理

（1）开展个体-群体相结合的社区防治策略： T_2DM 社区管理不仅针对个体，要个体-家庭-社区一体化控制（To integrate individual & community health care）。这也是全科医疗服务的特色。主要措施包括开展全体人群政策，做好远期预防。为所有居民建立个体健康档案、家庭健康档案、社区健康档案。进行全体人群的 T_2DM 防治策略。

1）建立全体居民个体健康档案：目的是进行全方位的筛查，早期发现患者。掌握本社区 T_2DM 的基本情况和健康现状，开展全人群干预策略。根据逐步记载的所有健康问题进行干预。分年龄段进行档案建立。依据记载的 T_2DM 患者的病情变化，可作为依据解决患者的诊断、治疗、并发症防治问题。也为基层整体防治 T_2DM 提供依据。并可根据 T_2DM 个体健康档案记载，统计基层 T_2DM 病因特点、危险因素、疾病控制情况等。

2）建立 T_2DM 家庭健康档案：家庭在 T_2DM 的发生、发展、转归中的作用重大，对 T_2DM 患者心理健康、饮食指导、运动帮助、药物依从方面影响大。主要内容有家庭的基本资料、家系图、家庭功能评估等，从中了解家庭的健康情况及对 T_2DM 患者的影响情况等。如：家庭的饮食习惯、遗传倾向、生活方式特点等。

充分利用家庭资源为控制 T_2DM 服务。

患者的家庭治疗对病情的控制具有十分重要的作用。无论是血糖理想水平的维持,还是并发症的控制,以及健康情绪的保持,家庭治疗都有无可替代的医疗作用。

3)建立 T_2DM 社区健康档案:社区的档案是以社区为基础的、协调性的医疗保健服务的必备工具。通过它可以了解社区 T_2DM 发病状况,确定社区 T_2DM 主要健康问题,制订卫生保健计划。主要内容有:社区全体居民 T_2DM 基本资料,整体的、逐年的患病率、知晓率档案等。也包括对整个社区 T_2DM 卫生服务状况、T_2DM 患者健康管理情况分析等。社区应开展以降低 T_2DM 患病率、增加 T_2DM 知晓率、控制率、治疗率为目标的个体-家庭-社区一体化控制。即不断通过健康教育、社区筛查、生活方式干预、重点人群防治、全体人群政策等,提高 T_2DM 知晓率、治疗率、控制率,降低 T_2DM 患病率。

(2)对 T_2DM 基层管理进行绩效评估:社区防治计划的评估就是对干预措施的效果进行评价,只有不断评估改进,干预效果才能越来越好。所需信息和评估指标如下:①基线资料包括人口数和分布,干预前后危险因素水平,政策环境情况,干预实施的有利和不利因素;②进行各种活动的记录,包括活动的名称、时间、地点、参加人数和结果等;③疾病和行为监测资料;④患者管理前后随访资料。常用评价指标:干预活动参与率和覆盖率;干预执行的次数、范围和质量;人群对糖尿病防治的知识、态度和行为改变率;糖尿病患者的随访管理率、治疗率、服药率和控制率;疾病发病和死亡监测结果;危险因素(主要是血脂、吸烟、体重和运动等)监测结果;患者医疗费用的增减等。

三、慢性病的基层诊断及全科医学处理案例举例

案例:患者王××,男性,45 岁,因"反复头晕、头痛 2 年"主诉就诊社区基层门诊。患者近 2 年来无明显诱因反复出现头晕、头痛,伴有失眠、烦躁,偶有心悸、胸闷。曾自服"安定片"促进睡眠。自服一些"保健药",服后症状没有明显改善。每遇到工作紧张、感冒等情况头痛、失眠等加重。多次在该社区及其他医疗单位测血压高(160/90mmHg 左右),均未接受医生建议进行全面检查及治疗。既往史:无特殊记载。

体格检查:血压:180/90mmHg,体重:85kg;身高:175cm。双肺未见异常。心率:80 次/分。窦性心律。腹部未见异常。四肢、关节、足背动脉搏动均正常。趾端痛、温、触觉均未见异常。

辅助检查:Hb 120g/L,WBC $7.6\times10^9/L$ 未见异常,PLT $267\times10^9/L$ 未见异常;尿常规:尿蛋白(-),尿糖(-);HbA1c 6.3%;空腹血糖:5.6mmol/L,尿素氮(BUN):7.1mmol/L,肌酐(CR):93.9mmol/L,尿酸(UA):364.3μml/L,总胆固醇(TC):6.3mmol/L,甘油三酯(TG):3.10mmol/L,高密度脂蛋白胆固醇(HDL-C):1.27mmol/L,低密度脂蛋白胆固醇(LDL-C):4.54mmol/L。心电图:T 波低平。余无特殊。腹部彩超:未见异常。头颅 CT:未见异常。

社区基层首诊诊断:①高血压病 3 级;②高脂血症;③超重。治疗计划:厄贝沙坦片 150mg,每日一次,口服。阿司匹林片 100mg,口服,每日一次。

思考问题:1. 该社区全科医生的基层首诊诊断是否全面? 有何遗漏?

　　　　　2. 患者还需采取何方案治疗与管理?

解析:

1. 患者男性,45 岁,血压高,超重,头晕、头痛、失眠、烦躁等症状,符合 2 型糖尿病高危人群标准,具有多项 2 型糖尿病高危因素,故 2 型糖尿病前期 IGR 待排除,2 型糖尿病待排除。该社区基层的首诊诊断遗漏了这一诊断及相关诊疗管理计划。应该继续完善 OGTT 检查及 β 细胞功能评价。

2. 社区诊疗计划不全面,应给予全科医学模式诊治计划:予全面的个体、家庭健康教育,尤其高血压、2 型糖尿病病因、高危因素、防治策略等相关医学知识教育。予病情监测:监测血压 3 次/日,每两周监测血糖及社区随访一次。生活方式干预指导:饮食结构、饮食治疗、运动方式、心理健康等指导、干预效果监测。内容包括:饮食、运动等行为是否改善;血压及血糖水平是否逐渐改善;前期不适症状是否减轻或消失;有

无新的不适症状出现等。填写 2 型糖尿病基层随访服务记录。

（何　颖）

学习小结

老年慢性病具有病程长、终生为患、起病隐袭、多器官受累等特点，与基层全科医生的连续性、可及性、综合性、主动性、协调性等医疗服务特性相吻合。故基层全科医疗是慢性病控制的主要力量。

基层医疗是公众有健康需求时的首诊承担者。全科医生有机会在基层接触大量疾病未分化期患者，有机会对慢性病患病前的特殊群体进行早期的诊断及鉴别诊断。鉴别筛查出慢性病的可疑患者或可疑未来患者，予以早期干预，延缓慢性病的发生，防治慢性病的进展，从而降低患病率。

T₂DM 是基层常见的慢性病，其糖尿病前期，机体内已经发生了糖尿病的早期病例生理改变，如胰岛素抵抗、β 细胞功能异常等。是未来的糖尿病患者或可能成为未来糖尿病患者。但并不意味着最终一定发展为糖尿病，对这样患者予以早期筛查、诊断、干预，可以延缓、控制糖尿病的发生，是糖尿病干预治疗的极佳时期。

复习思考题

1. 举例说明慢性病患病前期的诊断意义？
2. IGR、IGT、IFG 定义及诊断标准？
3. 基层常见慢性病全科医学处理原则。
4. 糖尿病"五驾马车"方案的内容有哪些？

第三节　基层急危重症的处理

学习目标

掌握	基层急危重症的识别、分类与处理原则；现场急救处理常用方法；转诊指征与运送方法。
熟悉	药物过敏反应；低血糖症；运送的注意事项。
了解	海姆利克手法急救；急性中毒的早期识别与救治；2015 年《AHA 心肺复苏与心血管急救指南》。

高热、中毒、抽搐、晕厥、创伤、溺水、触电、烫伤等是社区常见意外事件。全科医生具有贴近社区的特点，相较 120 专业人员，常首先到达现场，是急救医疗体系（Emergency Medical Service System, EMSS）重要的起始环节，是"生存链"的第一链。全科医生熟练掌握社区常见急危重症诊断与处理原则，可有效提高院外患者救治成功率。

一、分类

（一）创伤

创伤是 44 岁以下人群最常见的死因，在所有人群是第三大常见死因。创伤后死亡有 3 个高峰：第 1 高峰在伤后数秒至数分钟，约占 50%，称现场死亡，具有死亡率高，快速死亡，医疗干预很困难；第 2 高峰在伤后数小时内，约占 30%，称早期死亡，这个高峰是医疗干预的黄金时期，也是全科医生发挥重要作用的时期,早期合理干预可以显著降低其病死率,"黄金时间"内给予正确处理可使死亡率下降10%;第3高峰在创伤24小时后,常在伤后1~4周内,占10%~20%,称后期死亡,为院内急救主要救治范畴。

在各类创伤中,单纯的软组织损伤、四肢骨折或关节脱位,伤情比较简单明确单纯软组织损伤、四肢骨折、关节脱位,可仅表现为局部轻至剧烈的疼痛、皮肤或黏膜破坏、因出血及皮下淤血而迅速出现的血肿等;而交通伤、工业伤、农业伤及战争伤,大多为多发性创伤。两个解剖部位或以上的严重创伤称多发性创伤,具有伤情严重、病死率高的特点。多发性创伤应注意评估头、胸、腹部损伤,观察神智与瞳孔,胸腹损伤的患者往往合并失血性休克与张力性气胸,是多发性创伤早期死亡的重要原因。

(二)意外伤害

1. 溺水 淹溺(drowning)又称溺水,是指人淹没于水中,水和水中污泥、杂草等堵塞呼吸道或因反射性喉、气管、支气管痉挛引起通气障碍而窒息,导致机体缺氧和二氧化碳潴留。淹溺分为干性淹溺和湿性淹溺两大类。

溺入淡水者,低渗淡水经肺泡、肺毛细血管进入血液循环,引起血液稀释,血容量增加和溶血、血钾增高,可出现心力衰竭,高钾血症是早期猝死的主要原因;溺入海水者,高渗海水进入肺内,使大量体液渗入肺间质及肺泡,引起急性肺水肿,血钾浓度一般变化不大,可出现呼吸衰竭。不论吸入淡水或海水均可因肺泡表面活性物质的破坏而出现肺不张、肺水肿、低血氧、呼吸和(或)代谢性酸中毒。

2. 烧伤 烧伤(burn)是一种由物理或化学因素,如热力、化学、电流及放射线等引起的常见的外伤性疾病。

在发展中国家,烧伤是常见的损伤。烧伤按致伤原因可分为4类:热伤、电烧伤、化学和放射烧伤。热伤最常见,习惯上所称的"烫伤",系指由于沸液(沸水、沸油)、蒸汽等所引起的组织损伤。烧伤者的创面常可被细菌感染,导致脓毒性休克,危及生命。

3. 电击伤 电击伤(electrical injuries)常见于因接触一定量的电流或被闪电(雷电)与电弧击中,造成全身和局部损伤或功能障碍,严重者可导致死亡。

闪电、接触裸露的家用电线、某些带电体或意外事故中折断的电线等均可引起电击伤。电击伤有电流进口(电源点)及出口(接地点),人体接触电源处为进口,踩地处为出口。受触电时间长短、电压强度、电压性质等的差异,对人体组织产生不同程度的损伤。

4. 急性中毒 急性中毒(acute poisoning)患者出现呕吐、嗜睡、昏迷、发绀、呼吸困难等症状,诊断急性中毒需明确毒物的化学名称、中毒途径、程度及并发症。按毒物性质,可简单地分为化学品中毒与生物品中毒两大类。前者包括强酸、强碱、硫化氢、一氧化碳、有机磷杀虫剂、安眠药、乙醇及重金属中毒等;后者包括食物中毒和动物咬伤(如毒蛇、毒虫、黄蜂等)。

5. 异物吸入 异物吸入(foreign body aspiration)多见于儿童,是小儿心脏骤停的常见原因之一。异物吸入可出现吸气性呼吸困难,发绀,甚至呼吸衰竭,很快出现心搏骤停。复苏的重要环节是紧急排除异物,重新开放气道通畅。

6. 跌伤 各年龄层次的人都可以发生跌伤(fall),其中65岁以上老年人占据了跌伤所致死亡的60%。跌伤的危险因素包括地板不平或滑、光线不足等环境因素;骨质疏松、虚弱等抵御伤害的能力下降;以及慢性病的影响,如心、脑血管病、糖尿病、贫血、颈椎病、中耳病变等使身体的平衡性差。此外,药物的影响如降压药、口服降糖药、使用胰岛素、抗抑郁药等均可引起跌倒,长期服用镇静催眠药也会增加老年人跌伤的危险。

(三)急性未分化疾病

1. 心搏骤停 心搏骤停(cardiac arrest,CA)是指由不同原因引起的心脏射血功能突然停止,表现为意识丧失、动脉搏动消失、呼吸停止。心搏骤停最常见于心室颤动及室性心动过速,其次为心动过缓或心室停顿。若能在几分钟内实施有效的心肺复苏,部分患者可获存活。心搏骤停是心脏性猝死最常见的直接原因。心脏性猝死(sudden cardiac death,SCD)指未能预料的突发心脏急性症状,发病1小时内由心脏原因导致的自然死亡。美国每年发生心脏性猝死超过30万人;我国流行病学调查资料显示每年至少54万人发生心脏性猝死。男性较女性多见。心搏骤停案例中多数心脏性猝死患者有器质性心脏病,80%左右由冠心病及其并发症引起,5%~15%由各种心肌病引起。

2. 急性腹痛　是社区全科医生经常遇到的症状之一。起病急、变化快、病因繁复,易误诊、漏诊。急性腹痛(acute bellyache)最常见的病因是急性胃肠炎、急性胆囊炎、急性胰腺炎、急性阑尾炎、胃或十二指肠穿孔,肾、输尿管结石等,育龄女性要警惕宫外孕等妇科急腹症,老年患者出现上腹部疼痛,需注意排除急性冠脉综合征。

3. 急性消化道出血　基层医疗卫生服务机构常能遇见因呕血和(或)黑粪就诊的患者,急性消化道出血属于临床常见的急重症,多见于胃、十二指肠溃疡或贲门撕裂患者,具有起病急、进展快、病情危重、出血量大等特点,如果处理不及时将危及患者的生命。出血量在5~70ml 可以出现大便潜血试验阳性或黑粪;胃内储血量250~300ml,可出现呕血;出血量在500ml 以上者,称为大量出血。消化道出血可出现血流动力学改变,甚至出现休克,需积极抗休克治疗。

4. 晕厥　晕厥是社区常见的急症之一,是由多种因素引起的脑部缺血、缺氧的一过性意识丧失,伴有肢体肌张力消失,以致不能维持正常直立体位,称为晕厥(syncope)。此时各种反射仍然存在,意识丧失持续数秒钟或几分钟而能够自行恢复。大多数晕厥发作前有前驱症状,表现为恶心、胸闷、头晕、面色苍白、出冷汗,此过程仅为数秒至1~2分钟,此时如患者立即平卧,片刻即能缓解。晕厥的诊断主要是病因诊断,社区医生应通过病史、体格检查(包括直立位血压测量)和心电图检查对晕厥患者进行初步评估,做出倾向性诊断。

5. 中暑　中暑(heat stroke)是指在高温和热辐射的长时间作用下,机体体温调节障碍,水、电解质代谢紊乱及神经系统功能损害等症状的总称。按病情轻重可分为先兆中暑、轻症中暑和重症中暑。重症中暑根据发病机制和临床表现的不同又可分为热射病、热痉挛和热衰竭。有时气温虽未达到高温,但由于湿度较高和通风不良,亦可发生中暑。

(四)其他

1. 药物过敏反应(anaphylactic drug reaction)　又称药物反应(drug reaction),以药疹或药物性皮炎最为常见,可合并恶心、呕吐、腹泻等临床症状,重症患者可突发过敏性休克,如少数患者在应用青霉素等药物或注射血清等异体蛋白后即刻至半小时内,出现面色苍白、呼吸困难、血压下降、意识不清等,严重者可致死亡。

2. 低血糖症　对于非糖尿病患者,血糖<2.8mmol/L;接受药物治疗的糖尿病患者,血糖≤3.9mmol/L,即属低血糖症(hypoglycemia)。其临床表现与血糖水平及血糖下降速度有关,可表现为如心悸、冷汗、饥饿感等,严重者可出现神智改变、认知障碍、抽搐和昏迷。老年人发生低血糖时,临床症状常不典型,需要注意鉴别,床旁快速血糖检测可明确诊断。

3. 毒性咬伤和蜇伤　人体被毒蛇、毒虫和黄蜂等动物咬伤或蜇伤后毒液引起的中毒。轻者伤口周围疼痛、肿胀和变色,重者可导致内出血和心脏、呼吸、肾等器官衰竭,造成死亡。社区早期清创和使用拮抗剂(例如蛇毒血清)可明显减轻中毒症状。

二、基层急危重症的处理原则

(一)原则

1. 如当地发生地震、火灾等自然灾害,全科医生应协同专业救护人员进行现场急救。

2. 对轻度外伤者,全科医生可判断伤情自行处理后,让患者返回家中随访。随访期间如伤情有变化,即应转诊。

3. 对严重创伤者,经现场初步急救处理后及时转诊。

4. 对意外受伤者,除现场处理后转诊外,还需通报当地公安部门。

5. 对有自杀倾向的抑郁症患者,除请心理医生治疗外,还要叮嘱家属严密看护,安抚好患者,避免意外事件发生。对已发生自杀行为者,除对患者就地施救外,应及时报告急救中心和公安部门。

6. 一般的急病类或慢性病急性发作者,全科医生应在条件许可的范围内先做一些简单检查及对症处理。如症状不缓解或病情反复者,应及时转诊。

(二)识别与处理

1. 心跳呼吸骤停　心跳呼吸骤停常见于冠心病急性心肌梗死、心室颤动、呼吸衰竭、气道异物、高血钾或低血钾、中毒等疾病,主要表现为突然意识丧失、抽搐、颈动脉和股动脉等大动脉搏动消失、呼吸停止、断续或呈叹息样或点头样呼吸,可伴有窒息发绀表现,也有患者是在治疗过程中出现药物过敏导致呼吸心脏骤停。

当患者突然出现意识丧失、大动脉搏动消失、呼吸停止,可以判断为心跳呼吸骤停,应立即进行心肺复苏,同时分析可能引起心跳呼吸骤停的原因。如果发现患者突然倒下,心源性猝死的可能性较大,应立即呼叫其他医务人员,若有除颤器应立即实施电除颤和心肺复苏。如果面对淹溺或其他窒息(主要是呼吸)导致的心跳呼吸骤停,应立即进行 5 个周期的心肺复苏。如果是在治疗过程中出现的过敏性休克,应立即给予肾上腺素 0.3~0.5mg(1:1000)肌内注射,并根据病情可以在 15~20 分钟后重复用药,同时给予液体复苏和激素治疗。

2. 致命性支气管哮喘　支气管哮喘的主要诊断依据:①反复发作喘息、气急、胸闷或咳嗽,多与接触过敏原、冷空气、物理化学性刺激、病毒性上呼吸道感染、运动等有关;②发作时双肺可闻及散在的或弥漫性哮鸣音,呼气时相延长;③症状可自行或在药物治疗后缓解;④除外其他疾病所引起的喘息、气急、胸闷或咳嗽。对于有支气管哮喘病史的患者要密切注意并发现病情恶化或加重的早期迹象,防止哮喘性死亡事件发生。高危患者包括:既往有突发严重发作史或发作后有气管插管史者;既往有因哮喘发作入住重症监护室者;近 1 年来因哮喘发作急诊就诊≥3 次或住院≥2 次,近 1 个月来因哮喘住院或急诊者;每个月需定量吸入气雾剂 2 支以上者;目前正使用或最近停用全身性激素者;有心血管疾病或其他全身性并发症的患者。基层全科医生为这些患者建立健康档案时以及患者就诊或定期复查取药时,要对此高度重视,一定要做到详细问诊,及时发现早期危险信号。

一旦发现哮喘急性加重,①要立即给予吸氧,可经鼻导管或面罩吸氧,使血氧饱和度≥92%;②吸入速效 β_2 受体激动剂,例如沙丁胺醇、特布他林等;③全身激素,如甲泼尼龙 60~80mg 或氢化可的松 300~400mg 分次使用,同时做好转院准备。

3. 休克　休克是由多种原因引起的全身性和局部性的组织低灌注,导致细胞缺氧、功能损伤和多器官功能障碍,是一种多因素综合征。休克主要表现为低血压[收缩压<90mmHg(1mmHg = 0.133kPa)]或脉压<30mmHg,原有高血压者收缩压较基础水平下降30%以上,表情淡漠、烦躁不安或躁动、反应迟钝、皮肤湿冷或大汗、面色苍白、尿量减少或无尿、呼吸加快、脉搏微弱、心动过速等,应当引起注意的是长期服用 β 受体阻滞剂的患者心率可无明显增加,感染者可表现为发热或体温正常,但肢端湿冷。

当发现患者有上述休克表现时,无论病因是什么,除了心源性休克外,补液都是最基本的治疗方法。最好建立两条静脉通路或是一条较粗的静脉通路,补液时一般先给晶体液如乳酸林格、生理盐水或葡萄糖生理盐水,通常在充分补充晶体液后再考虑给予胶体液,如白蛋白等。休克是严重的急危重症疾病,全科医生识别并初步处理后需积极上转患者。

4. 意识障碍　意识障碍是指人体对周围环境及自身状态的识别和察觉能力出现障碍,多由于高级神经中枢功能活动(意识、感觉、运动)受损伤引起,严重的意识障碍表现为昏迷。对意识障碍的患者首先要注意生命体征,如意识状态、呼吸、血压、脉搏等,采取紧急措施清除气道分泌物或异物,保持呼吸道通畅,进行有效的通气和维持循环,再迅速分析病因,进行有针对性的病因治疗。既往史和发病的急缓、外伤史、酗酒史、用药史等对病因诊断具有重要的价值。例如,突然昏迷应考虑脑出血、脑栓塞或高血压脑病;昏迷前有剧烈头痛、呕吐者考虑脑出血、蛛网膜下腔出血;有糖尿病史者考虑是否为低血糖或糖尿病酮症;结合用药史和平素精神状态注意是否有安眠药中毒。

对意识障碍者早期快速干预对意识恢复至关重要,保持呼吸道通畅永远是第一优先的处置方式,有条件者给予气管插管、吸氧,建立静脉通路,保持昏迷体位,避免呕吐物所致误吸。有颅压增高症状者给予利尿剂或甘露醇,醒脑静、纳洛酮等有促进意识恢复作用。

5. 呼吸困难　呼吸困难是指患者自觉空气不足、呼吸费力或气急、胸闷等,临床表现为呼吸频率、深度和节律的改变,严重者有端坐呼吸和发绀。呼吸困难病因很多,一般分为肺源性呼吸困难、心源性呼吸困难、中毒性呼吸困难和神经精神性呼吸困难。在呼吸困难的诊断中,突然发作者多见于自发性气胸、肺水肿、支气管哮喘、急性心肌梗死和肺栓塞等;夜间阵发性呼吸困难以急性心力衰竭多见;呼吸困难合并胸痛、晕厥、咯血、呕血者多提示病情危重。另外要注意是否存在其他不稳定状况,例如:低血压、意识障碍、低氧血症或不稳定性心律失常。

对急性呼吸困难需尽早处理。当发现患者呼吸频率>24 次/min 或<8 次/min 时,要立即给予吸氧,保持呼吸道通畅,开放气道,清除气道内分泌物或异物,必要时给予气管插管,打开静脉通道,有气管痉挛者给予 β_2 受体激动剂。病因治疗是解决呼吸困难的根本方法,考虑急性肺水肿者给予利尿剂、硝酸酯类等药物。

6. 急性腹痛　急性腹痛具有起病急、变化快、病情重的特点,如果得不到及时诊断和处理,会产生严重后果。一般按病变的性质分为,炎症性、穿孔性、出血性、梗阻性、缺血性和创伤性。炎性腹痛常见于急性阑尾炎、急性胆囊炎、急性胰腺炎、急性坏死性肠炎、急性盆腔炎等;穿孔性腹痛常见于胃十二指肠溃疡穿孔;梗阻性腹痛常见于肝内外胆管结石、胆绞痛、胆道蛔虫症、肠梗阻、肠套叠、嵌顿性疝、肾输尿管结石;出血性腹痛常见于腹主动脉瘤破裂、异位妊娠破裂、肝癌破裂出血等;缺血性腹痛主要有肠系膜动脉栓塞症、缺血性肠病、卵巢囊肿蒂扭转等。腹痛的识别主要根据腹痛的性质、疼痛程度、腹痛部位,是否有转移性疼痛或放射痛,腹痛的部位多与相应的脏器有关,急性腹痛伴有失血性或感染性休克、伴有急性腹膜炎者多提示病情危重。

对于急性腹痛的患者,尤其是伴有休克或腹膜炎表现的患者要立即监测生命体征,纠正休克。注意慎用止痛药,应用止痛剂时应密切观察病情。

三、现场急救

(一)原则

1. 时间就是生命　全科医生在现场抢救时应强调时间就是生命的观念。通过患者的症状搜寻和认识致命性问题,发现或预测可能出现的危象,采取紧急措施挽救和维持生命;而不应首先去明确疾病的诊断,寻找支持诊断的依据,然后再施以治疗。

2. 判断伤情　在火灾、交通事故、地震、空难、暴风雨、泥石流、化学事故等大的自然灾害或人为事故时,往往因伤员太多而救护力量不足。全科医生应与急救人员合作,接诊创伤患者后,应根据患者的受伤史、局部症状及全身反应迅速做出初步诊断。首先,判断有无危及生命的紧急情况(呼吸道是否畅通、有无循环功能不足、大出血及休克);其次,不要因局部伤情而忽视对身体其他部位的检查。为了不遗漏重要伤情,检查时可以"CRASH PLAN"作为指导,C = cardiac(心脏);R = respiratory(呼吸);A = abdomen(腹部);S = spinal(脊髓);H = head(头颅);P = pelvis(骨盆);L = limb(四肢);A = arteries(动脉);N = nerves(神经),数分钟内对呼吸、循环、消化、泌尿、脑、脊髓以及四肢骨骼等各系统进行必要的检查,然后按各部位伤情的轻、重、缓、急,安排抢救顺序。

一般根据伤情可分 4 类:①绿色为生命体征正常,轻度损伤,能步行;②黄色为中度损伤;③红色为重度损伤,收缩压<8kPa(60mmHg),心率>120次/min,有呼吸困难及意识不清;④黑色为遇难死亡伤员。应分别将红、黄、绿、黑4种不同的标记挂在伤员的胸前或绑在手腕上。对轻度损伤者给予就地处理后,可留在基层医疗卫生机构或家中继续观察及随访;对中、重度伤者必须进行初步的现场急救,如心肺复苏、止血、骨折的固定等,再尽快送往附近的专科或综合性医院治疗。

3. **脱离现场** 现场急救的主要目的是除去威胁受伤者生命安全的因素,然后再采用其他抢救措施。因此,全科医生应与救护人员通力合作,帮助伤员迅速离开现场。如火灾的受伤者,可以就地打滚,用身体压灭火苗或用棉被、毯子、大衣等覆盖以隔绝空气灭火。在对电击伤者急救时,必须利用现场不导电的物件,挑开引起触电的线路,或关闭开关及拉下电器设备插头,使伤员脱离电源。而遇CO中毒者,应尽快使患者脱离现场,保持呼吸道通畅,让其呼吸新鲜空气等。

(二)紧急处理

现场急救的关键是心、肺、脑复苏,保持呼吸道通畅,包扎止血,骨折固定等。全科医生在现场应:

(1)简要、重点询问病史:向伤者及事故目击者询问受伤时间、受力方式、撞击部位、有无昏迷等病史。

(2)迅速判断有无威胁生命的征象:全科医生抵达现场后应先做快速、全面的检查,及时评估伤者神志、瞳孔、呼吸、心跳、血压及出血情况。优先处理下述3种凶险情况:呼吸道阻塞、出血和休克。对心跳呼吸停止者,应立即施以心肺复苏;对于昏迷者,保持其呼吸道通畅的同时观察和记录神志、瞳孔、呼吸、脉搏和血压的变化。

(3)防止窒息、保持气道通畅:及时清除口咽异物,吸净气管、支气管中的血液和分泌物。昏迷患者可用口咽通气管,必要时可气管插管,予以辅助通气。

(4)外出血的处理:立即予以包扎、止血。如面色苍白、皮肤湿冷、脉搏微弱、血压偏低的低血容量性休克,应迅速建立两条静脉通路,快速输入生理盐水或乳酸林格液1000~2000ml。

(5)骨折的处理:四肢长骨骨折可用小夹板、树枝及木棍、板等固定。固定的范围要超过骨折的上、下关节,以减轻搬运过程中的疼痛及周围软组织、血管、神经的进一步损伤。如社区的条件许可,开放性骨折应尽早清创,以免伤口再污染,增加继发急性骨髓炎的机会。

(三)常用急救方法

1. **心肺复苏** 院外心搏骤停的患者将依赖他们的社区获得救助,非专业救护人员必须识别出心搏骤停、进行呼救、开始心肺复苏并给予除颤(即公共场所除颤)。

2015年《AHA心肺复苏与心血管急救指南》建议,有关非专业施救者实施成人心肺复苏的关键问题和重大变更包括下列内容:

(1)院外成人生存链的关键环节和2010年相同,继续强调简化后的成人基础生命支持(BLS)流程。

(2)成人基础生命支持流程有所改变,表现在施救者可以在不离开患者身边的情况下启动紧急反应,如通过手机。

(3)建议在有心搏骤停风险人群的社区执行公共场所除颤方案。

(4)鼓励迅速识别无反应情况,启动紧急反应系统,及鼓励非专业施救者在发现患者没有反应且没有呼吸或呼吸不正常(如喘息)时开始心肺复苏的建议得到强化。

(5)进一步强调了调度人员需快速识别可能的心搏骤停,并立即向呼叫者提供心肺复苏指导(即调度员指导下的心肺复苏)。

(6)确定了单一施救者的施救顺序:单一施救者应先开始胸外按压再进行人工呼吸(C-A-B而非A-B-C),以减少首次按压的时间延迟。单一施救者开始心肺复苏时应进行30次胸外按压后做2次人工呼吸。

(7)继续强调了高质量心肺复苏的特点:以足够的速率和幅度进行按压,保证每次按压后胸廓完全回弹,尽可能减少按压中断并避免过度通气。

(8)建议的胸外按压速率是100~120次/min(此前为"至少"100次/min)。

（9）建议的成人胸外按压幅度是至少5cm，但不超过6cm。

（10）如果有疑似危及生命的、与阿片类药物相关的紧急情况，可由旁观者给予纳洛酮。这些变更是为了简化对非专业施救者的培训，并强调对突发心搏骤停患者进行早期胸外按压的重要性。

2. 海姆利克手法（Heidichmaneuver）　此方法适用于气道被堵后已失去咳嗽能力的患者，其施救的原理是靠腹肌收缩造成胸腔内压力变化，从而产生气流冲击气道而带出异物。具体方法如下：①站在患者的背后，将其拦腰抱住；②双手抱拳，右拳的拇指侧顶在患者的上腹部正中线上；③快速向后、向上冲击腹部，直至异物随气流冲击而被带出。冲击要迅速有力，可反复进行；④成功后要确认异物咳出，若异物仍在口腔内则须及时清除。对于意识完全丧失的昏迷患者，不适合用该法急救，而应先设法人工通气，再择机取出异物。若气道梗阻较轻，能维持通气功能，则不用此法，而应及时到就近医院诊治。另一需要注意的是患者进餐时发生哽咽有时并非因为气道受阻，而是食物嵌顿在食管内，此时应仔细观察呼吸情况，不能贸然施行该手法，因用力施压于腹部，可增加食管内压，甚至造成食管破裂等严重并发症。

四、转诊和院前运送

适时转诊。因现场急救和药品等条件有限，全科医生在现场对伤病员进行初步处理及建立有效的呼吸与循环后，应将部分患者转运到就近的医疗单位或专科医院，使患者获得进一步的检查及治疗。

（一）转诊指征

1. 在地震、火灾、车祸等事故中，应按伤情分批转运。

2. 因溺水、重度电击伤及因其他原因引起心搏骤停者，在现场经心肺复苏，生命体征平稳后，宜及时转诊。

3. 休克、意识障碍、呼吸困难、严重的心脑血管病、大出血和重度烧、烫伤者。

4. 多发性创伤及骨折者。

5. 各种中毒者，经处理后症状好转，但仍需转院明确毒物的性质。其中，中、重度一氧化碳中毒者，应送往专科医院进行高压氧治疗。

6. 被毒蛇、毒虫咬伤者，现场进行伤口处理后（如毒蛇咬伤，立即于肢体近心端5cm处扎止血带，注意每隔15～30分钟放松10秒，以免引起肢体坏死），并紧急转送至综合性医院进一步治疗。

7. 对眼、气管、支气管异物，处理困难者需立即转入专科医院治疗。

8. 原因不明的晕厥、癫痫、咯血、呕血、便血等经全科医生治疗后，症状缓解或消失，仍应转诊以明确诊断。

9. 高热疑为重症感染、烈性传染病者，在给予降温的同时，应积极组织转院。

10. 腹痛原因不明、症状未缓解者，随访过程中腹痛程度发生变化、病情有反复者。

（二）重危患者的运送方法

全科医生对重危患者进行现场急救后，应根据伤情不同而合理地送入最近、适合的医疗机构，以便进一步检查及治疗。对某些急症如急性心肌梗死、多发性创伤，气管异物等应送入有处理经验的专科医疗中心，使患者获得更好的诊治。因此，全科医生应对所在省、市、地区综合性或专科医院的专业特点、医疗设施、医疗水平有比较详细的了解，以便在运送伤病员到医院前与接诊人员联系，让伤员到达后能得到及时、有效的治疗。迅速、安全地运送伤员是成功的院前急救的重要环节，而错误的搬运方法可能造成附加损伤。运送的注意事项包括：

1. 途中既要快速，又要平稳安全，避免颠簸。一般伤者的头部应与车辆行驶的方向相反以保持脑部供血。

2. 伤病员的体位和担架应很好固定，以免紧急刹车时加重病情。

3. 伤病员在车内的体位要根据病情放置，如平卧位、坐位等。

4. 腹腔内脏脱出的伤员，应保持仰卧位，屈曲下肢，腹部保温。

5. 骨盆损伤的伤员,应仰卧于硬板担架上,双膝略弯曲,其下加垫。

6. 疑有脊柱骨折的伤员,应由 4 人同侧托住伤员的头、肩背、腰臀部及下肢,平放于硬板上。

7. 疑有颈椎骨折及脱位,搬运患者时,应由一人扶持、固定头颈部,保持颈椎和胸椎线一致,切勿过屈、过伸或旋转。伤者应躺在硬板担架上,颈部两侧各放置一沙袋,使颈椎在运送过程中位于较固定的状态。

8. 如果伤者有以下危险因素,应怀疑其可能合并脊髓损伤:①年龄在 65 岁以上;②司机、乘客、行人、摩托车或自行车撞击;③从超出身高以上的地方坠落;④四肢麻木;⑤颈部或后背疼痛或压痛;⑥包括躯干及上肢的感觉消失或肌肉无力;⑦不完全清醒或极兴奋;⑧其他的疼痛性损伤,尤其头部和颈部。转运时,要用手固定患者的头部保持限制脊椎的运动,使头、颈及脊椎的运动减到最少。

9. 昏迷、呕吐患者应取头低位且偏向一侧,防止呕吐物吸入呼吸道引起窒息。

10. 鼻腔异物者,应保持低头姿势,以免异物掉入气管中。

11. 如果患者有休克表现,将患者置于仰卧位,腿部抬高大约 30°~45°。如果移动或改变体位导致患者不适,则不要抬高腿部。对于重危患者,全科医生最好护送患者到医院。详细记录现场及途中抢救经过,心搏骤停时间,心肺复苏过程,用药的时间、品种、剂量和出入液量等。途中注意观察血压、脉搏、呼吸等重要生命体征,并继续给予吸氧、补液等支持治疗,并向接诊医生递交抢救记录,作详细的介绍。随车还应备足途中所需氧气、抢救药品及器械。转运患者前,全科医生应向家属说明转诊的目的及途中可能发生的情况,还应与转诊医院急诊室电话联系,使患者到达后即能得到诊断和治疗。

(三)后续的全面照顾

重症患者经及时的现场急救和专科医生的积极治疗,生命脱离了危险,但有的因骨折造成高位截瘫或肢体缺失;有的因严重的烧、烫伤而留下瘢痕及畸形,呈不同程度的残疾等,在经专科治疗后常需返回家中由全科医生给予后续的照顾。此时,需注意除了医药方面的处理外,患者由于性格变化、悲观厌世,使整个家庭笼罩在疾病的阴影中,全科医生应充满爱心、耐心、同情心,与心理医生、康复师一起帮助患者进行积极的心理及躯体康复,最大限度地恢复肢体功能和社会功能,为他们重返社会创造基本条件。全科医生还应告知患者的亲属,要充分理解患者的心理感受,避免患者受不良刺激,与医生积极配合,给予患者心理上的支持。

(陈 松)

学习小结

1. 创伤死亡第 2 高峰在伤后数小时内,是医疗干预的黄金时期,也是全科医生发挥重要作用的时期,早期合理干预可以显著降低病死率。

2. 常见意外伤害及急性未分化疾病等都是社区常见急症,其中全科医生应熟练识别其特点与基层处理方案,如:溺水、电击伤、心搏骤停、晕厥、休克等。

3. 全科医生现场抢救强调时间就是生命的观念。通过患者的症状搜寻和认识致命性问题,采取紧急措施挽救和维持生命;而不应首先去明确疾病的诊断,寻找支持诊断的依据,然后再施以治疗。

4. 全科医生应熟悉各类急症的转诊指征与运送方法。争分夺秒,完成"生存链"的第一链工作,有效提高院外患者救治成功率。

复习思考题

1. 基层危急重症有何特点?

2. 简述基层危急重症的分类。

3. 简述基层急危重症的处理原则。

4. 现场急救需要注意哪几项?

5. 根据 2015 年《AHA 心肺复苏与心血管急救指南》中建议包括哪几项?

第四节 社区康复服务

一、概述

（一）康复

康复一词是在20世纪初被引入康复医学领域的。康复（rehabilitation）原意是"复原""恢复原来的良好状态""重新获得能力""恢复原来的权益、资格、地位、尊严"等。世界卫生组织将康复定义为"采取一切措施以减轻残疾带来的影响并使残疾人重返社会"。因此，康复是综合、协调地应用各种措施，以减少病、伤、残者的躯体、心理和社会的功能障碍，发挥病、伤、残者的最高潜能，使其能重返社会，提高生存质量。

人体功能障碍主要表现在身体的功能障碍、精神的功能障碍、职业的功能障碍和社会的参与能力障碍四个方面。康复不仅是针对疾病而且着眼于整个的人，是从生理、心理、社会及经济能力上进行全面康复，它包括利用医学手段促进康复的医学康复、通过特殊教育和培训促进康复的教育康复、恢复就业能力取得就业机会的职业康复，以及在社会层次上采取与社会生活有关的措施，促使残疾人能重返社会的康复，其最终目标是提高生活质量，最终融入社会。

康复也是一种理念。其指导思想必须渗透到整个医疗环境，包括预防、早期识别、门诊、住院和出院后的患者的医疗计划中。医务人员必须具有三维的思维方式，即不仅治病和救命，还要特别注重其实际功能。此外，康复还应该从残疾出发和发展的社会模式出发，对残疾人的康复要求和社会行为，通过社会集体的努力，改造环境以使残疾人能充分参与社会生活的各个方面。

（二）康复医学

1. 定义　康复医学（rehabilitation medicine）是具有独立的理论基础、功能测评方法、治疗技能和规范的医学应用学科，旨在加速人体伤病后的恢复进程，预防和（或）减轻其后遗症功能障碍程度，帮助病伤残者回归社会，提高其生存质量。

2. 基本原则　康复医学的基本原则是在疾病早期进行康复评定和训练，要与临床诊治同步进行，鼓励患者主动参与康复训练而不是被动的接受治疗，对于功能缺失无法或较难恢复的患者要进行功能重建，将患者进行整体全面的评估和训练，以康复医学特有的团队方式对患者进行多学科、多方面的综合评定和处理，以实现康复的最终目的，即提高所有患者的生活质量并使其重返社会。

3. 服务形式　康复医学服务的形式是采用多学科和多专业团队合作方式，包括①学科间团队：指与康复医学密切相关的学科，如神经内科和神经外科、骨科、风湿科、心血管内科和心血管外科、内分泌科、老年医学科等;②学科内团队:指康复医学机构内部的多种专业,包括物理治疗师、作业治疗师、言语治疗师、假肢/矫形器师、康复护士、康复医师、康复心理医师等。团队会议模式是传统的康复医疗工作方式。团队会议一般由康复医师召集,各专业和学科分别针对患者的功能障碍性质、部位、严重程度、发展趋势、预后、转归等提出近、中、远期的康复治疗对策和措施。

4. 核心和基础 康复医学的核心是残疾的功能恢复以及预防。康复医学的基础依赖于临床医学的基础,如生理学、解剖学、病理学、人体发育与运动学等,并且在此基础上强调功能恢复机制。康复医学的手段除应用药物等临床治疗外,还包括物理治疗、作业治疗、言语治疗、心理治疗和康复工程等。

(三)社区康复

1. 社区康复基本概念 社区康复(community-based rehabilitation)是指由社区领导,主要依靠社区自身的人力资源,由卫生、民政、社团(如残疾人组织及康复医学学术团队)、教育、劳动就业等部门人员,以及志愿人员、残疾人员及家属参加的社区康复系统,在社区内进行残疾的筛查、预防、医疗康复、教育康复、职业康复和社会康复的工作,使分散在社区的残疾人得到全面的基本的康复服务。社区康复是社区发展计划中的一项康复策略,其目的是实现所有残疾人享有康复服务,实现机会均等、充分参与的目标。社区康复的实施要依靠残疾人、残疾人亲友、残疾人所在的社区以及卫生、教育、劳动就业、社会保障等相关部门的共同努力(WHO、联合国教科文组织、国际劳工组织,1994 年)。我国自 1986 年起进行社区康复试点,1991年通过《中华人民共和国残疾人保障法》。1997 年全国卫生工作会议提出要为社区居民提供高质量的、防治保康一体化的基本医疗服务,更为社区康复的发展开辟了广阔的前景。目前,我国的社区康复得到了全面的发展。

2. 社区康复目标 ①残疾人身心得到康复:依靠社区的力量,以基层康复站和家庭为基地,通过简便易行的康复训练和给予辅助用具使残疾人能够最大限度地恢复生活自理能力,并能步行或利用代步工具在家中和社区周边活动以及能与周边的人相互沟通和交流;②使残疾人享受到均等的机会:均等的机会主要是指平等地享受入学和就业的机会,如为学龄残疾儿童安排学校适时上学,为青壮年残疾人提供就业机会,使之在力所能及的范围内就业;③使残疾人成为社会平等的一员:社区康复的成功需要全社会的关心和支持,这就必须在社区营造一个帮残助残的良好社会氛围,构建一个和谐的社区,使伤残者融入大家庭,并受到应有的尊重和帮助,不被歧视,不受孤立和隔离,支持其参加社会活动,成为社会平等的一员。总之,通过社区康复,最终实现残疾人"人人享有康复服务"的目标,重新享有他们应有的权利。

3. 社区康复工作任务 ①社区残疾预防:依靠社区的力量,落实各项有关残疾预防措施,如给儿童服食预防小儿麻痹症的糖丸,进行预防接种,搞好优生优育和妇幼卫生工作,开展环境卫生、营养、精神卫生、保健咨询、安全防护、卫生宣传教育等工作。以上工作一般都要与卫生院、社区卫生服务机构的初级卫生保健工作结合进行;②社区残疾普查:依靠社区力量,在本社区范围内逐户进行调查,查出确定本社区的残疾人员及其分布,并做好登记,进行残疾人数、残疾种类、残疾原因、残疾人分布等的统计,为制订残疾预防和康复计划以及科学地管理康复服务对象提供资料;③社区康复训练:依靠社区力量,在家庭和社区康复站对需要进行功能训练的残疾人,开展必要的、可行的功能训练,改善其生活自理能力和劳动能力,使其能逐渐适应家庭生活及社会生活。对疑难的、复杂的病例则需要转诊送到上级医院、康复中心等医疗机构进行康复诊断和治疗;④社区教育康复:依靠社区力量,帮助残疾儿童解决上学问题或组织社区内残疾儿童到特殊教育学校学习;⑤社区职业康复:依靠社区力量,对社区内还有一定劳动能力的,有就业潜力的青壮年残疾人,提供就业咨询和辅导,进行就业前的评估和训练,对个别残疾人指导其自谋生计的本领和方法,帮助他们解决就业问题;⑥社会康复:依靠社区力量,组织残疾人与非残疾人在一起开展文娱、体育和社会活动,以及残疾人自己组织的文体活动,帮助残疾人解决医疗、住房、婚姻、交通、社会生活等方面的困难和问题。对社区内居民残疾人及其家属进行宣传教育,使他们能正确地对待残疾和残疾人,为残疾人重返社会创造条件。

4. 社区康复工作内容　①康复医疗服务:根据辖区内残疾人的功能状况、康复需求及经济条件,康复医疗机构或基层康复站采取家庭病床、上门服务等形式,为残疾人提供廉价或无偿的诊断、功能评定、康复治疗、康复护理、家庭康复病床和转诊服务等;②训练指导服务:根据残疾人的功能障碍状况、康复需求和家庭条件等情况,康复人员在康复医疗机构、基层康复站或残疾人家庭对残疾人进行功能评定后,制订康复训练计划,指导并开展康复训练,评估训练效果,同时指导残疾人正确使用矫形器,根据需要制作简易训练器具等;③心理疏导服务:康复人员通过谈心、开导等方法,解除或减少残疾人的焦虑、抑郁、恐惧、自卑等心理障碍,使其能够正确面对自身残疾,树立自信、自强的信念和生活的勇气;鼓励残疾人走出家庭,积极参加社区组织的文艺、体育和其他各种社会活动;帮助残疾人解决家庭面临的各种困难,融洽家庭关系,使残疾人的亲属理解、关心残疾人,并积极配合社区康复服务工作;④知识普及服务:将残疾和康复的有关知识纳入社区健康教育内容中,以增强社区居民自我保健和防病、防残的意识,并使其掌握简单易懂的训练方法。采取多种形式向残疾人及其亲属普及康复知识,如举办康复知识讲座,开展康复咨询服务、义诊活动等;⑤辅助用品与用具服务:根据残疾人对辅助用品和用具的需求,因人而异地提供辅助用具选购、租赁、使用指导、维修和信息咨询以及简易训练器具的制作等服务;⑥转介服务:根据残疾人在康复医疗、康复训练、心理疏导及辅助用品等方面的需求,提供有针对性的转介,并做好登记,进行跟踪服务。做好转介服务,需要掌握当地现有的康复资源,包括隶属于各部门和社会兴办的医院、康复机构、特教学校、幼儿园、心理咨询部门、福利院,以及辅助用品、用具单位的数量、分布、业务范围、设备设施及技术人员等情况,以便于更有效地满足康复需求。

二、社区康复功能评定

康复功能评定又称为功能评定。是指在临床检查的基础上,对病伤残者的功能状态及其水平进行客观、定性和(或)定量的描述,并对结果做出合理解释的过程,为制订康复目标及康复治疗措施提供依据。康复功能评定是康复治疗的基础,没有评定就无法规范治疗、评价治疗效果等,它不同于临床诊断,远比诊断细致而详尽。康复医学的研究对象是残疾人及其功能障碍,目的是最大限度地复原其功能,改善其生活质量。因此,康复功能评定主要不是寻找基本的病因和诊断,而是客观地、准确地评定功能障碍的性质、部位、范围、严重程度、发展趋势、预后和转归,为康复治疗计划的制订奠定坚实的基础。

(一)认知功能评定

当各种原因引起脑部组织损伤时,导致患者记忆、语言、视空间、执行、计算和理解判断等功能中的一项或者多项受损,影响个体的日常或社会活动能力,称为认知障碍,又称高级脑功能障碍,包括注意力障碍、记忆障碍、知觉障碍和执行力障碍。

目前普遍采用格拉斯昏迷量表(Glasgow Coma Scale,GCS),判断意识障碍的程度,如患者意识清楚,再用简易精神状态量表(Mini-Mental State Examination,MMSE)和认知能力检查表(Cognitive Capacity Screening Examination,CCSE),或认知能力筛查量表(Cognitive Abilities Screening Instrument,CASI)判断患者是否存在认知障碍。

(1)注意力障碍评定方法有反应时间评定、注意广度评定、注意持久性评定、注意选择性评定、注意转移评定、注意分配评定。

(2)记忆障碍评定有瞬时记忆评定、短时记忆评定、长时记忆评定。

(3)知觉障碍评定方法有躯体构图障碍的评定、视空间关系障碍评定、失认证评定、失用证评定。

(4)执行能力障碍评定有启动能力评定、交换能力评定、解决问题能力评定、ADL 检查法、成套智力评定方法。

（5）焦虑抑郁评定方法有汉密尔顿焦虑量表（Hamilton Anxiety Scale，HAMA）、汉密尔顿抑郁量表（Hamilton Depression Scale，HAMD）、抑郁自评量表（Self-rating Depression Scale，SDS）、焦虑自评量表（Self-rating Anxiety Scale，SAS）。

（二）言语功能的评定

对于脑部损害、周围神经损伤致语言交流异常的患者应进行言语-语言功能的评定，了解患者是否存在言语-语言功能障碍，判断障碍的性质、类型、程度和可能的病因。判断患者是否需要进行言语治疗，为选择正确的治疗方法、评价治疗提供依据。Halstead-Wepman 失语症筛选测验选自 HRB（Halstead-Reitan 成套神经心理测验）是一个判断有无失语障碍的快速筛选测验方法。

构音障碍采用 Frenchay 构音障碍评定法。目前国内常用的汉语失语症检查法有北京医科大学的汉语失语症成套测验、中国康复研究中心的标准失语症检查法、河北省人民医院康复中心改编的波士顿诊断性失语症汉语版和实用能力交流检查等。

（三）运动功能的评定

运动功能评定包括肌力、肌张力、关节活动范围、平衡与协调等的评定。也可采用简式 Fugl-Meyer 运动功能评定法、Brunnstrom 六阶段评定法、步态分析等了解患者上下肢的功能状况，为下一步制订康复计划做准备。

肌力特指骨骼肌最大随意收缩产生的力量。肌力检查是客观评测肌力的方法，广泛用于神经系统疾病和骨关节疾病的评定，为制定康复计划提供依据。同时定期的肌力复查也可以评价康复训练的效果。常用的肌力检查方法有徒手肌力检查（manual muscle test，MMT）、器械检查。器械肌力检查分为等长肌力检查、等张肌力检查、等速肌力检查。

肌张力是指维持特定静止或运动姿势肌肉所保持的紧张状态，是维持身体各种姿势和正常活动的基础。肌张力异常主要表现为低张力和痉挛。肌张力的评估方法有手法检查、摆动和屈曲维持实验、电生理技术等。手法检查是临床上较为常用的方法，常用的评估方法为神经科分级和 Ashworth 分级。

关节活动范围（range of motion，ROM）又称关节活动度，是指关节运动时所通过的运动弧，常以度数表示。关节活动度分为主动关节活动度和被动关节活动度。主动关节活动度是关节的肌肉随意收缩使关节运动时所通过的运动弧；被动关节活动度是指被检查者肌肉完全松弛的情况下，由外力使关节运动时所通过的运动弧。

平衡（balance，equilibrium）是指人体在特定环境（静态或动态）控制身体重心，保持身体直立姿势的能力。平衡功能的评估包括平衡反应及量表评估，量表评估有平衡量表、起立-走试验等。

协调（coordination）是指人体自我调节，完成平稳、准确且有控制随意动作的能力。协调功能评估主要有指鼻试验、指指试验、跟-膝-胫试验、轮替动作、闭目难立征等。

（四）疼痛的评定

疼痛可以通过量化方法进行评定。分为目测类比评分法（VAS）、口述分级评分法（VRS）、数字评分法（NRS）和恒定疼痛强度的疼痛缓解目测类比评分法（VAP）。评定工具有专用量表或游动标尺。

（五）日常生活活动能力评定

日常生活活动（activites of daily living，ADL）是指人们为独立生活而每天必须反复进行的、最基本的、具有共同性的活动。主要包括衣、食、住、行、个人卫生、交往、进行独立的社区活动所必须的系列的基本活动。ADL 能力包括基本的 ADL（basic ADL，BADL）和工具性 ADL（instrumental ADL，IADL）。

BADL 是指每日生活中穿衣、进食、上厕所等自理活动，及行走、上下楼梯、转移等身体活动。BADL 量表主要有改良 Barthel 指数、功能独立性测量（functional independence measurement，FIM）等。

IADL 是指人们在社区中独立生活所需要的关键性的较高级的技能，如煮饭、购物、骑车或驾车、处理个人事务等。IADL 评定量表主要有 Frenchay 活动指数、功能活动性问卷等。

相关链接 8-1

康复的全过程

　　康复的全过程往往需要多次进行康复功能评定,至少应在治疗的前、中、后各进行一次,以便准确、动态地了解患者的功能状态,评价康复效果。根据评定结果,制订、修改治疗计划和对康复治疗效果做出客观的评价,以寻找更有效的治疗方法。康复治疗始于评定,止于评定,是一个"评定-康复-再评定-再康复-再评定"的循环过程。

三、社区康复治疗技术

　　康复治疗(rehabilitation treatment, rehabilitation care)是康复医学的主要内容,也是促进病、伤、残者功能恢复和身心健康的重要手段,在针对病、伤、残者提供康复治疗之前,要先进行康复评定、根据评定的结果制定综合的、适宜的康复治疗方案。康复治疗是一个主动的、动态的过程,帮助病伤残者获得知识和技能,最大限度获得躯体、精神和社会功能。根据康复功能评定明确有无障碍和程度,据此制订和设计康复治疗方案。康复治疗采取的方法主要包括三个基本方面:①减轻残疾的方法;②设计获得新的技能和决策能力,从而减少残疾影响的方法;③帮助改变环境,使残疾人适应环境,将导致残障的可能降到最低的方法。康复治疗技术内容广泛、包括物理治疗、作业治疗、言语治疗、心理治疗、康复工程、传统康复疗法、职业疗法、社会服务等多种疗法。下面重点介绍几种社区康复治疗常用的基本技术。

　　(一)物理治疗

　　物理治疗(physical therapy 或 physiotherapy, PT)是指利用声、光、电、磁、水、热,以及冷、力、蜡等各种物理因子,通过各种类型的功能训练,徒手治疗或借助器械的方法提高人体健康,预防和治疗病伤残,恢复改善或重建躯体功能的一种技术。物理治疗包括物理因子疗法和运动疗法。

　　物理因子疗法包括电疗法(低频电疗法、中频电疗法、高频电疗法)、光疗法(红外线疗法、紫外线疗法、激光疗法、可见光疗法)、超声疗法、热疗法、冷疗法、磁疗法、水疗法、压力疗法、冲击波疗法、生物反馈疗法等。

　　运动疗法包括肌力训练、关节活动度训练、有氧训练、牵张训练、呼吸训练、平衡和协调训练、步行训练、转移训练、牵引技术、神经发育疗法、神经肌肉促进技术等。

　　(二)作业治疗

　　作业治疗(occupational therapy, OT)是为了使患者的功能恢复,有目的并有针对性地选择一些作业进行训练,通过日常生活活动、职业劳动、文娱活动和认知活动等,使患者缓解症状、改善功能的治疗方法。作业治疗的主要目的是改善躯体功能,改善心理状态,学习和获得新的技能,提高日常生活活动能力,利用环境改造以达到减轻残疾、增强职业能力、提高生活质量的目的。凡是需要改善手的运动功能(特别是 ADL 和劳动能力)、身体感知觉功能、认知功能、改善情绪、调整心理状态、需要适应住宅、职业、社会生活条件的患者,都需要进行作业治疗。

　　具体的作业治疗训练项目应根据患者的性别、年龄、兴趣、原来的职业和障碍情况等进行选择。作业治疗的用具有日常生活活动用具、日常生活辅助用具、手的精细活动及上肢活动训练用具、工艺治疗用具、职业技能训练用具、矫形器等。

　　(三)言语治疗

　　言语治疗(speech therapy, ST)又称为言语训练是指通过各种手段对有语言障碍的患者实施的一种针对性治疗。言语治疗的目的是改善言语功能,手段有言语训练,或借助于交流替代设备,如交流板、交流手册、手势语等。

（四）心理治疗

心理治疗（psychological therapy，PT）又称为精神治疗，是指应用心理学的原则和方法，通过治疗者和被治疗者的相互作用，对患者的心理异常进行诊断和矫正的方法。多数身有残疾的患者常因心理创伤而存在异常的心理状态，心理治疗是通过观察、谈话、实验和心理测验（如性格、智力、意欲、人格、神经心理和应变能力等）对患者进行诊断，再进行心理咨询和心理治疗。心理治疗的作用是通过语言、表情动作、行为来向患者施加心理上的影响，解决心理上的矛盾以达到治疗疾病的目的。常用的心理治疗方法有精神支持疗法、暗示疗法、行为疗法、松弛疗法、催眠疗法和音乐疗法等。

（五）康复工程

康复工程（rehabilitation engineering，RE），是指应用现代工程学的原理和方法，研制康复器械以减轻、代偿或适应患者残疾、弥补功能缺陷，与各个康复领域的康复工作者及残疾人、残疾人家属密切合作，以各种工艺技术为手段，帮助残疾人最大限度地实现生活自理和回归社会的科学是工程学在康复医学领域的应用。其内容包括康复评定设备、功能恢复训练器械、假肢、矫形器、助行器、自助具等功能代偿用品、功能重建用品、康复工程材料、装饰性假器官和无障碍建筑的设计等。

（六）中国传统康复方法

中国传统康复方法也称中医康复疗法、中国传统康复治疗，是在中医理论指导下，对伤病后患者在中医辨证的基础上所采取的一系列传统治疗方法和康复措施，包括中医针灸、推拿、中药内外治法以及传统运动疗法等，以最大限度地保存、改善和恢复患者的身心功能，提高其生存质量，使之重返社会。中国传统康复技能是以中医学整体观念和辨证论治为指导，以阴阳五行学说、藏象经络学说、气血津液学说等理论为基础，以功能恢复为中心，强调疏通经络，扶正祛邪，主张局部功能康复与整体康复相结合、辨病康复和辨证康复相结合、内治疗法与外治疗法相结合的"杂合以治"的康复观。

中国传统康复技能内容丰富，主要可分为针灸疗法（包括针刺、艾灸、刮痧、拔罐等内容）、推拿及理筋正骨疗法、中药疗法包括中药内治法（汤剂疗法、散剂疗法、丸剂疗法、膏剂疗法、丹剂疗法、冲剂疗法、酒剂疗法、茶剂疗法等）和中药外治法（热敷疗法、熏蒸疗法、熏洗疗法、敷贴疗法、脐疗、膏药疗法、吹鼻疗法、药捻疗法等）、传统运动疗法（太极拳、八段锦、易筋经、五禽戏、六字诀等），以及饮食疗法、沐浴疗法、音乐疗法等，其应用范围十分广泛。

相关链接 8-2

神经肌肉促进技术

以神经生理学和神经发育学为理论基础，促进中枢性瘫痪患者神经肌肉功能的恢复，即促进软弱的肌肉和抑制过度兴奋的肌肉，恢复肌肉随意协调收缩的能力。常用的有：Bronnstrom 技术、PNF 技术、Rood 技术、Vojta 技术等。

四、常见疾病的社区康复

（一）神经系统疾病的康复

神经系统是人体的重要组成部分，许多疾病和损伤导致的结构或功能损害常有相应的神经功能缺陷症状和（或）精神障碍症状，如脑卒中、脑外伤后的偏瘫、脊髓损伤的截瘫、小儿脑瘫的运动失调等，也包括痴呆和帕金森综合征的运动障碍，都会影响患者的躯体活动、日常生活能力、智力、工作及社会活动能力。神经系统疾病的康复是根据各种神经系统疾病功能障碍的特点，采用物理、作业及语言治疗等康复方法，进行有针对性的综合治疗。以发病率最高的脑卒中后偏瘫患者为例，如社区医疗卫生机构条件具备，一般可按如下计划实施康复治疗(表8-7)。

表8-7　脑卒中后偏瘫患者的康复治疗计划

病程阶段	康复措施	训练目的
软瘫期 (弛缓期)	正确的体位和肢体摆放	预防肢体抗重力肌的痉挛
	被动和主动的肢体活动	预防"失用"和保持关节活动度
	主动性的躯干肌训练	尽快恢复躯干肌和肢体控制能力
	床上的生活自理活动	保持和增强生活自理能力
硬瘫期 (痉挛期)	患侧下肢持重训练	使患侧下肢持重逐步增大到体重
	坐位和站立位的平衡训练	促进坐位和站立位平衡
	患侧伸髋屈膝背屈踝训练	建立正常的步行运动模式
	上肢的被动-自主-主动训练	恢复患侧上肢的运动控制能力
	痉挛肌的抗痉挛处理	解除痉挛,确保正常运动模式
	生活自理训练	达到基本生活自理
恢复期	肢体活动随意性训练	使肢体的运动模式趋于正常
	生活自理和社会参与训练	回归正常的家庭和社会生活

(二)骨关节及运动系统疾病的康复

骨关节及运动系统疾病包括关节炎和结缔组织病、骨折、骨质疏松症、外周血管病、糖尿病、烧伤、运动损伤、关节置换术后、截肢后、脊柱疾病(如腰椎间盘突出、颈椎病等)和手外伤等的康复。以发病率最高的骨折患者为例,如社区医疗卫生机构条件具备,康复治疗可分为早期和后期两个阶段。

1. 早期——骨折固定期　肿胀和疼痛是骨折复位固定后最主要的症状和体征,持续性肿胀是骨折后致残的最主要原因。因此,早期康复治疗的目的是消除肿胀,缓解疼痛。

(1) 主动运动:是消除水肿的最有效、最可行和最经济的方法。包括:①伤肢近端和远端固定关节的各个轴位上的主动运动;②骨折固定部位进行该部位肌肉有节奏的等长收缩练习,以防止失用性肌萎缩,并使骨折端挤压以有利于骨折愈合;③关节内骨折,常遗留严重的关节功能障碍,为减轻障碍程度,在固定2~3周后,如有可能应每日短时取下外固定装置,在保护下进行受损关节不负重的主动运动,并逐步增加关节活动范围,运动后继续维持固定,以促进关节软骨的修复,利用相应关节面的研磨塑性减少关节内的粘连;④健侧肢体及躯干应尽可能维持其正常活动。

(2) 患肢抬高:有助于肿胀消退,肢体的远端必须高于近端,近端要高于心脏平面。

(3) 其他物理治疗:改善肢体血液循环、消炎消肿、减轻疼痛粘连、防止肌肉萎缩以及促进骨折愈合。包括:①温热疗法:传导热疗(蜡疗、中药热敷)、辐射热疗(如红外线、光浴)均可应用;②超短波疗法或低频磁疗,可使成骨再生区代谢过程加强,成纤维细胞和成骨细胞提早出现;对软组织较薄的部位骨折更适合用低频磁场治疗,而深部骨折适用于超短波治疗;此法可在石膏外进行,但有金属内固定时禁用;③音频电疗法声波治疗,可减少瘢痕与粘连。

2. 后期——骨折愈合期　康复目标是消除残存肿胀,软化和牵伸挛缩的纤维组织,增加关节活动范围和肌力,重新训练肌肉的协调性和灵巧性。

(1) 恢复关节活动度包括①主动运动:受累关节进行各轴方向的主动运动,轻柔牵伸挛缩、粘连组织,运动时应遵循循序渐进的原则,运动幅度逐渐增大,每个动作重复多遍,每日数次;②助力运动和被动运动:刚去除外固定的患者可先采用助力运动,以后随着关节活动范围的增加而相应减少助力,动作应平稳、和缓、有节奏,以不引起明显疼痛为宜;③关节松动术:对僵硬的关节,可配合热疗进行手法松动。治疗师一手固定关节近端,一手握住关节远端,在轻度牵引下,按其远端需要的方向松动。

(2) 恢复肌力:逐步增加肌肉训练强度,引起肌肉的适度疲劳。

（3）其他物理治疗:局部紫外线照射,可促进钙质沉积与镇痛;红外线、蜡疗可作为手法治疗前的辅助治疗,可促进血液循环,软化纤维瘢痕组织。

（三）慢性疼痛的康复

常见的疼痛有慢性疼痛综合征、癌性疼痛等。疼痛是一种主观感觉,常由多种因素造成,如躯体的、精神的、环境的、认知的和行为的等。常用的康复治疗方法有:

1. 物理治疗　①电刺激镇痛疗法,包括经皮神经电刺激疗法、经皮脊髓电刺激疗法、脊髓刺激疗法和深部脑刺激疗法等;②热疗和冷疗;③运动疗法;④松弛术。

2. 认知行为疗法　50%～70%慢性疼痛患者均伴有认知行为和精神心理的改变,从而进一步加重疼痛,如不进行干预,易形成恶性循环。认知行为疗法是慢性疼痛患者的综合性治疗措施。

3. 身体支持和支具的应用。

4. 针灸、推拿和按摩。

5. 药物治疗。

6. 神经阻滞疗法。

（四）心肺及内脏疾病的康复

冠状动脉粥样硬化性心脏病(冠心病)是最常见的心血管疾病之一。冠心病康复作为临床治疗的重要组成部分,是指综合采用主动积极的身体、心理、行为和社会活动训练与再训练,帮助患者缓解症状,改善心血管功能,在生理、心理、社会、职业和娱乐等方面达到理想状态,提高生活质量。同时应强调积极的干预冠心病危险因素,阻止和延缓疾病的发展过程,减轻残疾和减少再次发作的危险。

慢性阻塞性肺疾病康复治疗目标在于改善顽固和持续的功能障碍(气道功能和体力活动能力),以期在肺障碍程度和其生活地位允许的条件下恢复至最佳功能状态。康复治疗包括呼吸训练、排痰训练、运动训练、中国传统康复方法、物理因子治疗和日常生活指导等。

（五）其他疾病的康复

其他常见疾病如肿瘤、艾滋病、职业疾病、精神疾病,以及视觉、听觉和平衡觉等问题都适宜康复的介入治疗。

（沈　会）

学习小结

1. 康复是综合、协调地应用各种措施,以减少病、伤、残者的躯体、心理和社会的功能障碍,发挥病、伤、残者的最高潜能,使其能重返社会,提高生存质量。康复医学的核心是残疾的功能恢复以及预防。社区康复是指由社区领导,主要依靠社区本身的人力资源,由卫生、民政、社团（如残疾人组织及康复医学学术团队）、教育、劳动就业等部门人员,以及志愿人员、残疾人员及家属参加的社区康复系统,在社区内进行残疾的筛查、预防、医疗康复、教育康复、职业康复和社会康复的工作,使分散在社区的残疾人得到全面的基本的康复服务。

2. 康复功能评定是指在临床检查的基础上,对病伤残者的功能状态及其水平进行客观、定性和（或）定量的描述,并对结果做出合理解释的过程,为制订康复目标及康复治疗措施提供依据。常用的康复评定包括认知功能评定、言语功能的评定、运动功能的评定、疼痛的评定、日常生活活动能力评定等。

3. 康复治疗是康复医学的主要内容,也是促进病、伤、残者功能恢复和身心健康的重要手段。常用的康复治疗技术主要有物理治疗、作业治疗、言语治疗、心理治疗、康复工程、中国传统康复疗法等。常见疾病的社区康复包括神经系统疾病的康复、骨关节及运动系统疾病的康复、慢性疼痛的康复、心肺及内脏疾病的康复及其他疾病的康复。

4. 社区康复需掌握社区康复工作内容;社区康

复功能评定；社区康复治疗技术,社区康复目标；社 动系统疾病的康复等。
区康复工作任务；神经系统疾病的康复；骨关节及运

复习思考题

1. 社区康复工作内容主要有哪些?

2. 常用的康复治疗技术有哪些?

3. 骨折患者后期康复内容主要有哪些?

第九章　全科医疗中常见心理健康问题的识别与处理

学习目标	
掌握	心理健康的定义；心理健康问题的层次和性质特点；心理问题评估的内容和方法；危机干预的概念和实施方法。
熟悉	心理干预中的会谈原则和技巧，初次会谈的结构和内容。
了解	心理健康的理论；行为干预、认知干预及家庭干预的基本概念和具体实施方法。

心理卫生（mental health）也称精神卫生，是研究如何维护和促进人的心理健康的科学。心理健康问题已成为当今世界人群疾病负担的重要组成部分，全科医生作为首诊服务的提供者，也应掌握心理健康问题的识别和干预技能。

案例 9-1

小李是个自尊心极强又多愁善感的女孩，虽不是非常聪明但凭着自己的刻苦努力，在班级的成绩一直名列前茅。经过高考的拼杀，她带着良好的感觉进入大学校园，但是进入大学之后，突然发觉自己站在"山顶"的感觉没有了。在高手如云的集体内，昔日那种"鹤立鸡群"的优越感已荡然无存，"众星捧月"的地位变了，升入大学后不久的一次新生摸底考试竟然还不及格，自信心突然坍塌。一个学期过去了，学习越来越吃力，她对自己越来越没信心，成绩也越来越差，生活变得没有规律，食欲缺乏，经常失眠，到后来竟然想退学。家长实在没办法，将孩子送到了医院。作为一名全科医生，你该如何帮助小李呢？

第一节　概述

心理健康问题已是当今世界人群健康的重要组成部分。据世界卫生组织统计，目前全球有近25%的人患有精神疾病，平均有四分之一的家庭有至少1名家庭成员有心理障碍或行为障碍；各类精神疾病约占疾病总负担的1/5。我国精神疾病的发病情况也十分普遍，调查统计表明（2013），我国各类精神病的总患病率为17.5‰（不含神经症），其中精神分裂症患病率为6.55‰，重症抑郁和双向情感障碍为0.83‰。我国的神经症患病率也较高，据调查为35.18‰；其中老年抑郁症患病率：>60岁为1.57%。另外，我国儿童、青少年的心理或行为问题的发生也有明显上升。据不完全统计，我国17岁以下的儿童和青少年中心理和行为问题的检出率为12.9%，大学生中有焦虑、恐惧和抑郁的人数高达16%以上。有20%的围产期妇女出现各种不良的心理行为问题。我国综合性医院中25%～40%的患者伴有各种心理问题。医生的心理健康问题也非常突出,美国的一项研究显示,27%的全科医生患有抑郁障碍,其中11%的人症状严重,13%的人有自杀意念。到2020年,疾病总负担中精神卫生问题将排名第一。精神疾病给社会造成了沉重的负担。全球十大致残疾病中有5种是精神疾病,精神疾病在我国疾病总负担中位居第一(17.5%),WHO预计到2020年将上升到25%。因此,全科医生应高度关注基层卫生服务中的精神卫生和心理健康问题。

一、心理健康问题的含义

(一)世界卫生组织对心理健康的定义

世界卫生组织(WHO)对心理健康的定义是:"心理健康不仅指没有心理疾病或变态,不仅指个体社会适应良好,还指人格的完善和心理潜能的充分发挥,亦指在一定的客观条件下将个人心境发挥到最佳状态。"

(二)国际心理卫生大会对心理健康的定义

国际心理卫生大会(1946年)提出:"所谓心理健康是指在身体、智能以及情感上与他人的心理健康不相矛盾的范围类,将个人心境发展成最佳状态",其标准为:①身体、情绪、智力十分调和;②适应环境,人际关系良好;③有幸福感;④在工作和工作中,能充分发挥所能,有效率。

(三)美国学者坎布斯对心理健康的定义

美国学者坎布斯(A. W. combs)认为,一个心理健康、人格健全的人应有的4种特质。

1. 积极的自我观念　能悦纳自己,也能为他人悦纳,能体验到自己存在的价值,能面对和处理好日常生活中遇到的各种挑战。尽管有时也可能会觉得不顺心,也并非总为他人所喜爱,但是肯定的积极的自我观念总是占优势。

2. 恰当地认同他人　能认可别人的存在和重要性,即能认同别人而不依赖或强求别人,能体验自己在许多方面与大家都是相同的、相通的,能和别人分享爱和恨、乐与忧以及对未来美好的憧憬,并且不会因此而失去自我,仍保持着自我的独立性。

3. 面对和接受现实　能面对和接受现实,而不论其是好是坏或对自己有利或不利,即使现实不符合自己的希望与信念,也能设身处地、实事求是地去面对和接受现实的考验。能够多方面寻求信息,善于倾听不同的意见,正确把握事实的真相,相信自己的力量,随时接受挑战。

4. 主观经验丰富,可供利用　能对自己、周围的事物、人物及环境有较清楚的知觉,不会迷惑和彷徨,在自己的主观经验世界里,储存着各种可利用的信息、知识和技能,并能随时提取使用。善于发现和利用自己的长处和优点,同时也能借鉴和学习别人的长处、优点,以此来解决自身所遇到的问题,从而增进自己行为的有效性,并且不断丰富自己的经验、知识库。

(四)国内的心理学家王登峰对心理健康的定义

国内著名心理学家王登峰等根据各方面的研究结果,归纳总结,较为详细地提出了有关心理健康的8条指标。

1. 了解自我、悦纳自我　一个心理健康的人能体验到自己的存在价值,既能了解自己,又能接受自己,具有自知之明,即对自己的能力、性格、情绪和优缺点都能做到恰当、客观的评价,对自己不会提出苛刻的非分期望与要求,对自己的生活目标和理想切合实际,因而对自己总是满意的;同时,努力发展自身的潜能,即使对自己无法补救的缺陷,也能安然处之。

2. 接受他人、善与人处　心理健康的人乐于与人交往,不仅能接受自我,也能接受他人,悦纳他人,能认可别人存在的重要性和作用。

3. 热爱生活、乐于工作　心理健康的人珍惜和热爱生活,积极投身于生活,在生活中尽情享受人生的乐趣。

4. 面对现实、接受现实、适应现实、改变现实　心理健康的人能够面对现实,接受现实,并能够主动地去适应现实,进一步地改造现实,而不是逃避现实,对周围事物和环境能做出客观的认识和评价,并能与现实环境保持良好的接触,既有高于现实的理想,又不会沉湎于不切实际的幻想与奢望,他对自己的能力有充分的信心,对生活、学习、工作中的各种困难和挑战都能妥善处理。

5. 能协调与控制情绪、心境良好　心理健康的人愉快、乐观、开朗、满意等积极情绪状态总是占据优势的,虽然也会有悲、忧、愁、怒等消极的情绪体验,但一般不会长久。

6. 人格和谐完整　心理健康的人,其人格结构包括气质、能力、性格和理想、信念、动机、兴趣、人生观等各方面能平衡发展。

7. 智力正常　智力正常是人正常生活的最基本的心理条件,是心理健康的主要标准。

8. 心理行为符合年龄特征　生命发展的不同年龄阶段有不同的心理行为表现,从而形成不同年龄阶段独特的心理行为模式。心理健康的人应具有与同年龄段大多数人相符合的心理行为特征。

综合而言,心理健康有两层含义:一是心理功能正常,没有心理疾病;二是能积极调解自己的心理状态,顺应环境,有效的完善个人生活,并具有一定积极发展的心理状态。

相关链接 9-1

Karl Menninger 关于心理健康的论述

著名临床心理学家 Karl Menninger 对于心理健康的含义有一个十分充满人性化的论述。对于一般人来说不能用"健康"或"异常"这两个极端的概念来评判人的心理健康,取而代之的应是相对的、比较的概念。他认为每个人都处在一条直线上,这条直线的一端是完全健康而另一端是完全异常。人们都不是处在完全健康和完全异常的两个端点上,而是在这条直线上不固定地游移。即使人们所处的心理健康状态较差,这并非说明是该人整体上的失败,而仅仅是个人内在资源的消耗,这消耗是自己在维持心理健康状态所付出的心理防御代价。这如同一个人被细菌感染时出现发烧的症状一样,发烧是机体在与细菌抗衡中的一种反应,这并非说明此人的机体已经彻底崩溃。根据 Karl Menninger 的观点,对于一个出现心理问题的人而言,只能说明他正处在心态健康问题需要调整的阶段而并非都是严重精神疾患的恶兆。

二、心理健康理论

(一)精神病理学模型

传统的精神分析学派认为,心理健康是一个连续的概念,心理健康的反面就是心理不健康,是在单一维度上的两个极。因此心理健康的评价上可以消极取向作为评价标准,当心理不健康消除,便可达到心理健康。

(二)"成熟者"模型

特质理论认为心理健康的人是"成熟"的人,能够用意识支配个体,其理性与感性能和谐共处,共同影响其行事。其心理健康的标准为:"具有扩展自我的能力、爱与同情的能力、具备完全感并能自我接纳,客观感知现实,有客观认识自我的能力,具备处理生活与工作的能力,具备统一的人生观,对一切生物具有同情心"。

(三)"构念"模型

从认知心理学角度理解心理健康的概念,认为人对环境中人、事、物的认识、期望、评价、思维所形成的观念称为个人构念,心理健康是指具备良好的个人构念,并注重理性,能够不断通过理解环境对个人构念进行调节。

（四）"自我实现者"模型

人本主义理论认为心理健康的人是达到自我实现的人。但是在现实生活中以此为标准，能够完全达到自我实现的极端心理健康者几乎不存在。

（五）心理健康双因素模型（DFM）

该模型认为心理健康应该从心理健康积极状态（wellness）和心理不健康消极状态即精神病理学（psychopathology，PTH）两个因素上同时衡量。在 DFM 模型看来，心理健康既包含心理不健康状态的消除，也包含心理健康积极特质的获得，且二者不是单一变量的两个极，而是相对独立的评价变量。

相关链接 9-2

心理健康双因素模型（DFM）

心理健康双因素模型（DFM）的概念在积极心理学兴起前便被提出来，1998 年，Keyes 在美国成年人健康调查中发现心理健康和心理疾病属于两种潜在的连续体，引发了他对心理健康的思考。随着积极心理学思潮的兴起，有大量学者围绕完全心理健康的概念、标准、预防及干预等方面进行了相关研究（Corey L. 等，2000；Greenspoon 等，2001；Keyes 等，2005；Suldo 等，2008），Greenspoon、Saklofske、Keyes 等相继提出了意义较为一致，但表述不同的心理健康双因素理论。2008 年 Suldo、Shaffer 和 Doll 等学者统一将其命名为"心理健康双因素模型"。

心理健康双因素模型在心理健康状态的划分上，利用心理健康积极指标和精神病理学指标将人的心理健康划分为四个区间。Keyes 和 Lopez（2005）以主观幸福感为积极指标，以心理障碍症状为消极指标，把人群划分为四类：完全心理健康者（Low PTH-High SWB），即低心理障碍症状且低主观幸福感高的人群，他们表现出良好的心理和社会功能；部分心理健康者（Low PTH-Low SWB），即低心理障碍症状且低主观幸福感人群，这部分人群虽然没有心理障碍症状但是其心理健康的积极能量也少，所以受到消极因素影响的几率较大，故又叫易感者；高心理障碍症状但满足者，也叫部分心理障碍者（High PTH-High SWB），他们虽有心理障碍问题，但个人心理健康的积极能量也较高，能够进行自我修复，故其心理障碍的影响程度弱于完全心理障碍者；完全心理障碍者（High PTH-Low SWB），即高心理障碍症状且低主观幸福感的群体。

三、心理健康与疾病的关系

系列研究与临床观察已经一致证明，心理与社会因素在健康和疾病中具有十分重要的作用，不健康的心理导致疾病的发生。例如，长时间紧张的工作、经济压力、家庭矛盾等慢性应激，产生情绪的压抑，可以引起体内内啡肽、儿茶酚胺等激素的分泌增加，导致胃肠运动功能紊乱与胃黏膜供血不足，胃酸分泌增加，最终导致胃黏膜腐蚀、溃烂，形成胃十二指肠溃疡。躯体的疾病和痛苦又可影响个体的情绪，反过来可以影响心理的健康，心身的交互作用是影响健康的一个重要的因素。因此，保持健康的心理，建立积极的应对方式和健康的行为方式，是保持心身健康的重要条件。

四、心理健康问题的层次

在心理健康问题方面全科医生应认识其层次和性质特点，这样才能根据不同的对象制定相应的服务内容及处理范围。心理健康问题通常可分为心理困扰和心理障碍两个层次。

（一）心理困扰

1. 心理困扰的定义　心理困扰是指个体在日常生活过程中，因内、外部原因的影响而引起的在某一时期出现的焦虑与烦恼、迷茫与疑惑、低沉与沮丧等不良反应的心理状态。心理困扰是一种心理方面的亚健康状态。每个人在成长发展过程中,由于社会生活中各种内外因素的影响,会产生一事一时的情绪波动或行为变化,这是正常的现象。但如果情绪波动较大,行为适应出现问题,而且持续时间也较长,开始有影响到生活、学习、工作及其他的不良社会功能。这就进入到心理困扰状态。有的人能通过自我调整可得以改善或恢复,有的则因自我调节力量有限,方法不恰当,同时又未能得到外来有效的支持和帮助,这样,心理困扰的程度就会逐渐加重,向心理障碍方面转化。

相关链接 9-3

被忽视的心理困扰

心理困扰本身不是病态反应,它是任何人都可能在人生的某一时段出现的一种认知冲突、心境烦躁、体验不爽的心理反应。它可以是情绪上的,也可能是人际关系上的,或者是学业、工作、处事等等诸多方面的不适感受。相比于心理障碍和心理疾病而言,个体心理困扰往往表现得轻微些,是一种偏离正常心理状态的轻度心理问题,没有构成可辨认的临床综合征,一般可通过主动自我调适或主动寻求他人的帮助摆脱困扰,得到解决。但是,任何重度心理问题都有由"简单"起因经"频繁"而累积的演进过程,心理困扰是引发一切更严重心理问题的最根本的起因。心理困扰往往使个体自我感觉痛苦、深深体验到紧张、消极、无所适从、不愉快、内心矛盾等等心理感受。经常性的心理困扰必然导致个体意志消沉、精神萎靡、心态失衡,心理障碍、心理疾病以致心理危机就会相伴滋生。

处于心理困扰状态的现象在人们的日常生活中十分普遍,但却往往被大家所忽视。因为它的表现形式常常多变、含蓄和隐晦。它给予人们是一种体验,甚至难以用语言形容,更不容易主动地向他人直接表达。譬如对于心境的感受,这是一种比较持久的,影响人的整个心理状态和精神活动的情绪状态。当处于良好的心境时,似乎事事感到春风得意,遇到的一般困难和问题也会不屑一顾。但一旦心境不好时,就会事事不顺眼,处处不称心。不佳的心理状态不仅体现在情绪方面,躯体上的不适也会是一种间接的提示和反应。如不同程度的头疼头胀、腰酸背痛、四肢乏力、腹胀、食欲缺乏、咽部梗感、睡浅梦多等等。这些体征往往似是而非,对于自我敏感者则较为明显。但若进行体格检查或实验室检查,其结果一般均为阴性。心理状态不佳还可以表现在社会适应方面,如处事急躁或冷漠、缺乏热情、无所事事、交往减少、拖拉懒散、办事退缩等。

2. 心理困扰的主要原因

(1) 源于人的社会性要求:奥地利心理学家弗洛伊德认为,人首先具有本我的欲望,如食欲、性欲、求生欲、成就欲等,但人又是社会性的动物,人生活在社会中必然受到社会规范的制约,当两者矛盾和冲突时,必然产生心理困扰。

(2) 源于对社会剧烈变化的不适应:当今社会竞争激烈、环境变化快速、价值多元冲突、人际关系紧张等变化。当心理与外部环境不协调时,就会产生心理上的不平衡,引发不安、焦虑和困扰。

(3) 源于自身发展的特殊性:我们需要在社会适应、人际交往、自我发展等方面不断发展,渴望摆脱外界的束缚,渴望形成独特的自我,当理想与现实产生矛盾时,心理困扰将在所难免。

3. 心理困扰的理论解释

(1) 马斯洛需要层次理论:需要是有机体内部心理或者生理上的某种缺乏或不平衡状态。需要是有机体活动的积极性源泉,是人进行活动的基本动力。马斯洛认为,人的基本需要有五种,依照其强弱从低到高排列层次分别为生理需要、安全需要、归属和爱的需要、自尊的需要、自我实现的需要。人有若干需要,需要得不到满足,便会产生一定的否定情绪,进而形成心理困扰。

（2）个体的情绪理论:情绪是人的需要是否得到满足产生的一种主观体验和反应。每个个体都有自己的情绪特点,这些情绪特点是同其整个身心发展特征密切关系的。一旦情绪出现矛盾性和双重性,容易造成心理困扰。

（3）人格与环境相互作用的理论:黄希庭教授提出人格的决定因素包括三方面内容:一是人格的遗传生物基础,二是人格的环境基础,三是人格与环境的交互作用。

（4）心理冲突理论:霍尼(Horney)提出的心理冲突的社会文化理论模型认为,文化与社会环境对个体的情感、态度以及行为方式有着重要的影响;文化本身所具有的矛盾冲突倾向使生活于其中的个体承受着这些矛盾冲突。

4. 心理困扰的评估　近年来,各国学者对心理状态问题有许多的关注和研究。若要从精神医学临床诊断学的角度来评估心理困扰,一般难以把不良的心理状态归入到诊断标准范围之内。例如2001年中国精神障碍分类与诊断标准(第三版),(CCMD-3)对恶劣心境的诊断标准是:持续存在的心境低落,但不符合任何一型抑郁的症状标准,同时无躁狂症状。符合症状标准和严重标准至少2年,在这2年中很少有持续2个月的心境正常的间歇期,所以对恶劣心境患者的诊断标准十分严格,而在一般情况下能完全符合诊断标准的来访者并不多。但在日常生活中处于抑郁、焦虑、恐惧、强迫、疑病、躯体不适状态的人却很多。因此关心人们的心理状态健康程度十分必要。

关于心理困扰测量的专业量表比较少。国外主要选用 SCL-90、EPQ 等对心理困扰进行测试。国内一些专家学者进行了本土化的研究。如郑日昌等2005年主持编制的《中国大学生心理健康量表》(又名中国大学生心理困扰量表),该量表包含躯体化、焦虑、抑郁、自卑、社交退缩、社交攻击、偏执、强迫、依赖、冲动、性心理障碍、精神病倾向等维度。问卷采用5点记分。各分量表的分数由属于该维度题目的得分相加而得。只计算分量表分数,不累加总量表分数。

全科医生不仅应认识和理解人们的心理困扰或心理不佳状态,而且应尽早地给予相应处理。除了心理支持和干预之外,适量的对症下药十分必需。因为及时、有效的处理,能尽快帮助来访者摆脱心理困扰,消除症状,恢复良好的社会功能。

5. 心理困扰的预防

（1）适度运动:"生命在于运动",鼓励每个人坚持适宜的活动内容和活动方式,如慢跑、游泳等。

（2）全面均衡适量的营养:人体对各种物质的需求量都有一个度,过量摄入将会适得其反,高糖、高盐、高脂肪食物的长期过量进食,尤其是饱和脂肪酸过量会导致亚健康状态。因此均衡适量的营养是维护身体以及心理健康的基本手段之一。

（3）保持心理健康:长期的精神刺激和压力以及长期的压抑愤怒等负性情绪,也是导致亚健康的一个因素。保持良好的心态、乐观豁达、奋发进取的精神,是防治亚健康的精神基础。可适当培养业余爱好,如读书、听音乐、练字画等有益于身心健康的活动。

（4）保持良好的人际关系:与人交往过程中要尊重和体谅他人,做到诚实守信,构建良好人际关系的基石。

（二）心理障碍

心理障碍(mental disorders)指在各种生物、心理以及社会环境因素的影响下,大脑机能受到影响或损害,导致认知、情感、意志、行为等精神活动不同程度的障碍。心理障碍与心理健康一样,是一种状态,也是一种过程,并不断地变化发展。这种状态和过程伴随着主体与自我、与他人、与现实环境的互动,心理健康表现为互动的协调、一致、正常、和谐,而心理障碍则表现为互动的不协调、不正常、扭曲甚至分裂。

国内外很多大型流行病学研究显示,普通人群中精神心理障碍非常普遍。2008 年世界卫生组织发表的《全球疾病负担》报告显示,神经精神疾病是造成全球疾病负担最主要的原因,占 15 岁以上人群中导致失能原因的三分之一。在全球范围内,因丧失能力造成生命荒废(即伤残损失健康生命年,years lost due to disability,YLD)的前 10 位原因中有 4 个是精神心理障碍。2009 年中国疾病预防控制中心数据显示,目前我国各类精神疾病患者超过 1 亿人,神经精神障碍在我国疾病总负担中排名首位,约占中国疾病总负担的 20%,预计到 2020 年,这个比例将上升至 25%。然而,由于社会、经济、卫生事业发展等多方面的原因,80% 以上的精神、心理障碍患者未被识别并得到有效治疗。

相关链接 9-4

2005 年世界卫生组织报告显示,我国精神卫生人力资源总数与全球平均水平存在较大差距,每 10 万人口平均拥有 1.46 名精神科医生,而全球平均为 4.15 名,为我国的 2.8 倍。由于精神心理障碍普遍存在,世界上没有任何国家能够保证有足够的专科医生照顾每个有心理障碍的人。即使在精神/心理专科医生数量相对较多、整体医疗水准较高的西方国家,大多数精神心理障碍患者还是由全科医生初诊。澳大利亚的国家全科医疗活动调查项目(BEACH)报告显示,澳大利亚的全科医生平均每接诊 100 个患者就会做出 12 个精神心理问题的诊断,其中 4 个诊断是抑郁症,抑郁症占所有健康问题诊断的 2.7%、占精神心理问题诊断的 1/3,焦虑症和睡眠障碍各占精神心理问题诊断的 15% 和 14%,这一方面说明精神心理障碍的全球普遍性,另一方面也表明全科医生在照顾精神心理健康方面能够和应该肩负的重要责任。

在心理障碍中又可分为非精神病性精神障碍和精神病性障碍。这些都被归入到精神疾病的范围之中。一般人们在提到精神疾病时容易联想到精神分裂症,以为只要是患精神疾病都会出现意识丧失、思维紊乱、感知失真、行为反常、无自知力等严重的症状。实际上,具有精神分裂症终身病患的患者在人群中的比例只有 5.18‰ ~ 8.18‰。而大多数有心理障碍的患者却很少有上述表现,属于非精神病性精神障碍。这类患者意识清楚,无幻觉妄想,没有严重脱离社会生活,有求医的愿望。这是两类性质不同的心理障碍(精神疾病),应加以严格鉴别、区分和不同处理。尤其不要把非精神病性精神障碍视为精神病性障碍的早期病症,看作是同种疾病的不同病程阶段。全科医生应有意识地向患者作详细的解释,帮助他们本质地理解各种精神疾病,并严格区分对待各种精神疾病。不要因全科医生对于精神疾患的"似懂非懂"及"一知半解"而误导患者,从而加重患者的心理负担。全科医生应努力帮助人们消除对于精神卫生和心理健康问题的不必要的恐惧及偏见。

五、心身健康和身心健康

(一)心身健康和身心健康内涵

心身健康和身心健康多属于心理健康问题,但其内涵不完全相同。心身健康是对心身疾病而言。心身疾病(psychosomatic disorder)又称为心理生理疾病(psycho-physiological disease),是指由于心理因素所致的躯体器质性疾病。这类疾病的发生和发展都与生活应激状态有密切关系,机体有器质性病理改变,伴有明显的躯体症状,但又不属于躯体形式的精神障碍。如高血压、冠心病、胃溃疡、支气管哮喘、甲亢、糖尿病、斑秃等等。而身心健康是对身心反应(psychosomatic reaction)而言。当患者在患有某种躯体疾病时会出现因躯体疾病本身所致的心理反应,或者患者患有躯体疾病后继发出现的心理问题或心理障碍。例如肺心脑病后期出现的精神惶惑、神志不清、幻觉妄想等症状;癌症患者常伴有的恐惧、焦虑和抑郁;手术患者在手术前后出现的焦虑、抑郁、谵妄和持续疼痛;慢性患者常见的外向投身、内向投射和患者角色习惯化等心理问题。

（二）躯体化障碍

全科医生在临床工作中还应注意和识别躯体化障碍（somatization），它是一种以持久的担心和多种多样、经常变化的躯体症状为主要特征的一组神经症。其症状可涉及身体的任何系统或器官，最常见的是胃肠道不适，异常的皮肤感觉，皮肤斑点，性及月经方面的主诉也很常见，常存在明显的抑郁和焦虑。患者因这些症状反复就医，各种医学检查阴性和医生的解释均不能打消其顾虑。常呈现为慢性波动性病程，常伴有长期存在的社会、人际及家庭行为方面的严重障碍。女性多于男性，多在成年早期发病。常见的症状如下。

1. 胃肠道症状　腹痛、恶心、打嗝、反酸、呕吐、胀气、嘴里无味或舌苔过厚、大便次数多、稀便，或水样便等。

2. 呼吸循环系统症状　胸闷、气短、胸痛等。

3. 神经系统症状　头晕、头昏、头胀、头痛等。

4. 泌尿生殖系统症状　排尿困难、尿频、生殖器或其周围不适感、异常的或大量的阴道分泌物等。

5. 皮肤症状　瘙痒、烧灼感、刺痛、麻木感等。

6. 疼痛症状　肢体或关节疼痛、麻木或刺痛感等。

7. 女性生殖系统症状　痛经、月经失调、性冷淡、性交疼痛等。

8. 男性生殖系统症状　遗精、早泄、阳痿等。

以上这些体征，通过体检和实验室检查都不能发现躯体疾患的证据，对症状的严重性、变异性、持续性或继发的社会功能损害也难以做出合理的解释。上述症状的优势观念使患者万般痛苦，不断求医，或要求进行各种检查，但检查后的阴性结果和医生的合理解释，均无法消除疑虑，但通过心理治疗和药物治疗进行治疗，只要识别正确，治疗得当，都能达到明显的治疗效果。

总之，全科医生在对待心身健康和身心健康方面应有全面的认识，同时在处理不同层次心理健康问题中从理论到技术、从预防到治疗都应有扎实的基础知识和丰富的临床经验，这样才能在复杂多变的心理健康问题时因人而异、分门别类地有效处理。

六、心理问题的区分

心理正常、心理异常、心理健康、心理不健康，这是全科医生必须要区分的概念，只有把它们之间的联系梳理通畅，才可以排除交流、诊治时的障碍。

"心理正常"是指一个人具备正常功能的心理活动，或者说是不包含有精神障碍症状的心理活动；而"心理不正常"，即"心理异常"，是指有典型精神障碍症状的心理活动。

很显然，"正常"和"异常"是标明和讨论"有病"或"没病"等问题的一对范畴。而"健康"和"不健康"是另外一对范畴，是在正常的范围内，用来讨论"正常"的水平高低和程度如何。可见，"健康"和"不健康"这两个概念，统统包含在"正常"这一概念中。不健康不一定是有病，不健康和有病是两类性质的问题。在临床上，鉴别心理正常和心理异常的标准与区分心理健康水平高低的标准也是截然不同的。心理不健康状态一般包含：一般心理问题、严重心理问题和神经症性心理问题（可疑神经症）。

（一）正常心理活动的功能

1. 保障人顺利的适应环境，健康地生存发展。

2. 保障人正常地进行人际交往，在家庭、社会团体、机构中正常地肩负责任，使社会组织正常运行。

3. 保障人正常地反映、认识客观世界的本质及其规律。

（二）心理正常与心理异常的区分原则

根据心理学对心理活动的定义，即"心理是脑对客观事物的主观反映"，因此提出以下三条原则作为区分心理正常与异常的依据。

1. 主观直接与客观世界的统一性原则　心理是客观现实的反映，所以任何正常心理活动和行为，在形式和内容上必须与客观环境保持一致。

如果来访者坚信他看到或者听到了什么，而在客观世界中，当时并不存在引起他这种感觉的刺激物，我们就基本可以认定，他的精神活动不正常了，他产生了幻觉。

如果一个人的思维活动脱离现实，或思维逻辑背离客观事物的规定性，并且坚信不疑，基本可以认定，他的精神活动不正常了，他产生了妄想。

如果一个人的心理冲突和实际处境不相符合，并且长期持续，无法自拔，基本可以认定，他的精神活动不正常了，他产生了神经症性问题。

这些都是我们观察和评价人的精神与行为的关键，称它为统一性（或同一性）标准。人的精神或行为只要与外界环境失去同一，必然不能被人理解。在精神科临床上，常把有无"自知力"作为是否有精神障碍的指标，其实这一指标已涵盖在上述标准之中。所谓无自知力或自知力不完整，是一种患者对自身状态的错误反映，或称为自我认知统一性原则的丧失。

2. 心理活动的内在一致性原则　人类的精神活动虽然可以被分为知、情、意等部分，但它自身确实是一个完整的统一体，各种心理过程之间具有协调一致的关系，这种协调一致性保证人在反映客观世界过程中的高度准确和有效。比如一个人遇到一件令人愉快的事，会产生愉快的情绪，手舞足蹈，欢快地向别人述说自己内心的体验。我们就可以说他有正常的精神与行为。相反，用低沉的语调向别人述说令人愉快的事，或者对痛苦的事做出快乐的反映，我们可以说他的心理过程失去了协调一致性，称为异常状态。

3. 人格的相对稳定性原则　每个人在自己长期的生活道路上都会形成自己独特的人格心理特征。这种人格特征形成之后具有相对的稳定性，在没有重大外界变革的情况下，一般是不易改变的。它总是以自己的相对稳定性来区别一个人与其他人的不同。如果在没有明显外部原因的情况下，这种相对稳定性出现问题，我们也要怀疑一个人的心理活动是否出现了异常。因此，我们可以把人格的相对稳定性作为区分心理活动正常与异常的标准之一。比如，一个用钱很仔细的人突然挥金如土，或者一个待人接物很热情的人突然变得很冷淡，如果我们在他的生活环境中找不到足以促使他发生如此改变的原因时，我们可以说他的精神活动已经偏离了正常轨道。

第二节　常见心理健康问题的筛检评估

要对有心理困扰并要求接受帮助的来访者进行干预处理，首先必须对他们的心理问题进行评估和诊断。评估有别于诊断，评估是对来访者整体、全面的了解，是诊断工作的基础，而诊断则是根据精神医学的分类标准对患者的心理障碍进行归类和判断。评估是一个过程，并非都能在初次接触谈话后即能完成，有的需要经过多次交流沟通才能做到广泛、深入、全面的评估。

一、心理评估的基本概念

心理评估（psychological evaluation）是通过观察、交谈以及心理检测等手段对个体的心理现象做全面、系统、深入的客观描述的过程和方法。

（一）心理评估应遵循的原则

1. 灵活性原则　灵活性包含两种含义，一是评估过程要灵活使用多种评估方法；二是在心理咨询中，全科医生需要以多种心理咨询理论提出来访者心理问题的各种可能的假设。

2. 过程性原则　全科医生要明确心理评估是一个过程，从咨询的开始到结束，医生是逐步了解来访者的，随着咨询的进展，医生应不断提出并修正对来访者的问题或咨询计划的假设。

3. 共同参与性原则　心理问题评估是咨询者和来访者共同参与的过程，心理评估不是单个方面的工作，评估的工具、方法和治疗的目标等都需要二者共同商定。

（二）心理评估的基本态度

心理评估的基本态度，是指全科医生对待心理评估这一过程所持有的立场以及个人倾向。

1. 连续体观点　是指全科医生在为来访者进行心理评估时，要明确正常心理和异常心理之间没有绝对的界限，他们是一个渐变的连续体，区别往往是相对的。

2. 多因素观点　心理活动的表现是受到多种因素的影响，这就要求心理评估时全科医生要考虑多方面的因素，要同时考虑来访者的生物、心理社会因素的共同作用。实际上心理评估只是不断接近最好的辨别标准。因此，心理咨询要从多个维度采用多元的方法来解决来访者的问题。

3. 动态的观点　要以动态的观点来看待来访者的问题和整个心理评估的过程，避免用直线思维影响心理评估工作，来明确心理评估只是对来访者当前的问题的一种定性，而不是最终的结论，要看到来访者的潜力以及自我治愈的能力。

二、心理问题的评估

评估一般可以通过自我功能评估、境遇问题评估、来访动机评估、紧急状况和危机评估、处理方法评估等五个方面进行。

（一）自我功能评估

根据来访者提供的信息对来访者的行为方式、情绪状态、思维模式及人格特点做出评估。

1. 功能评估指标　评估一个人的自我功能即评估其自我发展的状况，通常可以从以下10个方面来体现自我功能的健全程度：

（1）能善待自己和善待别人，对他人具有爱心，能和别人建立稳定持久的良好人际关系。

（2）能敏锐地感受自己喜、怒、哀、乐的情绪状态，并能贴切地表达这些感受。

（3）能认识和维护自己的合理权益。

（4）能确定自己持续努力的目标，在达到目标后能获得一定的满足感。

（5）能做到在工作中持之以恒，克服困难，努力学习，不断进取，尽心尽力。

（6）能合理安排时间，做到有张有弛，劳逸结合。

（7）能适应不同的环境，同时又有在一定范围内改变不良环境的想法和行动。

（8）能做到自我控制，对己既不放纵也不过于苛刻。

（9）能独立对事物做出判断及决定，并能对所作决定的结果承担责任。

（10）能合情合理地评价环境、评价自己及评价未来。

2. 自我功能评估的实施　全科医生可以参考以上10个方面来衡量一个人自我功能健全的程度，同时也需要考虑通过哪些方法，从哪些方面着手对来访者实施自我功能的评估。评估一般可以从以下几方面实施。

（1）环境适应：从对来访者生活经历、工作状态、家庭结构、家庭成员的关系，学习工作的实绩及与外界的接触能力去了解他们对所处环境的适应程度。

（2）人际关系：对于来访者人际关系的评估可以从两个方面着手。一方面了解他们与别人相处的能力、效果、维持时间、关系的深度以及在建立人际关系方面的困难、挫折等情况。另一方面是评估来访者与医生建立关系的情况，如是否能对医生接纳，信任与合作。是否在医患关系方面出现阻抗或是从交谈的气氛中观察医患关系的和谐程度。

（3）成熟程度：评估成熟程度可以从来访者对事物的认真态度、判断能力、个人主见及自我激励等情况进行观察。如果来访者的表现与其年龄不符，显得不成熟，全科医生就应对此情况有所估计，对于某些重要的信息应考虑由父母或亲属来补充提供，以求更全面的了解。而对于那些给人初次印象十分老练，十分成熟，表现似乎远远超过实际的年龄。对于这种"小大人"医生也应十分关注和认真对待。过分成熟的孩子，在提供信息方面可能会存在某些掩饰。

（4）应对能力：如何处理有压力的生活事件的态度和方法，能体现一个人的应对能力。如果当某些需求一时无法得以满足时是表现为沮丧、失望、消极、退缩还是能正确对待挫折，不气馁，不自责，能想方设法改善不利因素，努力克服困难，度过艰难的阶段。这是区分应对能力高低的指标。

（5）自我认同：自我认同是指自己对自我的了解程度，明确自己的向往和追求，满意自己的形象以及清楚自己的不足和困扰的心理特征。全科医师对于来访者自我认同的评估，最好的方法是要求来访者详细地描述一下对自己的看法，无论是正面的描述还是负面的看法，如缺点、失望等，实际上都能从不同的角度反映出他的自我认同的程度。

总之，为了心理健康问题来求助的来访者都有自己各自的人格特点，所以全科医生不能一概而论，而应根据每个人的具体情况，了解他们的能力、资源、弱点、内在动力及协同性等，以便对来访者的整体功能做出客观全面的评估。

（二）境遇问题评估

此评估的目的是了解来访者所遇到的社会生活事件，出现的问题及如何构成心理压力和困扰的背景。即使面对相同的事件，但每个人所做出的反应是不同的，有人可以看得轻描淡写，有的人确认为是大难临头。所以只有当医生对于来访者本人及境遇有整体的了解，才能产生同感，构成有深度的评估。

通常的初次会谈，来访者一般都倾向于表述自己境遇的过程，倾吐自己情绪和看法，但不等于就能向医生谈出真正的问题。这里涉及对医生的信任问题，如果没有附加条件，来访者初次接触医生时的信任程度并不是都很充分，只有到来访者确认医生十分可信以后才会流露真情，才开始谈论到一些涉及个人隐私的实际问题。所以，此时医生才能发现某些导致来访者心理困扰或障碍的核心问题，为以后制定干预的方案奠定基础。

在构成心理问题的众多因素中医生应对以下几个问题尤其需要加以关注：①引起来访者心理困扰的引发因素或事件；②产生心理问题的程度；③在各种压力下来访者自我功能损害的程度。只有对这些问题有全面的了解和审视，才能有的放矢地去考虑来访者的实际困难，才能有针对性地去寻求来访者的各种资源和激发其内在的动力。

对于来访者境遇问题的评估有一个过程，不是通过一次谈话就能了如指掌，而需要在多次谈话中，从不同的角度收集信息，才能由表及里地完善评估。在临床过程中评估问题也会出现许多复杂的情况，有人在初次接触中的叙述内容十分凌乱，在以后的谈话中却能相当有条理地反映出自己深层次的心理问题。但有的来访者开始时似乎表现出对自己的问题十分明白，侃侃而谈，但在以后的谈话中却变得杂乱无章，内容松散。这些情况的出现往往与来访者的求助动机有关，与医患关系的初建状态有关。需要注意的是医生对当来访者的问题尚未有明确的评估之前，来访者就认为他的问题已解决，无须再深入交谈和讨论，这种现象的出现提示有可能已经出现了阻抗，也有可能是医患关系受损，来访者对医生能够理解问题和帮助他（她）解决问题已缺乏信心。

（三）来访动机评估

这是对来访者求助愿望强烈程度、对领悟自我问题的能力及能否与全科医师建立良好医患关系的可能性进行评估。

对有不同程度心理困扰和心理障碍来找全科医生帮助的来访者或患者，他们会有自己各自的动机。有的有强烈的求助动机，能与医生建立良好的医患关系，也能把握求助者的角色，有配合医生解决问题的愿望和行动。这说明他们的动机明确，能够接纳给予的支持和帮助。有的来访者其主要目的是希望改变引起自己心理问题的客观因素，对于如何改变自己的动机却十分微弱。医生应充分估计到对这类来访者进行干预的实效性会存在一定难度。有些来访者对他人戒心很重、敌意很强、支配性很差，认为医生也不可能帮上多少忙。即使是面对这样的来访者，全科医生也不应完全排斥他们，应给予他们支持和帮助的机会，多观察和交谈几次，以确定他们是否是因心理防御机制过强而表现出的一时假象。此外，如果有的来访者是被亲朋好友硬逼而来"完成任务"，说明本人缺乏求助动机。医生应仔细考虑来访者动机不强的各种主客观因素，同时也应观察来访者是否真正具有自知力，不要轻易地接纳为自己的工作对象，进入到干预的阶段。对于自知力不完整的来访者，不能排除有精神病性障碍的可能，这需要及时转介到精神病专科医院进行诊治。

（四）紧急状况和危机评估

紧急情况和危机是两个不同的概念。全科医师只有确切地理解这两个概念才能对两种情况做到恰如其分的评估。紧急情况是指一种突如其来的、出人意料的情境和事件，并需要立即对此做出应对。危机在临床心理学中则是指来访者在自己的生活中面临重大转变或挫折，失去心理平衡的状态，急需得到强有力的心理支持和帮助（具体概念见下一节）。

对于紧急情况的共识似乎无可非议，但在临床工作有些情况是否属于真正的紧急情况需要进行客观的评估。虽然有些情况十分明了，如误服了危险药品、车祸意外、家人患急病等。但有些情况却需要进一步判断才能分辨。例如有位来访者匆匆赶来，说自己已经不行，表现为强烈的恐惧，伴脸色苍白、大汗淋漓、心悸震颤、过度换气、手足无措、有濒死感和失控感等，但经各种检查均无明显阳性指标，不能以躯体疾病解释。所以来访者自认为的"生命危及"的紧急情况实际上并非真正的紧急，而仅仅是惊恐障碍的临床表现，只需适当处理即能很快缓解。由此可见，在判断紧急情况时需要明确了解来访者困扰的内容，发生的时间，情境的经过，以往类似的经历，该人应对的方法，处理后的效果等信息。由此判断来访者所处的境遇是否属于紧急情况。另外，来访者的理性思考能力、应变的态度和勇气、能否配合医生协助处理紧急情况也是十分重要的评估内容。

对于心理危机的判断一般比较明确，只要来访者遭受重大挫折，心理创伤严重，感到束手无策，悲观绝望，自杀行为，无制约地泄愤，情绪失控等都属于心理危机。心理危机的情况也比较繁复，但危机干预却是十分紧迫的事情，需要认真果断地处理。

在对紧急状况和危机进行评估时全科医生应评估来访者的反应方式，应考虑他们如果被转介可能出现的情绪反应，同时也应使自己保持沉着和冷静，客观地进行评价，避免因个人的情绪化而影响评估的准确性和可靠性。

（五）处理方法评估

能否给来访者作心理咨询？是否能让来访者接受某些短程心理治疗或是药物治疗？还是转介到上级综合性医院或专科医院接受诊疗？全科医生对这些问题的处理方法应进行明确的评估。

评估过程的最后一个环节是对采取何种处理方法进行评估。通常的处理方法有以下几种。

1. 实施相应的心理测验　通过心理测验可以从中获得许多信息和定量的指标，因此全科医师可以运用一些容易操作的常用量表对来访者做相关的症状评定。对于焦虑可用《焦虑自评量表》(SAS)、《贝克焦虑量表》(BAI)、《汉密顿焦虑量表》(HAMA)等。对于抑郁可用《抑郁自评量表》(SDS)、《贝克抑郁量表》(BDI)、《汉密顿抑郁量表》(HRSD)等。但对于一些来访者的人格问题或者儿童和青少年的智力问题等,由于所采用的测量工具和技术要求比较高,如常用的 Minnesota 多相人格调查表(MMPI)、Wech-sler 智力量表等,如果全科医生没有心理测量的工具和实施这些测验的实践经验,就需要考虑将来访者转介到有条件实施测验的上级综合性医院或专科医院的心理评估科室去做。

2. 做医学方面的有关检查 对于来访者诉说的某些症状,如头痛、头晕、心悸、胸痛、恶心、腹痛、腰痛、乏力、咽部梗塞感、尿频、大便次数增多、颤抖、食欲下降、明显消瘦等等,在判断是由于心理因素或心理压力所构成的躯体化症状之前必须对他们进行全面的体格检查,排除患有各种器质性疾病的可能。有些较大的检查项目,如内窥镜检查、CT、磁共振以及一些特殊的其他检查,就需要转介到二级或三级医院进行检查和诊断。

3. 转介给心理医生或精神科医生作进一步评估及心理治疗 当全科医师认为自己对于来访者难以做出确切的评估或认为该来访者已存在心理障碍需要接受系统的心理治疗,同时来访者也有接受心理治疗的要求。全科医生可将来访者转介给有关专业的心理医生或精神科医生。对于转介的问题,全科医生除了考虑转介的必要性和可能性之外,还必须对来访者在转介的过程中可能出现的心理反应要有所估计,也要给予关心。即使来访者对于所转介的心理医生不满意或不适应,也应让他们给予反馈,以便再次考虑新的选择和转介方案。

4. 环境方面的调整 如果来访者的心理问题与所处的客观环境有密切的联系,受环境的影响特别严重,如果环境的调整能够有效地缓解来访者的心理反应和应激反应,全科医师可以帮助来访者从环境的调整方面作一些努力,以求解除环境的压力。

5. 自己实施心理咨询或短程心理治疗 有的来访者有强烈的动机要求接受心理咨询或心理治疗,相信全科医师能直接有效地帮助他,而且全科医生对自己所掌握的心理咨询或心理治疗的理论和技术有一定的把握,同时认为来访者有接受自己心理咨询或短程心理治疗的适应证,在这种情况下可以与来访者讨论如何进行心理干预的实施意向和计划。

第三节 常见心理健康问题的咨询与干预

心理问题的干预有很多方法,可以归纳为心理干预和药物干预两大类。下面主要介绍心理干预。

(一) 会谈概述

全科医生在自身有条件及来访者有需求及具备适应证的情况下可以对来访者进行心理干预。全科医生实施心理干预的目标旨在提高来访者发现问题和解决问题的内在动力,增进自我功能及社会功能,调整个人的情绪,理清曲解想法,指导行为技巧以及提供合理建议等。

心理干预的主要方法是谈话。全科医生和来访者通过谈话的方式进行交流,以达到心理干预的疗效功能。谈话本身有调整心态的功能,同时医生和来访者独特的交互关系也是产生治疗作用的重要方面。语言表达能使个人的理性、智慧资源得到体现。

个人的自我调适和亲朋好友的劝说无法替代医生的谈话干预,因为被情绪严重困扰的人本身正处在情绪的陷阱之中,对于自己存在的问题往往是坐井观天,十分局限,也难以理出头绪,更谈不上觉察和更替自己的被严重扭曲的信念、假设及规则。亲朋好友正因为关系密切,又非临床专业人员,其体验及反应往往是不客观、不全面和非理性的。所以常常会提出许多隔靴搔痒的建议,有的甚至还会帮倒忙,产生负面的作用。

全科医生应掌握一定的临床心理谈话技巧,在处理医患关系方面应注意以下几点。

1. 做好一个聆听者　向来访者认真地探询各种问题，不厌其烦地聆听他们的叙述，在聆听中不加人、不干扰来访者的实际生活，也不是用自己的想法和价值观去评判和影响来访者。

2. 做好一个引导者　全科医生不可能把改变来访者较重的心理行为障碍和不良的人格特点作为自己的干预目标。但可以从探索来访者痛苦的情绪人手来引导来访者如何体验与情绪关联的愿望和想法，从而发现情绪背后的心理动因。

3. 做好一个启发者　全科医生应成为来访者改变自我的启发者。应让来访者认可自己的心理冲突，了解自己的不适应行为，了解和检查与人交往的不良模式，同时为基本满足自己的需求寻求切合实际情况的可行方法。

（二）初次心理会谈

全科医生与来访者的初次会谈十分重要，这是实施心理干预的前期工作。初次谈话对于来访者是一个挑战，因为他要向一位不熟悉的医生谈论自己内心的问题。同时对于医生来说也不同于一般的诊疗，除了需要了解有关信息之外，还要努力与来访者建立相互信任的合作关系，从而使来访者进入到心理干预的过程中。初次会谈通常有以下一些结构和内容。

1. 消除戒心　全科医生在首次会谈中应该力求与来访者建立良好的合作关系，充分尊重来访者，通过向来访者表达理解和接纳，让他们了解医生的愿望是帮助来访者解除心理压力。同时也应说明双方合作和努力的重要性，使来访者消除疑虑积极配合。

2. 切入正题　全科医生可以先作自我介绍，然后主动把话题引入主题。从开放性的谈话开始，逐渐转入来访者想谈的话题。医生应十分关注和投入，需对来访者的谈话内容表示出很大的兴趣，构成共情的互动。应避免初次谈话中出现拘束或冷场的情况。

3. 探索问题　全科医生在初次谈话中应及早判断来访者是否有紧急情况。如果来访者有自杀念头、行为失控、情绪崩溃等问题，必须对这类急迫的问题作进一步询问，了解引起心理压力的引发事件和构成心理压力的真正本源。如果来访者所谈及的问题很琐碎，应与来访者共同探寻最有压力的主要问题。

4. 明确意愿　明确来访者的意愿十分重要。从谈话中应从不同的角度去观察来访者的求助愿望及态度。同时全科医生也应及时做出反应，明确表达愿意接纳和帮助来访者，并向来访者提出在心理干预过程中应该积极主动参与的要求。

5. 了解背景　充分了解背景情况这有助于对来访者整体的评估。全科医生应对来访者的家庭情况、学历阅历、文化背景、社交生活、生活氛围、健康状况和童年成长等各种问题收集有关的信息。但要避免花较多的时间去谈论与干预目标关系不大的琐事。

6. 结束初谈　在初次谈话结束后应有明确的结果，通常可有以下4种情况。

（1）对来访者实施系统的心理干预：如果来访者愿意继续接受咨询和心理帮助，双方可以进一步明确阶段目标和确定以后的计划和安排。

（2）安排下次谈话继续评估：如果全科医生认为初次的谈话所获得的信息量还不足，难以判断是否可以对来访者实施进一步的心理干预，可以安排第二次会谈，进一步了解情况。也可考虑通过一些心理测量的方法来协助了解有关信息。

（3）合并用药：在求得患者同意下可以考虑合并用药的方案。

（4）转介：如果全科医生认为来访者的问题不是本机构或本人的能力能够解决的，则应考虑转介。医生应该向来访者说明需要转介的理由和途径，让他们能及时到适合的医院接受专业人员的进一步帮助。

（三）设定目标

心理干预需要设定具体的目标。全科医生的心理干预应以短程干预为主,这有利于激发来访者在集中的时间段内全力以赴地处理自己面对的问题。长程的心理干预技术要求都比较高,往往超过了全科医学的知识结构和职能范围。适合接受短期心理干预的来访者一般有以下3种类型。

1. 来访者是因当前某些生活事件的压力构成心理方面的困扰,但以往心理健康,社会适应良好。例如丧偶、离异、失业、乔迁、退休等引出的心理问题。

2. 来访者虽有心理方面的障碍,但只是暂时性的社会功能退化,能够正常生活,能与医生沟通交流,接受医生的帮助。

3. 来访者的问题已属于心理医生或精神科医生的治疗范围,需要转介。但在转介前须作进一步的评估。

（四）实施心理干预

心理干预可以根据不同的理论和技术进行实施。全科医生对于心理干预方法的选择不能满足于一般心理咨询和支持性心理治疗的水准,而应掌握一些实效性较强的方法,尤其是较易操作,符合我国国情的方法,这更能使来访者接受和配合。全科医生常用的心理干预方法一般有危机干预、行为干预、认知干预和家庭干预等。

1. 危机干预

（1）危机的基本概念:对于危机的定义不同学派的表述不完全统一。Dixon(1979)认为危机是一个人遇到被认为是充满危险的事件,以个人通常的解决方法无法奏效,因而感到无助,并影响个人的功能。危机一般可分为成长危机和事态危机两类。一个人在成长过程中会出现各种的压力、阻力和困难,如学习、同学关系、恋爱、择业、经济、失业、更年期、退休、丧偶等都可以构成危机。事态危机包括天灾人祸等环境危机、亲人意外死亡、被抢劫等人际危机、疾病和自杀等个人危机。构成危机不仅仅与事件有关,同时与个人和家庭对事件的看法也密切相关。

通常危机会影响认知、身体、情感、行为和人际关系等,但因个体的差异,在工作、学习、家庭、人际关系等方面功能影响的程度有所不同。人们有应对事件的自然功能,但是一旦个人习惯的常用应对方法失效,危机便会产生。个体由于突然遭受严重灾难、重大生活事件或精神压力,使生活状况发生明显的变化,尤其是出现了用现有的生活条件和经验难以克服的困难,可导致当事人陷于痛苦、不安状态,常伴有绝望、麻木不仁、焦虑,以及自主神经症状和行为障碍。心理危机干预是指通过交谈、引导、沟通、疏导、抚慰等明确有效的措施,帮助心灵遭遇短期失衡的当事人进行情绪的释放、宣泄和重新调整,给予其适当的心理援助,使之走出心灵的阴霾,尽快摆脱困境,防治精神崩溃或走向极端,最终战胜危机,重新适应生活的过程。

（2）危机的发展:一般可以分为4个阶段。①冲突期:因各种压力所致的失平衡状态,极度难受而渴望恢复平衡;当事者表现麻木、恐慌,否认或不相信;②应变期:当事人会采用自己个人的资源和家庭社会的资源来应对,如果实效不佳,也会放弃习用的方法行事,可以用开放的态度听取别人的意见,尝试用新的方法来解脱困境;③危机解决期:当事人若采取的应对方法难以消减压力和解决危机,同时又得不到更多的内外资源,可能会退缩、崩溃和停止解决问题,甚至以逃避的方式取而代之。其中最危险的是用自杀的方法来结束危机。但也有人以积极的态度正视困难,想方设法通过调整对事物的看法或采用新的应对措施,使当事人恢复平衡,达到适应。但危机的经历有可能被内化成为个性和生活的一部分而影响以后的应对功能及模式。这一期当事人接受事实并为将来作好计划。危机过程持续不会太久,如亲人或朋友突然死亡的居丧反应一般在6个月内消失,否则应视为病态。

（3）危机的特征:①通常为自限性,多于1~6周内消失;②在危机期,个人会发出需要帮助的信号,并更愿意接受外部的帮助或干预;③预后取决于个人的素质、适应能力和主动作用,以及他人的帮助或干预。

(4) 危机干预的目的:帮助来访者应对危机,恢复平衡和自我功能,掌握新的应对方法,提高应对能力。①防止过激行为,如自杀、自伤或攻击行为等;②促进交流与沟通,鼓励当事者充分表达自己的思想和情感,鼓励其自信心和正确的自我评价,提供适当建议,促使问题解决;③提供适当医疗帮助,处理昏厥、情感休克或激惹状态等。

(5) 危机干预的方法和步骤:危机干预包括5个步骤。

1) 了解主要问题:全科医生只有明确了来访者的主要问题才能有的放矢地进行干预。可以从来访者最近生活中的人际关系、学习或工作情况、重大社会生活事件、认知功能及控制情绪能力等方面获得资料。

2) 估计危险程度:了解和估计来访者的危险程度十分重要,必须密切观察。如果来访者情绪低落、沮丧悲观,无助感强,有可能有自杀的危险。或来访者认为某人是构成自己危机的根源,想消除他人的继续影响,这时应估计到有伤人的可能。

评估危及生命的严重程度可从三个方面反映:①意念(ideation)。有些人在谈话中会流露出一些念头:"活着太累了,没意思""如果不是为了我的女儿,早就走这条路了"。医生对这些念头的出现应十分敏感,虽然属于停留在意念层面的想法危险度较低,但如果医生对此疏忽大意,就会错失干预的时机,使来访者从有意念转向行为。②姿态(geasture)。有自杀倾向的人除了有意念之外还有各种姿态,为自杀成功做一些准备。如积藏了一些能致死的药品,检查煤气开关的松紧,买好割脉用的刀片等。有姿态的人其危险性较大,医生应努力消解这种危险。③尝试(attempt)。有过自杀行为而未遂的人,再次自杀的可能性很大。尤其是再度遇上挫折和某些有压力的社会生活事件时更易一触即发。所以全科医生应充分注意应对的策略和方法,必要时转介到精神科医院住院治疗。

3) 稳定情绪状态:当来访者感到失败和无助时,全科医生的关怀和支持尤为重要,它能起到有效的稳定情绪的作用。医生应对来访者的情绪状态和自我价值给予敏锐关注,要提供机会使他们能表达情感和宣泄情绪。同时要向来访者表示医生会全力以赴地帮助他们一起解决问题,使他们有实在的安全感。

4) 探讨可行的选择:这是一个认知重建的过程。只要来访者意识、智能正常,医生可以努力挖掘他们的自我潜能,以新的理性的思考对待当前的困境。来访者在医生的指导下共同探讨可供选择的计划。

5) 实施计划:实施计划的第一步是制订一个完整可行的计划。这需要符合以下一些要求:①来访者能积极参与,成为计划中的主角;②能符合来访者的功能和需要,虽然在危机状态下,来访者的功能有所低下,但计划能促进他们的功能恢复;③计划是针对当前最主要的现实问题而不是某些危机的成因或人格问题;④接纳与来访者密切相关的亲朋好友,充分利用更多的社会资源;⑤有明确的时限和实施细节。实施计划一般都认为是相当有难度的事,但实际上只要来访者的认知能力开始重组时具体操作便开始具备了内在的动力。实施中应坚持先易后难,循序渐进的原则,避免使来访者丧失信心。

2. 行为干预 行为干预的理论和技术都已十分成熟。对于全科医生主要是掌握一些操作性强、实效性好的方法解决来访者一些常见的心理行为问题或障碍。以下简略地介绍一些行为干预的方法和注意事项。

(1) 系统脱敏:此方法是通过逐步暴露的方法使来访者消除恐惧或焦虑。具体步骤包括:①学习全身肌肉放松;②由轻到重制订接触恐惧或焦虑事物的进度表;③让来访者用数秒钟时间想象接触某个恐惧或焦虑的事物;④松弛和想象交替练习,逐渐减轻恐惧或焦虑的程度;⑤根据进度表提升练习的难度,最后达到完全消除恐惧和焦虑。

(2) 厌恶疗法:通过不愉快刺激与不良行为建立条件反射,以达到制约某种不良行为的目的。实施厌恶疗法应注意以下要点:①厌恶疗法有一定的危险性,可以构成对被治疗者的伤害;②治疗者必须是接受过专业训练的人才能实施;③在实施过程中帮助来访者以适应的行为方式代替不良的行为。

(3)问题解决疗法:这是培养来访者以逻辑和理性方法按部就班地解决问题。通常的步骤是:①医生对于治疗过程、检查失效的问题解决方法和日常问题记录等向来访者进行指导;②辨别问题所在及设定目标;③从多方面、多角度提出解决问题的各种可能性;④鉴别各种可能性,寻找利大弊小的方法及策略,做出付之于行动的决定;⑤检验行动实施的效果,能否成功地解决问题,可能需要不断修订、不断行动、不断总结。

住院期间的干预可以为:

(1)入院时的干预措施:患者入院时访谈护士应热情接待,向患者介绍住院环境、住院制度及主管医师和护士。对不能合作的患者,争取家属协助配合。专职访谈护士与患者以朋友式的方式进行交谈,彼此建立良好的护患关系,为患者配合治疗及护理打下基础。

(2)住院期间的干预措施:入院后访谈护士应根据患者的职业、文化程度、家庭背景、承受能力等情况评估其健康问题,进行有针对性的康复指导。①认知训练。包括音乐、书法、绘画、舞蹈、演唱等艺术性欣赏认知调理;②自理能力训练:包括按时作息、穿衣铺床、料理个人卫生等内容;③社会交往技能训练。包括如何正确表达意愿、正确地做出积极请求和寻找帮助等技能;④就业行为技能训练:让患者参加各种手工训练劳动及集体劳动,采用任务指标结合奖励措施等方法激发患者的参与热情,为其回归社会做准备。

(3)出院前的干预措施:精神疾病多发生于青壮年,这类患者常因缺乏合理照顾、监护与指导易复发。访谈护士在患者出院前应再次强调维持用药的重要性与定期复诊的意义,指导其建立健康的生活方式以及与家人、同事交流沟通技巧以及寻求帮助的方法,为他们重返社会打下基础。

(4)出院后的干预措施:患者出院后1个月内进行第1次电话随访,并预约复诊时间,此后每季度电话随访至少1年,从中了解患者院外服药、睡眠、工作、学习、个人卫生、社交活动或家务劳动等情况。再次宣教精神分裂症的基本知识、用药指导和康复训练。

3. 认知干预

(1)认知干预的基本概念:Werner(1982)指出人类行为不完全受无意识原动力的影响,也不是对外来刺激的简单反应,而是基于个人的自决,这称之为"第三动力"。人类有说话、思考、推理、记忆、选择和解决问题的能力,所以人们存在可以控制和管理外部环境及自己的驱动力。Kendall(1983)和Beck(1985)对认知的内涵作了概括。①认知事件:是指一些可被人们意识及认识的思想,是自动的反应。它是出现于一瞬间,没有反省和推理。是一种非常习惯和非自主的内在对话,会不停地影响人的情绪和行为。②认知结构:是人对自己和外界环境的一些假设概念。当人遇到新的刺激时会将信息容纳到认知系统中,一旦被确认,就会变得稳定和坚固,不易改变。③认知过程:人们通过此过程知觉及过滤外来的刺激,从而构成自己的计划和行动。

认知学派认为人们的思想、情感、行为和非自主的生理反应相互联系。外环境和人的内心世界是密切关联的。当人受到外来刺激时,他们就会根据既定的认知结构来理解和定义事物。思维过程包括判断、评价、确定、解释、推理,同时也产生相应的情绪反应、自主性生理反应及行为反应。因此,如果当人们的认知结构和认知过程中含有曲解的成分,整个认知功能就会失调,情绪、生理反应及行为都会随之受到负面的影响。

(2)认知干预的方法:认知干预的方法有多种,在此重点介绍Meichenbaum(1985)所创导的"压力应对训练方法"。

压力应对训练方法是一套能处理各种不同问题的治疗程序,可有效地应对愤怒、焦虑、恐惧、一般的压力反应、痛苦及躯体健康等问题。具体的实施可分为以下几个阶段:

1)构思阶段:在此阶段中医生应努力与来访者建立良好的治疗性合作关系。医生应做到倾听、关心、真诚、接纳、理解、同感等。在收集资料的过程中,医生应通过交谈了解来访者压力的来源。产生压力的过程、所有压力的共性,压力对生活工作的影响。来访者自己应对的方法以及来访者接受医生帮助的期望。来访者在放松的氛围下能够表达出各种想法、感受、经验及行为。医生在这阶段还应不断消除给医患关系带来不良影响的因素。

2)再构思阶段:帮助来访者对待压力进行重新构思是压力应对训练的主要策略。医生应努力使来访者了解压力和应对的交互关系。让他们认识到认知评估是如何影响人的情绪及行为反应。同时也需要引导来访者理解,通过认知的调整能使压力得到缓解和控制。

3)应对技巧训练阶段:松弛训练可以帮助来访者放松情绪及身体。认知重建法是认知调整中的主要方法。此方法包括:①收集在有压力的情况下出现的自动想法;②详细记录出现的想法以及伴随的情绪和行为反应;③检验想法的有效性及对情绪行为带来的负面效应;④探寻新的有减压功能的替代想法;⑤不断操练和巩固有效的新想法以及体会情绪和行为的相应改变。

在此阶段中常用的方法有:离中法(decentering)、扩展观点(enlarging perspective)、重新归因等(reattribution)。

4)应用与实践阶段:在此阶段中来访者把学到的应对压力的技巧应用于日常生活,以强化应变能力。常用的方法如下。①想象应对练习:在医生的辅导下来访者选择一个与治疗目标对象类似的社会生活事件,想象如何通过循序渐进的方法处理和消除内心的压力;②模拟行为练习:医生与来访者进行角色扮演,重演日常社会中有压力的片段,然后进行应对的探索,寻找有效的策略和方法;③实际生活练习:通过想象练习,由经过角色扮演进入到具体的日常生活中去进行实际练习。医生需给来访者布置详尽的家庭作业,在指导和督促下让他们努力完成有一定压力但尚能克服的作业。

4. 家庭干预 家庭干预的方法很多,但比较适用于我国国情的是结构式家庭治疗。

(1)结构式家庭治疗基本概述:结构式家庭治疗是由美国的 Mimichin 和他的同事在 20 世纪 60 年代创立的。它注重于人际交往过程,而不只是谈话的内容。运用核心家庭的理论去分析家庭结构和家庭组织。通常一个家庭是以角色、功能、权力架构而组织起来。家庭成员有清楚的分工、界线,并要有适当的组织才能发挥它的功能。到了 80 年代,研究结果证明结构式家庭治疗应用于治疗有心身疾病患者的家庭的成功率很高。Mimichin 的贡献是他很早引入了结构理念,而治疗的目标是去除阻挠家庭功能发挥的结构,取而代之以较健全的结构,使家庭功能得以有效发挥。

结构式家庭治疗是基于一些对于家庭动力以及组织的假设而展开的治疗方法。它假设个人问题与家庭的动力和组织有着密切的关系。改变家庭动力与家庭组织过程,可改变个人及家庭。

结构式家庭治疗有以下一些特点:

1)以家庭作为治疗单位。

2)注重于过程超过行为表现。

3)注重目前情况而不去追溯陈年旧事和家庭的影响。

4)相信行为问题是一个重要的问题,是不显眼家庭问题的表露。

5)不把个人问题作为治疗的焦点,治疗的目标和焦点是改变家人交往的方式。

6)治疗过程不是一对一的谈话方式,而是多元化和多层次的家庭组织的互动。

7)家庭治疗中借助了心理动力学理论,还有系统论、学习理论、沟通理论、反馈理论、认知行为理论等。

每个家庭都会受到来自各方面的压力,常见的家庭压力来源有:①家人与外界的接触;②家庭与外界的接触;③家人在成长过程中的压力;④家庭独特问题所带来的压力,有些家庭出现功能上的失调,这是由于家庭在有压力的情况下因结构的僵化无法进行良好的沟通,失调的沟通方式不断重复使僵化的结构更趋凝固,导致成员出现症状。

家庭功能失调与家人出现病症存在一定的关系。一方面,不和睦的家庭气氛和环境可能成为孕育病态家庭的基础。另一方面,若在家庭中某个成员是因功能失调的家庭环境引起症状,在家庭状况未能得到改善之前,家庭成员的病症会被强化而加重。

（2）治疗方法和技巧:结构式家庭治疗的过程包括进入（joining）、评估（assessment）及干预（intervention）等三大环节。

1）进入:全科医生实施家庭治疗首先要进入家庭,接触家人,深入家庭,成为家庭系统的一分子。了解每个家庭成员自己却保持中立。这是一个特殊"家庭成员",所以其立场应该是含蓄的、中间的立场,同时又能在一定的情况下分离出家庭圈而成为一个有主见的公证人。

2）评估:评估的目的是收集资料,了解家庭功能失调的症结。通常评估的内容有:①家庭的状态和结构;②家庭系统的弹性;③家庭系统的反响;④家庭生活的环境;⑤家庭生命周期;⑥家庭成员的症状问题和沟通的方式。

3）干预:干预的目标是调整不良的家庭结构,使家庭能正常地运作并发挥健全的功能,通过改变家人的交往方式从而使有病症的家庭成员得到治疗和改善。具体的方法是:①通过重复信息、控制音调、运用语言、营造感觉等技巧,使每个成员改变对家庭原来的看法;②通过划清界限,否定有损的家庭结构,补充有益的理念向原来功能失调的家庭结构挑战;③在医生的引导和协助下通过诘难、强调优点等方法使家庭成员挑战家庭观,建立新的家庭观念。

干预也按照四个阶段来进行,即心理诊断阶段、领悟阶段、修改阶段和再教育阶段。①心理诊断阶段:通过真诚友善的交谈,建立和谐的医护患关系,寻找患者情绪、行为问题,如情绪障碍、治疗依从性差等;②领悟阶段:帮助患者认识引起和使其症状持续的原因,即找出不合理信念,使患者知道自己不适当的情绪和行为表现是什么,产生这些表现的原因是什么;③修改阶段:对不合理信念提出质疑,然后采用不断提问的方法与不合理的信念辩论,改变不合理信念。如治疗者直接向患者提出问题:怎样证明你的观点? 有哪些证据证明事实是这样的? 你能找出相反的证据吗? ④再教育阶段:探索患者是否存在与症状无关的不合理信念,并与之辩论,使患者学会并逐渐养成与不合理信念进行辩论的方法。

对精神患者进行行为干预,不仅能够帮助患者疏解内心冲突,驾驭自己的情绪,做情绪的主人,而且能有效对抗甚至化解患者的暴力意念,防治暴力事件发生。

5. 组织干预　通过对不合理的组织结构和行为进行改变,达到干预的目标。分为 4 个阶段:问题界定、行动启动、实施和定型化。组织干预中较突出的是 EAP（员工帮助计划）。EAP 由美国人发明,最初用于解决员工酗酒、吸毒和不良药物影响带来的心理障碍。EAP（Employee Assistance Program）是企业为员工设置的一套系统的、长期的福利与支持项目。通过专业人员对组织的诊断、建议和对员工及其家属提供专业的指导、培训和咨询,旨在帮助员工及其家庭成员解决各种心理和行为问题。

6. 其他场合的干预

（1）学校干预:学校是理想的干预场所,学校处于各方面成长和成型的阶段,是效果最佳的干预时期。

（2）各种场所干预:这是对大多数成年人心理问题干预的合适场所。

（3）社区干预:往往是一项入户行动,或者在社区人群聚集活动的场所进行。社区是一个相对松散的组织,需要进行充分的社区动员。社区动员是将满足社区居民需求的社会目标转化成社区成员广泛参与的过程。社区动员不仅仅是问题解决,而且还可以增强社区能力建设。社区通过心理健康计划制定、实施和评价等一系列活动,达到改善个体或群体的心理健康状况,还可以提高认识和理解自身问题的能力。

精神患者的暴力行为是一种特殊的暴力现象,它不受社会伦理道德的约束,国家法律亦难以界定,从而容易对患者自身和社会造成损害。此外,精神患者由于认知等方面的障碍,通常缺少必要的生存能力。

因此,对精神患者进行行为干预是十分必要的。

对精神病患者的行为干预要遵循循因势利导、循序渐进的原则。精神病患者如果出现精神分裂症状,要第一时间做好行为干预,制止其实施精神分裂行为,绝对不能姑息迁就,必要时,甚至可以通过强制性手段进行控制。

（杨秀木）

学习小结

心理健康问题是人群健康的重要组成部分,也是全科医生必须熟悉并解决的问题。 本章从全科医学的角度入手,介绍了心理健康的定义和层次,心理问题的分类、评估及其干预。 通过本章的学习,应该能够阐述心理健康的概念、心理健康问题的层次和性质特点；心理问题评估的内容和方法；危机干预的概念和实施方法,以及心理干预中的会谈原则和技巧,初次会谈的结构和内容,并能够将学习到的知识灵活运用到临床实践中。

思考题

1. 阐述心理问题评估的内容及方法。

2. 论述心理干预中初次会谈的结构和内容。

3. 阐述危机干预的具体做法。

第十章　全科医疗健康档案与信息化管理

学习目标	
掌握	居民健康档案的内容；POMR 的内容；SOAP 形式。
熟悉	居民健康档案的基本要求；居民健康档案的正确书写规范。
了解	居民健康档案的信息化管理；ICPC 的基本分类。

　　为建立符合基层实际的、覆盖城乡居民的、统一科学规范的健康档案建立、使用和管理制度，以健康档案为载体，更好地为城乡居民提供连续、综合、适宜、经济的公共卫生服务和基本医疗服务这一目标，居民健康档案建设作为深化医改的重点任务，对于加强居民全方位全生命周期健康管理、实现互联互通和信息共享、促进基本公共卫生服务均等化具有十分重要的意义。

　　随着医疗卫生事业改革和发展，全科医学正处于快速发展过程中，全科医学的信息化管理存在巨大的发展空间，电子健康档案是一种与现代医学模式相适应，涵盖个人、家庭、社区等不同层面的系统化记录文件，居民健康档案信息化管理工作在构建基层卫生服务机构、满足社区居民卫生服务需求、加强管理与监督中将发挥重要的作用。

第一节　概述

一、居民健康档案概述

　　居民健康档案（health record）是记录有关居民健康信息的系统化文件，包括病历记录、健康检查记录、保健卡片以及个人和家庭一般情况记录等。它是全科医生工作中收集、记录社区居民健康信息的重要工具。

　　（一）建立居民健康档案的意义

　　居民健康档案的重要性被医学界广泛认同，它在基层卫生服务、医学教育、科研及司法工作等方面都占有着重要的地位。

　　1. 系统全面的了解居民健康问题　完整的健康档案能够帮助全科医生全面系统的了解居民的健康问题及其相关背景信息。由于全科医疗服务对象的健康问题具有未分化和多重性等特点，健康档案的建立可以帮助医生掌握居民自身及其家庭的健康问题，医生有机会发现居民现存的健康危险因素，有利于及时为居民及其家庭提供具体规范的预防保健服务。

　　2. 居民健康档案连续且全面的记载健康及病史　通过居民健康档案健康及病史记录和病历回顾，掌握居民或患者的健康状况变化及就医行踪,及时敏感地发现居民或患者现存和潜在的问题,克服传统门诊病历的缺陷。充分了解居民个人和家庭的背景资料。通过了解和掌握社区居民的健康状况变化情况情况,主动挖掘个人、家庭的问题。完整的居民健康档案还是司法工作的重要参考资料。

3. 是全科医生进行自身继续教育的一个重要资源 按照规范进行全科医疗活动和患者健康问题的记录,有利于基层卫生服务人员的业务培训,以及全科医学模式的迅速普及。档案中对居民或患者或家庭的健康照顾的长期记录是全科医生学习医学知识、积累医疗和预防保健经验以及从事科学研究的良好素材和凭证。

4. 规范的居民健康档案是宝贵的科研资料 准确、完整、规范和连续的居民健康档案为前瞻性研究居民健康状况,探讨疾病发病的危险因素提供了理想的资料。是全科医疗教学与科研的重要参考资料。居民健康档案是对社区居民以问题为中心的健康记录,反映了生物、心理和社会各方面的问题,具有连续性、逻辑性,可运用于医学教学与科研,培养医学生的临床思维能力和医疗实践中处理问题、解决问题的能力。

5. 可用于考核全科医生技术水平 以问题为中心的健康记录,强调完整性、逻辑性、准确性,有利于考核全科医生处理各种健康问题的质量和技术水平。

6. 可全面了解和掌握基层家庭卫生问题和可利用的卫生资源 完整的健康档案不仅记载了居民健康状况以及与之相关健康信息,还记载了有关基层卫生机构、卫生人力等社区资源的信息,从而为社区诊断、制定社区干预计划提供基础资料。利用社区与家庭资源,包括卫生机构、卫生人力、福利慈善机构以及家属和其它可动员的社会资源等,为本社区居民提供医疗卫生保健、精神支持以及经济上的协助。

（二）居民健康档案的特点

1. 以人为本 健康档案是以人的健康为中心,以全体居民(包括患者和非患者)为对象,以满足居民健康需求和健康管理为重点。

2. 内容完整 居民健康档案在任何时间、任何地点收集居民的健康信息,不仅记录病史、病程、诊疗情况还可以完成以居民健康为中心的信息集成,记载了居民平时生活中的各项健康相关信息如预防接种和主要的不良行为、生活方式等。健康档案记录贯穿人的整个生命周期,内容不仅涉及疾病的诊断治疗过程,而且关注生理、心理、社会因素对健康的影响。医生可以随时随地提取有关信息,快速全面的了解情况。

3. 重点突出 健康档案记录内容是从日常卫生服务记录中适当抽取的、与居民健康管理、健康决策密切相关的重要信息,详细的卫生服务过程记录仍保留在卫生服务机构中,需要时可通过一定机制进行调阅查询。

4. 动态高效 健康档案的建立和更新与卫生服务机构的日常工作紧密融合,通过提升业务应用系统实现在卫生服务过程中健康相关信息的数字化、智能化采集、整合和动态更新。

5. 标准统一 健康档案的记录内容和数据结构、代码等都严格遵循统一的国家规范与标准。健康档案的标准化是实现不同来源的信息整合、无障碍流动和共享利用、消除信息孤岛的必要保障。

6. 分类指导 在遵循统一的业务规范和信息标准、满足国家基本工作要求基础上,健康档案在内容的广度和深度上具有灵活性和可扩展性,支持不同地区卫生服务工作的差异化发展。

7. 为突发性、传染性、多发性疾病提供资料 居民健康档案可以直接、快速、准确地为突发性、传染性、多发性病提供资料。如 SARS 期间,能从健康档案中提取患者非典型肺炎所具有的病症特点,可以从这些症状中得到提示,寻找到挽救患者生命的治疗方案与防止疾病传播的有效办法。

二、居民健康档案编制

全科医学中居民健康档案内容应取决于建立健康档案的目的,满足医疗保健、教学、科研、法律等方面的需要,能体现出全科医学的原则和特点。要求健康档案在形式上统一、简明、实用;在内容上应具备完整性、逻辑性、准确性、严肃性和规范化。

1. 原则 灵活性、结构化。为适应计算机管理,居民健康档案的内容编排要结构化,像积木一样可灵活移动。

2. 形式　统一、简明、实用。应结合全科医学工作开展情况,满足实际工作需要为第一目的,尽量做到简单、通俗、实用。

3. 要求

1)　完整性即内容应能反映:①主要健康相关问题、患病背景和潜在的健康危险因素;②健康状况及病情的发生、发展过程;③生物、心理、社会三个层次。

2)　逻辑性是指内容的安排、取舍是否便于归纳、推理。逻辑性强的健康档案便于医生对健康状况及病情做出正确的判断,进而制定出科学的健康计划,有助于培养医生的临床思维能力。

3)　准确性是一切资料可用的前提,不具备准确性的健康档案就没有说服力,不能作为教学、法律工作的依据,亦不可能达到建立健康档案的目的。

4)　严肃性是指健康档案记录须有严肃认真的态度,只有保证严肃性方可保证以上几个方面的要求;另一方面,审视健康档案也可洞悉医生或其他医务人员的工作态度及品质等。

5)　规范化是健康档案交流、传递、评价的必要条件。

三、基层医疗卫生国际分类及其在健康档案中的应用

(一)基层医疗卫生国际分类概述

1972 年世界全科/家庭医生组织(WONCA)成立,但其并未接受疾病国际分类(International Classification of Disease,简称 ICD)这一分类系统,而是开始着手研究和开发适应基层医疗特点的分类系统。

基层医疗国际分类(International Classification of Primary Care,简称 ICPC)是 1987 年由 WONCA 分类委员会(WONCA International Classification Committee,简称 WICC)研究出版的适用于基层医疗的一个新的分类系统。不仅包含疾病诊断编码,还包含就诊原因、治疗原因和试验结果的代码。作为基层医疗标准化的分类工具,ICPC 能够对健康档案中 SOAP 四个要素中的三个,即患者的就诊原因(S)、健康问题(A)和健康问题处理计划(P)进行分类和编码。同时,该分类系统涵盖了对全科医疗中常见的心理和社会问题的分类。此分类系统的应用有利于信息标准化,可以增进各国间基层医疗信息的可操作性和可比性。

ICPC 和早期的 WONCA 分类系统相兼容,如基层医疗健康问题分类(ICHPPC-2-定义版)、基层医疗过程分类(IC-Process-PC)等。为了进一步完善该分类系统,并考虑与 WHO 1992 年出版的 ICD10 相联系,1997 年在 WONCA 分类委员会的主持下,对 ICPC 分类系统进行了修订,并于 1998 年出版 ICPC-2。目前 ICPC-2 已在世界上多个国家和地区使用并进一步开发。该分类系统的开发,使基层医务人员首次能够使用单一的分类系统进行分类。

(二)ICPC 结构

ICPC 是一个按二轴进行分类的系统。第一个轴主要代表身体各器官和系统(或称为"章节")的字母编码,如消化、呼吸等章节(表 10-1),共由 17 个章节组成。第二个轴是组成各章节的医学组分(或称为"单元"),共有 7 个单元(表 10-2)。

表 10-1　ICPC 的章代码,第一轴:器官系统

代码	器官系统	代码	器官系统
A	综合及非特异性的	R	呼吸
B	血液,造血器官和免疫机制	S	皮肤
D	消化	T	代谢、内分泌和营养
F	眼	U	泌尿
H	耳(听力)	W	妊娠、分娩、计划生育(妇女)
K	循环	X	女性生殖(X-染色体)
L	肌肉骨骼(运动系统)	Y	男性生殖(Y-染色体)
N	神经	Z	社会/社交问题
P	心理		

表 10-2　ICPC 的单元代码，第二轴:医学组分

单元代码（医学组分）	代码	单元（医学组分）	代码
症状和主诉	1-29	行政管理	62
诊断、筛查和预防	30-49	转诊和其他就诊原因	63-69
用药、治疗和操作	50-59	问题或疾病诊断	70-99
检查结果	60-61		

注：除社会章节外，每章节内容相同

在描述基层医疗问题时，将第一轴的身体系统与第二轴医学组分交叉组合使用，如"上腹痛"编码为 D02。如"喘息"编码为 R03。

（三）ICPC 特点

1. ICPC 是按身体器官系统进行分类的二轴结构，编码是由代表章节的一个英文字母和代表单元的两位阿拉伯数字组成。

2. ICPC 除了可以对诊断进行分类外，还可以对就诊原因和医疗干预过程进行分类，弥补了 ICD 的不足。

3. ICPC 分类系统中涵盖了对心理问题、家庭和社会问题的分类，并且在绝大多数条目的下面，列出了该条目的包含、除外标准及注意事项，能够帮助基层医务人员减少编码失误。

4. ICPC 分类系统可与疾病严重度评分系统（DUSO/WONCA）关联使用，可以使 ICPC 按照严重度对健康问题进行分类；同时，ICPC 可以与功能状态量表（COOP/WONCA）对患者所处的功能状态进行记录和分类。

5. ICPC 分类系统对全科医学的核心概念如"医疗片段"加以阐述，使具体编码人员对全科医疗过程及其医疗片段的概念有详尽的了解，利于对就诊原因、医疗干预过程及诊断编码。

6. ICPC 分类系统可描述治疗过程中的单元 2～单元 6 包含的内容，内容非常广泛而非特异性，各国可以根据其全科医疗开展的具体情况，使其特异化。

7. ICPC 分类系统不能对病历记录系统中的物理检查和辅助检查等客观资料进行分类。

8. ICPC 单元 7"问题或疾病诊断"部分，相对于 ICD 来讲，各条目特异性较低，如果想使某种特定疾病进一步特异化，还需与 ICD 转换。

（四）ICPC 与 ICD 的关系

ICD 是一个多轴向的分类系统，主要对疾病的诊断进行分类，编码过程比较复杂；而 ICPC 是一个二轴分类系统，对健康问题记录系统（SOAP）中的三个主要元素（就诊原因、医疗过程和诊断）分别或同时分类。ICPC 中的多数条目都能与 ICD-10 转换。因此这两个分类系统是相联系的，而不是对立的关系。

（五）应用

ICPC 作为基层医疗卫生中的一个新的分类系统，是研究就诊原因和医疗卫生服务需求的有效而实用的工具，需在实践中不断的修改和完善。它在应用过程中对于数据标准化无疑也是一种研究工具。ICPC 的应用将为基层医疗卫生工作者、教师、统计学家和所有从事全科/家庭医学的管理人员，提供了一个研究基层医疗卫生中相关课题的新视角。虽然世界上已经有多个国家使用 ICPC，有的国家已经把该分类系统作为国家级的分类系统应用于基层医疗卫生，但是，我们仍要客观地对待和应用这一新的分类系统，不能教条化。ICPC 是一种适合基层医疗卫生的分类工具，但是它并不是唯一的，在基层医疗卫生中我们也可以选择其他分类工具。如有可能的条件下应与其他分类系统联合应用，更能全面体现全科医学的特点，增加资料的特异性。

四、健康档案的建立、管理与应用

（一）居民健康档案的建立

1. 辖区居民到乡镇卫生院、村卫生室、社区卫生服务中心（站）接受服务时，由医务人员为其建立居民

健康档案,并根据其主要健康问题和服务提供情况填写相应记录,同时为已建立健康档案的服务对象填写并发放居民健康档案信息卡或居民健康卡,作为电子健康档案进行身份识别和调阅更新的凭证。

2. 通过入户服务(或调查)、疾病筛查、健康体检等多种方式,由乡镇卫生院、村卫生室、社区卫生服务中心(站)医务人员为居民建立健康档案,并根据其主要健康问题和服务提供情况填写相应记录。

3. 已建立居民电子健康档案信息系统的地区应由乡镇卫生院、村卫生室、社区卫生服务中心(站)通过上述方式为个人建立居民电子健康档案。并按照标准规范上传至区域人口健康卫生信息平台,实现电子健康档案数据的规范上报。

4. 将医疗卫生服务过程中填写的健康档案相关记录表单,装入居民健康档案袋统一存放。居民电子健康档案数据存放在电子健康档案数据中心。

(二)居民健康档案的使用

接诊医生有权利合理使用,更有义务根据服务情况更新、补充居民健康档案内容,以保证居民健康档案的连续性和及时性。通过与各项业务工作的充分结合,使居民健康档案信息的获取变得简便、高效,信息能够及时更新。

1. 已建档居民到乡镇卫生院、村卫生室、社区卫生服务中心(站)复诊时,在调取其健康档案后,由接诊医生根据复诊情况,及时更新、补充相应记录内容。

2. 入户开展医疗卫生服务时,应事先查阅服务对象的健康档案并携带相应表单,在服务过程中记录、补充相应内容。已建立电子健康档案信息系统的机构应在服务过程中同时更新电子健康档案。

3. 对于需要转诊、会诊的服务对象,由接诊医生填写转诊、会诊记录等。

4. 所有的服务记录由责任医务人员或档案管理人员统一汇总、及时归档。

(三)居民健康档案的归档

应按照国家有关专项服务规范要求记录相关内容,记录内容应齐全完整、真实准确、书写规范、基础内容无缺失。服务对象在健康体检、就诊、会诊时所做的各种化验及检查的报告单据,都应该粘贴留存归档。可以有序地粘贴在相应健康体检表、接诊记录表、会诊记录表的后面。双向转诊(转出)单存根与双向转诊(回转)单可另页粘贴,附在相应位置上与本人健康档案一并归档。

个人健康档案的排列顺序一般为封面、个人基本信息、健康体检、重点人群健康管理记录、其他医疗卫生服务记录等。这些资料最好装成可随时增加页数的合订本,合订本的最后应留有空白页,供辅助检查资料的粘贴。

(四)健康档案的终止和存放

居民健康档案的终止缘由包括死亡、迁出、失访等,均需记录日期。对于迁出辖区的还要记录迁往地点的基本情况、档案交接记录等。

纸质健康档案应逐步过渡到电子健康档案,纸质和电子健康档案由健康档案管理单位(即居民死亡或失访前管理其健康档案的单位)参照现有规定中的病历保存年限、方式负责保存。

档案保管设施设备要符合防盗、防晒、防高温、防火、防潮、防尘、防鼠、防虫等要求。档案应按编号顺序排放,每次使用完毕,要准确地放回原处,并定时进行整理,保持档案摆放整齐有序。

居民健康档案所包含的资料较多,需要装在档案袋内,档案袋的设计要便于查找和提取。通常档案是横向摆放在档案室(柜)的搁架上,因此,档案袋正面右上角的顶边和右侧边可分别标上档案编号或印上不同的颜色标志,以便查找。中间部分应写上姓名、住址等。

(五)健康档案建立的注意事项

健康档案的建立要遵循自愿与引导相结合的原则,在维护和使用过程中要注意保护服务对象的个人隐私。

居民健康档案应完整、规范地记录居民主要健康问题及其处理过程,逐步涵盖从出生到死亡的整个生命过程、主要疾病和健康问题以及针对主要疾病和健康问题的卫生干预服务活动等,保证健康信息动态更新且连续,使医疗卫生服务有证可循。居民健康档案应如实地记载居民的主要健康问题及病情变化、治疗经过、康复状况等信息。已经记录的信息,绝不能出于某种需要而任意改动,以保证居民健康档案内容的真实可靠。如改动,必须经特定的审批流程,并留下修改记录,以备核查。

(六)健康档案的管理

在基层卫生服务机构,居民健康档案的存放和保管可根据其规模及人员编制情况而定,可以设立档案室/处,管理人员可以根据机构实际情况确定专职档案管理人员,也可由责任医务人员进行兼职管理,保证健康档案完整、安全。

居民健康档案记载了居民一生中有关健康问题的全部,应集中存放,专人负责,居民每次就诊时,调档、就诊、登记、归档等。有条件的单位应逐步建立微机化智能管理。

1. 建立健全制度 为使健康档案完整、准确、全面地反映一个人一生的健康状况,有必要制定有关健康档案的建立、保管、使用、保密等制度,完善相应的设备,配备专职人员,妥善保管健康档案。

2. 档案建立流程 要为每位参加健康管理的居民要每人建一份个人健康档案,根据居民类别(儿童、妇女和老人)在前述个人健康档案的基础上相应地建立医疗卫生保健随访记录,有慢性病者还要建立慢性病随访记录。建立居民健康档案可以在居民到基层医疗卫生机构或健康管理服务机构初次就诊时建立,参见确定建档对象流程图(图10-1)。

家庭健康档案,一般在首次建档时,完成其主要内容的记录,待家庭发生变动或结合社区医疗卫生工作实际情况再补充或增加有关内容。家庭主要健康问题目录随时记录。

3. 居民健康档案的管理流程 居民健康档案建立后要定期或不定期地分析其间的有关内容,及时发

图 10-1 建档对象确定流程图

图 10-2　居民健康档案管理流程图

现个人、家庭的主要健康问题,有针对性地提出防治措施,做到物尽其用,充分发挥健康档案在提高居民健康管理服务水平中的作用(图 10-2)。

4. 居民健康档案保管和使用　责任医师在提供健康管理服务时,应按规定格式及要求完整记录,认真书写。当被管理对象就诊或接受服务时,医务人员要填写健康档案。会诊时,由经治医师调档、记录有关会诊情况。转诊或住院时,事后要及时将有关转诊、住院期间的问题、处理经过及结果等录入健康档案。如就诊、转诊、住院医院与健康管理服务机构建立了信息联网共享服务系统,应由经治医师调档、记录相应健康问题等。

健康档案要统一编号、集中存放在基层医院卫生服务机构或健康管理服务中心,由专人负责保管。健康管理对象每次就诊时凭就诊卡向档案室调取个人健康档案,就诊结束后迅速将档案归还档案室,换回就诊卡。

五、健康档案信息化管理

随着信息化时代的到来,经济社会的发展和医疗卫生体制的不断改革完善,建立一套健全的、完善的、信息智能化的社区居民健康档案是当今社会发展的必然趋势。我国已进入一个信息化建设新阶段,以社区居民电子健康档案为核心,推进社区居民电子健康档案信息化管理,国家卫生相关部门已制定相关工作目标,初步估计到 2020 年,基本可建成涵盖城乡居民标准的、统一的、完善的、科学的健康档案管理制度。

(一)健康档案信息化管理的概念

居民健康档案信息化管理是通过计算机采集、处理和传送居民的健康信息,强调的是以居民健康活动为基础,对此进行电子化表述,包括居民健康活动的各类信息,如居民健康状况信息、居民卫生行为信息、接受卫生保健服务信息、参加健康教育活动信息、接受医疗服务信息等。

健康档案信息化,即电子健康档案,是对与居民健康相关活动的电子化表述,不但囊括了人们接受医疗服务的信息记录,而且还包括免疫接种、接受保健服务、参与健康教育活动的记录等方面。

通过信息化打造一个综合性应用平台,实现信息、管理和人力资源统合,为卫生管理提供信息支持。通过信息化手段,重组工作流程;通过流程优化,使工作目标真正变得切实可行;通过信息内容数字化,运用统计分析技术和方法,实现统计信息自动汇总与分析评价,提高信息智能化利用程度。

(二)健康档案信息化管理的作用

健康档案信息化管理或电子病历与传统的纸质病历相比有很多优势。传统的手写病历不仅需要花费医务人员很多时间和精力,而且常因为书写不清而难以辨认、不便查阅和难以进行统计分析等弊端。如果改用电子病历则不仅有助于保证病案首页及病案有关信息的完整录入,而且还便于病案信息查询和数据备份,便于进行疾病、患者和医疗信息(诊断、手术、治疗、转科等)、费用等统计,便于对完成的医疗卫生保健任务与质量进行监督控制,便于病案借阅管理和按卫生主管部门要求进行数据转换等。

健康档案信息化管理是社会发展的必然趋势,因其使用便捷、管理科学先进、便于智能化查阅等特点,是健康管理的一种有效工具。其作用主要体现如下:

1. 档案存储更方便　通常传统的包含病历、检查单、化验单、住院记录等的纸质健康档案,在保存的时候,往往需要有足够空间,规定保存期限,还要解决纸张的老化、磨损以及防火、防潮、防蛀等问题,耗费大量人力物力财力。而健康档案信息电子化有效的存储体系和备份方案,能实现大量存储和实时存取的统一,占用空间小,保存容量大,且能永久保存。

2. 档案内容更全面　它不仅仅是简单地将纸质健康档案上记载的各项内容输入电脑,还包括个人平时生活中所有相关的健康信息,如健康生活习惯、运动情况、自我保健和疾病干预行为等。基层卫生服务人员可以通过档案系统随时提取有关信息,快速全面了解情况,给出合适的健康指导建议。

3. 检索使用更方便　检索传统纸质档案时,必须先通过查找索引,找到相关索引一层层进入后才能进行翻阅,不仅费时费力,而且所得信息也可能不够全面集中。信息化基础上的健康档案具有特定的数据格式,集中存储,便于通过快捷输入,迅速检索查询、调用处理各种诊疗及卫生保健信息,为临床、预防保健、教学、科研提供大量集成资料,大大提高了档案的利用效率。

4. 方便异地查询和使用　随着互联网技术的发展,健康档案能在广域网环境下实现信息传递和资源共享,能任何时间、地点为任意一个授权者提供所需要的基本信息,使医生会诊或实施各类医疗卫生保健服务的时间大大缩短,质量大大提高。

5. 使健康档案更具智能化　信息化基础上的个人健康档案,全面记录个人健康变化,通过对各种变化进行智能分析,给出疾病预防干预、健康促进和自我保健的科学指导建议。

6. 更有利于健康档案的保密　个人健康档案信息记录了大量个人隐私信息,所以它的安全控制和保密性要求很高。传统的纸质健康档案,通常是整卷提供利用,查阅者只需利用卷中的一份或几份文件,就能够看到整卷档案内容,显然,这难以保证文档管理的保密性要求。但居民健康档案信息化系统则可以克服这一缺点,由于系统可以设置管理员、访客等权限,使用者必须通过密匙才能访问、查询及修改部分或者全部健康档案信息,从而大大增强了健康档案的保密性。

(三)健康档案信息化管理的现状

1. 信息化发展不平衡　我国是发展中国家,由于受人力、空间、物力、资源及资金等方面的限制,目前尚未能对每个居民都构建健康档案,虽然已成功建立了一定数量的居民健康档案,但缺乏较为全面的管理。一些经济十分落后的地区仍使用传统手工管理模式进行管理,不同地区的社区居民健康档案信息化管理水平差异较大,提高信息化管理工作水平迫在眉睫。

2. 管理标准不统一　具备统一的标准,才可确保居民健康档案中的数据有效共享。但现阶段关于居民健康档案信息化管理的相关标准未能完全满足不了现代化社会发展需求。许多卫生服务机构中采用的软件来自不同的软件企业,这些软件缺乏统一有效的准则,且不同卫生服务机构具备的医疗卫生服务水平差异性很大,这时的居民健康档案就成了信息孤岛,各种信息共享任重而道远。

3. 健康档案不能及时采集　基层医疗卫生服务机构是社区居民健康档案信息采集的主体,随着医疗卫生事业的不断改革与飞速发展,社区卫生服务机构医疗卫生服务技术水平已达不到社区居民的要求。社区卫生服务机构采用的设施设备十分陈旧,且其服务质量根本得不到保障。许多居民并不注重信息收集,且戒备心理极强,许多时候都是不愿意说出实情,导致健康档案信息不完整。

4. 软件利用率不高　居民健康档案管理软件为动态管理模式,这时就需要工作人员及时把各种信息录入系统中,但工作人员的工作任务十分复杂,其间极易出现各种遗漏问题。且许多医务人员大都不会使用先进的居民健康档案管理系统,许多问题都不会应用软件去诊断,使得居民健康档案管理系统得不到充分利用。

六、数字信息化技术在全科医疗中的应用

建立健全基层医疗卫生服务体系,是实现居民享有基本医疗服务的重要保障。网络化的医疗卫生信息系统,不仅可以建立一个统一、高效、资源共享的信息平台,实现医疗服务资源的最大整合和协同效应,还可以增强全科医疗的服务水平,推动全科医疗卫生体系的深入发展。

(一)健全以患者为中心的电子健康档案

电子健康档案是记录社区居民及其家庭健康问题的文件资料,电子健康档案可以将居民的医院诊疗、妇幼保健、计划免疫、疾病预防及健康体检等信息关联起来,覆盖居民生命全周期,支持动态更新,方便全科医生及时、全面地了解居民及其家庭的健康情况,发挥其"健康守门人"的作用。

电子健康档案全面、动态地记录着居民健康的相关信息,是开展全科医疗的必备工具,为全科医学的教学和科研工作提供了信息资料,为社区卫生服务的质量和技术水平评价提供了依据,另外,电子健康档案可以与其他信息系统进行资源交换和共享,从而实现信息资源的有效整合。

随着"大数据"(BigData)时代的到来,借助非关系型数据库(NoSQL)的应用,极大地拓宽了电子健康档案(electronic health record,EHR)的使用效果。大数据除了像海量数据一样包括结构化和半结构化数据以外,还包括非结构化数据和交互数据。随着电子健康档案"大数据"技术的应用和共享,如何存储、分析、挖掘、处理这些快速增长的海量数据将成为医疗卫生信息化面临的严峻挑战。大数据时代,非关系型数据库(NotOnlySQL,NoSQL)的出现打破了传统关系数据的一致性及范式约束,采用<Key,Value>格式存储数据,保证系统能提供海量数据存储的同时具备优良查询性能。

(二)实现医疗信息共享的远程医疗

通过全科医学信息化网络可以有效地实现医疗卫生信息的共享。远程医疗利用了现代化通信技术、计算机网络技术及多媒体通信网络,支持在任何时间、任何地点与任何人进行远程会诊、教育及学术交流。该网络集中存贮患者的健康资料和诊疗数据,各个医师之间可以通过网络进行互相传递和交换,充分实现患者数据的共享。可将患者的病历资料,包括心电图、X 线、CT、超声及病理等检测结果进行远距离传输交流;通过网络,患者的信息资料在医师之间进行传递和交流,可以整合多位医师的治疗方案和意见,实现对患者进行更加准确的诊断和治疗。其体现为:医疗设备的数字化、医疗设备的网络化、全科医疗业务的信息化、全科医疗服务的个性化,所有这些可以在更广泛的空间为居民提供及时、专业的全科医疗服务,具有很高的时效性。远程医疗可与电子病历、电子健康档案等互相契合,创建新型医疗服务模式,突破地域和时间限制,从而实现优质医疗资源的共享。它体现了卫生服务的公平性,提高了居民的健康水平。

通过网络对诊疗进行预约,可以减少患者就诊等候时间;同时,通过网络还能实现各种健康监测信息直接传送,更加有利于全科医生对患者进行及时、准确的诊疗。利用互联网和有线电视等信息交流设备,还能实现私人医疗保健服务和公众医疗咨询服务的便利提供,将随时提醒患者进行身体检查、预测某种疾病的发生和发展。向患者推荐新的治疗方法,使其享受更加全面的专人化医疗保健服务。

(三)使双向转诊服务更加方便、快捷

双向转诊指根据患者病情的需要,以"小病在社区,大病到医院,康复回社区"为原则,实现"上转"或

"下转"的诊疗机制。"上转"是指将经全科医生诊治不能解决的健康问题患者转诊给专科医生,同时将患者的健康档案也转至专科医生处;"下转"指将经专科医生诊治后病情好转的患者及其健康档案转回社区,继续康复治疗,然后由全科医生根据其具体情况安排随访和后期健康维护计划。在转诊过程中,运用电子信息技术,可以实现患者病历的共享,避免了患者拿着纸质病历转到上下级医院的窘境,也有利于接诊医院和医生及时准确的了解患者的病情。双向转诊可以使患者逐步建立起首诊到社区的就医习惯,也可以使更多的危重症患者得到及时到大医院就诊的机会,方便了患者,节约了大量的人力物力。

第二节　个人健康档案

全科医学工作中,居民健康档案应包括个人健康档案、家庭健康档案和社区健康档案。

一、个人健康档案概述

个人健康档案包括以问题为中心的个人健康问题记录和以预防为导向的周期性健康检查记录,以及长期用药记录、辅助检查记录、住院记录、转诊记录、会诊记录。

个人健康问题记录:目前,全科医疗中个人健康问题记录多采取以问题为导向的医疗记录(problem-oriented medical record,POMR)。POMR 由基本资料、问题目录、问题描述、病情流程表等组成。

1. 基本资料　包括人口学资料(如年龄、性别、教育程度、职业、婚姻、种族、社会经济状况等)、行为资料(如吸烟、饮酒、饮食习惯、运动、就医行为等)、个人史(药物过敏、月经史等)。

2. 问题目录　是指过去影响、现在正在影响或将来还要影响患者健康的异常情况。这些问题可以是明确的或不明确的诊断,也可以是无法解释的症状、体征或实验室检查结果,还可以是社会、经济、心理、行为问题(如失业、丧偶、异常行为等)。问题目录常以表格形式记录,将确认后的问题按发生的时间顺序逐一编号记入表中。分为主要问题目录和暂时性问题目录,前者多列慢性问题及尚未解决的问题,后者则列急性问题。

3. 问题描述及问题进展记录　问题描述将问题表中的每一问题按照序号逐一以"S-O-A-P"的形式进行描述:

S:患者的主观资料(subjective data),主观资料是由患者提供的主诉、症状、病史、家族史等,医生的主观看法不可加入其中,要求尽量用患者的语言来描述。

O:客观资料(objective data),是医生诊疗过程中观察到的患者的资料。包括体检所见之体征、实验室检查、影像学等检查的资料以及患者的态度、行为等。

A:评估(assessment),评估是 SOAP 中最重要、也是最困难的一部分。完整的评估应包括诊断、鉴别诊断、与其他问题的关系、问题的轻重程度及预后等。

P:计划(plan),计划也称与问题相关的计划,是针对问题而提出的,体现以患者为中心、预防为导向,以及生物-心理-社会医学模式的全方位考虑,而不仅限于开发药物。每一问题都有相应的计划。包括诊断计划、治疗计划、患者指导等(表 10-3)。

4. 病情流程表(flow sheet)　是对某一主要健康问题的进展情况进行跟踪的动态记录,多用于慢性患者的病情记录。流程表以列表的形式描述病情(或其他问题)在一段时间内的变化情况,包括症状、体征、检验、用药、行为等的动态观察。

流程表通常在病情(或问题)进展一段时间后,将资料做一图表化的总结回顾,可以概括出清晰的轮廓,及时掌握病况,修订治疗计划、患者教育计划等。积累之,对教学、科研益处匪浅,也是自我学习提高的良好教材。

需要指出的是并非所有患者的健康档案均有必要设计、记录病情流程表,一般只针对慢性病、特殊疾病,或医生感兴趣的病种的患者,才使用病情流程表。除按表格记录病情流程外,也可按 SOAP 描述。

表 10-3　POMR 中的 SOAP 书写范例

问题: 糖尿病
　　S: 乏力、多尿两个半月
既往有消化性溃疡史
父亲患有糖尿病, 母亲死于脑卒中
　　O: 身高 175cm, 体重 62.5kg
　　　　血压 18.6/12kPa(140/90mmHg)
　　　　尿糖 +++, 空腹血糖 8.9mmol/L(160mg/dl)
　　A: 根据以上资料, 该患者可解释为成年型糖尿病, 但应排除其他原因引起的糖尿。本病可能并发多种感染、动脉硬化、肾脏病变、神经病变、酮症酸中毒等。
　　P: 诊断计划
　　　　①测定尿糖、尿酮体
　　　　②测定血糖、血脂、血酮体
　　　　③检查眼底
　　　　④检查尿常规、肾功能
　　　治疗计划
　　　　①糖尿病饮食
　　　　②体重监测
　　　　③使用口服类降糖药物
　　　　④使用胰岛素(在应激、感染等情况下使用)
　　　　⑤注意皮肤护理, 防止感染
　　　　⑥定期监测血糖、尿糖
　　　患者指导
　　　　①介绍有关糖尿病常识
　　　　②避免加重糖尿病病情的各种因素(包括饮食、心理因素)
　　　　③介绍控制饮食的方法和意义
　　　　④预防或减少并发症发生的措施(如注意个人卫生)
　　　　⑤注意血糖控制, 帮助患者学会自查尿糖
　　　　⑥介绍使用降糖药物的注意事项
　　　　⑦对子女进行血糖、尿糖检查

二、居民个人健康档案的内容与建档要求

为进一步规范国家基本公共卫生服务项目管理,原国家卫生计生委在《国家基本公共卫生服务规范》(2011 年版)基础上,组织专家对基本公共卫生服务规范内容进行了修订和完善,形成了《国家基本公共卫生服务规范》(第三版)。居民健康档案的建立对象为辖区内常住居民(指居住半年以上的户籍及非户籍居民),以 0~6 岁儿童、孕产妇、老年人、慢性病患者、严重精神障碍患者和肺结核患者等人群为重点。

具体个人居民健康档案的建立与使用的详细内容,详见本章末尾相关链接 10-2:居民健康档案的建立与应用。

(一)居民个人健康档案的内容

居民健康档案内容包括个人基本信息、健康体检、重点人群健康管理记录和其他医疗卫生服务记录。

1. 个人基本情况包括姓名、性别等基础信息和既往史、家族史等基本健康信息。

2. 健康体检包括一般健康检查、生活方式、健康状况及其疾病用药情况、健康评价等。

3. 重点人群健康管理记录包括国家基本公共卫生服务项目要求的 0~6 岁儿童、孕产妇、老年人、慢性病、严重精神障碍和肺结核患者等各类重点人群的健康管理记录。

4. 其他医疗卫生服务记录包括上述记录之外的其他接诊、转诊、会诊记录等。

(二)居民个人健康档案的建立要求

1. 乡镇卫生院、村卫生室、社区卫生服务中心(站)的医务人员负责首次建立居民健康档案、更新信息、保存档案;其他医疗卫生机构负责将相关医疗卫生服务信息及时汇总、更新至健康档案;各级卫生行政部门负责健康档案的监督与管理。

2. 健康档案的建立要遵循自愿与引导相结合的原则,在使用过程中要注意保护服务对象的个人隐私,建立电子健康档案的地区,要注意保护信息系统的数据安全。

3. 乡镇卫生院、村卫生室、社区卫生服务中心(站)应通过多种信息采集方式建立居民健康档案,及时更新健康档案信息。已建立电子健康档案的地区应保证居民接受医疗卫生服务的信息能汇总到电子健康档案中,保持资料的连续性。

4. 统一为居民健康档案进行编码,采用17位编码制,以国家统一的行政区划编码为基础,以村(居)委会为单位,编制居民健康档案唯一编码。同时将建档居民的身份证号作为身份识别码,为在信息平台上实现资源共享奠定基础。

5. 按照国家有关专项服务规范要求记录相关内容,记录内容应齐全完整、真实准确、书写规范、基础内容无缺失。各类检查报告单据和转、会诊的相关记录应粘贴留存归档,如果服务对象需要可提供副本。已建立电子版化验和检查报告单据的机构,化验及检查的报告单据交居民留存。

6. 积极应用中医药方法为居民提供健康服务,记录相关信息纳入健康档案管理。

7. 电子健康档案在建立完善、信息系统开发、信息传输全过程中应遵循国家统一的相关数据标准与规范。电子健康档案信息系统应与新农合、城镇基本医疗保险等医疗保障系统相衔接,逐步实现健康管理数据与医疗信息以及各医疗卫生机构间数据互联互通,实现居民跨机构、跨地域就医行为的信息共享。

8. 对于同一个居民患有多种疾病的,其随访服务记录表可以通过电子健康档案实现信息整合,避免重复询问和录入。

(三)健康档案工作指标

1. 健康档案建档率=建档人数/辖区内常住居民数×100%。

注:建档指完成健康档案封面和个人基本信息表,其中0~6岁儿童不需要填写个人基本信息表,其基本信息填写在"新生儿家庭访视记录表"上。

2. 电子健康档案建档率=建立电子健康档案人数/辖区内常住居民数×100%。

3. 健康档案使用率=档案中有动态记录的档案份数/档案总份数×100%。

注:有动态记录的档案是指1年内与患者的医疗记录相关联和(或)有符合对应服务规范要求的相关服务记录的健康档案。

(四)居民个人健康档案构成

一份完整的居民个人健康档案由如下表单构成:

1. 居民健康档案封面

2. 个人基本信息表

3. 健康体检表

4. 重点人群健康管理记录表(见各服务规范相关表单)

  4.1 0~6岁儿童健康管理记录表

    4.1.1 新生儿家庭访视记录表

    4.1.2 1~8月龄儿童健康检查记录表

    4.1.3 12~30月龄儿童健康检查记录表

    4.1.4 3~6岁儿童健康检查记录表

    4.1.5 男童生长发育监测图

    4.1.6 女童生长发育监测图

  4.2 孕产妇健康管理记录表

    4.2.1 第1次产前检查服务记录表

    4.2.2 第2~5次产前随访服务记录表

    4.2.3 产后访视记录表

    4.2.4 产后42天健康检查记录表

个人健康档案是个人自我保健过程中不可缺少的医学资料,它记录了每个人健康或疾病的发生、发展、治疗和转归的过程。建立健全公民个人健康档案对完善我国公共卫生和医疗服务体系、加强疾病防治和预防保健等工作具有重要意义。

第三节　家庭健康档案

家庭是个人生活的主要环境之一,它影响到个人的遗传和生长发育,影响疾病的发生、发展、传播及康复,家庭与居民的健康息息相关。家庭健康档案(family health record)是以家庭为单位,记录其家庭成员和家庭整体有关的健康状况、疾病动态、预防保健服务利用情况的系统资料,每户建立一份,以家庭为单位成册。作为居民健康档案的重要组成部分。全科医学中的家庭健康档案其内容包括家庭的基本资料、家系图、家庭生活周期、家庭卫生保健、家庭主要问题目录及问题描述和家庭各成员的健康档案。(各成员的健康档案的形式与内容参见第二节个人健康档案的内容。)

一、家庭基本资料

家庭基本资料包括家庭住址、人数及每人的基本资料(如姓名、性别、年龄、职业、教育程度、健康资料等)、饮用水来源、采光问题以及建档医生和护士姓名、建档日期等,一般以表格形式表达(表10-4)。

表10-4　患者家庭基本资料

户主姓名:	居住地址:						
邮政编码:	联系电话:						
首次接触本诊所时间:	填写此表格日期:						
建档医生:	建档护士:						
家庭成员基本资料							
姓名	性别	出生日期	与患者关系	婚姻状况	教育程度	职业	工作单位	联系电话
……							

二、家系图

家系图是通过绘图的方式表示家庭结构、医疗史、家庭成员疾病间的遗传联系及各成员的健康状况和社会资料,是简明的家庭综合资料。家系图作为医生及时了解家庭成员健康状况和家庭生活周期等资料的有效工具,其使用符号有一定规定(详见第三章第四节)。

三、家庭生活周期

家庭生活周期可分为八个阶段(新婚、第一个孩子出生、有学龄前儿童、有学龄儿童、有青少年、孩子离家创业、空巢期和退休),每一阶段均有其特定的发展内容及相应的问题,包括生物学、行为学、社会学等方面的正常转变及意料之外和待协调的危机。全科医生需对每个家庭所处的阶段及存在的问题做出判断,并预测可能出现的转变和危机,进而制订适宜的处理计划并实施之(表10-5)。

表10-5　家庭生活周期及指导计划

阶段	新婚	第一个孩子出生	有学龄前儿童	有学龄儿童	有青少年	孩子离家创业	空巢期	退休
时间								
指导计划								

注: 若为联合家庭, 则以患者一代为主; 亦可同时填入几代人情况

四、家庭评估资料

家庭评估资料包括家庭的内部结构和外部结构、家庭生活周期、家庭功能、家庭资源、家庭动态等。通过评估分析家庭存在的健康问题以及家庭所具备的健康资源,从而为促进家庭健康提供依据。目前,在社区卫生服务机构广泛使用的家庭评估方法和工具包括:家系图、家庭圈、家庭关怀度指数等。

五、家庭卫生保健记录

家庭卫生保健记录:记录家庭环境的卫生状况、居住条件、生活起居方式等,是评价家庭功能,确定健康状况的参考资料。

六、家庭主要健康问题目录及其描述

家庭主要健康问题目录是记载家庭生活各阶段存在或发生的较为重大的生理、心理和社会问题以及家庭评估结果等。主要记录事件及危机的发生日期、问题描述及结果等。对家庭问题的诊断需要征得患者的知情同意,对家庭问题的记录可以参照基层医疗国际分类中对社会问题的分类。家庭主要健康问题目录中所列的问题可依编号按 POMR 中的 SOAP 方式进行描述(表10-6)。

表10-6　家庭主要问题目录

序号	问题	发生时间	记录时间	问题描述（SOAP）	备注
1					
2					
3					
……					

家庭健康档案的建立体现了社区卫生服务以家庭为单位的照顾的全科医学的专业特色。家庭健康档案的有效利用,是全科医生开展以家庭为单位的医疗、预防、保健、康复、计划生育和健康教育等服务工作

的重要依据。

第四节　社区健康档案

社区健康档案(community health records)是记录社区自身特征和居民健康状况的资料库。全科医生可根据社区健康档案中所收集的资料进行社区居民健康需求评价,较完整的社区健康档案一般包括社区基本资料、社区卫生服务资源、社区卫生服务状况、社区居民健康状况等项内容。

一、社区基本资料

(一)社区地理位置、自然和人文环境特征

主要包括社区所在的地理位置、范围、自然气候和环境、卫生设施及条件、交通状况、宗教与传统民俗等。因不同社区所处状况不同,故可能存在着很大的差异,影响社区居民的危险因素也会有所不同,从而导致了存在着不同的卫生问题。在社区健康档案中,这部分资料可以用画社区地图的形式来表现。

(二)社区的经济和组织状况

包括社区居民的人均收入、消费水平,社区的各种组织机构,尤其是与全科医疗服务相关的一些组织机构,例如街道办事处、居委会、健康促进会、志愿者协会等。

(三)社区动员潜力

是指社区内可以动员起来参加社区居民健康服务活动的人力、物力和财力。通常这些资源是要依靠全科医生或者相关工作人员发现和开发的。

二、社区卫生服务资源

(一)社区卫生服务机构

社区卫生服务机构是指社区内现有的、直接或间接服务于社区居民的专业卫生机构,包括各级医院、社区卫生服务中心、乡镇卫生院、村卫生站或诊所、防疫站、妇幼保健院以及疗养院等。以上机构的服务范围、服务项目、具体地址以及交通方便程度均应记录在社区健康档案中。对这些资料的掌控有助于全科医师对患者的转会诊,充分利用社区内资源。

(二)社区卫生人力资源

是指在社区中各类医务人员及卫生相关人员,如医生、护士、技师、药剂师等人员的数量、年龄结构、专业结构以及职称结构等状况。

(三)社区卫生服务状况

包括一定时期内的门诊量统计、患者就诊原因分类、常见健康问题的种类及构成、门诊疾病种类及构成;转会诊病种及转至单位和科室、转会诊率及转会诊的适宜程度分析等;家庭病床数、家庭访视人次、家访原因、家庭问题分类及处理情况等;住院情况统计,包括住院率、患病种类及构成、住院时间等等。

三、社区居民健康状况

(一)社会人口学资料

包括人口数量、年龄结构、性别分布、文化构成、婚姻类型、民族构成、职业分布、家庭结构、社区 0 ~ 14 岁以及 65 岁以上负担人口结构等(表 10-7)。

表 10-7　社区人口年龄、性别结构表

年龄组	男性		女性		合计	
	人数	%	人数	%	人数	%
0~1						
2~4						
5~9						
10~14						
……						
合计						

（二）社区患病资料

1. 发病率　社区人口发病率是指在一定时期内（一般为一年），某种疾病新发患者数与同期社区平均人口数之比。公式为：

$$发病率 = \frac{某时期内某疾病新发患者数}{同期社区平均人口数} \times k$$

$$k = 100\% ,1000‰,或 10\ 000/万,……$$

2. 患病率　又称现患率，是指某特定时间内某种疾病的现患（新、旧）病例数与同期平均人口数之比。

$$患病率 = \frac{某特定时间内现患病例数}{同期社区平均人口数} \times k$$

$$k = 100\% ,1000‰,或 10\ 000/万,……$$

3. 社区疾病谱　是指将社区居民所患疾病进行统计分析，然后将各类疾病构成情况顺位排序，以掌握社区居民中主要的疾病，从而做好疾病的监控和预防工作（表 10-8）。

表 10-8　社区疾病谱

顺位	疾病	合计		男性		女性	
		人数	%	人数	%	人数	%
1	心血管疾病						
2	恶性肿瘤						
3							
……							
……							
……							

（三）社区死亡资料

常用的死亡指标有死亡率、社区死因谱、婴儿死亡率、特殊人群死亡率、社区死亡顺位等。全科医生可根据具体情况统计以上资料。

1. 死亡率　指某人群在一定时期内的总死亡人数占该人群同期平均人口数之比。

$$死亡率 = \frac{某人群某年死亡总人数}{该人群同期平均人口数} \times k$$

$$k = 100\% ,1000‰,或 10\ 000/万,……$$

2. 社区死因谱　将各类死因构成按由高到低排列即组成社区死因谱，根据死因顺位排序，可以了解社区主要死亡原因，为制定预防保健重点措施提供依据。

3. 死因构成　表示某类死因的死亡人数与同期社区内总死亡人数之比。

$$某类死因构成比 = \frac{因某类死因死亡人数}{同期社区总死亡人数} \times 100\%$$

社区健康档案是记录社区、家庭、居民个人健康信息的系统化材料,它为社区卫生工作人员提供系统、完整的健康相关数据,帮助社区工作人员掌握所在社区群体的健康状况,了解社区主要人群的健康问题,为筛选高危人群、开展疾病管理、采取针对性的预防措施打下基础。

第五节　全科医疗健康档案的信息化管理

一、居民健康档案编制标准化

健康档案是基层全科医疗服务不可缺少的医疗法律文书。信息化标准规范的完善,对社区居民健康档案信息化管理十分重要,可确保各项工作体系与管理机制的有效落实,整套统一的标准规范可有效提高居民健康档案信息化管理水平。

(一)健康档案基本架构标准化

健康档案的系统架构是以人的健康为中心,以生命阶段、健康和疾病问题、卫生服务活动(或干预措施)作为三个维度构建的一个逻辑架构,用于全面、有效、多视角地描述健康档案的组成结构以及复杂信息间的内在联系。通过一定的时序性、层次性和逻辑性,将人一生中面临的健康和疾病问题、针对性的卫生服务活动(或干预措施)以及所记录的相关信息有机地关联起来,并对所记录的海量信息进行科学分类和抽象描述,使之系统化、条理化和结构化。

第一维度为生命阶段:按照不同生理年龄可将人的整个生命进程划分为若干个连续性的生命阶段,如婴儿期、幼儿期、学龄前期、学龄期、青春期、青年期、中年期、老年期等八个生命阶段。也可以根据基层卫生工作实际需要,按服务人群划分为:儿童、青少年、育龄妇女、中年和老年人。

第二维度为健康和疾病问题:每一个人在不同生命阶段所面临的健康和疾病问题不尽相同。确定不同生命阶段的主要健康和疾病问题及其优先领域,是客观反映居民卫生服务需求、进行健康管理的重要环节。

第三维度为卫生服务活动(或干预措施):针对特定的健康和疾病问题,医疗卫生机构开展一系列预防、医疗、保健、康复、健康教育等卫生服务活动(或干预措施),这些活动反映了居民健康需求的满足程度和卫生服务利用情况。

三维度坐标轴上的某一区间连线所圈定的空间域,表示个人在特定的生命阶段,因某种健康或疾病问题而发生相应的卫生服务活动所记录的信息数据集。理论上一份完整的健康档案是由人从出生到死亡的整个生命过程中所产生和记录的所有信息数据集构成。

(二)健康档案数据集标准化

基本数据集是指在特定主题下,由必需、基本的数据元组成的数据集;是对所必须采集记录的数据元基本范围的标准化要求。健康档案基本数据集是指构成某个卫生事件(或活动)记录所必需的基本数据元集合。与健康档案相关的每一个卫生服务活动(或干预措施)均对应一个基本数据集。基本数据集标准规定了数据集中所有数据元的唯一标识符、名称、定义、数据类型、取值范围、值域代码表等数据元标准,以及数据集名称、唯一标识符、发布方等元数据标准。

针对健康档案的主要信息来源,目前已制定出健康档案相关卫生服务基本数据集标准共32个。按照业务领域(主题)分为3个一级类目:基本信息、公共卫生、医疗服务。其中"公共卫生"包含4个二级类目:儿童保健、妇女保健、疾病控制、疾病管理。

我国有健康档案相关卫生服务基本数据集标准目录(表10-9),如《出生医学证明基本数据集》的数据集标识符为"HRB01.01",表示该数据集标准属于"健康档案领域(HR)"中的一级类目"公共卫生(B)"下的二级类目"儿童保健(01)",数据集顺序号为"01"。

表10-9 健康档案相关卫生服务基本数据集标准目录

序号	一级类目	二级类目	数据集标准名称	数据集标识符
1	A 基本信息		个人信息基本数据集	HRA00.01
2	B 公共卫生	01 儿童保健	出生医学证明基本数据集	HRB01.01
3			新生儿疾病筛查基本数据集	HRB01.02
4			儿童健康体检基本数据集	HRB01.03
5			体弱儿童管理基本数据集	HRB01.04
6		02 妇女保健	婚前保健服务基本数据集	HRB02.01
7			妇女病普查基本数据集	HRB02.02
8			计划生育技术服务基本数据集	HRB02.03
9			孕产期保健服务与高危管理基本数据集	HRB02.04
10			产前筛查与诊断基本数据集	HRB02.05
11			出生缺陷监测基本数据集	HRB02.06
12		03 疾病控制	预防接种基本数据集	HRB03.01
13			传染病报告基本数据集	HRB03.02
14			结核病防治基本数据集	HRB03.03
15			艾滋病防治基本数据集	HRB03.04
16			血吸虫病患者管理基本数据集	HRB03.05
17			慢性丝虫病患者管理基本数据集	HRB03.06
18			职业病报告基本数据集	HRB03.07
19			职业性健康监护基本数据集	HRB03.08
20			伤害监测报告基本数据集	HRB03.09
21			中毒报告基本数据集	HRB03.10
22			行为危险因素监测基本数据集	HRB03.11
23			死亡医学证明基本数据集	HRB03.12
24		04 疾病管理	高血压病例管理基本数据集	HRB04.01
25			糖尿病病例管理基本数据集	HRB04.02
26			肿瘤病例管理基本数据集	HRB04.03
27			精神分裂症病例管理基本数据集	HRB04.04
28			老年人健康管理基本数据集	HRB04.05
29	C 医疗服务		门诊诊疗基本数据集	HRC00.01
30			住院诊疗基本数据集	HRC00.02
31			住院病案首页基本数据集	HRC00.03
32			成人健康体检基本数据集	HRC00.04

（三）健康档案公用数据元标准化

健康档案数据元的纳入原则主要有两个:一是公用数据元,即在两个或两个以上业务数据元集中都包含的数据元,公用数据元体现了相关卫生服务活动对基于健康档案的数据交换和共享的需要。健康档案公用数据元标准规定了健康档案所必须收集记录的公用数据元最小范围及数据元标准,目的是规范和统一健康档案的信息内涵和外延,指导健康档案数据库的规划设计。健康档案数据元标准中共包含公用数据元1163个,191个数据元值域代码表。

二是健康档案信息利用者所需要使用的非公用数据元,如某些居民健康管理和健康监测的需要、卫生管理统计指标的需要、与外部卫生相关部门进行数据交换的需要等。

（四）健康档案数据元分类代码标准

健康档案中的数据元之间存在着一定的层次结构关系。从信息学角度对数据元进行科学分类与编码,目的是为健康档案中来源于各种卫生服务记录的所有信息(数据元),建立一个统一的、标准化的信息分类框架,使得不同的信息(数据元)根据其不同的特性,能够分别定位和存储在相应的层级结构中,方便健康档案信息利用者的快速理解和共享(表10-10)。

表 10-10 健康档案数据元分类代码标准

大类	大类代码	小类	小类代码	说明（示例）
个体标识	01		00	个体的唯一标识，数据元如：记录表单编号、身份证件标识（类别与号码）、标本编号、住院号、门诊号
人口学及社会经济学特征	02	姓名	01	数据元如：姓名、母亲姓名
		性别	02	数据元如：性别代码
		年龄	03	数据元如：母亲出生日期
		国籍	04	数据元如：国籍代码
		民族	05	数据元如：民族代码
		婚姻	06	数据元如：婚姻状况类别代码
		职业	07	数据元如：职业类别代码（国标）、工作单位名称
		教育	08	数据元如：文化程度代码
		社会保障	09	数据元如：医疗保险—类别
		角色	18	个体间的关系/角色，数据元如：血缘关系代码
		其他	99	数据元如：家庭年人均收入类别代码、家中煤火取暖标志
地址	03		00	地址相关信息，数据元如：行政区划代码、邮政编码、常住地址类别代码
通信	04		00	通信相关信息，数据元如：联系电话类别、电子邮件地址
服务者机构	21	服务者机构标识	01	服务者机构标识，数据元如：检查（测）机构名称、手术机构名称
		其他	99	与服务者机构有关的不能归入其他类目的其他信息
服务者个体	22	服务者个体标识	01	服务者个体标识，数据元如：产前筛查医师姓名
		其他	99	与服务者个体有关的不能归入其他类目的其他信息
出生信息	30		00	个体出生时的相关信息，数据元如：出生日期、出生地、出生体重、出生医学证明编号
个体卫生事件	42	类别	01	个体卫生事件的类别标识，数据元如：产前检查标志、新生儿疾病筛查标志
		时间	02	个体卫生事件发生的日期/时间，数据元如：检查（测）日期、产前筛查孕周、翻身月龄、手术日期
		地点	03	个体卫生事件发生的地点，数据元如：分娩地点类别、伤害发生地点代码
观察	51	问询	01	数据元如：既往疾病史、过敏症状、婴儿喂养方式
		体格检查	02	体格检查信息，数据元如：肺部听诊结果、龋齿数
		医学检验	03	医学检验信息，数据元如：ABO 血型、白细胞计数值
		病理	04	病理学检查信息，数据元如：病理检查标志
		影像检查	05	影像学检查信息，数据元如：B 超检查结果
		其他	99	与观察有关的不能归入其他类目的其他信息
处理	52	方法	01	处理采用的方式、方法等，数据元如：产前筛查方法、分娩方式、药物使用—频率
		过程	02	处理过程中的步骤、观察、结果等，数据元如：产时出血量、会阴裂伤程度、皮埋剂埋植部位
药品、食品与材料	53	药品	01	药品相关标识，数据元如：药物名称、中药类别代码
		血液	02	
		生物制品	03	数据元如：疫苗名称代码、疫苗批号
		材料	04	卫生材料相关标识，数据元如：宫内节育器种类代码
		食品	05	数据元如：吸食烟草种类代码、饮酒种类代码
		其他	99	与药品、食品与材料有关的不能归入其他类目的其他信息，数据元如：疫苗生产厂家
计划与干预	54	计划	01	为服务对象制定的健康指导信息，数据元如：婚前卫生指导内容、计划生育指导内容、宣教内容
		干预	02	为服务对象提出的医学指导信息，数据元如：产前诊断医学意见、婚检医学意见、婚检咨询指导结果
评估与诊断	55	评估	01	医学评估，数据元如：Apgar 评分值、产前筛查结果
		诊断	02	确定的医学诊断，数据元如：临床诊断、产前诊断结果、出生缺陷类别、手术并发症、肿瘤临床分期代码
费用	56		00	数据元如：门诊费用分类、个人承担费用（元/人民币）
死亡信息	85		00	个体死亡时的相关信息，数据元如：死亡日期
其他	99		00	未能归入上述各类目的其他信息

二、居民健康档案信息化管理系统的建立

在卫生信息化过程中,无论是对卫生服务的记录、数据库管理、还是对相关数据进行分析、再利用,都离不开电子化档案系统。电子化卫生服务档案包括电子病历和电子化居民健康档案,其中电子化居民健康档案的设计与开发是当前完善社区卫生服务体系的重要内容之一。

(一)系统建立的原则

一个系统的设计开发应当先制定一定的原则,在已定原则的基础上按部就班地进行开发工作,方能事半功倍。居民健康档案信息管理系统的建立遵循以下原则:

(1)系统记录的信息应当全面而且完善,不但包括国家要求的基本内容,还应包括与健康有关的所有核心和拓展信息,能准确及时地提供有关用户信息的各类统计报表。

(2)在系统的输入输出设计上,应当提供便利、友好的界面与方式。用户界面是一个应用程序最重要的部分,应用程序的可用性在很大程度上依赖于界面的好坏。系统应该界面简洁,操作简便,信息录入尽可能使用代码,极少输入汉字,易学易用。同时系统还提供智能化的帮助窗体,配备易用方便的数据输入输出设备。

(3)采用国家卫生健康委员会公认的数据交换技术与术语标准,这是进行信息共享与数据交换的前提。

(4)系统中应设有多种检验数据准确性的有效防范措施,对不正确的数据能及时报错,做到尽量使各种数据完整、准确、可靠。

(5)系统允许多用户操作使用,适用于家庭的每一个成员,每个人可以通过密码进行资料保护,方便安全的管理他们的健康档案,进行健康管理。

(6)系统应具有安全可靠的备份、装载及恢复机制,输入和处理过程的数据能定期进行备份,保证因机器故障或其他原因造成的数据流失,使其在允许的时间内恢复到最近的工作状态。

(7)系统应尽量采用先进技术,位于计算机技术的开放平台上,并具有较好的可扩充性和可连接性。

(二)系统体系结构

系统可设计成三层架构模式,以 B/S 结构方式来实现。系统涉及大量的数据处理、统计分析、报表生成等。采用三层架构模式使系统结构更清楚、分工更明确,有利于后期的维护和升级。表示层放在浏览器中直接呈现给用户,用于显示数据,将数据提交至业务逻辑层,为用户提供一种交互式的界面。业务逻辑层对表示层发送来的数据进行操作,将其发送给数据层,或调用数据层中的函数读取数据。数据访问层是整个分层体系的最底层,主要用来实现与数据库的交互,即完成查询、添加、删除和修改数据的功能。系统网络结构设计的计算机通过远程通信与疾病控制中心的主机交换数据。

(三)系统业务流分析

首先建立《家庭档案》,收集家庭信息,随后建立家庭各成员的《社区居民个人档案》,在个人档案里,可以动态记录个人的历次体检信息及相关问题记录(如某年某月某日由于何种原因或疾病采用何种方式、药物治疗);系统根据个人档案信息里的年龄(动态变化的)、性别、个人体检信息、居民健康相关病史以及三代亲属患病情况自动对居民进行人群分类,提醒使用者根据分类结果建立相关档案。如果居民在 0~6 岁范围,则要建立《儿童档案》;如果居民为女性,且年龄范围在 16~59 岁之间,则需建立《妇女档案》;如果居民年龄达到或超过 60 岁,则需建立《老年档案》;如果为残疾人,则需建立《残疾人档案》;如果为慢性病高危人群(高血压、糖尿病),则需对其进行定期随访干预,并记录历次随访记录;如果为慢性病患者(高血压、糖尿病、脑卒中、肿瘤),则需对其建立慢性病档案,收集疾病相关信息及治疗、用药信息,系统会根据患者体检、症状、并发症、体征、用药等情况自动进行人群分类(低危、中危、高危)及管理级别(一级、二级、三级管理、常规/强化管理)界定,并根据界定结果,系统自动提醒下次随访信息,并保存历次随访记录及干预措施,便于查询。上述档案中凡和《社区个人居民档案》重复的内容,系统将自动生成。一个人的一生可能要

涉及多个档案,系统会自动保存个人不同时期的相关信息。

（四）数据库设计

在数据库实施阶段,设计人员运用DBMS提供的数据语言及其宿主语言,根据逻辑设计和物理设计的结果建立数据库,编制、调试应用程序,组织数据入库,并进行试运行。系统经过试运行后即可正式投入使用,运行过程中仍要不断对其进行评价、调整和修改。

三、健康档案信息化管理展望

信息化管理是社区卫生服务发展的必由之路。电子健康档案的建立是一个良好的开端,而要做到能够充分合理地使用健康档案,则是一个漫长的过程,不能一步到位,需要坚持不懈的努力工作。居民健康档案的信息化管理工作,需要投入大量的人力与物力,为此必须强化政府行为,加大相应的政策扶持和财政支持,真正体现政府行为是实施社区卫生服务工作的关键和有效途径这一政策内涵。同时医院领导及相关工作人员必须解放思想,更新观念,必须加强社区医生的专业培训,完善服务能力,提高服务水平,形成主动服务的思想,并且要走出院门,进入家庭中,从根本上摒弃"坐等患者"的陈旧思维模式,转变角色,变社区卫生工作人员为居民健康的管理者、咨询者、好朋友,积极为地方居民提供全面周到的医疗卫生服务,这样才能充分实现建立居民健康档案的作用和意义。

相关链接 10-1

宜昌市"互联网+健康管理"新模式

十二五时期,宜昌市紧紧围绕建设省域副中心城市和长江中上游区域性中心城市的总体要求,创建健康城市;紧紧围绕宜昌市医药卫生体制改革的目标任务,以及卫生事业发展和提升全市人民群众健康水平的大局,于2014年6月成为信息惠民国家试点城市,建设"智慧医疗"。依托宜昌"智慧城市信息惠民工程"和全人群公共服务平台建设,整合全员人口信息库居民健康档案库电子病历库等基础数据,搭建健康管理大数据中心,构建健康信息的大健康服务模式逐步实现全人群覆盖全生命周期服务互联网+健康管理模式。

大数据库资源整合　利用宜昌市大数据技术整合宜昌市各类诊疗服务、健康体检、公共卫生和健康监测、传染病、慢性病、食品安全、环境卫生等人口健康信息以及跨行业部门信息的多样化等信息。

大数据的筛选清洗与挖掘　利用宜昌市大数据资源库(宜昌市人口健康信息综合平台接口库中出院记录、床位信息、电子病历检验报告、电子病历检查报告、电子病历用药记录、门急诊诊疗病历记录、门急诊诊疗费用报告、门急诊诊疗挂号记录、门急诊诊疗检查报告、门急诊诊疗检验报告、门急诊诊疗手术报告、门急诊诊疗医嘱报告、入院记录、医院感染记录、住院病案首页、住院诊疗出院记录、住院诊疗费用报告、住院诊疗检查报告、住院诊疗检验报告、住院诊疗临床路径、住院诊疗入院记录、住院诊疗手术报告、住院诊疗医嘱报告、住院诊疗诊断记录、住院诊疗主要体征记录)提取"唯一识别码""性别""年龄""ICD编码""ICD名称""诊断机构""诊断日期"等重点字段进行数据筛查、清洗与挖掘。

疾病谱　整合了医疗卫生机构的诊疗服务、公共卫生服务、健康监测、智能监测、健康体检等卫生信息,健康管理数据,分析中心通过对海量的数据进行清洗,首次计算与分析出宜昌市疾病谱,为政府部门制定相关决策和预防控制措施提供科学依据。

高血压糖尿病的智能体征监测平台　制定智能体征监测设备接口标准,包括个人健康监测设备接口标准和健康小屋一体化接口标准。高血压、糖尿病患者自行利用穿戴智能设备(数字血压计、数字血糖仪、数字血氧计、数字心电仪等)进行监测,监测结果分别传至患者手机以及与其签约的家庭医生手机上,家庭医生可实时掌握患者的重点指标变化波动情况,并给予针对性的干预和指导。所有监测结果汇总至宜昌市健康管理大数据平台,可利用大数据的理念和方法对高血压、糖尿病患者的监测数据进行跟踪、汇总分析,从而评估家庭医生的服务质量,干预效果和整个慢性病的防治方案、防控体系的科学性、有效性。目前平台已采集到的健康监测信息986条,监测随访信息320条。

融入网格化人口的公共卫生地理信息系统　利用网格化人口数据库、健康大数据结合公共卫生地理信息系统,综合分析应用,实现对人群健康的针对性管理和服务,目前已经研究开发了高血压、糖尿病、重症精神病、肺结核、手足口病的公共卫生地理信息系统。

疾病报告卡管理系统　依托城区各个医院信息管理系统构建了医生工作站智能提醒软件。提醒医生填写法定传染病报告卡、恶性肿瘤报告卡、心脑血管事件报告卡、医学死亡证明等管理卡片,并将各类管理卡片转入居民电子健康档案统一管理。

相关链接 10-2

居民健康档案的建立与应用

为进一步规范国家基本公共卫生服务项目管理,原卫生部在《国家基本公共卫生服务规范》(2011年版)基础上,组织专家对服务规范内容进行了修订和完善,形成了《国家基本公共卫生服务规范》(第三版)。居民健康档案内容包括个人基本信息、健康体检、重点人群健康管理记录和其他医疗卫生服务记录。

个人基本情况包括姓名、性别等基础信息和既往史、家族史等基本健康信息。健康体检包括一般健康检查、生活方式、健康状况及其疾病用药情况、健康评价等。重点人群健康管理记录包括国家基本公共卫生服务项目要求的0~6岁儿童、孕产妇、老年人、慢性病、严重精神障碍和肺结核患者等各类重点人群的健康管理记录。其他医疗卫生服务记录包括上述记录之外的其他接诊、转诊、会诊记录等。

居民健康档案的建立

一份好的健康档案是健康管理的基础。标准化、规范化的填写是建立一份良好健康档案的关键。

1. 居民健康档案封面

居民健康档案封面

编号□□□□□□-□□□-□□□-□□□□□

居民健康档案

姓　名:

现住址:

户籍地址:

联系电话:

乡镇(街道)名称:

村(居)委会名称:

建档单位:

建档人:

责任医生:

建档日期:_____年___月___日

填表说明:

居民健康档案编码:

1. 统一为居民健康档案进行编码,采用17位编码制,以国家统一的行政区划编码为基础,村(居)委会为单位,编制居民健康档案唯一编码。同时将建档居民的身份证号作为统一的身份识别码,为在信息平台下实现资源共享奠定基础。

2. 第一段为6位数字,表示县及县以上的行政区划,统一使用《中华人民共和国行政区划代码》(GB2260)。

3. 第二段为3位数字,表示乡镇(街道)级行政区划,按照国家标准《县以下行政区代码编码规则》(GB/T10114-2003)编制。

4. 第三段为3位数字,表示村(居)民委员会等,具体划分为:001~099表示居委会,101~199表示村委会,901~999表示其他组织。

5. 第四段为5位数字,表示居民个人序号,由建档机构根据建档顺序编制。

6. 在填写健康档案的其他表格时,必须填写居民健康档案编号,但只需填写后8位编码。

2. 健康档案个人基本信息部分

个人基本信息表

姓名： 　　　　　　　 编号□□□-□□□□□

性　别	1 男　2 女　9 未说的性别　0 未知的性别□		出生日期	□□□□□□□□
身份证号			工作单位	
本人电话		联系人姓名	联系人电话	
常住类型	1 户籍　2 非户籍　　□	民　族	01 汉族　99 少数民族_____　□	
血　型	1 A型 2 B型　3 O型　4 AB型　5 不详/RH: 1 阴性 2 阳性　3 不详　□/□			
文化程度	1 研究生　2 大学本科　3 大学专科和专科学校　4 中等专业学校　5 技工学校　6 高中　7 初中　8 小学　9 文盲或半文盲　10 不详　□			
职　　业	0 国家机关、党群组织、企业、事业单位负责人　1 专业技术人员　2 办事人员和有关人员　3 商业、服务业人员　4 农、林、牧、渔、水利业生产人员　5 生产、运输设备操作人员及有关人员　6 军人　7 不便分类的其他从业人员　8 无职业　□			
婚姻状况	1 未婚　2 已婚　3 丧偶　4 离婚　5 未说明的婚姻状况　□			
医疗费用支付方式	1 城镇职工基本医疗保险　2 城镇居民基本医疗保险　3 新型农村合作医疗　4 贫困救助　5 商业医疗保险　6 全公费　7 全自费　8 其他　□/□/□			
药物过敏史	1 无　有: 2 青霉素　3 磺胺　4 链霉素　5 其他　□/□/□			
暴露史	1 无　2 化学品　3 毒物　4 射线　□/□/□			
既往史	疾病	1 无　2 高血压　3 糖尿病　4 冠心病　5 慢性阻塞性肺疾病　6 恶性肿瘤　7 脑卒中　8 严重精神障碍　9 结核病　10 肝炎　11 其他法定传染病　12 职业病_____　13 其他 □ 确诊时间　　年　月/□ 确诊时间　　年　月/ □ 确诊时间　　年　月 □ 确诊时间　　年　月/□ 确诊时间　　年　月/ □ 确诊时间　　年　月		
	手术	1 无　2 有: 名称①　时间/名称②　时间　□		
	外伤	1 无　2 有: 名称①　时间/名称②　时间　□		
	输血	1 无　2 有: 原因①　时间/原因②　时间　□		
家族史	父　亲　□/□/□/□/□/□		母　亲　□/□/□/□/□	
	兄弟姐妹　□/□/□/□/□		子　女　□/□/□/□/□	
	1 无　2 高血压　3 糖尿病　4 冠心病　5 慢性阻塞性肺疾病　6 恶性肿瘤　7 脑卒中　8 严重精神障碍　9 结核病　10 肝炎　11 先天畸形　12 其他_____			
遗传病史	1 无　2 有: 疾病名称　□			
残疾情况	1 无残疾　2 视力残疾　3 听力残疾　4 言语残疾　5 肢体残疾　6 智力残疾　7 精神残疾　8 其他残疾　□/□/□/□/□/□			
生活环境*	厨房排风措施	1 无　2 油烟机　3 换气扇　4 烟囱		
	燃料类型	1 液化气　2 煤　3 天然气　4 沼气　5 柴火　6 其他		
	饮水	1 自来水　2 经净化过滤的水　3 井水　4 河湖水　5 塘水　6 其他		
	厕所	1 卫生厕所　2 一格或二格粪池类　3 马桶　4 露天粪坑　5 简易棚厕		
	禽畜栏	1 无　2 单设　3 室内　4 室外		

填表说明：

1. 本表用于居民首次建立健康档案时填写。如果居民的个人信息有所变动，可在原条目处修改，并注明修改时间或重新填写。若失访，在空白处写明失访原因；若死亡，写明死亡日期及死亡原因。若迁出，记录迁往地点基本情况、档案交接记录。0~6 岁儿童无须填写该表。

2. 性别：按照国标分为男、女、未知的性别及未说明的性别。

3. 出生日期：根据居民身份证的出生日期，按照年（4 位）、月（2 位）、日（2 位）顺序填写，如 19490101。

4. 工作单位：应填写目前所在工作单位的全称。离退休者填写最后工作单位的全称；下岗待业或无工作经历者需具体注明。

5. 联系人姓名：填写与建档对象关系紧密的亲友姓名。

6. 民族：少数民族应填写全称，如彝族、回族等。

7. 血型：在前一个"□"内填写与 ABO 血型对应编号的数字；在后一个"□"内填写与"RH"血型对应编号的数字。

8. 文化程度：指截至建档时间，本人接受国内外教育所取得的最高学历或现有水平所相当的学历。

9. 药物过敏史：表中药物过敏主要列出青霉素、磺胺或者链霉素过敏，如有其他药物过敏，请在其他栏中写明名称。

10. 既往史：

（1）疾病 填写现在和过去曾经患过的某种疾病，包括建档时还未治愈的慢性病或某些反复发作的疾病，并写明确诊时间，如有恶性肿瘤，请写明具体的部位或疾病名称，如有职业病，请填写具体名称。对于经医学单位明确诊断的疾病都应以一级及以上医院的正式诊断为依据，有病史卡的以卡上的疾病名称为准，没有病史卡的应有证据证明是经过医院明确诊断的。可以多选。

（2）手术 填写曾经接受过的手术治疗。如有，应填写具体手术名称和时间。

（3）外伤 填写曾经发生的后果比较严重的外伤经历。如有，应填写具体外伤名称和发生时间。

（4）输血 填写曾经接受过的输血情况。如有，应填写具体输血原因和发生时间。

11. 家族史：指直系亲属（父亲、母亲、兄弟姐妹、子女）中是否患过所列出的具有遗传性或遗传倾向的疾病或症状。有则选择具体疾病名称对应编号的数字，可以多选。没有列出的请在"其他"中写明。

12. 生活环境：农村地区在建立居民健康档案时需根据实际情况选择填写此项。

3. 健康体检部分

健康体检表

姓名： 　　　　　　　编号□□□-□□□□□

体检日期	年　月　日			责任医生		
内容	检 查 项 目					
症状	1 无症状　2 头痛　3 头晕　4 心悸　5 胸闷　6 胸痛　7 慢性咳嗽　8 咳痰　9 呼吸困难　10 多饮 11 多尿　12 体重下降　13 乏力　14 关节肿痛　15 视力模糊　16 手脚麻木　17 尿急　18 尿痛 19 便秘　20 腹泻　21 恶心呕吐　22 眼花　23 耳鸣　24 乳房胀痛　25 其他　　　　□/□/□/□/□/□/□/□/□					

一般状况						
	体　温	℃	脉　率	次/分钟		
	呼吸频率	次/分钟	血　压	左 侧 / mmHg 右 侧 / mmHg		
	身　高	cm	体　重	kg		
	腰　围	cm	体质指数（BMI）	kg/m²		
	老年人健康状态自我评估*	1 满意　2 基本满意　3 说不清楚　4 不太满意　5 不满意	□			
	老年人生活自理能力自我评估*	1 可自理（0~3分）　　　2 轻度依赖（4~8分） 3 中度依赖（9~18分）　　4 不能自理（≥19分）	□			
	老年人认知功能*	1 粗筛阴性 2 粗筛阳性，简易智力状态检查，总分	□			
	老年人情感状态*	1 粗筛阴性 2 粗筛阳性，老年人抑郁评分检查，总分	□			

生活方式					
	体育锻炼	锻炼频率	1 每天　2 每周一次以上　3 偶尔　4 不锻炼		□
		每次锻炼时间	分钟	坚持锻炼时间	年
		锻炼方式			
	饮食习惯	1 荤素均衡　2 荤食为主　3 素食为主　4 嗜盐　5 嗜油　6 嗜糖			□/□/□
	吸烟情况	吸烟状况	1 从不吸烟　2 已戒烟　3 吸烟		□
		日吸烟量	平均_____支		
		开始吸烟年龄	岁	戒烟年龄	岁
	饮酒情况	饮酒频率	1 从不　2 偶尔　3 经常　4 每天		□
		日饮酒量	平均_____两		
		是否戒酒	1 未戒酒　2 已戒酒，戒酒年龄：岁		□
		开始饮酒年龄	岁	近一年内是否曾醉酒 1 是　2 否	□
		饮酒种类	1 白酒　2 啤酒　3 红酒　4 黄酒　5 其他		□/□/□/□
	职业病危险因素接触史	1 无 2 有（工种从业时间年） 毒物种类　粉尘　　　防护措施 1 无　2 有 　　　　　放射物质　防护措施 1 无　2 有 　　　　　物理因素　防护措施 1 无　2 有 　　　　　化学物质　防护措施 1 无　2 有 　　　　　其他　　　防护措施 1 无　2 有_____			□ □ □ □

脏器功能				
	口腔	口唇　1 红润　2 苍白　3 发钳　4 皲裂　5 疱疹		□
		齿列　1 正常　2 缺齿┼　3 龋齿┼　4 义齿（假牙）┼┼┼		□
		咽部　1 无充血　2 充血　3 淋巴滤泡增生		□
	视力	左眼　右眼　（矫正视力：左眼　右眼　）		
	听力	1 听见　2 听不清或无法听见		□
	运动功能	1 可顺利完成　2 无法独立完成其中任何一个动作		□

查体	眼底*	1 正常　2 异常		☐
	皮肤	1 正常　2 潮红　3 苍白　4 发绀　5 黄染　6 色素沉着　7 其他		☐
	巩膜	1 正常　2 黄染　3 充血　4 其他		☐
	淋巴结	1 未触及　2 锁骨上　3 腋窝　4 其他		☐
	肺	桶状胸：1 否　2 是		☐
		呼吸音：1 正常　2 异常		☐
		啰音：1 无　2 干啰音　3 湿啰音　4 其他		☐
	心脏	心率　次/分钟　　心律：1 齐　2 不齐　3 绝对不齐		☐
		杂音：1 无　2 有		☐
	腹部	压痛：1 无　2 有		☐
		包块：1 无　2 有		☐
		肝大：1 无　2 有		☐
		脾大：1 无　2 有		☐
		移动性浊音：1 无　2 有		☐
	下肢水肿	1 无　2 单侧　3 双侧不对称　4 双侧对称		☐
	足背动脉搏动*	1 未触及　2 触及双侧对称　3 触及左侧弱或消失　4 触及右侧弱或消失		☐
	肛门指诊*	1 未及异常　2 触痛　3 包块　4 前列腺异常　5 其他		☐
	乳腺*	1 未见异常　2 乳房切除　3 异常泌乳　4 乳腺包块　5 其他		☐/☐/☐/☐
	妇科*	外阴	1 未见异常　2 异常	☐
		阴道	1 未见异常　2 异常	☐
		宫颈	1 未见异常　2 异常	☐
		宫体	1 未见异常　2 异常	☐
		附件	1 未见异常　2 异常	☐
	其他*			
辅助检查	血常规*	血红蛋白＿＿＿＿＿ g/L　白细胞＿＿＿＿＿ ×10⁹/L　血小板＿＿＿＿＿ ×10⁹/L 其他＿＿＿＿＿＿＿＿＿＿＿＿		
	尿常规*	尿蛋白＿＿＿＿　尿糖＿＿＿＿　尿酮体＿＿＿＿　尿潜血＿＿＿＿ 其他＿＿＿＿＿＿＿＿＿＿＿＿		
	空腹血糖*	＿＿＿＿＿ mmol/L 或＿＿＿＿＿ mg/dl		
	心电图*	1 正常　2 异常＿＿＿＿＿		☐
	尿微量白蛋白*	＿＿＿＿＿ mg/dl		
	大便潜血*	1 阴性　2 阳性		☐
	糖化血红蛋白*	％		
	乙型肝炎表面抗原*	1 阴性　2 阳性		☐
	肝功能*	血清谷丙转氨酶 U/L　血清谷草转氨酶 U/L 白蛋白 g/L　总胆红素 μmol/L 结合胆红素 μmol/L		
	肾功能*	血清肌酐 μmol/L　血尿素氮 mmol/L 血钾浓度 mmol/L　血钠浓度 mmol/L		
	血脂*	总胆固醇 mmol/L　甘油三酯 mmol/L 血清低密度脂蛋白胆固醇 mmol/L 血清高密度脂蛋白胆固醇 mmol/L		
	胸部 X 线片*	1 正常　2 异常		☐

	B超*	腹部B超　　1 正常　2 异常			□
		其他　　　　1 正常　2 异常			□
	宫颈涂片*	1 正常　2 异常			□
	其他*				
现存主要健康问题	脑血管疾病	1 未发现　2 缺血性卒中　3 脑出血　4 蛛网膜下腔出血　5 短暂性脑缺血发作 6 其他			□/□/□/□
	肾脏疾病	1 未发现　2 糖尿病肾病　3 肾功能衰竭　4 急性肾炎　5 慢性肾炎 6 其他			□/□/□/□
	心脏疾病	1 未发现　2 心肌梗死　3 心绞痛　4 冠状动脉血运重建　5 充血性心力衰竭 6 心前区疼痛　7 其他			□/□/□/□
	血管疾病	1 未发现　2 夹层动脉瘤　3 动脉闭塞性疾病　4 其他			□/□/□
	眼部疾病	1 未发现　2 视网膜出血或渗出　3 视盘水肿　4 白内障 5 其他			□/□/□
	神经系统疾病	1 未发现　2 有			□
	其他系统疾病	1 未发现　2 有			□

		入/出院日期	原因	医疗机构名称	病案号
住院治疗情况	住院史	/			
		/			
		建/撤床日期	原因	医疗机构名称	病案号
	家庭病床史	/			
		/			

	药物名称	用法	用量	用药时间	服药依从性 1 规律　2 间断　3 不服药
主要用药情况	1				
	2				
	3				
	4				
	5				
	6				

	名称	接种日期	接种机构
非免疫规划预防接种史	1		
	2		
	3		

健康评价	1 体检无异常 2 有异常 异常1 _____ 异常2 _____ 异常3 _____ 异常4 _____	□

健康指导	1 纳入慢性病患者健康管理 2 建议复查 3 建议转诊	危险因素控制：　　　□/□/□/□/□/□ 1 戒烟　2 健康饮酒　3 饮食　4 锻炼 5 减体重（目标　kg） 6 建议接种疫苗 7 其他

填表说明：

1. 本表用于老年人、高血压、2 型糖尿病和严重精神障碍患者等的年度健康检查。 一般居民的健康检查可参考使用，肺结核患者、孕产妇和 0~6 岁儿童无须填写该表。

2. 表中带有* 号的项目，在为一般居民建立健康档案时不作为免费检查项目，不同重点人群的免费检查项目按照各专项服务规范的具体说明和要求执行。 对于不同的人群，完整的健康体检表指按照相应服务规范要求做完相关检查并记录的表格。

3. 一般状况

体质指数（BMI）= 体重（kg）/身高的平方（m^2）。

老年人生活自理能力评估：65 岁及以上老年人需填写此项，详见老年人健康管理服务规范附件。

老年人认知功能粗筛方法：告诉被检查者"我将要说三件物品的名称（如铅笔、卡车、书），请您立刻重复"。 过 1 分钟后请其再次重复。 如被检查者无法立即重复或 1 分钟后无法完整回忆三件物品名称为粗筛阳性，需进一步行"简易智力状态检查量表"检查。

老年人情感状态粗筛方法：询问被检查者"你经常感到伤心或抑郁吗"或"你的情绪怎么样"。 如回答"是"或"我想不是十分好"，为粗筛阳性，需进一步行"老年抑郁量表"检查。

4. 生活方式

体育锻炼：指主动锻炼，即有意识地为强体健身而进行的活动。 不包括因工作或其他需要而必需进行的活动，如为上班骑自行车、做强体力工作等。 锻炼方式填写最常采用的具体锻炼方式。

吸烟情况："从不吸烟者"不必填写"日吸烟量""开始吸烟年龄""戒烟年龄"等，已戒烟者填写戒烟前相关情况。

饮酒情况："从不饮酒者"不必填写其他有关饮酒情况项目，已戒酒者填写戒酒前相关情况，"日饮酒量"折合成白酒量。（啤酒/10 = 白酒量，红酒/4 = 白酒量，黄酒/5 = 白酒量）。

职业暴露情况：指因患者职业原因造成的化学品、毒物或射线接触情况。 如有，需填写具体化学品、毒物、射线名称或填不详。

职业病危险因素接触史：指因患者职业原因造成的粉尘、放射物质、物理因素、化学物质的接触情况。 如有，需填写具体粉尘、放射物质、物理因素、化学物质的名称或填不详。

5. 脏器功能

视力：填写采用对数视力表测量后的具体数值（五分记录），对佩戴眼镜者，可戴其平时所用眼镜测量矫正视力。

听力：在被检查者耳旁轻声耳语"你叫什么名字"（注意检查时检查者的脸应在被检查者视线之外），判断被检查者听力状况。

运动功能：请被检查者完成以下动作："两手摸后脑勺""捡起这支笔""从椅子上站起，走几步，转身，坐下。"判断被检查者运动功能。

6. 查体

如有异常请在横线上具体说明，如可触及的淋巴结部位、个数；心脏杂音描述；肝脾肋下触诊大小等。 建议有条件的地区开展眼底检查，特别是针对高血压或糖尿病患者。

眼底：如果有异常，具体描述异常结果。

足背动脉搏动：糖尿病患者必须进行此项检查。

乳腺：检查外观有无异常，有无异常泌乳及包块。

妇科：外阴 记录发育情况及婚产式（未婚、已婚未产或经产式），如有异常情况请具体描述。

阴道 记录是否通畅，黏膜情况，分泌物量、色、性状以及有无异味等。

宫颈 记录大小、质地、有无糜烂、撕裂、息肉、腺囊肿；有无接触性出血、举痛等。

宫体 记录位置、大小、质地、活动度；有无压痛等。

附件 记录有无块物、增厚或压痛；若扪及肿块，记录其位置、大小、质地；表面光滑与否、活动度、有无压痛以及与子宫及盆壁关系。 左右两侧分别记录。

7. 辅助检查

该项目根据各地实际情况及不同人群情况，有选择地开展。 老年人，高血压、2 型糖尿病和严重精神障碍患者的免费辅助检查项目按照各项规范要求执行。

尿常规中的"尿蛋白、尿糖、尿酮体、尿潜血"可以填写定性检查结果，阴性填"-"，阳性根据检查结果填写"+""++""+++"或"++++"，也可以填写定量检查结果，定量结果需写明计量单位。

大便潜血、肝功能、肾功能、胸部 X 线片、B 超检查结果若有异常，请具体描述异常结果。 其中 B 超写明检查的部位。 65 岁及以上老年人腹部 B 超为免费检查项目。

其他：表中列出的检查项目以外的辅助检查结果填写在"其他"一栏。

8. 现存主要健康问题指曾经出现或一直存在，并影响目前身体健康状况的疾病。 可以多选。 若有高血压、糖尿病等现患疾病或者新增的疾病需同时填写在个人基本信息表既往史一栏。

9. 住院治疗情况指最近 1 年内的住院治疗情况。 应逐项填写。 日期填写年月，年份应写 4 位。 如因慢性病急性发作或加重而住院/家庭病床，请特别说明。 医疗机构名称应写全称。

10. 主要用药情况对长期服药的慢性病患者了解其最近 1 年内的主要用药情况，西药填写化学名及商品名，中药填写药品名称或中药汤剂，用法、用量按医生医嘱填写，用法指给药途径，如：口服、皮下注射等。 用量指用药频次和剂量，如：每日三次，每次 5mg 等。 用药时间指在此时间段内一共服用此药的时间，单位为年、月或天。 服药依从性是指对此药的依从情况，"规律"为按医嘱服药，"间断"为未按医嘱服药，频次或数量不足，"不服药" 即为医生开了处方，但患者未使用此药。

11. 非免疫规划预防接种史填写最近 1 年内接种的疫苗的名称、接种日期和接种机构。

12. 健康评价无异常是指无新发疾病原有疾病控制良好无加重或进展，否则为有异常，填写具体异常情况，包括高血压、糖尿病、生活能力，情感筛查等身体和心理的异常情况。

13. 健康指导纳入慢性病患者健康管理是指高血压、糖尿病、严重精神障碍患者等重点人群定期随访和健康体检。 减体重的目标是指根据居民或患者的具体情况，制定下次体检之前需要减重的目标值。

4. 医疗卫生服务记录

接诊记录表

姓名：_____   编号□□□-□□□□□

就诊者的主观资料：

就诊者的客观资料：

评估：

处置计划：

医生签字：

接诊日期：_____年_____月_____日

填表说明：
1. 本表供居民由于急性或短期健康问题接受咨询或医疗卫生服务时使用，以能够如实反映居民接受服务的全过程为目的、根据居民接受服务的具体情况填写。
2. 就诊者的主观资料：包括主诉、咨询问题和卫生服务要求等。
3. 就诊者的客观资料：包括查体、实验室检查、影像检查等结果。
4. 评估：根据就诊者的主、客观资料做出的初步印象、疾病诊断或健康问题评估。
5. 处置计划：指在评估基础上制定的处置计划，包括诊断计划、治疗计划、患者指导计划等。

会诊记录表

姓名：_____   编号□□□-□□□□□会诊原因：

会诊意见：

会诊医生及其所在医疗卫生机构：

医疗卫生机构名称　会诊医生签字

责任医生：

会诊日期：_____年_____月_____日

填表说明：
1. 本表供居民接受会诊服务时使用。
2. 会诊原因：责任医生填写患者需会诊的主要情况。
3. 会诊意见：责任医生填写会诊医生的主要处置、指导意见。
4. 会诊医生及其所在医疗卫生机构：填写会诊医生所在医疗卫生机构名称并签署会诊医生姓名。来自同一医疗卫生机构的会诊医生可以只填写一次机构名称，然后在同一行依次签署姓名。

双向转诊单

存　根

患者姓名_____ 性别_____ 年龄_____ 档案编号_____ 家庭住址_____

联系电话_____ 于_____年_____月_____日因病情需要，转入_____单位_____科室

_____接诊医生。

转诊医生（签字）：

年　　月　　日

双向转诊（转出）单

_____（机构名称）：

　　现有患者_____性别_____年龄_____因病情需要，需转入贵单位，请予以接诊。

初步印象：

主要现病史（转出原因）：

主要既往史：

治疗经过：

转诊医生（签字）：

联系电话：

_____（机构名称）

年　　月　　日

填表说明：
1. 本表供居民双向转诊转出时使用，由转诊医生填写。
2. 初步印象：转诊医生根据患者病情做出的初步判断。
3. 主要现病史：患者转诊时存在的主要临床问题。
4. 主要既往史：患者既往存在的主要疾病史。
5. 治疗经过：经治医生对患者实施的主要诊治措施。

存　根

患者姓名_____ 性别_____ 年龄_____ 病案号_____ 家庭住址_____

联系电话_____ 于_____年_____月_____日因病情需要，转回_____单位

_____接诊医生。

转诊医生（签字）：

年　　月　　日

双向转诊（回转）单

_____（机构名称）：

现有患者_____因病情需要，现转回贵单位，请予以接诊。

诊断结果_____住院病案号_____

主要检查结果：

治疗经过、下一步治疗方案及康复建议：

转诊医生（签字）：

联系电话：

_____（机构名称）

年 月 日

填表说明：

1. 本表供居民双向转诊回转时使用，由转诊医生填写。
2. 主要检查结果：填写患者接受检查的主要结果。
3. 治疗经过：经治医生对患者实施的主要诊治措施。
4. 康复建议：填写经治医生对患者转出后需要进一步治疗及康复提出的指导建议。

5. 居民健康档案信息卡

居民健康档案信息卡

（正面）

姓名		性别		出生日期		年 月 日
健康档案编号				□□□-□□□□□		
ABO 血型	□A □B □O □AB			RH 血型	□ Rh 阴性 □ Rh 阳性 □ 不详	
慢性病患病情况： □ 无　　□ 高血压 □ 糖尿病 □ 脑卒中 □ 冠心病 □ 哮喘 □ 职业病　□ 其他疾病_____						
过敏史：						

（反面）

家庭住址		家庭电话	
紧急情况联系人		联系人电话	
建档机构名称		联系电话	
责任医生或护士		联系电话	
其他说明：			

填表说明：

1. 居民健康档案信息卡为正反两面，根据居民信息如实填写，应与健康档案对应项目的填写内容一致。
2. 过敏史：过敏主要指青霉素、磺胺、链霉素过敏，如有其他药物或食物等其他物质（如花粉、乙醇、油漆等）过敏，请写明过敏物质名称。

6. 填表要求部分

填表基本要求

一、基本要求

（一）档案填写一律用钢笔或圆珠笔，不得用铅笔或红色笔书写。 字迹要清楚，书写要工整。 数字或代码一律用阿拉伯数字书写。 数字和编码不要填出格外，如果数字填错，用双横线将整笔数码划去，并在原数码上方工整填写正确的数码，切勿在原数码上涂改。

（二）在居民健康档案的各种记录表中，凡有备选答案的项目，应在该项目栏的"□"内填写与相应答案选项编号对应的数字，如性别为男，应在性别栏"□"内填写与"1 男"对应的数字 1。 对于选择备选答案中"其他"或者是"异常"这一选项者，应在该选项留出的空白处用文字填写相应内容，并在项目栏的"□"内填写与"其他"或者是"异常"选项编号对应的数字，如填写"个人基本信息表"中的既往疾病史时，若该居民曾患有"腰椎间盘突出症"，则在该项目中应选择"其他"，既要在"其他"选项后写明"腰椎间盘突出症"，同时在项目栏"□"内填写数字 13。 对各类表单中没有备选答案的项目用文字或数据在相应的横线上或方框内据情填写。

（三）在为居民提供诊疗服务过程中，涉及疾病诊断名称时，疾病名称应遵循国际疾病分类标准 ICD-10 填写，涉及疾病中医诊断病名及辨证分型时，应遵循《中医病证分类与代码》（GB/T15657-1995，TCD）。

二、各类检查报告单据及转诊记录粘贴

服务对象在健康体检、就诊、会诊时所做的各种化验及检查的报告单据，都应该粘贴留存归档。 可以有序地粘贴在相应健康体检表、接诊记录表、会诊记录表的后面。

双向转诊（转出）单存根与双向转诊（回转）单可另页粘贴，附在相应位置上与本人健康档案一并归档。

三、其他

各类表单中涉及的日期类项目，如体检日期、访视日期、会诊日期等，按照年（4 位）、月（2 位）、日（2 位）顺序填写。

7. 居民健康档案表单目录

1. 居民健康档案封面	4.3 高血压患者随访服务记录表
2. 个人基本信息表	4.4 2 型糖尿病患者随访服务记录表
3. 健康体检表	4.5 严重精神障碍患者管理记录表
4. 重点人群健康管理记录表（见各服务规范相关表单）	4.5.1 严重精神障碍患者个人信息补充表
4.1 0~6 岁儿童健康管理记录表	4.5.2 严重精神障碍患者随访服务记录表
4.1.1 新生儿家庭访视记录表	4.6 肺结核患者管理记录表
4.1.2 1~8 月龄儿童健康检查记录表	4.6.1 肺结核患者第一次入户随访记录表
4.1.3 12~30 月龄儿童健康检查记录表	4.6.2 肺结核患者随访服务记录表
4.1.4 3~6 岁儿童健康检查记录表	4.7 中医药健康管理服务记录表
4.1.5 男童生长发育监测图	4.7.1 老年人中医药健康管理服务记录表
4.1.6 女童生长发育监测图	4.7.2 儿童中医药健康管理服务记录表
4.2 孕产妇健康管理记录表	5. 其他医疗卫生服务记录表
4.2.1 第 1 次产前检查服务记录表	5.1 接诊记录表
4.2.2 第 2~5 次产前随访服务记录表	5.2 会诊记录表
4.2.3 产后访视记录表	6. 居民健康信息卡
4.2.4 产后 42 天健康检查记录表	

（孙 宏）

学习小结

1. 建立居民健康档案的意义、特点与分类，居民健康档案分为个人档案、家庭档案、社区档案；居民健康档案的管理；基层国际医疗分类在健康档案中的应用；重点讲解 POMR 的内容、SOAP 形式和健康档案的正确书写规范。

2. 个人健康档案、家庭健康档案和社区健康档案的主要内容和形式，各类健康档案的具体编制要求、建立方法、管理与利用。

3. 健康档案信息化管理及电子健康档案的概念、内容、作用；电子健康档案是居民健康相关活动的电子化表述；健康档案信息化管理使得居民健康档案存储、检索使用更方便；档案内容更全面、更具智能化；更有利于健康档案的保密和方便异地查询和使用。

4. 居民健康档案的编制标准化；如何建立居民健康档案管理信息系统以及对健康档案信息化管理展望。 开展以社区居民电子健康档案为核心，推进社区居民健康档案信息化管理建设是实施社区卫生服务工作的关键和有效途径；描述数字信息化技术及物联 网技术在全科医疗中的应用前景。

复习思考题

1. 居民个人健康档案包括哪些内容？ 其记录方式有何特点？

2. 计算机化健康档案在使用中存在什么问题？

如何完善？

3. 互联网＋在居民健康档案中的应用有哪些前景？

第十一章　全科医疗服务管理

学习目标

掌握	全科医疗服务管理的基本原理；基层医疗卫生机构功能定位；全科医疗质量；全科医生团队建设与管理。
熟悉	基层医疗卫生机构绩效考核；全面质量管理；全科医生团队服务内容；基本医疗保障体系。
了解	全科医疗服务管理相关政策、法律和法规；我国基本医疗保险改革趋势。

全科医疗(general practice)是一种主要由全科医生提供的以人为中心、家庭为单位、社区为范围的综合性、连续性、可及性、人性化的基层医疗保健服务模式,是全民医疗保健系统的基础和人群进入医疗保健系统的门户。全科医疗承载着基层医疗和公共卫生服务网络的网底功能,是基层医疗卫生服务的重要组成部分,已成为医疗卫生保健体系的重要基础。借助管理科学的基本理论和方法,从客观上、总体上、宏观上对全科医疗进行管理,有助于激发出全科医疗的最佳效能。

第一节　概述

一、全科医疗服务管理的基本原理

管理的基本原理是对管理工作的实质内容和基本规律的高度综合和概括,对一切管理活动具有普遍的指导意义。随着社会经济和科学技术的发展,管理原理也会不断发展和完善,但同时又是相对稳定的。

(一)系统原理

系统是指由若干相互联系、相互作用的部分组成的在一定环境中具有特定功能的有机整体。系统具有集合性、层次性、相关性的特征。构成系统的基本条件包括要素、结构、功能、类型和环境。在自然界和人类社会中,一切事物都是以系统的形式存在的,任何事物都可以看作为一个系统。任何一个系统都可以看作是由许多要素为特定的目的而组成的综合体。系统的功能不等于各要素功能的简单相加,而往往要大于各个部分功能的总和。因此,系统要素的功能必须服从系统整体的功能,否则就会削弱整体功能。在对全科医疗服务进行管理时,应从整体上全面考虑,统筹协调各方关系,达到整体最优化。

（二）动力原理

动力原理是指管理必须有强大的动力,促使各种管理要素有效地发挥作用,促使管理运动持续而有效地进行。管理工作是一种社会活动,而任何社会活动都是人所进行的活动,动力原理就是如何发挥和保持人的能动性,并合理地加以利用,充分发挥和调动人的创造性、积极性。动力来源:①物质动力:物质利益是关系各类人员切身利益的第一利益,是基本动力,包括个人的物质报酬、奖励等。对全科医疗服务进行管理时,必须做好人员的工资、奖励、津贴等方面的管理工作,以充分调动员工的积极性;②精神动力:精神动力可激发人的积极性、主动性和创造力,客观存在于崇高的理想、事业的追求、高尚的情操、学术研究成果实现中。精神动力包括理想、信念的追求、精神鼓励、日常的思想政治工作、解除思想顾虑等。精神动力具有巨大的作用,在特定条件下,可成为决定性的动力,可以弥补物质动力的不足。因此,全科医疗服务管理要强化对员工的精神激励,大力做好思想教育工作;③信息动力:信息作为一种特定资源有超越物质和精神的相对独立性,对组织活动起直接的、整体的、全面的促进作用。管理过程中,收集大量、准确的信息资料,并整理和分析,得到科学结论,能有效推动管理目标的实现。

管理过程中应综合协调使用三种动力,产生协同作用。每一个管理系统的三种动力是同时存在的,但不是平均存在,会随着时间、条件、地点的变化,在系统中的比重随之发生变化。因此,三种动力不能平均使用,必须根据现实需要而有所侧重。在基层卫生管理实践中,对在某方面做出较大贡献的团队成员,采用精神激励并辅之物质奖励的方法更能激发员工的热忱。

（三）效益原理

效益的高低直接影响组织的生存和发展。管理的目标就是追求高效益,有效的管理能够使组织的资源得到充分利用,实现组织的高效益。效益是有效产出与投入之间的一种比例关系,可从社会和经济这两个不同角度去考察,即社会效益和经济效益。经济效益是社会效益的基础,社会效益是促进经济效益提高的重要条件。经济效益可运用经济指标计算和考核,社会效益难以计量,须借助于其他形式间接考核。开展全科医疗服务要注重实效,应通过科学管理,提高工作效率,力求经济效益和社会效益有机结合,以最小的资源消耗创造最大的社会效益和经济效益。追求局部效益须与追求全局效益协调一致,当局部效益与全局整体效益发生冲突时,管理必须把全局效益放在首位,做到局部服从整体。

（四）整分合原理

整分合原理强调充分细致了解整体,在整体下明确分工,在分工基础上有效地综合。具体表现为三个环节:①整体把握:要详细了解整体的功能和目的,从完成整体任务要求出发,坚持整体观点,处理好整体和局部的关系;②科学分解:将整体任务和目标进行分解,分解成为一个个基本组成单位,进而进行明确分工,同时处理好分工和协作的关系,明确职责,制定规范;③组织综合:保证管理系统的支持运转,必须在分工的基础上进行协作,需要进行强有力的组织管理,使各方面同步协调、综合平衡地发展。

（五）反馈原理

反馈就是由控制系统把信息输送出去,又把其作用结果返送回来,并对信息的再输出发生影响,起到控制的作用,以达到预定的目的。反馈原理是指在全面收集反馈信息的基础上,与预定的管理目标相比较,当偏离目标时,进行及时调整以达到预期目标。反馈分正反馈和负反馈两种,前者使系统的输入对输出的影响增大,后者则使其影响减少。反馈的最终目的就是要求对客观变化做出应有的反应。全科医疗服务是不断变化的,管理是否有效,关键在于是否有灵敏、准确和有力的及时反馈。

（六）动态原理

动态原理认为管理是一个动态过程,是管理人员与被管理人员共同达到既定目标的活动过程。管理的要素人、财、物、时间和信息等,都处在一定的时间和空间之中,并随着时空的运动而发展、变化。管理的动态原理体现在管理的主体、管理的对象、管理手段和方法的动态变化上。动态管理原理要求管理者应不断更新观念,避免僵化的、一成不变的思想和方法,不能凭主观臆断行事,应以不断变化的管理行为与手段去适应不断变化的情景,实现主客观之间的动态适应与协调。组织目标以至管理目标均是处于动态变化之中,进行有效管理需随机因地制宜,视情况而调整。

二、全科医疗服务管理的常用方法

管理方法是在管理活动中为实现管理目标,保证管理活动顺利进行所采取的提高功效的工作方式、方法、途径和手段的总称。管理方法是管理理论、原理的自然延伸和具体化、实际化,是管理原理指导管理活动的必要中介和桥梁。在管理实践中,管理目标的实现,必须借助于一定的管理方法和手段,它的作用是一切管理理论、原理本身所无法替代的。常用的管理方法有法律方法、行政方法、经济方法、思想教育方法等。

(一)法律方法

法律是由国家制定或认可的,体现统治阶级意志,以国家强制力保证实施的行为规则的总和。管理的法律方法中,既包括国家正式颁布的法律,也包括各级政府机构和各个管理系统所制定的具有法律效力的各种社会规范。法律方法是指在管理活动中,运用法律法规和类似法律法规的各种行为规范进行管理的方法。法律方法具有严肃性、规范性、权威性、强制性和普遍性的特点。现代管理中,法律方法被广泛应用于政治、经济、文化、教育、卫生和社会其他领域的管理活动,一些难以靠其他方法解决的问题,若采用法律方法,便迎刃而解。要发挥出法律方法的作用,关键在于对法律方法的运用是否正确。随着社会经济的发展,健康领域的专业化和协作化程度不断提高,人们在健康维护活动中的关系更加复杂,使越来越多的关系和活动准则需要用法律形式固定责、权、利,为各利益方提供重要的行为准则。

(二)行政方法

行政方法是管理活动中最基本的方法。行政方法是指行政机构或行政领导者的权威,通过强制性的命令、指示、规定、条例等行政手段,按照行政系统和层次直接对管理对象施加影响的方法。行政方法的实质是通过行政组织中的职务和职位进行管理,强调职责、职权、职位,而不完全是个人的能力和特权。各种组织总要建立起若干行政机构来进行管理,它们都有着严格的职责和权限范围。上级对下级的指挥与控制,是由于较高一级的地位所决定的;下级对上级的服从,是对上级所拥有的管理权限的服从。行政方法具有权威性、强制性、垂直性、具体性、无偿性的特点。行政方法在管理活动中能保证集中统一领导、有效调节组织行为,与其他管理方法相辅相成。

(三)经济方法

经济方法是指按照经济规律的客观要求,运用经济杠杆和经济手段进行管理的方法。经济方法的实质是贯彻物质利益的原则,从物质利益方面处理好国家、集体和个人三者的经济关系,有效地调动各方面的积极性。工资、福利、奖金、津贴、罚款等是管理中常用的经济手段。经济方法具有利益性、多样性、适时性的特点。现代社会的管理工作与经济关系非常密切,不能仅靠法律方法和行政方法进行管理,还需要经济方法辅助,通过物质的刺激,充分调动人们的积极性。

(四)思想教育方法

思想教育方法是指管理者通过思想教育工作,提高人民的思想觉悟,培养高尚的道德情操,充分发挥人们的积极性和主动性而实现管理的目标。物质刺激和情感刺激都是基于个人利益上激发人们的积极性,而思想教育能使个人在具体活动中不仅仅从个人利益出发,还能从集体和社会的利益出发,自觉地为国家、社会、集体积极工作。思想教育涉及的内容诸多,其中主要是理想教育和道德教育。通过思想教育,使人们充分认识到个人理想的实现与社会理想的实现密不可分,主动将个人的各种理想融入社会理想,促进人们为实现理想而努力工作。思想教育应与基层卫生业务工作相结合,不应抛开工作实际,需将基层卫生服务工作的业绩作为衡量思想教育结果的一个标准。

三、全科医疗服务管理相关政策

（一）分级诊疗制度

国外的分级诊疗制度主要包括两种模式,一是通过激励和约束的自由引导模式如日本模式,二是政府或市场的强制规定模式,如美国以市场为导向的模式和英国以政府机构为导向的模式。

在深化医改的背景下,国家及有关部门自2009年起,颁布实施的各项政策、文件多次强调建立分级诊疗制度。《中共中央国务院关于深化医药卫生体制改革的意见》强调构建城乡医疗卫生服务体系,对城乡各级医疗服务机构承担的具体医疗服务职责做出了具体划分,要求城市医院和社区卫生服务机构之间建立分工协作机制。2015年9月,国务院办公厅印发实施《关于推进分级诊疗制度建设的指导意见》,从顶层设计的角度对我国推行的分级诊疗制度做了规定,要求按照以人为本、群众自愿、统筹城乡、创新机制的总原则推进分级诊疗制度建设。我国的分级诊疗制度的内涵主要包括4个方面即基层首诊、双向转诊、急慢分治、上下联动。基层首诊就是坚持群众自愿的原则,通过政策引导,鼓励常见病、多发病患者首先到基层医疗卫生机构就诊。双向转诊通过完善转诊程序,重点畅通慢性期、恢复期患者向下转诊,逐步实现不同级别和类别医疗机构之间的有序转诊。急慢分治是通过完善急性、慢性病服务体系,将度过急性期患者从三级医院转出,落实各级各类医疗机构的功能定位和急慢性病诊疗服务功能。上下联动是在医疗机构之间建立分工协作机制,促进优质医疗资源下沉到基层卫生服务机构。

分级诊疗制度对各级各类医疗机构功能定位进行了确定。城市三级医院主要提供急危重症和疑难复杂疾病的诊疗服务。城市二级中医医院充分利用中医药技术方法和现代科学技术,提供急危重症和疑难复杂疾病的中医诊疗服务和中医优势病种的中医门诊诊疗服务。城市二级医院主要接收三级医院转诊的急性病恢复期患者、术后恢复期患者及危重症稳定期患者。县级医院主要提供县域内常见病、多发病诊疗,以及急危重症患者抢救和疑难复杂疾病向上转诊服务。基层医疗卫生机构和康复医院、护理院等为诊断明确、病情稳定的慢性病患者、康复期患者、老年病患者、晚期肿瘤患者等提供治疗、预防保健、康复、护理等服务。

（二）家庭医生签约服务

在基层推进家庭医生为群众提供长期签约式服务,有利于转变医疗卫生服务模式,推动医疗卫生工作重心下移、资源下沉,让群众拥有健康和医疗费用控制的守门人,增强群众对改革的获得感,为实现基层首诊、分级诊疗奠定基础。开展家庭医生签约服务是新形势下保障和维护群众健康的重要途径。2016年6月,国务院医改办、国家卫生计生委等部委联合印发《关于推进家庭医生签约服务指导意见的通知》,启动和保障家庭医生签约服务的顺利实施。

目前,我国家庭医生签约服务原则上采取全科医生团队服务形式,主要由家庭医生、社区护士、公卫医师(含助理公卫医师)等组成,并有二级以上医院医师(含中医类别医师)提供技术支持和业务指导,家庭医生为提供签约服务的第一责任人。居民或家庭可以自愿选择1个家庭医生团队签订服务协议,还可以自愿选择一所二级医院、一所三级医院,建立"1+1+1"等组合签约服务模式。居民在签约后,可享受家庭医生团队提供的基本医疗、基本公共卫生和约定的健康管理服务。现阶段,我国的家庭医生主要由以下人员承担:一是基层医疗卫生机构注册全科医生,二是具备综合服务能力的乡镇卫生院医师和乡村医生,三是符合条件的公立医院医师和中级以上职称的退休临床医师,特别是内科、妇科、儿科、中医、康复及预防保健医师。未来随着全科医生人才队伍的发展,逐步形成以全科医生为核心的签约服务队伍。

（三）全科医生制度

2011年7月1日,国务院颁布实施《关于建立全科医生制度的指导意见》,提出到2020年,在我国初步建立起充满生机和活力的全科医生制度,基本形成统一规范的全科医生培养模式和"首诊在基层"的服务模式,全科医生与城乡居民基本建立比较稳定的服务关系,基本实现城乡每万名居民有2~3名合格的全科医生,全科医生服务水平全面提高,基本适应人民群众基本医疗卫生服务需求。

《意见》要求：①坚持突出实践、注重质量，以提高临床实践能力为重点，规范培养模式，统一培养标准，严格准入条件和资格考试，切实提高全科医生培养质量；②坚持创新机制、服务健康，改革全科医生执业方式，建立健全激励机制，引导全科医生到基层执业，逐步形成以全科医生为主体的基层医疗卫生队伍，为群众提供安全、有效、方便、价廉的基本医疗卫生服务；③坚持整体设计、分步实施，既着眼长远，加强总体设计，逐步建立统一规范的全科医生制度；又立足当前，多渠道培养全科医生，满足现阶段基层对全科医生的需要。

第二节　基层医疗卫生机构管理

问题与思考 11-1

伴随老龄化、城镇化等社会经济转型，居民基本健康服务需求增长迅速，呈现出多样化特点，区域内医疗卫生服务体系面临严峻挑战，迫切需要对现有基层医疗卫生资源进行优化配置和调整，以切实提升基层医疗卫生服务能力和成效。

思考：基层医疗卫生机构承担哪些服务职能？基层医疗卫生机构的人员和床位等应如何配置？

基层医疗卫生机构为县级以下医疗卫生服务机构，分为公立和社会办两类，主要包括乡镇卫生院、社区卫生服务中心(站)、村卫生室、医务室、门诊部(所)和军队等基层卫生机构等。基层医疗卫生机构具有较好的可及性，在为城乡居民提供基本医疗服务和公共卫生服务方面具有重要作用，是全科医生为城乡居民提供全科医疗服务的重要载体。

一、基层医疗卫生机构概述

（一）基层医疗卫生机构功能定位

基层医疗卫生机构的主要职责是提供预防、保健、健康教育、计划生育等公共卫生服务和常见病、多发病的诊疗服务以及部分疾病的康复、护理服务，向上级医院转诊超出自身服务能力的常见病、多发病及危急和疑难重症患者。

1. 社区卫生服务机构　社区卫生服务机构包括社区卫生服务中心和社区卫生服务站。社区卫生服务中心负责提供公共卫生服务，以及常见病、多发病的诊疗、护理、康复等综合服务，并受区县级卫生健康行政部门委托，承担辖区内的公共卫生管理工作，负责对社区卫生服务站的综合管理、技术指导和社区医生的培训等。社区卫生服务站在社区卫生服务中心的统一管理和指导下，承担社区居委会范围内人群的公共卫生服务和普通常见病、多发病的初级诊治、康复等工作。

2. 乡镇卫生院　乡镇卫生院负责提供公共卫生服务，以及常见病、多发病的诊疗、护理、康复等综合服务，并受县级卫生健康行政部门委托，承担辖区内的公共卫生管理工作，负责对村卫生室的综合管理、技术指导和乡村医生的培训等。乡镇卫生院分为中心乡镇卫生院和一般乡镇卫生院，中心乡镇卫生院除具备一般乡镇卫生院的服务功能外，还应开展普通常见手术等，着重强化医疗服务能力并承担对周边区域内一般乡镇卫生院的技术指导工作。

3. 村卫生室　村卫生室在乡镇卫生院的统一管理和指导下，承担行政村范围内人群的公共卫生服务和普通常见病、多发病的初级诊治、康复等工作。

4. 其他基层医疗卫生机构　各类企事业单位内部的医务室和门诊部等基层医疗卫生机构负责本单位或本功能社区的公共卫生服务和基本医疗服务。其他门诊部、诊所等基层医疗卫生机构根据居民健康需求，提供相关医疗卫生服务。政府可以通过购买服务的方式对其提供的服务予以补助。

（二）基层医疗卫生机构设置

1. 机构设置

（1）社区卫生服务机构：社区卫生服务中心按照街道办事处行政区划或一定服务人口进行设置。到2020年，实现在每个街道办事处范围或每3万~10万居民规划设置1所社区卫生服务中心。城市地区一级和部分二级公立医院可以根据需要，通过结构和功能改造转为社区卫生服务中心。社区卫生服务站的配置数量和布局，应根据社区卫生服务中心覆盖情况以及服务半径、服务人口等因素合理设置。

（2）乡镇卫生院：乡镇卫生院按照乡镇行政区划或一定服务人口进行设置。到2020年，实现政府在每个乡镇办好1所标准化建设的乡镇卫生院。全面提升乡镇卫生院服务能力和水平，综合考虑城镇化、地理位置、人口聚集程度等因素，可以选择1/3左右的乡镇卫生院提升服务能力和水平，建设成为中心乡镇卫生院。有条件的中心乡镇卫生院可以建设成为县办医院分院。

（3）村卫生室：村卫生室的配置数量和布局，应根据乡镇卫生院覆盖情况以及服务半径、服务人口等因素合理设置。原则上每个行政村应当设置1个村卫生室。

（4）其他基层医疗卫生机构：个体诊所以及养老机构等其他基层医疗卫生机构的设置，不受规划布局限制，实行市场调节的管理方式。

2. 组织设置　基层医疗卫生机构的组织结构设计应体现组织内部各类职务职位的权责范围，能合理配置成员的职责，建立起相对稳定的工作程序。基层医疗卫生机构的组织设置应遵循以下基本原则：

（1）权责一致原则：应明确机构各个职能部门的职能和职责范围，避免重复和交叉。依据各部门职责权限，明确处理和解决问题的权限，使责任和权限统一，形成机构的职能。

（2）精简高效原则：应对机构的工作任务和需要进行具体分析，因事设岗，因岗求人，使人岗适配，人尽其才，才尽其用。通过合理组织人员岗位配置的精简，有效实现机构不同岗位分工合作的目标。

（3）完整统一原则：基层医疗卫生机构要发挥多位一体的综合服务功能。要求事权集中，同一类事物必须划归一个部门，组织中的任何成员只能接受一个上司的领导，不能多头领导。在机构中，除了位于组织顶部最高行政指挥外，所有其他成员在工作中都会收到上级行政部门或负责人的命令，根据上级的指令开始或结束、进行或调整、修正或废止自己的行动。

（三）基层医疗卫生机构的人员和床位配置

1. 人员配置　到2020年，基本实现城乡每万名居民有2~3名合格的全科医生，每千常住人口基层卫生人员数达到3.5人以上。综合考虑辖区服务人口、服务现状和预期需求以及地理条件等因素，合理配置乡村医生，原则上按照每千服务人口不少于1名的标准配备乡村医生，每所村卫生室至少有1名乡村医生执业。

2. 床位配置　基层医疗卫生机构床位规模按照所承担的基本医疗任务和功能进行合理确定，重在提升床位质量，提高使用效率。到2020年，每千常住人口基层医疗卫生机构床位数达到1.2张，重点加强护理、康复病床的设置。

二、基层医疗卫生机构绩效考核

（一）概念

基层医疗卫生机构绩效考核是指卫生行政管理部门依据绩效考核指标体系，运用科学适宜的方法，对基层医疗卫生机构的运行管理、功能实现、服务模式和服务效果等进行客观、公正的综合评价。

（二）考核原则

1. 科学、规范、有序　科学制订基层医疗卫生机构绩效考核内容及标准，规范绩效考核工作流程与方法，有序开展考核工作。

2. 公平、公正、公开　不同举办主体的基层医疗卫生机构平等参与考核。统一考核内容、标准与方法，公开考核结果,接受社会监督。

3. 简便、适宜、高效　简化考核程序,将日常考核与年终考核相结合,采用适宜方法,提高工作效率。

4. 激励、促进、有效　发挥考核作用,奖励先进、改进不足,调动工作人员积极性,促进机构持续、健康发展,保证群众受益。

(三)考核内容

1. 机构管理　包括机构环境、人力资源管理、财务资产管理、药品管理、文化建设、信息管理和服务模式等。

2. 基本公共卫生服务　包括居民健康档案管理、健康教育、预防接种、妇幼和老年人健康管理,高血压、2 型糖尿病和重性精神疾病患者管理、传染病和突发公共卫生事件报告和处理、卫生监督协管、计划生育技术指导等。

3. 基本医疗服务　包括医疗工作效率、医疗质量与安全、合理用药、医疗费用、康复服务等。

4. 中医药服务　包括中医治未病、中医医疗服务等。

5. 满意度　包括服务对象和卫生技术人员满意度等。

(四)考核方式

基层医疗卫生机构绩效考核采用日常考核与年终考核相结合、定性考核与定量考核相结合、内部考核与外部考核相结合、综合考核与专业考核相结合的方式,通过日常监督现场查看、资料查阅、现场访谈与问卷调查等方法进行考核。

(五)考核主体

1. 区(市、县)级卫生行政部门会同有关部门组织本辖区所有社区卫生服务机构的绩效考核。村卫生室由县(市、区)卫生局委托其隶属的乡镇卫生院进行考核。

2. 设区的市级卫生健康行政部门对区(市、县)考核结果抽取一定比例进行复核或组织统一考核。

3. 国家卫生健康委和国家中医药管理局、省级卫生健康行政部门和中医药管理部门对基层医疗卫生机构绩效考核工作进行督导检查。

(六)考核程序

1. 组织准备　确定考核实施机构和考核人员,明确考核程序和工作安排。如委托第三方实施考核,应当签订相关协议。

2. 具体实施　制订考核方案,考核工作组根据方案对基层卫生服务机构进行考核,并将考核结果上报绩效考核领导小组。

3. 公示公布　绩效考核领导小组将考核结果以适当形式公示。

4. 沟通反馈　领导小组对被考核机构取得的成绩和存在的问题进行反馈,提出改进建议等。

三、基层医疗卫生机构人力资源管理

加强以全科医生为重点的基层医疗卫生队伍建设,是健全基层医疗卫生服务体系、提高基层医疗卫生服务水平的基础工程,是缓解看病难、看病贵的基础环节,是实现人人享有基本医疗卫生服务的基本途径。基层卫生人力资源是基层医疗卫生系统中最活跃的因素。

(一)基层卫生人力资源的概念

基层卫生人力资源是指在各类基层医疗卫生机构中从事和提供医疗卫生服务相关工作的各类人员,包括各类卫生专业技术人员、卫生行政管理人员和后勤支持人员等。卫生专业技术人员是基层卫生人力资源的主体,根据从事的专业和工作不同,可以分为医疗人员、公共卫生人员、护理人员、药剂人员、其他技术人员、卫生管理人员等。

（二）基层卫生人力资源的特点

1. 知识密集性　卫生人力资源是一个知识密集性的群体，需要接受院校医学教育、毕业后医学教育、继续医学教育较长时间的培养。卫生人力资源培养教育和工作性质等都体现知识密集的特点，较其他人力资源的配置和管理难度更大。

2. 能动性　卫生人力资源具有主观能动性，能有目的地选择专业、选择工作岗位，创造性地开展工作。通过政策、待遇、工作条件等各种因素可有效激发卫生人员的主观能动性，主动为人群的健康服务，保证医疗卫生服务质量和效果。

3. 动态性　卫生人力资源是有生命的活的资源，其形成、开发和使用都会受到时间的限制。卫生专业人员个体有其生命周期和服务周期，卫生专业人员队伍的数量、结构随时间而不断变化，因此，对基层卫生服务人员的开发和利用，要充分考虑生命时效和职业时限。

4. 社会性　卫生行业与社会各方面联系密切，卫生人力资源的形成、开发、配置和使用都是一种社会活动。各地社会经济发展水平和面临的主要卫生问题各异，对基层卫生人力资源的需要差别也不同，在培养和造就以全科医生为重点的基层卫生队伍时需结合各地实际需要。

5. 时效性　医学发展迅速，各类卫生人员要适应工作岗位的要求，需要不断地学习、培训和实践，以促进知识的更新。基层医疗卫生服务是实践性强的工作，知识和实践技能需在工作中不断强化和更新，若长期备而不用，价值则会失效。

（三）基层卫生人力资源管理

基层卫生人力资源管理是指各类基层医疗卫生机构为实现组织既定目标，对其所有人力资源进行管理的过程。基层卫生人力资源管理贯穿基层卫生人力运行的全过程，包括人力资源的规划、工作分析、招录、培训、配置和使用等方面。

1. 人员规划　对基层医疗卫生机构人力资源状况进行客观评价，根据组织发展战略、目标和任务，利用科学方法对未来人力资源供给和需求做出预测，并依据组织结构所确定的主体分工体系及具体工作任务等对人力资源的数量和质量的要求，提出相关人员规划。其中，人员招录、培训、福利、薪酬、晋升等计划相对重要。

2. 工作分析　工作分析即对基层医疗卫生机构中各项工作职务的特征、规范、要求以及完成此工作所需人员的知识、技能、素质进行分析的过程。通过分析进行工作设计，明确工作岗位职责，使工作职务与员工素质相适配，充分提高人员的工作积极性及效率。

3. 人员招录　基层医疗卫生机构需根据组织发展目标和人员规划，坚持公开、公平、公正和竞争的原则，综合运用笔试、面试、模拟与能力评估等方式，招收录用合适的人力资源。人员招录是基层医疗卫生机构补充和吸收人力资源的主要途径。

4. 人员培训　基层医疗卫生人员培训旨在通过相关的知识培训、技能培训、态度培训、管理能力开发和观念培养，优化组织人力资源的结构和质量，提高组织绩效，同时也帮助员工实现个人的可持续发展。

5. 人员激励　基层医疗卫生机构管理者要以员工内在需求为导向，综合运用各种激励工具和方式，有效利用组织的各种资源，调动员工内在的积极性和工作激情，以促使全体员工主动投入到各项健康服务中。

四、基层卫生服务信息管理

基层卫生服务信息管理是指基层医疗卫生机构服务过程中，对相关信息进行收集、处理、反馈和利用，为决策分析提供信息支持，实现信息资源合理开发和有效利用，以期达到基层医疗卫生机构组织目标。

（一）基层卫生服务信息

1. 定义　基层卫生服务信息是指与基层医疗卫生服务工作有关的各种信息，是反映基层医疗卫生服务工作的各种消息、数据和资料的总称。

2. 分类

（1）按来源分类：根据信息来源不同，可将信息分为内部信息和外部信息。内部信息主要反映基层医疗卫生机构内部提供医疗卫生服务工作的情况，包括原始记录、各项业务统计数据、财务报表等信息。外部信息指对组织活动有影响的外部环境各因素的信息，包括社区、居民、相关政策、行业规划等。

（2）按用途分类：根据信息用途，可将信息分为决策信息、控制信息、业务信息。决策信息是组织最高层决定目标、计划、措施、策略的各种动态和静态的信息。控制信息是组织职能部门为实现组织目标对各项业务活动监督、控制所需要的信息。业务信息指基层医疗卫生机构日常业务工作的相关信息。

3. 基层卫生服务信息的作用

（1）为基层医疗卫生提供决策依据：决策是基层医疗卫生机构实现组织目标，从多个行动方案中选出最优方案并实施的过程。决策程序一般包括发现问题、确立目标、制定方案、选择方案、实施方案、评估反馈等环节，每个环节要保证科学性，均必须依靠完整、准确的真实信息。信息分析和处理有助于快速获取有用信息，确保决策的科学性和准确性。

（2）基层医疗卫生管理的基础：基层医疗卫生机构的管理主体与管理客体之间的管理与被管理关系需以信息为中介，通过信息的输出、输入和反馈才能有效进行。信息的传递和处理、协调和流通，交换和利用是基层医疗卫生机构管理的必要手段，若无信息支撑，管理主体对管理客体的指挥、指导和控制就会失效。

（3）基层医疗卫生机构运行的前提：基层医疗卫生机构进行日常工作都必须依靠信息输入后才能做出下一步反应的决定或决策，进而采取适宜的行动。若没有信息的输入、交流、处理和反馈，基层医疗卫生机构的各项工作都不能顺利开展。

（4）提升基层医疗卫生服务质量：构建基层医疗卫生信息系统，通过信息手段实现就诊预约、报告查询、网络缴费等服务，优化就医流程，提高服务效率。通过建立跨机构、跨系统、跨区域的居民健康档案信息平台，有效提高居民健康管理工作的效能，改善基本公共卫生服务和基本医疗服务质量。

（二）基层卫生服务信息的管理

1. 信息收集　基层医疗卫生服务机构根据特定目标，采用文献收集、实物采集、现场调查等方法收集相关信息，将无序分散、价值有限的信息形成满足基层医疗卫生服务需求的信息。

2. 信息处理　基层医疗卫生服务机构需对收集到的大量基础信息，按照一定的目的和要求进行筛选、分类、统计分析，使基础信息成为具有一定使用价值的信息产品，为进一步利用信息提供方便。

3. 信息反馈　信息接收者把接收到的信息反馈给信息发送者，可供核查、纠正偏差，有利于信息接受者依据信息采取正确的行动。信息反馈主要方式有：正反馈，负反馈，前馈。

4. 信息利用　将经过采集、处理、分析的信息提供给相关组织和个人，才能体现其价值、增值和共享，提高基层医疗卫生服务机构决策的成功率。充分利用信息是信息管理工作的最终目标。

第三节　全科医疗质量管理

全科医疗是以基层为定向的医疗服务，直接关系到服务对象的健康和生命，不同于一般的服务，具有无形性、不可存储性、服务与消费同时性、高风险性等特性。质量管理是全科医疗服务管理的核心。

一、全科医疗质量管理概述

（一）基本概念

1. 质量管理　"质量"一词存在不同的定义，世界著名质量管理专家朱兰将质量概括为产品的"适用性"。国家标准化组织对质量的定义为反映实体满足明确和隐含需要的能力的特性综合。质量管理是指在质量方面指挥和控制组织的协调的活动。质量管理包括制定质量方针和质量目标以及质量策划、质量控制、质量保证和质量改进。

2. 全科医疗质量　医疗质量主要是指医疗服务的及时性、有效性和安全性，是医疗技术、管理方法及其经济效益概念的综合体现。全科医疗质量（general practice quality）是指全科医生所提供的服务与服务利用者的需要和需求的符合程度，即以社区人群卫生需要为导向，尽可能向人群提供最佳的医疗、预防、保健、康复等服务。良好的全科医疗质量要求所提供的服务既合理、高效，又节约资源；不仅能改善卫生服务需求者的可及性，还能提高卫生服务的适宜性和有效性。

全科医疗质量具有以下特点：①内容广泛：全科医疗的质量范畴涵盖医疗、预防、保健、康复、健康教育、计划生育技术服务等；②范围外延：全科医疗质量标准从机构内的疾病诊断、治疗延伸到机构外，而且机构外服务质量所占的比重大；③因素复杂：全科医疗质量不仅涉及医学，还涉及社区的环境，经济、文化习惯、心理因素诸多方面；④学科综合：全科医疗质量涉及临床医学、基础医学、预防医学等学科，与社会学、行为学、心理学、公共关系、社会医学、卫生管理、健康教育等科学技术密切相关；⑤对象敏感：接受全科医疗服务的居民会因担心自己的健康受损而对质量敏感。

全科医疗质量可分为全科医疗基础质量、全科医疗环节质量、全科医疗终末质量。全科医疗基础质量指与全科医疗服务提供相关的条件，如人力、房屋、技术、资金、设备和设施、时间、制度标准等，是全科医疗质量的决定因素。全科医疗环节质量体现在全科医疗活动中各个阶段、工作节点、有关步骤中所产生的服务质量。全科医疗终末质量是对全科医疗服务活动终结后效果的评价，评价指标一般为病死率、患病率、老年人生活质量水平等。

3. 全科医疗质量管理　全科医疗服务质量管理是指依据居民的服务需求制定服务质量方针、目标和职责，采取质量策划、质量控制、质量保证和质量改进等措施，对影响质量的因素进行控制和改进，保证和提高服务质量达到规范要求和满足居民的管理活动。

（二）全科医疗质量管理内容

1. 疾病诊断和治疗管理

（1）全科医生需采集病史、分析疾病的原因、进行必要的检查、做出准确的迅速、全面诊断。

（2）根据患者的家庭和社会环境提供有效及时的治疗方案，保证和监督、检查治疗方案的实施。

（3）根据情况的变化调整治疗方案，直至疾病好转或治愈。

（4）设立病历监控、检查监控、处方监控，合格的病历比例、治愈率或好转率等。

2. 双向转诊质量管理

（1）根据病情严重程度建立严格的双向转诊标准。

（2）建立双向转诊管理制度，包括全科医生在转诊过程中的职责，双向转诊的程序和要求，以使患者及时得到合理治疗。

（3）基层医疗机构与上级医疗机构之间签订双向转诊协议，保证上级医疗机构把适合在基层治疗和康复的患者转向基层。

3. 家庭病床质量管理

（1）建立家庭病床的标准。

（2）规范全科医生的家庭病床服务职责。

（3）建立家庭病床随访制度和病理档案书写标准。

（4）建立家庭病床服务的程序，完善服务质量的监测和服务效果的考核制度。

4. 健康档案质量管理

（1）确定档案的覆盖人群范围和家庭范围，尤其要考虑重点人群家庭健康档案的建立。

（2）规范健康档案的内容和记录方式。

（3）建立健康档案的管理和利用制度。

（4）对健康档案的质量进行定期的考评。

5. 全科医疗风险管理

（1）基层医疗卫生机构的每个人员要树立风险意识。

（2）要严格建立和执行双向转诊标准。

（3）健全和严格遵循全科医疗服务的各种规章制度,如岗位工作制度、差错和事故防范制度、废弃物无害化处理制度以及药品管理制度等。

（4）严格按照技术规范来提供服务。

（5）运用科学管理方法管理全科医疗服务,如全面质量管理、标准化管理等。

二、全面质量管理

（一）全面质量管理的含义

全面质量管理(total quality management,TQM)是将组织的所有管理职能纳入质量管理的范畴,以质量为中心,建立在全员参与基础上的一种管理方法。"全面"为全面质量管理中的关键词语,包括三个层次的含义:运用多种手段,系统地保证和提高产品质量;控制质量形成的全过程,而不仅仅是制造过程;质量管理的有效性应当是以质量成本来衡量和优化的。

根据 ISO9000 族标准对全面质量管理的定义是指一个组织以质量为中心,以全员参与为基础,目的在于通过让顾客满意和本组织所有成员以及社会受益而达到长期成功的管理途径。全面质量管理不仅要求有全面的质量概念,还需要进行全过程的质量管理,并强调全员参与,即"三全"的 TQM。

（二）全面质量管理的特点

1. 全方位的质量管理　全方位的质量管理是相对广义的质量概念而言的,不仅对产品质量进行管理,还对工作质量和服务质量进行管理;不仅对产品性能进行管理,还对产品的可靠性、安全性、经济型、时效性和适应性进行管理;不仅对事物进行管理,更要对人进行管理。

2. 全过程的质量管理　全面质量管理的范围包括从市场调研开始,到产品设计、生产、销售等,指导产品使用直至寿命结束为止的全过程。对整个产品生命过程进行质量控制,为能使用户获得满意的产品,不仅对产品的形成过程进行质量管理,还要对形成后的过程和使用过程进行质量控制。

3. 全员参与的质量管理　全面质量管理要求组织全体人员都在各自工作中参与有关质量管理工作,不仅是质量管理部门人员的事,还是组织中各个部门所有人员的事。

4. 多种方法实施质量管理　随着社会的不断发展,对服务质量、产品质量的要求越来越高,质量的影响因素越来越复杂。不仅有物质因素,也有人的因素;不仅有技术因素,也有管理因素;不仅有自然因素,也有人的心理和行为因素;不仅有组织内因素,也有组织外因素。因此,全面质量管理需要综合运用多种管理方法进行治理,科学决策,才能取得实效。

（三）全面质量管理的基本程序

全面质量管理的基本实施程序构成一个封闭的 PDCA 循环,即计划(Plan)、执行(Do)、检查(Check)、处理(Action)。PDCA 循环的概念由美国统计学家戴明博士最早提出,故又称其为"戴明环"。PDCA 循环是能使任何一项活动有效进行的合乎逻辑的工作程序,在质量管理中得到了广泛的应用。PDCA 管理循环是现场质量保证体系运行的基本方式,它反映了不断提高质量应遵循的科学程序。全面质量管理在 PDCA 循环的规范下,形成了四个阶段和八个步骤(图 11-1)。

1. 计划(P)　计划即为制定科学合理的质量保障与提升计划,包括制定质量目标、活动计划、管理项目和措施方案。计划阶段包括四项工作内容:一是分析现状,通过现状的分析,找出存在的主要质量问题,尽可能以数字说明;二是寻找原因,在所搜集到的资料的基础上,分析产生质量问题的各种原因或影响因

图 11-1　PDCA 循环

素;三是提炼主因,从各种原因中找出影响质量的主要原因;四是制订计划,针对影响质量的主要原因,制定技术组织措施方案,并具体落实到执行者。

2. 执行(D)　按照所制定的计划和措施,具体组织实施和执行。在实施阶段需要注意的是,不能将初步的解决方案全面展开,可在局部进行试验,即使设计方案存在较大的问题时,损失也可以降低到最低限度。

3. 检查(C)　将执行的结果与预定目标进行对比,检查计划执行情况,看是否达到了预期的效果。按照检查的结果,验证运作是否按照标准进行,原来的标准规范是否合理等。如果发生偏移现象,重新策划,重新执行。

4. 处理(A)　对总结的检查结果进行处理,成功的经验加以肯定,失败的总结教训,防止今后再度发生。对于没有解决的问题,转到下一个 PDCA 循环中去解决。

三、全科医疗服务中临床路径应用

(一)临床路径概述

20 世纪 80 年代,美国政府为了遏制医疗费用的不断上涨,提高卫生资源的利用率,1983 年 10 月 1 日以法律的形式确定了"诊断相关分类为付款基础的定额预付款制(DRGs-PPS)",要求同一种诊断相关分类(DRGs)患者均按同样的标准付费,与医院实际的服务成本无关。医院只有在所提供的服务花费的成本低于 DRGs-PPS 的标准时,医院才能盈利。该模式被证实既可缩短住院天数,节约护理费用,又可以达到预期的治疗效果,受到了美国医学界的重视。经不断发展和完善,逐渐成为既能贯彻质量保证法以及持续质量改进法,又能节约资源的治疗标准化模式,较为普遍地被称为临床路径。

临床路径(clinal pathway)是指针对某一疾病建立一套标准化治疗模式与治疗程序,是一个有关临床治疗的综合模式,以循证医学证据和指南为指导来促进治疗组织和疾病管理的方法,最终起到规范医疗行为,减少变异,降低成本,提高质量的作用。临床路径融入了质量保证、循证医学、质量改进等先进管理思想。

临床路径是相对于传统路径而实施的,传统路径即是每位医师的个人路径,不同地区、不同医院,不同的治疗组或者不同医师个人针对某一疾病可能采用的不同治疗方案。采用临床路径后,可以避免传统路径使同一疾病在不同地区、不同医院、不同的治疗组或者不同医师个人间出现不同的治疗方案,避免随意性,提高准确性和预后的可评估性。

为提高医疗质量,保障医疗安全,指导医疗机构开展临床路径管理工作,原卫生部于2009年10月印发《临床路径管理指导原则(试行)》,要求各级各类医疗机构实施临床路径管理工作,逐步扩大临床路径管理专业和病种范围。

(二)全科医疗服务临床路径实施流程

1. 经治全科医师完成患者的检诊工作,会同科室个案管理员对患者进行临床路径的准入评估。

2. 符合准入标准的,按照临床路径确定的诊疗流程实施诊疗,向患者介绍为其提供诊疗服务的计划,并将评估结果和实施方案通知相关护理组。

3. 相关护理组在为患者作介绍时,向其详细介绍其诊疗服务计划(含注意事项)以及需要给予配合的内容。

4. 经治全科医师会同个案管理员根据当天诊疗项目完成情况及病情的变化,对当日的变异情况进行分析、处理,并做好记录。

5. 临床路径表中的诊疗项目完成后,执行(负责)人在相应的签名栏签名。

(三)全科医疗服务实施临床路径病种

1. 常见病、多发病。

2. 治疗方案相对明确,技术相对成熟,诊疗费用相对稳定,疾病诊疗过程中变异相对较少。

3. 结合基层医疗卫生机构实际,优先考虑卫生行政部门已经制定的临床路径推荐或参考文本的病种。

(四)基层医疗卫生机构实施临床路径的条件

1. 具备以患者为中心的服务标准。

2. 临床路径文本所列诊疗项目的可及性、连续性有保障。

3. 相关科室有良好的流程、管理规章制度和训练。

4. 关键环节具有质控保障。

5. 具备危急情况处置和危急值评估的能力。

第四节　全科医生团队组建及运行管理

问题与思考 11-2

按照上级主管部门要求,某社区卫生服务中心决定组建多个全科医生团队,以便更好地向社区居民提供优质便捷的基本医疗和基本公共卫生服务,最终实现辖区内"人人有健康问题找全科医生团队,全科医生团队照顾人人健康"的目标。

思考:如何组建全科医生团队? 全科医生团队组成人员需承担哪些具体职责?

一、全科医生团队概述

(一)基本概念

1. 团队　团队(team)是由员工和管理层组成的一个共同体,它合理利用每一个成员的知识和技能协同工作,解决问题,达到共同的目标。团队不仅强调个人的业务成果,更强调团队的整体业绩。根据团队存在的目的和拥有自主权的大小将团队分为三种类型:问题解决型团队、自我管理型团队、多功能型团队。

2. 全科医生团队　全科医生团队是基于基层医疗卫生服务机构,由全科医师与社区护士、公共卫生医师或乡村医生等人员组成的团队,以全科医学为基本理念、专业团队为服务形式、健康管理为服务内容,为责任区域居民提供约定的基本医疗和公共卫生服务。全科医生团队具有下述特点:①非独立的服务组织;②承担基本医疗、公共卫生服务、健康管理的综合性载体;③服务对象是社区居民;④服务范围是责任社区;⑤服务人员由全科医师、社区护士、公卫医师或乡村医生等人员组成;⑥服务场所是基层卫生服务机构以及服务对象家庭。国内的全科医生团队构成模式主要有:①全科医生+社区护士+辅助成员(公卫医师、妇保医生、健康管理师等);②全科医生+社区护士+支持团队(药师、医技、康复等);③医生(全科/中医医生)+护士+社区志愿者。

(二)全科医生团队服务内容

全科医生团队服务内容主要包括基本医疗服务、公共卫生服务和健康管理服务。

1. 基本医疗服务项目　全科医生团队运用适宜的中西医药技术提供医疗服务项目包括:常见病、多发病诊疗和护理,诊断明确的慢性病治疗;家庭医疗服务,包括家庭出诊、家庭访视、家庭护理、家庭病床等;社区现场应急救护;转诊服务;康复医疗服务;中医药服务,卫生计生部门批准的其他适宜医疗服务。

2. 基本公共卫生服务项目　依据《国家基本公共卫生服务规范》,全科医生团队负责提供的公共卫生服务项目包括:居民健康档案建立及管理、健康教育、预防接种、0~6岁儿童健康管理、孕产妇健康管理、老年人健康管理、慢性病患者健康管理(包括高血压患者健康管理和2型糖尿病患者健康管理)、严重精神障碍患者管理、肺结核患者健康管理、中医药健康管理、传染病及突发公共卫生事件报告和处理、卫生计生监督协管、提供避孕药具、健康素养促进等。

3. 健康管理服务项目　主要包括健康档案维护、健康评估、健康干预、康复指导、中医药"治未病"服务、远程健康监测等。

二、全科医生团队建设

(一)团队要素

团队的构成要素包括目标、人员、定位、权限、计划5个方面。

1. 目标(purpose)　团队都应确定一个共同的目标或接受一个目标,为团队成员指引行动的方向,让团队每个成员明确团队目标。团队的目标必须跟组织的目标一致,可以把大目标分成小目标,并具体分到各个团队成员身上,大家合力实现这个共同的目标。目标应有效地向大众传播,让团队内外的成员都知道这些目标,激励所有成员为这个目标去工作。

2. 人员(people)　人是构成一个团队最基础的要素,也是形成团队力量的基本要素。目标是由人员来实现的,人员的选择决定了团队的作用和价值。在人员选择方面,要全面考虑人员的道德、观念、思维、技能、知识、体能、性格等要素,避免和减少冲突,力求做到匹配、互补、和谐。

3. 定位(place)　定位包含团队和个体两个层面。一是团队的定位。在一个组织中,团队是什么角色?处于什么位置?团队接受谁的领导、接受谁下达的目标?对谁负责?谁来选择团队的领导和关键成员?二是个体的定位。作为成员在团队中扮演什么角色?成员如何构成、优化?如何指导成员的职业生涯发展?

4. 权限(power)　团队权限主要是指团队的活动范围、团队拥有的权力或被组织赋予的权力。给团队完成工作相适宜的授权是实现团队目标的基本保障。例如,一个在事故现场执行应急救护的全科医生团队,应有确定伤势轻重的权力,有决定现场施救和转诊的权力,有决定抢救方式和用药的权力等。

5. 计划(plan)　计划是指导团队活动的行动指南。团队要实现目标都必须制订一个详细可操作而且能被每一个团队成员正确理解的工作计划,只有在计划的指导下团队才会一步一步地贴近目标,从而最终实现目标。按时或适度提前完成计划,能为自己,也能为团队其他成员创造良好的基础。

(二)团队建设内涵

团队建设是组织在管理中有计划、有目的地组织团队,并对其团队成员进行训练、总结、提高的活动。团队建设主要通过自我管理小组形式进行,每个小组由一组员工组成,负责一个完整工作过程或其中一部分工作。组建团队的基本条件:①树立正确的团队理念;②确立团队发展目标;③建立责、权、利统一的团队管理机制;④制定并实施科学合理的团队考核标准和考核制度。

(三)团队建设时期

1. 组建期　团队成员由不同动机、需求与特性的人组成,此阶段常缺乏共同的目标,彼此之间的关系也尚未建立起来,人与人的了解与信赖不足,尚在磨合之中。整个团队还没有建立起规范,或者对于规范还没有形成共同的看法,团队成员各自摸索群体可以接受的行为规范。此阶段管理人员的主要任务是初步构成团队的内部框架和建立团队与外界的初步联系。此阶段的领导风格要采取控制型,须立即掌控团队,快速让成员进入状态,降低不稳定的风险,确保团队组建有效地进行。

2. 磨合期　磨合时期的动荡是每一个团队都要经历的特殊时期。团队经过组建阶段后,隐藏问题逐渐暴露,团队内部冲突加剧,会出现成员与成员之间、成员与环境之间、新旧观念与行为之间三方面的激荡。在这一阶段,人际关系也变得紧张起来,个别成员试图挑战领导者的权威,严重的时候甚至引发内部冲突,团队组建之初确立的基本原则可能被破坏。由于不适应工作岗位,这个时期不断有人员选择退出。

3. 规范期　经过一段时间的激荡,团队将逐渐走向规范,团队成员逐渐了解领导者的想法与组织的目标,相互之间也逐渐熟悉而默契,对于组织的规矩也渐渐了解,违规的事项逐渐减少。组织成员开始以一种合作方式组合在一起,团队成员逐渐了解领导者的想法与组织的目标,建立了共同的愿景,日常工作能够顺利进行。团队内部成员之间开始形成亲密的关系,团队表现出一定的凝聚力,成员所关心的问题是彼此的合作和团队的发展。

4. 执行期　团队结构开始充分地发挥作用,并被团队成员完全接受。此阶段,团队成员的各自角色明确,能以建设性的方式提出建议,相互信任、配合和支持,彼此尊重,能主动去面对各种挑战,能经受住一定程度的风险。团队的自我管理,自我调节和自我完善能力不断增强,团队绩效逐渐提高,是一个出成果的阶段。能力突出的队员可根据需要调整到新的岗位,承担更大的责任。同时,进行组织的新陈代谢,对表现不佳的团队进行调整。

(四)全科医生团队建设基本步骤

1. 确定团队目标　基于基层医疗卫生机构组织目的,确定全科医生团队目标和工作任务。团队目标要具体、清楚、明确,围绕团队目标进行工作任务分配和岗位设置。

2. 选定团队成员　根据工作任务和岗位职责选择全科医生团队成员,既尊重个人意愿,又注重组织推荐。团队成员数量根据团队承担的工作量进行判断,团队成员的专业技能、业务专长要能覆盖所有任务。推选确定一名能被团队成员认可的团队负责人。

3. 形成团队共识　通过召开团队会议,进行无限制讨论和研讨,集思广益,凝聚共识,形成团队一致看法和认识。

4. 制订工作规范和计划　全科医生团队要根据组织制定的制度和工作要求,在团队内制定一个共同认可并遵守的工作规范,按照时间顺序制订出工作计划。

5. 任务分工　按岗位职责将工作任务分配给每一位团队成员,明确哪些任务个人负责,哪些任务共同协作完成。每个成员要有一份详细准确的具体工作列表。

6. 执行任务　团队成员按计划和任务分工开展工作、落实职责、执行任务。

7. 监督检查　全科医生团队要选定人员负责工作过程监督,按照工作计划和任务指标进行检查,以判断团队计划的执行情况、个人工作落实情况,有无偏离目标。监督有益于及时发现问题和解决问题。

8. 评估反馈　可从团队和个人二个层面对工作情况和效果进行评估。团队自我全面评价任务完成情况、团队目标是否实现;根据岗位职责和任务指标对个人工作情况进行评价。通过信息栏、谈话等适当方式将评估信息及时有效地传递给团队或个人,总结经验,巩固成绩,并采取措施解决存在的问题。

三、全科医生团队管理

（一）全科医生团队人员职责

1. 全科医生团队　长高效的全科医生团队需要具有创新意识、组织管理、指挥、协调沟通等能力的团队长。团队长可通过公开竞聘的方式选拔，主要职责：根据团队岗位要求组建团队，协调团队与机构各部门保证签约服务工作的开展，团队内部工作的协调，制定团队工作计划和工作总结，团队成员的任务分配、管理和绩效考核等。

2. 全科医生主要职责　全科医疗门诊及出诊工作，医疗咨询及服务，双向转诊，家庭医生签约，建立健康档案，坚持首诊负责制，协助做好预防、保健、康复、健康教育等基本公共卫生服务工作。

3. 公卫医师主要职责　计划免疫，传染病防治，健康教育，流行病学调查，信息填报及统计分析，突发公共卫生事件处理，妇幼保健以及慢性病健康管理等工作。

4. 社区护士主要职责　护理常规，参与全科团队上门护理、医疗咨询、社区健康教育、慢性病健康管理等工作，协助全科/家庭医生做好签约准备工作及签约后相关资料的整理工作，安排患者预约就诊等。

（二）全科医生团队人员配置

根据全科医生团队工作目标、社区基本情况，居民健康状况和卫生服务需求等，制定合理的工作计划，围绕定岗、定编、定员三个问题，基于工作分析方法进行全科医生团队的人员配置，实现知识结构、专业结构、技能结构、年龄结构、职称结构的合理搭配。一是定岗：因事设岗，明确全科医生团队需要承担的任务，为完成这些任务需要设哪些岗位；二是定编：因岗设编，明确岗位工作量，需要多少人员完成，人员构成比例如何；三是定员：因岗求人，明确岗位职责和特点，需要哪些人完成，什么样的人适合团队和机构的发展需要。

（三）全科医生团队管理制度

对全科医生团队及相关工作进行科学管理，需要建立和实施一套完善的管理制度、体系、规范，如各种管理制度、会议制度、报表制度等。团队成员工作规范包括工作规范、组织规范、行为规范、质量控制规范、上门服务规范、用语规范等。完善制度建设是建立高效团队的一种关键因素，不仅有利规范团队成员行为，也是绩效考核有章可循的重要依据。

（四）全科医生团队管理机制

基层医疗卫生机构可采用目标管理、全面质量管理、成本管理等方式，对全科医生团队的工作任务、工作流程、制度规范及成员职责分工等进行科学管理。建立激励机制，通过行政管理、绩效分配等激励约束措施，促使全科医生团队落实各项任务职责。推行网格化管理，综合考虑目标任务完成情况、绩效考核情况、事业发展等因素，合理确定全科医生及团队的绩效工资总量，使全科医生团队通过提供优质签约服务等合理提高收入水平。内部绩效工资分配可采取设立全科医生津贴等方式，向承担签约服务等一线任务的人员倾斜，增强主动服务的积极性。合理设置基层医疗卫生机构全科医生高、中级岗位的比例，扩大职称晋升空间，将服务评价考核结果作为相关人员职称晋升的重要因素。对成绩突出的全科医生及其团队，按照国家规定给予表彰表扬，大力宣传先进典型等。

第五节　基本医疗保险

一、基本医疗保险概述

基本医疗保险是为补偿劳动者因疾病风险造成的经济损失而建立的一项社会保险制度。基本医疗保险是社会保险制度中最重要的险种之一，它与基本养老保险、工伤保险、失业保险、生育保险等共同构成现代社会保险制度。

我国基本医疗保障体系框架逐步完善,建立了城镇职工基本医疗保险制度、新型农村合作医疗制度和城镇居民基本医疗保险制度。此外,还针对城乡贫困人群和满足参保人员多层次医疗需求,分别建立了城乡医疗救助体系和补充医疗保障体系。2016 年 10 月,中共中央、国务院印发《"健康中国 2030"规划纲要》,明确提出健全以基本医疗保障为主体、其他多种形式补充保险和商业健康保险为补充的多层次医疗保障体系,到 2030 年,全民医保体系成熟定型。

二、城镇职工基本医疗保险制度

1998 年,《国务院关于建立城镇职工基本医疗保险制度的决定》,标志我国建立城镇职工基本医疗保险制度启动实施。城镇职工基本医疗保险制度是体现国家社会保险强制特征的一项基本医疗保险制度。

(一)保障对象

保障人群包括城镇所有用人单位和职工,包括企业(国有企业、集体企业、外商投资企业、私营企业等)、机关、事业单位、社会团体、民办非企业单位及其职工。

(二)筹资机制

基本医疗保险基金实行社会统筹和个人账户相结合,基本医疗保险费由用人单位和职工共同缴纳。职工个人缴纳的基本医疗保险费,全部计入个人账户。用人单位缴纳的基本医疗保险费分为两部分,一部分用于建立统筹基金,一部分划入个人账户。划入个人账户的比例一般为用人单位缴费的 30% 左右,具体比例由统筹地区根据个人账户的支付范围和职工年龄等因素确定。用人单位缴费率应控制在职工工资总额的 6% 左右,职工缴费率一般为本人工资收入的 2%。随着经济发展,用人单位和职工缴费率可作相应调整。

(三)支付机制

统筹基金和个人账户划定各自的支付范围,分别核算,不得互相挤占。要确定统筹基金的起付标准和最高支付限额,起付标准原则上控制在当地职工年平均工资的 10% 左右,最高支付限额原则上控制在当地职工年平均工资的 4 倍左右。起付标准以下的医疗费用,从个人账户中支付或由个人自付。起付标准以上、最高支付限额以下的医疗费用,主要从统筹基金中支付,个人也要负担一定比例。超过最高支付限额的医疗费用,可以通过商业医疗保险等途径解决。统筹基金的具体起付标准、最高支付限额以及在起付标准以上和最高支付限额以下医疗费用的个人负担比例,由统筹地区根据以收定支、收支平衡的原则确定。基本医疗保险基金纳入财政专户管理,专款专用,不得挤占挪用。

(四)统筹层次

基本医疗保险原则上以地级以上行政区(包括地、市、州、盟)为统筹单位,也可以县(市)为统筹单位,积极探索省级统筹。所有用人单位及其职工都要按照属地管理原则参加所在统筹地区的基本医疗保险,执行统一政策,实行基本医疗保险基金的统一筹集、使用和管理。铁路、电力、远洋运输等跨地区、生产流动性较大的企业及其职工,可以相对集中的方式异地参加统筹地区的基本医疗保险。

(五)医疗服务管理

基本医疗服务的范围、标准和医药费用结算办法,国家基本医疗保险药品目录、诊疗项目、医疗服务设施标准及相应的管理办法由劳动保障部会同卫生、财政等有关部门制定。根据中西医并举,基层、专科和综合医疗机构兼顾,方便职工就医的原则,负责确定定点医疗机构和定点药店,并同定点医疗机构和定点药店签订合同,明确各自的责任、权利和义务。引进竞争机制确定定点医疗机构和定点药店时,职工可选择若干定点医疗机构就医、购药,也可持处方在若干定点药店购药。合理调整医疗机构布局,优化医疗卫生资源配置,积极发展基层卫生服务,将基层卫生服务中的基本医疗服务项目纳入基本医疗保险范围。

三、城镇居民基本医疗保险

城镇居民基本医疗保险是政府组织实施,以家庭缴费为主,财政给予适当补助,以大病统筹为主的医疗保险制度。

(一)保障对象

保障对象为城镇职工基本医疗保险未覆盖的城镇人群,包括:一是学龄前儿童、在校学生,以学校为单位在学校所在地参保;二是未参加职工医疗保险的无退休待遇老年城镇居民;三是低保对象、重度残疾人、无生活来源人员、无劳动力人员、无赡养人员等劳动年龄范围内的困难人群;四是因各种原因不能参加职工基本医疗保险人群,如灵活就业人员。城镇居民基本医疗保险重点保障城镇非从业居民的大病医疗需求,主要保障符合医疗保险规定范围内的住院医疗费用和规定病种门诊医疗费用。

(二)筹资机制

城镇居民基本医疗保险以家庭缴费为主,政府给予适当补助,补助经费要纳入各级政府的财政预算。参保居民按规定缴纳基本医疗保险费,享受相应的医疗保险待遇,有条件的用人单位可以对职工家属参保缴费给予补助。国家对个人缴费和单位补助资金制定税收鼓励政策。筹资标准由统筹地区根据当地经济发展水平、不同人群的基本医疗消费需求、居民家庭和财政的负担能力恰当确定筹资水平,将筹资水平、缴费年限和待遇水平挂钩。2017年城乡居民医保各级财政人均补助标准平均每人每年达到450元,对持居住证参保并按相同标准缴费的按当地居民相同标准给予补助。2017年城乡居民医保人均个人缴费标准平均每人每年达到180元。

(三)支付机制

城镇居民基本医疗保险基金不建立个人账户,只建立统筹基金,基金只能用于参保人员住院和门急诊医疗服务费用支出。城镇居民基本医疗保险基金的使用坚持以收定支、收支平衡、略有结余的原则。城镇居民基本医疗保险基金起付标准、支付比例和最高支付限额,随筹资水平的不断提高进行合理调整。城镇居民基本医疗保险基金用于支付规定范围内的医疗费用,其他费用可以通过补充医疗保险、商业健康保险、医疗救助和社会慈善捐助等方式解决。

(四)基金管理

城镇居民基本医疗保险的管理原则上参照城镇职工基本医疗保险的有关规定执行,由社会保障、财政部门负责基金筹集和支付。城镇居民基本医疗保险基金纳入社会保障基金财政专户统一管理,单独列账,收支两条线。

(五)医疗服务管理

城镇居民基本医疗保险的医疗服务管理类似城镇职工基本医疗保险管理体系,根据参保居民的基本医疗需求和基本医疗保险基金的承受能力等因素,确定医疗服务的范围。通过订立和履行定点服务协议,明确定点医疗机构、零售药店的权利和义务,建立医疗保险管理服务的奖惩机制。充分发挥城市社区卫生服务组织等的作用,将符合条件的社区卫生服务机构纳入医疗保险定点范围,对参保居民到社区卫生服务机构就医发生的医疗费用,适当提高医疗保险基金的支付比例。

四、新型农村合作医疗

新型农村合作医疗制度(简称"新农合"),是指由政府组织、引导、支持,农民自愿参加,个人、集体和政府多方筹资,以大病统筹为主的农民医疗互助共济制度。

(一)保障对象

新型农村合作医疗制度的保障对象为当地拥有农村户口的农村居民,以家庭为单位自愿参加。

（二）筹资机制

新型农村合作医疗制度实行个人缴费、集体扶持和政府资助相结合的筹资机制。自愿参加新型农村合作医疗的农民以家庭为单位，遵守有关规章制度，按时足额缴纳合作医疗经费；乡（镇）、村集体要给予资金扶持；中央和地方各级财政每年要安排一定专项资金予以支持。

（三）支付机制

新型农村合作医疗基金主要补助参加新型农村合作医疗农民的大额医疗费用或住院医疗费用。根据筹资总额，结合当地实际，确定农村合作医疗基金的支付范围、支付标准和额度。具体补助办法和水平各地标准存在差异，通常采用药品目录、服务目录、起付线、差别医院报销比例、封顶线等方法，防止农村合作医疗基金超支或过多结余。对于全年没有利用住院服务的农民给予常规体检。

（四）基金管理

新型农村合作医疗基金是由农民自愿缴纳、集体扶持、政府资助的民办公助社会性资金，按照以收定支、收支平衡和公开、公平、公正的原则进行管理，专款专用，专户储存，不得挤占挪用。农村合作医疗基金由农村合作医疗管理委员会及其经办机构进行管理。

（五）统筹层次

新型农村合作医疗一般采取以县（市）为单位进行统筹，实行大病统筹为主的办法，帮助农民抵御重大疾病风险。

（六）医疗服务管理

加强农村卫生服务网络建设，强化对农村医疗卫生机构的行业管理，不断提高医疗卫生服务能力和水平，使农民得到较好的医疗服务。在农村卫生服务机构中择优选择农村合作医疗的服务机构，并加强监管力度，实行动态管理。完善并落实各种诊疗规范和管理制度，保证服务质量，提高服务效率，控制医疗费用。

五、城乡医疗救助制度

2015年，我国将城市医疗救助制度和农村医疗救助制度整合为城乡医疗救助制度，保障城乡救助对象获得必需的基本医疗卫生服务。

（一）救助对象

最低生活保障家庭成员和特困供养人员是医疗救助的重点救助对象。逐步将低收入家庭的老年人、未成年人、重度残疾人和重病患者等困难群众（以下统称低收入救助对象），以及县级以上人民政府规定的其他特殊困难人员纳入救助范围。适当拓展重特大疾病医疗救助对象范围，探索对发生高额医疗费用、超过家庭承受能力、基本生活出现严重困难家庭中的重病患者（以下称因病致贫家庭重病患者）实施救助。在各类医疗救助对象中，重点加大对重病、重残儿童的救助力度。

（二）救助方式

坚持以住院救助为主，同时兼顾门诊救助。门诊救助的重点是救助对象因患慢性病需要长期服药或者患重特大疾病需要长期门诊治疗，导致自负较高的费用。住院救助的重点是救助对象在定点医疗机构发生的政策范围内住院费用，对经基本医疗保险、城乡居民大病保险及各类补充医疗保险、商业保险报销后的个人负担费用，在年度救助限额内按不低于70%的比例给予救助。

对重点救助对象参加城镇居民基本医疗保险或新型农村合作医疗的个人缴费部分进行补贴，特困供养人员给予全额资助，最低生活保障家庭成员给予定额资助，保障其获得基本医疗保险服务。

（三）筹资机制

城乡医疗救助采取多渠道筹资机制，资金主要来源于中央财政专项拨款、地方财政拨款、彩票公益金、慈善和社会捐助等。医疗救助资金需求主要依据救助对象数量、患病率、救助标准、医药费用增长情况，以及基本医疗保险、城乡居民大病保险、商业保险报销水平等进行科学测算。在确保基金安全的前提下，做到基金收支基本平衡,略有结余。

（四）基金管理

县级财政部门在社会保障基金财政专户中设立城乡医疗救助基金专账,办理医疗救助资金的筹集、拨付。县级民政部门负责医疗救助资金的发放工作。基金结余较多的地区,逐步降低基金结余率,且要按规定及时结转下年使用,不得挪作他用。对于结余资金过多的,上级财政、民政部门根据情况减拨或停拨补助资金。

六、我国基本医疗保险改革趋势

（一）整合城乡居民基本医疗保险制度

2016 年 1 月,为实现城乡居民公平享有基本医疗保险权益、促进社会公平正义,在总结城镇居民医保和新农合运行情况以及地方探索实践经验的基础上,国务院发布《关于整合城乡居民基本医疗保险制度的意见》,要求整合城镇居民基本医疗保险和新型农村合作医疗两项制度,建立统一的城乡居民基本医疗保险制度。

1. 统一覆盖范围　城乡居民医保制度覆盖范围包括现有城镇居民医保和新农合所有应参保（合）人员,即覆盖除职工基本医疗保险应参保人员以外的其他所有城乡居民。农民工和灵活就业人员依法参加职工基本医疗保险,有困难的可按照当地规定参加城乡居民医保。完善参保方式,促进应保尽保,避免重复参保。

2. 统一筹资政策　坚持多渠道筹资,继续实行个人缴费与政府补助相结合为主的筹资方式,鼓励集体、单位或其他社会经济组织给予扶持或资助。统筹考虑城乡居民医保与大病保险保障需求,按照基金收支平衡的原则,合理确定城乡统一的筹资标准。整合后的实际人均筹资和个人缴费不得低于现有水平。完善筹资动态调整机制,逐步建立与经济社会发展水平、各方承受能力相适应的稳定筹资机制,逐步建立个人缴费标准与城乡居民人均可支配收入相衔接的机制。合理划分政府与个人的筹资责任,在提高政府补助标准的同时,适当提高个人缴费比重。

3. 统一保障待遇　遵循保障适度、收支平衡的原则,均衡城乡保障待遇,逐步统一保障范围和支付标准,为参保人员提供公平的基本医疗保障。城乡居民医保基金主要用于支付参保人员发生的住院和门诊医药费用。稳定住院保障水平,政策范围内住院费用支付比例保持在75%左右。进一步完善门诊统筹,逐步提高门诊保障水平。逐步缩小政策范围内支付比例与实际支付比例间的差距。

4. 统一医保目录　统一城乡居民医保药品目录和医疗服务项目目录,明确药品和医疗服务支付范围。遵循临床必需、安全有效、价格合理、技术适宜、基金可承受的原则,在现有城镇居民医保和新农合目录的基础上,适当考虑参保人员需求变化进行调整。完善医保目录管理办法,实行分级管理、动态调整。

5. 统一定点管理　统一城乡居民医保定点机构管理办法,强化定点服务协议管理,建立健全考核评价机制和动态的准入退出机制。对非公立医疗机构与公立医疗机构实行同等的定点管理政策。原则上由统筹地区管理机构负责定点机构的准入、退出和监管,省级管理机构负责制订定点机构的准入原则和管理办法,并重点加强对统筹区域外的省、市级定点医疗机构的指导与监督。

6. 统一基金管理　城乡居民医保执行国家统一的基金财务制度、会计制度和基金预决算管理制度。城乡居民医保基金纳入财政专户,实行收支两条线管理。基金独立核算、专户管理,任何单位和个人不得挤占挪用。结合基金预算管理全面推进付费总额控制。基金使用遵循以收定支、收支平衡、略有结余的原则,确保应支付费用及时足额拨付,合理控制基金当年结余率和累计结余率,提高使用效率。建立健全基金运行风险预警机制,防范基金风险。

（二）基本医疗保险支付方式复合化

医保支付是基本医保管理和深化医改的重要环节,是调节医疗服务行为、引导医疗资源配置的重要杠杆。2017 年 5 月,国务院办公厅印发《进一步深化基本医疗保险支付方式改革的指导意见》,以更好地保障参保人员权益、规范医疗服务行为、控制医疗费用不合理增长,充分发挥医保在医改中的基础性作用。

1. 实行多元复合式医保支付方式 对住院医疗服务,主要按病种、按疾病诊断相关分组付费,长期、慢性病住院医疗服务可按床日付费;对基层医疗服务,按人头付费或人头付费与慢性病管理相结合;对不宜打包付费的复杂病例和门诊费用按项目付费。探索符合中医药服务特点的支付方式,鼓励提供和使用适宜的中医药服务。

2. 按病种付费 对诊疗方案和出入院标准比较明确、诊疗技术比较成熟的疾病实行按病种付费。将日间手术以及符合条件的中西医病种门诊治疗纳入医保基金病种付费范围,在保证疗效的基础上科学合理确定中西医病种付费标准。由医保基金和个人共同分担按病种收取的费用。

3. 按疾病诊断相关分组付费 按疾病病情严重程度、治疗方法复杂程度和实际资源消耗水平等进行病种分组,调整完善各组之间的相对比价关系。疾病诊断相关分组收费、付费标准包括医保基金和个人付费在内的全部医疗费用。

4. 按人头、床日等方式付费 推行分级诊疗和家庭医生签约服务,依托基层医疗卫生机构推行门诊统筹按人头付费。从治疗方案标准、评估指标明确的慢性病入手,开展特殊慢性病按人头付费。试行签约居民的门诊基金按人头支付给基层医疗卫生机构或家庭医生团队,患者向医院转诊的一定费用,由基层医疗卫生机构或家庭医生团队支付一定的转诊费用。精神病、安宁疗护、医疗康复等需要长期住院治疗且日均费用较稳定的疾病,采取按床日付费的方式。

(三)实行医疗、医保、医药三医联动

实行医疗、医保、医药联动(简称三医联动)是深化医改的基本路径,对于破解医改难题,推动医改向纵深发展具有重要意义。国内探索了多种“三医联动”医改模式,福建三明的综合改革模式、安徽的新农合大病保险模式以及上海的家庭医生签约模式有较突出的代表性。2016 年 6 月,国家人力资源社会保障部制订实施《关于积极推动医疗、医保、医药联动改革的指导意见》,要求充分发挥医疗、医保、医药职能部门作用,维护人民健康,增强群众获得感和幸福感。

1. 统筹推进 按照建立更加公平、更可持续的社会保障制度的要求,推进医保城乡统筹、区域统筹、体系统筹、管理服务统筹,重点推进城乡医保统筹。实施医保一体化管理,降低公共管理成本,提高运行效率。发挥医保对医疗服务的外部制约作用,促进医疗、医药体制机制改革,增强医保对医疗服务行为的激励约束。

2. 改革支付方式 结合医保基金预算管理,全面推进付费总额控制,建立复合式付费方式,促进医疗机构之间良性竞争,发挥医保支付对医疗机构和医务人员的激励约束作用。推进按病种、按人头等付费方式,推动按病种分组付费(DRGs)的应用,探索总额控制与点数法的结合应用。

3. 完善管理机制 建立市场化的医疗服务购买机制,明确医保代表参保人利益和医疗服务购买者的角色定位。建立医保与医疗机构、医药机构的谈判协商和风险共担机制,制定与价格改革相适应的药品和医疗服务医保支付标准,建立药品价格合理形成机制,建立医保用药准入和询价新机制,发挥医保对医疗资源配置的引导和调节作用,发挥医保对相关利益的调控和引导作用;推行医药分开、医疗服务和药品分别支付。完善医保医师制度,建立医保医师库,推行医保医师约谈工作机制,加强医保对医疗服务行为事前、事中监管,逐步将医保对医疗机构服务的监管延伸到对医务人员医疗服务行为的监管。

第六节 全科医疗服务相关法律与法规

全科医生在提供全科医疗服务过程中,需遵守相关的法律法规。法律在我国是指由全国人民代表大会及其常务委员会制定颁布的规范性法律文件,一般以“法”字配称。法规是法律效力相对低于法律的规

范性文件,一般用"条例""规定""规则""办法"称谓。法规主要有3种形式,一是由国务院及其所属政府部门根据宪法和法律规定而制定和颁发的行政法规,也称行政规章;二是由省、自治区、直辖市的人大及其常委会根据本行政区域的具体情况和实际需要制定和颁布的地方性法规;三是经国务院批准的较大的市人大及其常委会制定的地方性法规。

一、全科医疗服务相关法律

与全科医生和全科医疗服务工作相关的法律包括《执业医师法》《母婴保健法》《传染病防治法》等。

(一)执业医师法

《执业医师法》由全国人民代表大会常务委员会于1998年6月26日通过,自1999年5月1日起施行,旨在加强医师队伍的建设,提高医师的职业道德和业务素质,保障医师的合法权益,保护人民健康。

1. 考试与注册　国家实行医师资格考试制度和医师执业注册制度。医师资格考试分为执业医师资格考试和执业助理医师资格考试,医师资格考试成绩合格,可取得执业医师资格或者执业助理医师资格。取得医师资格的,可以向所在地县级以上人民政府卫生行政部门申请注册。医师经注册后,可以在医疗、预防、保健机构中按照注册的执业地点、执业类别、执业范围执业,从事相应的医疗、预防、保健业务。未经医师注册取得执业证书,不得从事医师执业活动。

2. 执业规则　医师在执业活动中享有下列权利:在注册的执业范围内,进行医学诊查、疾病调查、医学处置、出具相应的医学证明文件,选择合理的医疗、预防、保健方案;按照国务院卫生行政部门规定的标准,获得与本人执业活动相当的医疗设备基本条件;从事医学研究、学术交流,参加专业学术团体;参加专业培训,接受继续医学教育;在执业活动中,人格尊严、人身安全不受侵犯;获取工资报酬和津贴,享受国家规定的福利待遇;对所在机构的医疗、预防、保健工作和卫生行政部门的工作提出意见和建议,依法参与所在机构的民主管理。医师在执业活动中履行下列义务:遵守法律、法规,遵守技术操作规范;树立敬业精神,遵守职业道德,履行医师职责,尽职尽责为患者服务;关心、爱护、尊重患者,保护患者的隐私;努力钻研业务,更新知识,提高专业技术水平;宣传卫生保健知识,对患者进行健康教育等。

3. 考核培训　受县级以上人民政府卫生行政部门委托的机构或者组织应当按照医师执业标准,对医师的业务水平、工作成绩和职业道德状况进行定期考核。县级以上人民政府卫生行政部门应当制定医师培训计划,对医师进行多种形式的培训,为医师接受继续医学教育提供条件。县级以上人民政府卫生行政部门应当采取有力措施,对在农村和少数民族地区从事医疗、预防、保健业务的医务人员实施培训。

4. 法律责任　以不正当手段取得医师执业证书的,由发给证书的卫生行政部门予以吊销;对负有直接责任的主管人员和其他直接责任人员,依法给予行政处分。

(二)母婴保健法

《母婴保健法》由全国人民代表大会常务委员会于1994年10月27日通过,自1995年6月1日起施行,旨在保障母亲和婴儿健康,提高出生人口素质。包括婚前保健、孕产期保健、技术鉴定、行政管理、法律责任等责任。从事本法规定的遗传病诊断、产前诊断的人员,必须经过省、自治区、直辖市人民政府卫生行政部门的考核,并取得相应的合格证书。从事本法规定的婚前医学检查、施行结扎手术和终止妊娠手术的人员以及从事家庭接生的人员,必须经过县级以上地方人民政府卫生行政部门的考核,并取得相应的合格证书。未取得国家颁发的有关合格证书的,从事婚前医学检查、遗传病诊断、产前诊断或者医学技术鉴定的、施行终止妊娠手术、出具本法规定的有关医学证明,县级以上地方人民政府卫生行政部门应当予以制止,并可以根据情节给予警告或者处以罚款。为婚前女性、孕产妇、婴幼儿等重点人群提供健康管理服务是全科医疗的重要内容。

(三)传染病防治法

《传染病防治法》由全国人民代表大会常务委员会于2004年8月28日通过,自2004年12月1日起施行,旨在预防、控制和消除传染病的发生与流行,保障人体健康和公共卫生。城市社区和农村基层医疗卫生机构在疾病预防控制机构的指导下,承担着辖区内传染病的预防报告、监控的职责,肩负着传染病防治管理任务。

二、全科医疗服务相关法规

与全科医生和全科医疗服务工作相关的法规包括《医疗事故处理条例》《突发公共卫生事件应急条例》等。

(一)医疗事故处理条例

《医疗事故处理条例》由国务院常务会议于2002年2月20日通过,自2002年9月1日起施行,旨在正确处理医疗事故,保护患者和医疗机构及其医务人员的合法权益,维护医疗秩序,保障医疗安全,促进医学科学的发展。

医疗事故,是指医疗机构及其医务人员在医疗活动中,违反医疗卫生管理法律、行政法规、部门规章和诊疗护理规范、常规,过失造成患者人身损害的事故。

根据对患者人身造成的损害程度,医疗事故分为四级:一级医疗事故:造成患者死亡、重度残疾的;二级医疗事故:造成患者中度残疾、器官组织损伤导致严重功能障碍的;三级医疗事故:造成患者轻度残疾、器官组织损伤导致一般功能障碍的;四级医疗事故:造成患者明显人身损害的其他后果的。

设区的市级地方医学会和省、自治区、直辖市直接管辖的县(市)地方医学会负责组织首次医疗事故技术鉴定工作。省、自治区、直辖市地方医学会负责组织再次鉴定工作。必要时,中华医学会可以组织疑难、复杂并在全国有重大影响的医疗事故争议的技术鉴定工作。

(二)突发公共卫生事件应急条例

《突发公共卫生事件应急条例》由国务院常务会议于2003年5月7日通过,自2002年5月9日起施行,2011年1月8日修订。该条例旨在有效预防、及时控制和消除突发公共卫生事件的危害,保障公众身体健康与生命安全,维护正常的社会秩序。

突发公共卫生事件是指突然发生,造成或者可能造成社会公众健康严重损害的重大传染病疫情、群体性不明原因疾病、重大食物和职业中毒以及其他严重影响公众健康的事件。

任何单位和个人对突发公共卫生事件,不得隐瞒、缓报、谎报或者授意他人隐瞒、缓报、谎报。参加突发事件应急处理的工作人员,应当按照预案的规定,采取卫生防护措施,并在专业人员的指导下进行工作。医疗卫生机构应当对因突发公共卫生事件致病的人员提供医疗救护和现场救援,对就诊患者必须接诊治疗,并书写详细、完整的病历记录;对需要转送的患者,应当按照规定将患者及其病历记录的复印件转送至接诊的或者指定的医疗机构。

三、全科医疗服务相关规章

与全科医生和全科医疗服务工作相关的法规包括《医师执业注册管理办法》《医疗机构从业人员行为规范》等。

1. 医师执业注册管理办法 《医师执业注册管理办法》由国家卫生计生委于2017年2月3日通过,2017年4月1日起施行。该办法旨在规范医师执业活动,加强医师队伍管理。医师执业应当经注册取得《医师执业证书》,未经注册取得《医师执业证书》者不得从事医疗、预防、保健活动。

(1)注册条件和内容:凡取得医师资格的,均可申请医师执业注册。医师执业注册内容包括:执业地点、执业类别、执业范围。医师取得《医师执业证书》后,应当按照注册的执业地点、执业类别、执业范围,从事相应的医疗、预防、保健活动。

(2)注册程序:拟在医疗、保健机构中执业的人员,应当向批准该机构执业的卫生计生行政部门申请注册;拟在预防机构中执业的人员,应当向该机构的同级卫生计生行政部门申请注册。在同一执业地点多个机构执业的医师,应当确定一个机构作为其主要执业机构,并向批准该机构执业的卫生计生行政部门申请注册;对于拟执业的其他机构,应当向批准该机构执业的卫生计生行政部门分别申请备案,注明所在执业机构的名称。医师跨执业地点增加执业机构,应当向批准该机构执业的卫生计生行政部门申请增加注册。执业助理医师取得执业医师资格后,继续在医疗、预防、保健机构中执业的,应当按本办法规定,申请执业医师注册。

(3)注册变更:医师变更执业地点、执业类别、执业范围等注册事项的,应当通过国家医师管理信息系统提交医师变更执业注册申请及省级以上卫生计生行政部门规定的其他材料。

2. 医疗机构从业人员行为规范　《医疗机构从业人员行为规范》由原卫生部、国家食品药品监管局、国家中药管理局联合于 2012 年 6 月 26 日印发施行,旨在规范医疗机构从业人员行为。本规范适用于各级各类医疗机构内所有从业人员,包括管理人员、医师、护士、药学技术人员、医技人员等在医疗机构从业的其他人员。医疗机构从业人员,既要遵守本文件所列基本行为规范,又要遵守与职业相对应的分类行为规范。

医疗机构从业人员基本行为规范包括:①以人为本,践行宗旨;②遵纪守法,依法执业;③尊重患者,关爱生命;④优质服务,医患和谐;⑤廉洁自律,恪守医德;⑥严谨求实,精益求精;⑦爱岗敬业,团结协作;⑧乐于奉献,热心公益。

医师行为规范包括:遵循医学科学规律,不断更新医学理念和知识,保证医疗技术应用的科学性、合理性;规范行医,严格遵循临床诊疗和技术规范,使用适宜诊疗技术和药物,因病施治,合理医疗,不隐瞒、误导或夸大病情,不过度医疗;学习掌握人文医学知识,提高人文素质,对患者实行人文关怀,真诚、耐心与患者沟通等等。

3. 医师多点执业　医师多点执业是指医师于有效注册期内在两个或两个以上医疗机构定期从事执业活动的行为。为促进优质医疗资源平稳有序流动和科学配置,更好地为人民群众提供医疗卫生服务,2014 年 11 月 5 日,原国家卫生计生委、国家发展改革委、人力资源社会保障部等 5 部委联合印发《关于推进和规范医师多点执业的若干意见》,旨在规范医师多点执业的资格条件、注册管理、人事管理、医疗责任。医师多点执业实行注册管理,医师在第一执业地点医疗机构外的其他医疗机构执业,执业类别应当与第一执业地点医疗机构一致,执业范围涉及的专业应当与第一执业地点医疗机构二级诊疗科目相同。经全科医师培训合格的医师到基层医疗卫生机构多点执业的,在执业类别不变情况下,可增加注册全科医学专业。为加快全科医学专业队伍建设,目前国家允许全科专业住院医师规范化培训的在岗临床类别医师,经转岗培训合格,可以在原注册执业范围的基础上申请增加全科医学专业执业范围。

（李伟明）

感谢自蓉同志在本章编写过程中提供的帮助

学习小结

1. 全科医疗管理要实现最佳效能,需借助管理科学的基本原理如系统原理、动力原理、效益原理、整分合原理、反馈原理、动态原理等,运用一定的管理方法如法律方法、行政方法、经济方法、思想教育方法等。

2. 基层医疗卫生机构是全科医生提供全科医疗服务的重要载体,通过科学设置机构和组织、合理配置人员和床位、规范开展绩效考核、有效管理基层卫生信息等途径,能更有效发挥出机构的综合作用。

3. 质量管理是全科医疗质量管理的核心,包括疾病诊断和治疗管理、家庭病床质量管理、健康档案质量管理、全科医疗风险管理等内容,全面质量管理和实施临床路径是保证和提升质量的常用管理方法。

4. 全科医生团队负责提供基本医疗服务、公共卫生服务和健康管理服务，团队由目标、人员、定位、权限、计划等要素构成，一般由全科医生、公卫医师、社区护士等人员组成。

5. 我国多层次医疗保障体系以基本医疗保障为主体，其他多种形式补充保险和商业健康保险为补充。

复习思考题

1. 全科医疗服务管理的常用方法有哪些?
2. 简述我国分级诊疗制度建设的内涵。
3. 简述基层医疗卫生机构功能定位。
4. 简述全面质量管理的基本程序。
5. 简述全科医生团队建设步骤。

第十二章　　全科医学实践技能训练

实习一　家庭病床建立及其访视

一、实习目的

1. 掌握家庭病床建立的适应证、建床的流程。
2. 掌握按照四种常见访视类型,针对性提出健康管理计划,为居家或患者提供合适、有效的健康指导。
3. 熟悉家庭病床建床的要求,家庭访视目的、访视程序和访视技巧。
4. 了解家访过程中应对危险情况的原则,提高对健康评估、健康教育、健康管理、人际沟通等基本服务能力。

二、实习地点

1. 全科医学诊室(家庭病床建立)。
2. 市区(县)街(路)社区居民家中(家庭访视)。

三、参考学时

3 学时

四、实习内容与步骤

(一)家庭病床建立安排

每组 5 人左右,由社区全科医生带领,在全科诊室对患者的病情进行评估,并建立家庭病床。

(二)家庭访视安排

每组 5 人左右,由全科医生带领,进入居民家庭进行家庭访视。

(三)家庭病床建立实操

1. 判断患者的健康状况和家庭状况,与患者及其家属商讨家庭病床建立的要求和服务流程。

2. 建立家庭病床的程序

(1) 需要建立家庭病床者由其家属或本人到所在的社区卫生服务中心╱站提出建床要求,领取家庭病床申请表,并如实填写病员基本信息。

(2) 全科医生在申请表上如实填写建床指征及意见等相关信息后,报社区卫生服务中心╱站负责人或全科团队审核同意。

(3) 申请表一式二份,中心审核同意建床后,申请人、社区卫生服务中心╱站各留一份。

(4) 申请建床者或家属交纳家庭病床预付金,由中心统一编号登记。

(四)家庭访视实操

1. 家庭访视的准备

（1）制定本次家访的计划。

（2）根据本次访视计划，准备本次家庭访视的记录文书、出诊包、访视所需的药品和检查器械等。

（3）认真查阅患者/受访者的健康档案或病历资料及曾接受的治疗与护理；核对地址、联系电话等；填写探访卡，致电患者/受访者或家属约定访视时间。

2. 家庭访视的流程（图 12-1）。

图 12-1　家庭访视流程图

（五）特殊人群家庭访视

1. 孕产妇家庭访视（表 12-1）。

表 12-1　产后访视记录表

姓名：　　　　　　　　　　　　　　　　编号□□□-□□□□□

随访日期	年　　月　　日		
体温	℃		
一般健康情况			
一般心理状况			
血压	/　　　　mmHg		
乳房	1 未见异常	2 异常	□
恶露	1 未见异常	2 异常	□
子宫	1 未见异常	2 异常	□
伤口	1 未见异常	2 异常	□

其他		
分类	1 未见异常　2 异常	□
指导	1 个人卫生 2 心理 3 营养 4 母乳喂养 5 新生儿护理与喂养 6 其他	□/□/□/□/□
转诊	1 无　2 有 原因： 机构及科室：	□
下次随访日期	年　　月　　日	
随访医生签名		

填表说明

1. 本表为产妇出院后 3～7 天内由医务人员到产妇家中进行产后检查时填写，产妇情况填写此表，新生儿情况填写《新生儿家庭访视表》。
2. 一般健康状况：对产妇一般情况进行检查，具体描述并填写。
3. 血压：测量产妇血压，填写具体数值。
4. 乳房、恶露、子宫、伤口：对产妇进行检查，若有异常，具体描述。
5. 分类：根据此次随访情况，对产妇进行分类，若为其他异常，具体写明情况。
6. 指导：可以多选，未列出的其他指导请具体填写。
7. 转诊：若有需转诊的情况，具体填写。
8. 随访医生签名：随访完毕，核查无误后随访医生签名。

2. 新生儿家庭访视（表 12-2）。

表 12-2　新生儿家庭访视记录表

姓名：　　　　　　　　　　　　　　　　编号□□□-□□□□□

性别	0 未知的性别　1 男　2 女 9 未说明的性别		□	出生日期		□□□□ □□ □□
身份证号				家庭住址		
父亲	姓名	职业	联系电话		出生日期	
母亲	姓名	职业	联系电话		出生日期	
出生孕周　　周	母亲妊娠期患病情况　1 糖尿病　　2 妊娠期高血压　3 其他					□
助产机构名称	出生情况　1 顺产　2 胎头吸引　3 产钳　4 剖宫　5 双多胎　6 臀位　7 其他					□/□
新生儿窒息　1 无　2 有 （Apgar 评分：1 分钟　　5 分钟不详）		□	是否有畸形　　1 无　2 有			□
新生儿听力筛查　1 通过　2 未通过　3 未筛查　4 不详						□
新生儿疾病筛查：1 甲低　2 苯丙酮尿症　3 其他遗传代谢病						□
新生儿出生体重　　kg			目前体重　　kg		出生身长　　cm	
喂养方式　1 纯母乳　2 混合　3 人工		□	*吃奶量　　ml/次		*吃奶次数　　次/d	
*呕吐　1 无　2 有		□	*大便　1 糊状　2 稀		□	*大便次数　　次/d
体温℃			脉率　　次/min		呼吸频率　　次/min	
面色　1 红润　2 黄染　3 其他			黄疸部位　1 面部　2 躯干　3 四肢　4 手足			□
前囟　　cm×　cm　1 正常　2 膨隆　3 凹陷　4 其他						□
眼外观　1 未见异常　2 异常		□	四肢活动度 1 未见异常 2 异常			□
耳外观　1 未见异常　2 异常		□	颈部包块　1 无　2 有			□
鼻　　1 未见异常　2 异常		□	皮肤　1 未见异常　2 湿疹　3 糜烂　4 其他			□
口腔　1 未见异常　2 异常		□	肛门　1 未见异常　2 异常			□
心肺听诊　1 未见异常　2 异常		□	外生殖器　1 未见异常　2 异常			□
腹部触诊　1 未见异常　2 异常		□	脊柱　1 未见异常　2 异常			□
脐带　1 未脱　2 脱落　3 脐部有渗出　4 其他		□				

转诊建议　　1 无　2 有	□
原因：	
机构及科室：	

指导　1 喂养指导　2 发育指导　3 防病指导　4 预防伤害指导　5 口腔保健指导	□/□/□/□/□

本次访视日期	年　月　日	下次随访地点	
下次随访日期	年　月　日	随访医生签名	

填表说明

1. 姓名：填写新生儿的姓名。如没有取名则填写母亲姓名 +之男或之女。

2. 出生日期：按照年（4 位）、月（2 位）、日（2 位）顺序填写，如 19490101。

3. 身份证号：填写新生儿身份证号，若无，可暂时空缺，待户口登记后再补填。

4. 父亲、母亲情况：分别填写新生儿父母的姓名、职业、联系电话、出生日期。

5. 出生孕周：指新生儿出生时母亲怀孕周数。

6. 新生儿听力筛查：询问是否做过新生儿听力筛查，将询问结果相应在"通过""未通过""未筛查"上划"√"。若不清楚在"不详"上划"√"。

7. 新生儿疾病筛查：询问是否做过新生儿甲低、新生儿苯丙酮尿症及其他遗传代谢病的筛查，筛查过的在相应疾病上面划"√"；若是其他遗传代谢病，将筛查的疾病名称填入。

8. 喂养方式：

母乳喂养：指婴儿只吃母乳，不加任何其他食品，但允许在有医学指征的情况下，加喂药物、维生素和矿物质。

混合喂养：指婴儿在喂母乳同时，喂其他乳类及乳制品。

人工喂养：指无母乳，完全喂其他乳类和代乳品。将询问结果在相应方式上划"√"。

9. "＊"为低出生体重、双胎或早产儿须询问项目。

10. 查体

眼外观：婴儿有目光接触，眼球能随移动的物体移动，结膜无充血、溢泪、溢脓时，判断为未见异常，否则为异常。

耳外观：当外耳无畸形、外耳道无异常分泌物，无外耳湿疹，判断为未见异常，否则为异常。

鼻：当外观正常且双鼻孔通气良好时，判断为未见异常，否则为异常。

口腔：当无唇腭裂、高腭弓、诞生牙、口腔炎症（口炎或鹅口疮）及其他口腔异常时，判断为未见异常，否则为异常。

心肺：当未闻及心脏杂音，心率和肺部呼吸音无异常时，判断为未见异常，否则为异常。

腹部：肝脾触诊无异常时，判断为未见异常，否则为异常。

四肢活动度：上下肢活动良好且对称，判断为未见异常，否则为异常。

颈部包块：触摸颈部是否有包块，根据触摸结果，在"有"或"无"上划"√"。

皮肤：当无色素异常，无黄疸、发绀、苍白、皮疹、包块、硬肿、红肿等，腋下、颈部、腹股沟部、臀部等皮肤皱褶处无潮红或糜烂时，判断为未见异常，否则为其他相应异常。

肛门：当肛门完整无畸形时，判断为未见异常，否则为异常。

外生殖器：当男孩无阴囊水肿、鞘膜积液、隐睾，女孩无阴唇粘连，外阴颜色正常时，判断为未见异常，否则为异常。

11. 指导：做了哪些指导请在对应的选项上划"√"，可以多选，未列出的其他指导请具体填写。

12. 下次随访日期：根据儿童情况确定下次随访的日期，并告知家长。

3. 老年人家庭访视（表 12-3）。

表 12-3　老年人生活自理能力评估表

评估事项、内容与评分	程度等级				判断评分
	可自理	轻度依赖	中度依赖	不能自理	
（1）进餐：使用餐具将饭菜送入口、咀嚼、吞咽等活动	独立完成	—	需要协助，如切碎、搅拌食物等	完全需要帮助	
评分	0	0	3	5	
（2）梳洗：梳头、洗脸、刷牙、剃须洗澡等活动	独立完成	能独立地洗头、梳头、洗脸、刷牙、剃须等；洗澡需要协助	在协助下和适当的时间内，能完成部分梳洗活动	完全需要帮助	
评分	0	1	3	7	
（3）穿衣：穿衣裤、袜子、鞋子等活动	独立完成	—	需要协助，在适当的时间内完成部分穿衣	完全需要帮助	
评分	0	0	3	5	
（4）如厕：小便、大便等活动及自控	不需协助，可自控	偶尔失禁，但基本上能如厕或使用便具	经常失禁，在很多提示和协助下尚能如厕或使用便具	完全失禁，完全需要帮助	
评分	0	1	5	10	
（5）活动：站立、室内行走、上下楼梯、户外活动	独立完成所有活动	借助较小的外力或辅助装置能完成站立、行走、上下楼梯等	借助较大的外力才能完成站立、行走，不能上下楼梯	卧床不起，活动完全需要帮助	
评分	0	1	5	10	
总评分				随访医生签名	

该表为自评表，根据表中 5 个方面进行评估，将各方面判断评分汇总后，0～3 分者为可自理；4～8 分者为轻度依赖；9～18 分者为中度依赖；≥19 分者为不能自理。

五、作业

1. 在给患者建立家庭病床时,需要注意哪些问题?
2. 根据本次家庭访视,撰写一个家庭访视报告(应包括对患者及其家庭的评估,并提出健康管理计划与措施)。

(周志衡)

实习二　全科医生的接诊与处理

一、实习目的

通过老师现场带教和模拟实操技能训练,熟悉全科医生的接诊方式,掌握全科医生的接诊任务与处理流程,熟悉全科医生接诊技巧和注意事项。

二、实习地点

全科医学诊室、全科医学技能培训中心模拟诊室等。

三、参考学时

4 学时

四、实习内容与步骤

(一)全科医生接诊方式训练

分别选取诊室内接诊、家庭接诊、电话接诊、借助媒体接诊等接诊方式,带教老师在模拟诊室接诊模拟病例示范和讲解接诊的主要任务、处理内容、处理流程;学员每 2 人 1 组进行角色扮演模拟患者分组练习,由带教老师逐一点评。

(二)全科医生接诊技巧训练

带教老师讲解全科医生接诊患者主要技巧和注意环节,以诊室内接诊为例,选取 1 个典型病例模拟患者进行示范接诊,学员每 2 人 1 组进行角色扮演模拟患者进行接种技巧分组练习,由带教老师逐一点评。

(三)全科医生接诊实操

在全科医学诊室,选取预约的门诊患者或扮演者,每个学员全程接诊和处理 1 名患者或扮演者,由导师进行点评、评估。

五、学习要求

1. 诊室内接诊　注重学习如何接触患者,与患者建立良好的沟通,通过有效的询问及检查手段确认和处理现患问题、关注连续性问题的管理、关注符合患者的基本公共卫生服务内容、提供预防性照顾、并了解和促进患者的遵医行为。

2. 家庭接诊　注重学习如何制定家庭访视计划,采集家庭信息,与家庭成员充分沟通,得到相关背景资料,进行有效的家庭健康行为干预,强调家庭医生团队的协同配合和家庭医生服务。

3. 电话接诊　注重学习如何通过电话或语音通信工具向患者采集健康相关信息,并提供健康相关问题的咨询和指导。

4. 借助媒体接诊　注重学习如何运用媒体资源,借助微信公众号、微博等自媒体和电视节目、报纸专栏等传统大众媒体向患者提供健康咨询。

5. 接诊技巧　注重学习全科医生接诊技巧的运用,如环境布置、仪表仪态、观察、倾听、反馈、询问、解释和讨论、知情同意、非语言的信息交流等。

六、实习讨论

1. 如何让患者信任全科医生?

2. 全科医生在接诊过程中要掌握哪些技巧?

3. 全科医生为患者处理现患问题后还需关注哪些问题?

(张升超)

实习三　个体健康危险因素评价及健康干预计划制订

一、实习目的

学习掌握个体健康危险因素评价的基本方法;熟悉个体健康危险因素评价的步骤,了解个体评价及群体评价并在实践中应用制定切实可行的健康干预计划。

二、实习地点

社区卫生服务机构中的全科诊疗室或教室。

三、实习时间

3 学时。

四、实习内容和步骤

(一)收集发病率或死亡率资料

1. 资料来源　可以通过死因登记报告、疾病监测等途径获得。

2. 目的　评估阐明危险因素与疾病发病率及死亡率间的关系。

3. 研究对象　选择社区常见疾病及有关危险因素。

4. 主要内容　当地各性别、年龄别和疾病分类的发病率(患病率)和死亡率。详见表 12-4,表 12-5。某地 40~44 岁组男性前 11 位死因和每 10 万人口的平均死亡概率。

(二)收集评价对象的健康危险因素资料

1. 资料来源　常采用询问调查或自填问卷方式收集危险因素资料,通过询问疾病史、体格检查和实验室检查提供重要的资料。

2. 主要内容　详见表 12-4(3)和(4)项,如表中该男性的收缩压为 16.0kPa,舒张压为 9.3kPa。

(三)将危险因素转换成危险分数是进行评价的关键步骤

1. 方法　主要利用多元回归和经验评估方法。

2. 意义　当个体危险因素相当于人群平均水平时,危险分数为 1.0,即个体发生某病死亡的概率相当于当地死亡率的平均水平。危险分数大于 1.0,即个体发生某病死亡的概率大于当地死亡率的平均水平,危险分数越高,则死亡概率越大。反之则小。可以根据现有研制出的危险分数转换表查表获得。如表

表12-4 某地某41岁男性健康危险因素评价表

死亡原因 (1)	死亡概率 (1/10万) (2)	疾病诱发因素 (3)	指标值 (4)	危险分数 (5)	组合危险分数 (6)	存在死亡危险 (7)	根据医生建议改变危险因素 (8)	新危险分数 (9)	新组合危险分数 (10)	新存在死亡危险 (11)	降低量 (%) (12)
冠心病	1887	收缩压/kPa	16.0	0.4			—	0.4			
		舒张压/kPa	9.3	0.4			—	0.4			
		胆固醇/(mg·dl⁻¹)	192	0.5			—	0.5			
		糖尿病史	无	1.0			—	1.0			
		体力活动	坐着工作	2.5			定期锻炼	1.0			
		家族史	无	0.9			—	0.9			
		吸烟	<10 支/d	1.1			戒烟	0.7			
		体重	超重40%	1.4			降到平均体重	1.0			
车祸	284	饮酒	偶尔社交	1.0			—	1.0			
		驾车里程	1万 km/年	1.5			—	1.5			
		安全带使用	90%	0.8			—	0.8			
自杀	264	抑郁	没有	1.0			—	1.0			
		家族史	无	1.0			—	1.0			
肝硬化	222	饮酒	偶尔社交	1.0			—	1.0			
脑血管病	222	收缩压/kPa	16.0	0.4			—	0.4			
		舒张压/kPa	9.3	0.4			—	0.4			
		胆固醇/(mg·dl⁻¹)	180	0.5			—	0.5			
		糖尿病史	无	1.0			—	1.0			
		吸烟	吸香烟	1.2			戒烟	1.0			
肺癌	202	吸烟	<10 支/d	0.8			戒烟	0.6			
慢性风湿性心脏病	167	心脏杂音	无	1.0			—	1.0			
		风湿热	无	1.0			—	1.0			
		症状体征	无	0.1			—	0.1			
肺炎	111	饮酒	偶尔社交	1.0			—	1.0			
		肺气肿	无	1.0			—	1.0			
		吸烟	<10 支/d	1.0			戒烟	1.0			
肠癌	111	肠息肉	无	1.0			—	1.0			
		肛门出血	无	1.0			—	1.0			
		肠炎	无	1.0			—	1.0			
		直肠镜检查	无	1.0			1 次/年	0.3			
高血压心脏病	56	收缩压/kPa	16.0	0.4			—	0.4			
		舒张压/kPa	9.3	0.4			—	0.4			
		体重	超重40%	1.4			降到平均体重	1.0			
肺结核	56	X线检查	未做	1.0			检查结果阴性	0.2			
		经济社会地位	中等	1.0			—	1.0			
其他	1978	—	—	1.0			—	1.0			
合计	1978									1978	

表 12-5　健康危险因素调查表

调查对象编号

1. 性别　　（1）男　　（2）女
2. 年龄（实足岁）　　　　岁
3. 身高（净高）　　　　cm
4. 体重（净重）　　　　kg
5. 吸烟　（1）吸烟者　　（2）过去吸烟　　（3）不吸烟
   吸烟者、过去吸烟者填写最近 5 年内平均每日吸烟数　　　　每日吸烟数　　　　　支
   过去吸烟者填写戒烟前 5 年内平均每日吸烟数　　　　每日吸雪茄或烟斗数　　　　支
   戒烟者填入已戒烟年数（不满 1 年填 1 年）　　　　年
6. 饮酒　（1）饮酒者　　（2）过去饮酒者（已戒酒）　　（3）不饮酒或 1 周少于 1 次
   饮酒者请填入平均每周饮酒量　　　　平均每周饮啤酒杯数　　　　杯
   　　　　　　　　　　　　　　　平均每周饮黄酒杯数　　　　杯
   　　　　　　　　　　　　　　　平均每周饮烈酒杯数　　　　杯
7. 服用药物（服用安眠药或镇静药）
   （1）差不多每天服用　　（2）有时服用　　（3）偶然或不服用药物
8. 体育活动
   （1）一级　很少或没有体育活动
   （2）二级　偶然有体育活动
   （3）三级　经常有体育活动，1 周在 3 次以上
   注：在工作中从事体力活动和上下班骑车、走路也应考虑在内
9. 你的双亲有在 60 岁以前死于心脏病的吗？
   （1）是，有 1 人　（2）是，有 2 人　（3）无　（4）不详
10. 你的父母兄弟姐妹有糖尿病吗？
    （1）有　（2）无　（3）不详
11. 你自己有糖尿病吗？
    （1）有，未控制　（2）有，已控制　（3）无　（4）不详
12. 肛门　　　　　　　息肉　（1）有　（2）无　（3）不详
    　　　　　　　肛门出血　（1）有　（2）无　（3）不详
    　　　　　每年做肛门检查　（1）有　（2）无　（3）不详
13. 你的医师曾说过你有肺气肿和慢性支气管炎吗？
    （1）有　（2）无　（3）不详
14. 血压　　　　　收缩压：　　　　mmHg（1mmHg =133.3Pa）
    　　　　　　　舒张压：　　　　mmHg
15. 胆固醇数（如不详可不填）　　　　g/L
16. 在过去的一年中是否遭受不幸，如离婚、亲人死亡、夫妻分离、与邻居吵架、未能晋级或加工资、刑事审讯等。
    （1）4 次以上　（2）2～3 次　（3）1 次以下　（4）不详
17. 是否患有血吸虫病
    （1）有　（2）已治疗　（3）无
18. 直系亲属中有无自杀家族史
    （1）有　（2）无　（3）不详

12-4 第（5）项中该男性的收缩压 16.0kPa，查表获得其危险分数为 0.4。

（四）计算组合危险分数

1. 意义　将每一项危险因素对某病死亡率的影响进行综合，如果与死因有关的危险因素只有 1 项时，组合危险分数等于该死因的危险分数；如果有多项时，则要考虑到每一项危险因素的作用。计算组合危险分数时将危险分数大于 1.0 的各项分别减去 1.0 后的剩余数值作为相加项求和；小于或等于 1.0 的各项危险分数值作为相乘项求积，将相加项和相乘项的结果再相加，就得到该死亡原因的组合危险分数。

2. 计算公式如下：

$$P_z = (P_1 - 1) + (P_2 - 1) + (P_n - 1) + Q_1 * Q_2 \cdots\cdots - 1_m$$

P_z：组合危险分数

P_i：大于 1 的各项危险分数

Q_i：小于或等于 1 的各项危险分数

假如某 43 岁男性冠心病的危险因素有 8 项，其中大于 1.0 的有 1.7、1.5 和 1.2 三项；小于或等于 1.0 的有 1.0、0.7、0.5、1.0、0.9 五项。具体计算如下：相加项：1.7－1.0＋1.5－1.0＋1.2－1.0＝1.4；相乘项：1.0 项：.4 如下：相加项：积，将相加项和相乘项的。组合危险分数＝1.4＋0.315＝1.715，即冠心病的组合危险分数。

（五）计算存在死亡危险

即疾病别平均死亡率×组合危险分数＝存在死亡危险。如某人的组合危险系数为1.7，当地冠心病10年平均死亡率为1877/10万，则此人冠心病的死亡危险＝1877×1.7＝3190/10万，即此人今后10年冠心病死亡的概率为3190/10万。

（六）计算评价年龄

评价年龄是根据年龄与死亡率之间的函数关系，按个体所存在的危险因素计算的预期死亡率水平求出的年龄。具体方法是计算各种死亡原因的存在危险，相加得出总的死亡的危险值，查阅表12-6的健康评价年龄表，就可得出评价年龄。如某40岁男性的总的存在死亡危险假设为7762/10万，查表，该数值介于7570和8380之间。该男性实际年龄的最末一位数字是0，据此在中间部分相应的列中查出7570的评价年龄为43岁，8380的评价年龄为44岁，两者平均为43.5岁，即为此人的评价年龄。

（七）计算增长年龄

是根据本人已存在的危险因素，医师针对性提出降低危险因素的建议，如被评价者采取这些建议如服降压药、参加体育锻炼、戒烟、减少饮酒等。危险因素将减少，危险分数将相应下降。增长年龄又称可达到年龄，是采取降低危险因素的措施后计算得到的死亡概率算出的一个相应年龄。根据计算得到新的存在死亡危险，查阅评价年龄表即可得到增长年龄。如上述男性的总的存在死亡危险为7762/10万，假设通过降低危险因素存在死亡危险降为5103/10万，查表得增长年龄为39.5岁。

（八）计算危险降低程度

表示评价对象根据医生建议改变了现有的危险因素后死亡危险可能降低的绝对量或占改变前总的存在死亡危险值的比例。如某男性假设通过改变冠心病危险因素，在死亡危险由3190/10万降低到1033/10万，则冠心病死亡危险降低的绝对量＝3190－1033＝2157，其占改变前总的存在死亡危险值的比例＝2157/7261×100%＝30%。

（九）制定健康干预计划

只要明确了个人患慢性病的危险性及疾病危险因素分布，健康管理服务即可通过个人健康改善的行动计划及指南对不同危险因素实施个人化的健康指导。由于每个人具有不同危险因素组合，因此会针对个人自身危险因素筛选出个人健康管理处方，使每个人都能更有效地针对自己的危险因素采取相应的措施。

五、实习讨论

根据表12-4已给出的数据，完成（6）、（7）、（10）、（11）、（12）项目的内容，并查阅表12-6计算该男性的评价年龄和增长年龄，并根据结果提出切实可行的健康计划。

表12-6 健康评价年龄表（部分）

男性存在死亡危险	实际年龄最末一位					女性存在死亡危险	男性存在死亡危险	实际年龄最末一位					女性存在死亡危险
	0 5	1 6	2 7	3 8	4 9			0 5	1 6	2 7	3 8	4 9	
……							5 560	40	41	42	43	44	3 020
2 120	30	31	32	33	34	1 220	6 160	41	42	43	44	45	3 280
2 310	31	32	33	34	35	1 330	6 830	42	43	44	45	46	3 560
2 520	32	33	34	35	36	1 460	7 570	43	44	45	46	47	3 870
2 760	33	34	35	36	37	1 600	8 380	44	45	46	47	48	4 220
3 030	34	35	36	37	38	1 760	9 260	45	46	47	48	49	4 600
3 330	35	36	37	38	39	1 930	10 190	46	47	48	49	50	5 000
3 670	36	37	38	39	40	2 120	11 160	47	48	49	50	51	5 420
4 060	37	38	39	40	41	2 330	12 170	48	49	50	51	52	5 860
4 510	38	39	40	41	42	2 550	13 230	49	50	51	52	53	6 330
5 010	39	40	41	42	43	2 780	……						

问题：请查阅相关资料并开展小组学习，完成以下问题：

1. 请介绍什么是健康危险因素评价？有哪些步骤？

2. 如何进行健康危险因素的个体评价及群体评价？

3. 请谈谈健康危险因素评价的具体应用前景有哪些？

（孙　宏）

感谢李芳健在本节编写过程中提供的帮助

实习四　社区卫生服务机构参观调研报告撰写和汇报

一、实习目的

通过组织同学走访当地社区卫生服务机构，进行软硬件建设情况调研，熟悉当地社区卫生服务机构的基本情况和运行模式，了解当地社区卫生服务机构内涵建设内容以及分级诊疗制度实施状况等。

二、实习地点

辖区社区卫生服务中心或站。

三、参考学时

4 学时

四、实习内容

1. 对辖区内 1~2 家社区卫生服务机构进行现场调研，了解该机构的基本情况（包括全科医师、护士配备情况，科室布局和流程、辅助检查设备情况、社区服务人口及健康现况等）以及卫生服务内容和运行情况。

2. 对社区卫生服务的机构的负责人和（或）业务骨干就分级诊疗建设、家庭医生团队签约服务、常见慢病医防融合健康管理实施情况社区卫生服务发展中存在的问题等进行访谈（访谈前就组员感兴趣的问题拟好访谈提纲），并记录访谈内容。

3. 写出一份调研报告，内容包括本次走访的社区卫生服务机构基本情况（要附 3~4 张该社区卫生服务机构的照片）、主要卫生服务内容和运行情况，分析该中心的特色或优势以及存在的主要不足，提出有针对性的策略。

五、实习步骤

1. 每个班分成若干小组，各组选出组长 1 名，每组 4~6 人，由组长组织组员走访辖区内 1~2 家社区卫生服务机构（中心、站）、镇卫生院和村卫生站等。

2. 查阅相关资料和文献、围绕社区卫生服务机构相关软硬件方面问题开展调研和讨论，并撰写出报告。各组上交 Word 文档电子版学习报告和课件（PPT）或照片等。

3. 各小组召开调研汇报会，要求每组用 PPT 汇报 15 分钟左右（PPT 内容应包括：①社区卫生服务机构基本情况；②社区卫生服务机构的特色与亮点；③进一步强化全科医疗和基本公共卫生服务项目的建议。并注明各组成员的分工及主要调研情况，带教老师以及同学针对每组的汇报内容提问及答疑 5 分钟，并现场打分。

六、讨论

围绕社区卫生服务机构内涵建设内容、分级诊疗制度建设、家庭医生团队签约服务、常见慢病医防融合健康管理的实施情况等进行讨论？

背景资料:2015 年 9 月,《国务院办公厅关于推进分级诊疗制度建设的指导意见》公布,意见指出到2020 年,分级诊疗服务能力全面提升,保障机制逐步健全,布局合理、规模适当、层级优化、职责明晰、功能完善、富有效率的医疗服务体系基本构建,基层首诊、双向转诊、急慢分治、上下联动的分级诊疗模式逐步形成,基本建立符合国情的分级诊疗制度。建立分级诊疗制度,对于促进我国医药卫生事业的发展和保障人民健康水平具有重要的意义。

问题:

请查阅相关资料并开展小组讨论,完成以下问题:

1. 请介绍什么是分级诊疗制度？

2. 我国建设分级诊疗制度的举措有哪些？

3. 请从一名医学生的视野阐述分级诊疗制度将会对我国医疗卫生带来哪些影响或变化？

（唐　杰）

实习五　健康档案的建立

一、实习目的

通过建立健康档案掌握个人健康档案、家庭健康档案的基本内容;了解健康档案建立原则,熟悉社区居民健康档案的使用与管理方法。

二、实习地点

实验室或社区卫生服务中心(站)或患者家中。

三、参考学时

4 学时

四、实习内容与步骤

（一）内容

1. 分别各建立一份个人和家庭健康档案。

2. 了解社区居民健康档案的使用与管理。

（二）实习形式

1. 社区卫生服务机构接诊患者或家庭出诊,或者以自身及家庭为例建立健康档案。

2. 参观社区卫生服务机构居民健康档案管理系统。

（三）步骤

1. 准备阶段　从社区居民随机中抽取一户,查阅户主姓名及联系方式,预约联系对象,说明来意,确认是否愿意接受访问及建档等。

2. 信息收集　社区卫生服务机构的全科诊室内或到达访视家庭,收集并记录家庭成员基本情况、家庭成员健康状况、疾病史、生活方式等。条件有限的可以学生自身及其家庭为例建立健康档案。

3. 总结和建档　填写家访记录并进行工作总结,建立家庭健康档案和个人健康档案。

五、实习讨论

1. 全科医疗中个人健康问题记录多采取以问题为中心的医疗记录(problem-oriented medical record,POMR)。问题描述将问题表中的每一问题依序号逐一以"S-O-A-P"的形式进行描述,在进行 SOAP 记录时注意什么? 与目前使用的病历有何异同?

2. 根据本节实习内容,思考在建立健康档案时需要注意什么? 计算机管理居民健康档案有何利弊? 如何进行科学有效的健康档案管理?

六、实习报告

参考第九章附录全科医疗健康档案格式建立一份个人健康档案和家庭健康档案,形成实习报告。同时阐述建立健康档案的过程、遇到的问题及注意事项有哪些?

（孙　宏）

参考文献

<<<<<< 1   ANA I,AFAF M,FELICIA M K.Women and Health: the key for sustainable development[J].The Lancet Commissions,2015,386:1165-1210.

<<<<<< 2   ARROLL B,ALLAN GM,ELLEY CR,et al.Diagnosis in primary care: probabilistic reasoning[J].J Prim Health Care,2012;4(2):166-173.

<<<<<< 3   CLINCH M,BENSON J.Making information 'relevant':general practitioner judgments and the production of patient involvement[J].Soc Sci Med,2013;96:104-11.

<<<<<< 4   DIXON A S.There's a lot of it about:clinical strategies in family practice[J].J R Coll Gen Pract, 1986;36(291):468-471.

<<<<<< 5   JOHN M.全科医学[M].梁万年,译.北京:人民军医出版社,2010.

<<<<<< 6   JORDAN J E,BUCHBINDER R,OSBORNE R H.Conceptualizing health literacy from the patient perspective[J].Patient Education and Counseling.2010,79(1):36-42.

<<<<<< 7   KEITH K C.Problem-based approach to family medicine.Amsterdam:The Hong Kong College of Family Physicians /Elsevier(Singapore)Pte Ltd,2009.

<<<<<< 8   MICHAEL L.临床实验室诊断学.8 版[M].高德禄,张世俊,译.北京:人民军医出版社,2013.

<<<<<< 9   ROBERT E R,DAVID P.R.全科医学.8 版[M].曾益新,译.北京:人民卫生出版社,2012.

<<<<<< 10   WALSH J N,KNIGHT M,LEE A J.Diagnostic errors:impact of an educational intervention on pedi-atric primary care.[J]Pediatr Health Care,2017.

<<<<<< 11   鲍勇,家庭健康管理学[M].上海:上海交通大学出版社,2013.

<<<<<< 12   鲍勇,社区健康管理"4CH8"模式理论与实践研究[J].中华全科医学杂志,2013,8(3):1163-1164.

<<<<<< 13   陈灏珠,钟南山,陆再英,等.内科学[M].8 版,北京:人民卫生出版社,2013.

<<<<<< 14   戴静,姚强,杜建,等.健康素养概念结构和主题趋势的多视角分析[J].预防医学情报杂志.2012,28(6): 477-481.

<<<<<< 15   杜雪平,王家骥,席彪.全科医生基层实践.北京:人民卫生出版社,2012.

<<<<<< 16   傅华,祝瑊珠,王家骥.临床预防服务[M].2 版.上海:复旦大学出版社,2014.

<<<<<< 17   高喜莲,高艳,曹丽莎,等.社区 2 型糖尿病病例管理水平评估研究[J].中国全科医学,2011,07(7):117-119.

<<<<<< 18   葛均波,徐永健.内科学[M].8 版.北京:人民卫生出版社,2013.

<<<<<< 19   郭欣,王克安.健康素养研究进展[J].中国健康教育,2005,21(8):590-593.

<<<<<< 20   国家卫生和计划生育委员会宣传司,中国健康教育中心.2013 年中国居民健康素养检测报告.2013.

<<<<<< 21   国家卫生计生委.国家基本公共卫生服务规范(第 3 版).2017.

<<<<<< 22   胡永华,魏承毓,曹家琪,等.实用流行病学[M].2 版,北京:北京大学医学出版社,2010.

<<<<<< 23   康凯,孙鹂.婴幼儿健康管理的国美外发展概述[J].卫生软科学,2013,27(5):286-288.

<<<<<< 24　李鲁,吴群红.社会医学[M],4 版.北京:人民卫生出版社,2016.

<<<<<< 25　李鲁.社会医学[M].3 版.北京:人民卫生出版社,2012.

<<<<<< 26　李幼平.循证医学[M].北京:人民卫生出版社,2014.

<<<<<< 27　梁万年.全科医学[M].北京:人民军医出版社,2010.

<<<<<< 28　梁万年.全科医学概论[M].2 版.北京:人民卫生出版社,2010.

<<<<<< 29　陆江,林琳.社区健康教育[M].北京:北京大学医学出版社,2010.

<<<<<< 30　马骁.健康教育学[M].北京:人民卫生出版社,2012.

<<<<<< 31　任菁菁.全科常见未分化疾病诊疗手册[M].北京:人民卫生出版社,2016.

<<<<<< 32　孙浩林,傅华.健康素养的涵义研究现状[J].中国慢性病预防与控制,2011,19(6):323-326.

<<<<<< 33　万学红,卢雪峰.诊断学[M].8 版.北京:人民卫生出版社,2013.

<<<<<< 34　王吉耀.循证医学与临床实践[M].3 版.北京:科学出版社,2012.

<<<<<< 35　王家骥,初炜,佟赤.全科医学概论[M].3 版.北京:人民卫生出版社,2014.

<<<<<< 36　王家骥.全科医学基础[M].北京:科学出版社,2010.

<<<<<< 37　王家骥,徐国平.全科医学概论(英汉双语)[M].北京:人民卫生出版社,2017.

<<<<<< 38　王家骥.全科医学基础[M].北京:科学出版社,2010.

<<<<<< 39　王卫平.儿科学[M].8 版.北京:人民卫生出版社,2013.

<<<<<< 40　王晓明.老年医学[M].西安:第四军医大学出版社,2014.

<<<<<< 41　王玉龙.康复功能评定学[M],2 版.北京:人民卫生出版社,2014.

<<<<<< 42　王增武,董颖.2015 年《AHA 心肺复苏与心血管急救指南》解读[J].中国循环杂志,2015,30(s2):8-22.

<<<<<< 43　卫生部国家基本公共卫生服务规范(2011 年版).[2011-05-24] http://www.gov.cn/zwgk/2011-05/24/content_1870181.htm.

<<<<<< 44　肖王乐,马昱,李英华,等.中国城乡居民健康素养状况及影响因素研究[J].中国健康教育,2009,25(5):232-326.

<<<<<< 45　徐华娇,王吉平,黄建芳,等.链式管理理念在农村 2 型糖尿病患者教育中的应用[J].上海护理,2015,08(5):9-11.

<<<<<< 46　徐勇,刘继恒,徐承中.宜昌市"互联网+健康管理"新模式[J].公共卫生与预防医学,2016,27(6):1-3.

<<<<<< 47　杨秉辉,祝墡珠.全科医学概论[M].3 版.北京:人民卫生出版社,2011.

<<<<<< 48　杨秉辉.全科医学概论[M],4 版.北京:人民卫生出版社,2016.

<<<<<< 49　于晓松.全科医学理论与循证实践[M].北京:人民卫生出版社,2013.

<<<<<< 50　于学忠,黄子通.急诊医学[M].北京:人民卫生出版社,2015.

<<<<<< 51　张燕燕.儿童健康管理现状与展望[J].中国儿童保健杂志,2012,20(5):424-426.

<<<<<< 52　中国高血压防治指南修订委员会.中国高血压防治指南 2010.中华心血管病杂志,2011;39(7):579-616.

<<<<<< 53　钟云兰,周桂清,朱志为.0~6 岁社区儿童健康管理指导构建体会[J].当代护士,2014,12:90-92.

<<<<<< 54　朱禧星,杨勇年,沈稚舟.现代糖尿病学[M].上海:复旦大学出版社,2000.

<<<<<< 55　祝墡珠,胡传来,路孝琴.全科医学概论[M].4 版.北京:人民卫生出版社,2013.

<<<<<< 56　祝墡珠.全科医生临床实践[M].北京:人民卫生出版社,2013.

<<<<<< 57　邹宇华.社区卫生服务管理学[M].北京:人民卫生出版社,2010.

索 引